"十四五"时期国家重点出版物出版专项规划项目

食品科学前沿研究丛书

现代谷物科学与营养

主编 周中凯

科 学 出 版 社

北 京

内 容 简 介

本书汇聚国内外谷物研究成果，融合作者多年实践与思考，聚焦燕麦、稻米等八大功能谷物，系统介绍谷物化学成分、品种特征及其相关食品的营养组分与功能特性、深加工现状与发展趋势，重点关注谷物作为功能性食品的潜力，以及深加工技术在其中的创新应用。

本书跨化学、生物、微生物等多学科领域，囊括本领域最新科研成果，可供食品、营养、医药、生化等学科的科研、技术人员参考，也可作为高等院校相关专业的教学参考书及公众科普读物。

图书在版编目（CIP）数据

现代谷物科学与营养 / 周中凯主编. -- 北京：科学出版社，2025. 3.
（食品科学前沿研究丛书）. -- ISBN 978-7-03-081508-8

Ⅰ. R151.3

中国国家版本馆 CIP 数据核字第 20256K6Z20 号

责任编辑：贾　超　孙静惠 / 责任校对：杜子昂
责任印制：徐晓晨 / 封面设计：东方人华

科学出版社 出版
北京东黄城根北街 16 号
邮政编码：100717
http://www.sciencep.com
北京中石油彩色印刷有限责任公司印刷
科学出版社发行　各地新华书店经销
*
2025 年 3 月第 一 版　开本：720×1000　1/16
2025 年 3 月第一次印刷　印张：26 1/4
字数：530 000
定价：160.00 元
（如有印装质量问题，我社负责调换）

丛书编委会

总主编：陈　卫

副主编：路福平

编　委（以姓名汉语拼音为序）：

陈建设　江　凌　江连洲　姜毓君

焦中高　励建荣　林　智　林亲录

刘　龙　刘慧琳　刘元法　卢立新

卢向阳　木泰华　聂少平　牛兴和

汪少芸　王　静　王　强　王书军

文晓巍　乌日娜　武爱波　许文涛

曾新安　张和平　郑福平

本书编委会

主　编　周中凯

副主编　赵国华

编　委　陈　玲　胡新中　于　朋　吴浩天

　　　　　郑建仙　王安琪　庄　敏　王慧芳

　　　　　王茜茜　宁　明　商文婷　刘玉茜

前　言

在人类文明的长河中，谷物作为最古老的食物来源之一，不仅滋养了无数生命，更深刻地影响了世界的历史进程与文化变迁。近年来，随着全球人口增长、资源环境压力加剧以及消费者对健康饮食需求的日益增长，谷物产业遇到了新的机遇与挑战。如何在保障粮食安全的同时，提升谷物产品的食用与营养价值，减少加工过程中的营养损失，以及探索谷物副产物的高值化利用途径，受到政府、学术机构、企业、消费者以及媒体等部门和社会各界的持续关注。在此背景下，我国"十三五"及"十四五"规划更是将谷物营养食品与健康产业深度融合，成为国家长远的战略发展目标，引领行业向更高质量发展。

当前人类处于科学与技术（如化学分析技术、微生物和生物酶技术、分子营养以及食品安全分析技术、加工与装备技术等）日新月异的时代，新技术的应用必将同时对谷物产业产生深远影响。在该领域中，结合当前发展现状、涵盖内容较为系统的谷物专著还比较短缺，导致远不能满足当前科学研究与人才培养的需求，因此，我们组织精心编写了本书。

本书立足于现代谷物营养科学发展观，以重要的功能谷物（燕麦、稻米、青稞、荞麦、小麦、藜麦、高粱、玉米）为对象，系统介绍谷物化学成分、品种特征、种植分布以及谷物及其食品的营养组分与功能特性、深加工现状与发展趋势。重点关注谷物组分的营养特征，以及作为功能性食品的潜力，特别在发酵谷物食品开发与安全评价、新型功能谷物开发、营养饮食干预，以及谷物加工副产物的高附加值利用等方面进行了前沿性阐述，为谷物产业的转型升级提供了参考。本书覆盖化学、生物、微生物等多学科内容，体现出显著的多学科交叉特征，特别是本书涵盖了当前本领域的最新研究成果，有利于推动与引领我国谷物食品的科技创新、产业发展、科普教育及我国健康谷物食品新生态的构建。

全书共六章，第一章由周中凯、赵国华、陈玲、胡新中编写；第二章由周中凯、赵国华、陈玲、胡新中编写；第三章由于朋、郑建仙、王慧芳、吴浩天编写；第四章由吴浩天、于朋、刘玉茜编写；第五章由王茜茜、王安琪、商文婷编写；第六章由郑建仙、庄敏、宁明编写。

由于编者的水平及撰稿时间有限，书中难免出现一些疏漏或者表意不准确的地方，诚挚恳请读者及专家、学者给予批评和指正。

编　者

2025 年 3 月

目　　录

前言
第一章　谷物化学 ……………………………………………………………… 1
　第一节　燕麦化学成分 ………………………………………………………… 1
　　一、燕麦淀粉 ………………………………………………………………… 2
　　二、燕麦蛋白质 ……………………………………………………………… 4
　　三、燕麦脂肪 ………………………………………………………………… 7
　　四、燕麦膳食纤维 ………………………………………………………… 10
　　五、燕麦矿物质和维生素 ………………………………………………… 11
　　六、燕麦生物碱 …………………………………………………………… 13
　第二节　稻米化学成分 ……………………………………………………… 15
　　一、稻米淀粉 ……………………………………………………………… 17
　　二、稻米蛋白质 …………………………………………………………… 19
　　三、稻米脂肪 ……………………………………………………………… 20
　　四、稻米维生素和矿质元素 ……………………………………………… 20
　　五、生物活性化合物 ……………………………………………………… 21
　第三节　青稞化学成分 ……………………………………………………… 25
　　一、青稞淀粉 ……………………………………………………………… 25
　　二、青稞膳食纤维 ………………………………………………………… 29
　　三、青稞蛋白质 …………………………………………………………… 31
　　四、青稞脂质 ……………………………………………………………… 34
　　五、青稞维生素和矿物质 ………………………………………………… 35
　　六、青稞籽粒中其他营养因子 …………………………………………… 36
　第四节　荞麦化学成分 ……………………………………………………… 39
　　一、荞麦淀粉和膳食纤维 ………………………………………………… 41
　　二、荞麦蛋白质 …………………………………………………………… 42
　　三、荞麦脂肪 ……………………………………………………………… 44
　　四、荞麦维生素和矿质元素 ……………………………………………… 44
　　五、荞麦中的化学植物素 ………………………………………………… 45

第五节　小麦化学成分 ···································· 46
　一、小麦淀粉 ··· 46
　二、小麦蛋白质 ······································· 49
　三、小麦脂质 ··· 52
第六节　藜麦化学成分 ···································· 53
　一、藜麦淀粉和膳食纤维 ······························ 53
　二、藜麦蛋白质 ······································· 53
　三、藜麦脂质 ··· 54
　四、藜麦其他活性成分 ································· 54
第七节　高粱化学成分 ···································· 55
　一、高粱淀粉 ··· 56
　二、高粱蛋白质 ······································· 56
　三、高粱脂质 ··· 57
　四、高粱其他营养成分 ································· 58
第八节　玉米化学成分 ···································· 58
　一、玉米淀粉 ··· 59
　二、玉米蛋白质 ······································· 61
　三、玉米脂质 ··· 62
参考文献 ·· 62
第二章　谷物加工与产品营养特征 ························ 75
第一节　燕麦加工与营养特征 ···························· 75
　一、燕麦品种、产量及分布 ···························· 75
　二、燕麦关键组分与加工 ······························ 77
　三、燕麦产品营养特征 ································· 85
第二节　稻米加工与营养特征 ···························· 88
　一、稻米品种、产量及分布 ···························· 88
　二、稻米关键组分与加工 ······························ 89
　三、稻米营养特征 ····································· 102
第三节　青稞加工与营养特征 ···························· 104
　一、青稞品种、产量及分布 ···························· 104
　二、青稞关键组分与加工 ······························ 111
　三、青稞食品开发 ····································· 118
　四、青稞产品营养特征 ································· 122
第四节　荞麦加工与营养特征 ···························· 129
　一、荞麦品种、产量及分布 ···························· 129

　　二、荞麦关键组分与加工 …………………………………………… 130
　　三、荞麦产品营养特征 …………………………………………… 134
　第五节　小麦加工与营养特征 …………………………………………… 137
　　一、小麦品种、产量及分布 ……………………………………… 137
　　二、特色小麦关键组分与加工 ………………………………… 139
　　三、特色小麦产品营养特征 …………………………………… 152
　第六节　藜麦加工与营养特征 …………………………………………… 154
　　一、藜麦品种、产量及分布 ……………………………………… 154
　　二、藜麦关键组分与加工 ……………………………………… 156
　　三、藜麦产品营养特征 …………………………………………… 161
　第七节　高粱加工与营养特征 …………………………………………… 162
　　一、高粱品种、产量及分布 ……………………………………… 162
　　二、高粱关键组分与加工 ……………………………………… 163
　　三、高粱产品营养特征 …………………………………………… 166
　第八节　玉米加工与营养特征 …………………………………………… 168
　　一、玉米品种、产量及分布 ……………………………………… 168
　　二、玉米关键组分与加工 ……………………………………… 170
　　三、玉米产品营养特征 …………………………………………… 174
　第九节　全谷物加工与营养特征 ………………………………………… 174
　　一、全谷物的定义 ………………………………………………… 174
　　二、全麦粉及全谷物食品的开发 ……………………………… 176
　　三、全谷物营养特征 ……………………………………………… 178
　第十节　高直链淀粉谷物加工与营养特征 …………………………… 179
　　一、高直链淀粉的定义 …………………………………………… 179
　　二、高直链淀粉的形成机制 ……………………………………… 180
　　三、高直链淀粉营养特征 ………………………………………… 182
　　四、高直链淀粉小麦的开发 ……………………………………… 183
　参考文献 …………………………………………………………………… 185
第三章　发酵谷物食品 …………………………………………………… 202
　第一节　酵母菌和乳酸菌在谷物发酵食品中的研究进展 ………… 202
　　一、酵母菌种类、分离与筛选 ………………………………… 202
　　二、酵母菌代谢特征及在谷物类食品中的应用 …………… 203
　　三、乳酸菌种类、分离与筛选 ………………………………… 206
　　四、乳酸菌代谢特征及在谷物类食品中的应用 …………… 207
　第二节　发酵面制品 ……………………………………………………… 215

一、酸面团馒头 ·· 216
二、酸面团面包 ·· 218
第三节 青稞发酵食品 ·· 220
一、青稞发酵的微生物学特征 ······································ 221
二、青稞发酵食品的种类与加工工艺 ···························· 221
三、发酵青稞产品的营养特征 ······································ 225
第四节 玉米发酵食品 ·· 226
一、玉米发酵的微生物学特征 ······································ 226
二、发酵玉米产品的加工与营养特征 ···························· 226
第五节 燕麦发酵食品 ·· 227
一、燕麦发酵的微生物学特征 ······································ 228
二、燕麦发酵食品的种类与加工工艺 ···························· 229
三、发酵对燕麦组分的影响 ··· 230
四、燕麦发酵产品的营养特征 ······································ 232
第六节 荞麦发酵食品 ·· 235
一、荞麦发酵的微生物学特征 ······································ 236
二、荞麦发酵食品的种类与加工工艺 ···························· 236
三、发酵对燕麦组分及营养特征的影响 ························· 237
第七节 大米发酵食品 ·· 239
一、大米发酵的微生物学特征 ······································ 239
二、发酵对大米关键组分的影响 ··································· 239
三、大米发酵产品的营养特征 ······································ 242
第八节 谷物发酵食品的安全性分析 ································ 243
一、谷物发酵食品的安全问题 ······································ 244
二、发酵谷物食品生物危害物的形成机制、检测方法 ······· 245
三、发酵谷物食品生物危害物的控制策略 ····················· 260
参考文献 ·· 268
第四章 谷物加工副产物的高值化利用 ···························· 277
第一节 米糠的高值化利用 ·· 278
一、米糠的组成与性质 ··· 278
二、米糠在食品工业中的应用 ······································ 278
三、米糠的稳定化处理 ··· 281
四、生物发酵米糠的功能特性研究 ······························· 290
第二节 麦麸的高值化利用 ·· 306
一、麦麸中的营养成分及功效 ······································ 306

二、麦麸在食品工业中的应用 …………………………………… 308
三、生物发酵麦麸的功能特性研究 ……………………………… 309
四、麦麸肽的提取与应用 ………………………………………… 314
第三节　荞麦壳的高值化利用 …………………………………… 322
一、荞麦壳的成分与营养特性 …………………………………… 322
二、荞麦壳中功能成分的提取及特性研究 ……………………… 323
三、荞麦壳中功能成分对糖脂代谢的影响 ……………………… 326
参考文献 …………………………………………………………… 330
第五章　微生物技术在面团加工中的应用 ……………………… 345
第一节　老肥性质对面团发酵的影响 …………………………… 345
一、传统面制品发酵剂的种类 …………………………………… 345
二、老肥中的天然微生物种群 …………………………………… 346
三、微生物在面团发酵过程中的作用 …………………………… 347
四、老肥性质对面团和馒头特性的影响 ………………………… 351
第二节　益生菌在面团发酵中的作用 …………………………… 354
一、益生菌的定义 ………………………………………………… 354
二、益生菌在食品中的应用 ……………………………………… 355
三、益生菌对面团发酵过程以及冷冻面团品质的影响 ………… 357
参考文献 …………………………………………………………… 367
第六章　生物酶技术在面团加工中的应用 ……………………… 375
第一节　生物酶的来源概述 ……………………………………… 375
一、生物酶的起源与定义 ………………………………………… 375
二、生物酶的来源 ………………………………………………… 376
三、生物酶的分类 ………………………………………………… 377
第二节　酶制剂在面团发酵中的应用 …………………………… 378
一、面团发酵中的酶制剂 ………………………………………… 378
二、面粉中的内源酶与面团发酵关系 …………………………… 383
三、酶制剂与面团流变学的关系 ………………………………… 384
四、酶制剂与面团发酵性能的关系 ……………………………… 388
五、酶制剂与馒头品质的关系 …………………………………… 389
第三节　葡甘聚糖酶在面团加工中的应用 ……………………… 389
一、葡甘聚糖酶的微生物来源 …………………………………… 389
二、葡甘聚糖酶的酶学特征 ……………………………………… 390
三、葡甘聚糖酶在面团中的作用机制与应用特征 ……………… 390
第四节　复合生物酶在面团加工中的应用 ……………………… 395

一、复合生物酶的微生物来源 ……………………………………… 395

二、复合生物酶的组成与特征 ……………………………………… 396

三、复合生物酶在面团中的作用机制与应用特征 ………………… 396

参考文献 ……………………………………………………………… 402

第一章 谷 物 化 学

谷物是膳食宝塔中所占比例最高的部分，在人体健康中发挥重要作用。它富含碳水化合物、脂肪、蛋白质、维生素、矿质元素以及多种活性植物化学素等关键营养成分，体现出较为全面的营养特征，合理的摄入在维持身体健康中是必不缺少的。特别是谷物还具备类型与品种多样性的特征，从而为人类提供了饮食口感与营养多样性的选择，因此，了解与深入研究谷物的化学组分及其结构、加工与营养性质，有助于我们更科学地把握其物理、化学特性和加工性能，进而推动谷物深加工技术的不断创新与进步；同时，也能使我们更好地了解谷物关键组分在人体中的消化、吸收和代谢行为与特征，为健康饮食的设计提供科学依据。另外，谷物中的特定组分，如膳食纤维、抗性淀粉、植物化学素等物质不仅是食物构架中的重要物理成分，在维持机体生理功能，以及预防和干预一些代谢性疾病中也将发挥重要作用。我国谷物资源丰富，品种繁多。本章将逐一探讨燕麦、稻米、青稞、荞麦、小麦、藜麦、高粱以及玉米中的主要化学成分与营养特征。

第一节 燕麦化学成分

燕麦是禾本科、燕麦属一年生草本植物。叶鞘松弛，叶舌透明膜质，叶片扁平，微粗糙，圆锥花序开展，金字塔形，小穗含小花，长 10～25 cm，分枝具棱角，粗糙。颖果被淡棕色柔毛，腹面具纵沟，4～9 月开花结果。

燕麦属一年生草本植物，脱壳后的燕麦籽粒由三个主要成分组成：燕麦麸、燕麦胚乳和燕麦胚芽。燕麦麸是谷物种子含有的多层表皮，包括外层的果皮、种皮、糊粉层和亚糊粉层。糊粉层是燕麦麸最主要的组成部分，含蛋白质、膳食纤维、维生素、矿物质以及高浓度的酚类化合物。燕麦胚乳位于燕麦谷粒的中间位置，含碳水化合物（主要为淀粉）、蛋白质和油脂等。燕麦胚芽含有多种结构和功能各异的营养组分，如抗氧化剂维生素 E 和 B，以及其他健康油脂成分等。

燕麦的营养素包含蛋白质、脂质、淀粉、多糖（β-葡聚糖）、多酚化合物、维生素和矿物质，其主要营养素组成与其他全谷物的对比见表 1-1。燕麦的产地以及气候环境均会对燕麦籽粒的品质、营养与功能等性质产生一定影响。

表 1-1　燕麦及其他全谷物中主要成分含量

	燕麦	小麦	玉米	糙米	黑麦	大麦	高粱
水分（g/100 g）	8.5	12.0	11.2	12.2	13.0	10.3	11.6
碳水化合物（g/100 g）	58.7	60.2	70.6	73.9	58.7	69.7	65.6
蛋白质（g/100 g）	14.0	13.5	8.8	7.4	11.2	9.2	11.0
脂肪（g/100 g）	8.0	2.1	3.5	2.8	2.3	1.6	3.3
膳食纤维（g/100 g）	9.0	10.6	4.8	2.3	12.8	8.0	6.9
灰分（g/100 g）	1.8	1.6	1.1	1.4	2.0	1.2	1.6
能量（kJ/100 g）	1473	1270	1409	1412	1215	1331	1359

*数据来源于 U.S. Department of Agriculture Agricultural Research Service（2008）和 Welch（2006）

一、燕麦淀粉

燕麦中淀粉含量为 40%～60%，是胚乳中的重要组成部分。燕麦中的淀粉与其他谷物淀粉在形态和分子结构上有很大不同，如与其他谷物淀粉颗粒相比，燕麦淀粉颗粒较小，燕麦淀粉颗粒以团簇形式形成，多数呈多边形或不规则形状，而团簇外层的淀粉颗粒一面为卵形，一面为多边形。这些簇的直径范围为 20～150 μm，平均为 60 μm。研究发现，燕麦淀粉颗粒的大小与透光率呈正相关，与脂肪含量、碘亲和力、蓝值、直链淀粉的含量和最大吸收波长呈负相关（Wang and White，1994）。燕麦直链淀粉含量占总淀粉含量的 16.7%～22.0%。较之于其他谷物淀粉，燕麦淀粉更容易糊化，而更不易老化。据报道，6 种不同的加拿大燕麦品种淀粉的相对结晶度为 28.0%～36.5%，高于豌豆、土豆和大麦淀粉，低于水稻、小麦和糯玉米淀粉；燕麦淀粉在 15°和 23°处有衍射峰，在 17°和 18°处有双峰，在 2θ 的 20°处有小峰，呈 A 型晶体模式，不同品种燕麦淀粉颗粒形态见图 1-1。

淀粉颗粒是由直链与支链淀粉大分子高度有序排列的不溶性聚集体。在食品配料中，在一定比例的水分存在下，加热升温可导致淀粉颗粒吸水膨胀，形成较高的黏度，因此，淀粉颗粒可用作增稠剂、稳定剂等，替代部分脂肪和改善体系质构等（Lillford and Morrison，1997）。另外，燕麦淀粉还可以与其他胶体物质复配以改善体系的流变性能，如将燕麦淀粉与黄原胶混合，获得了黏附力非常高、拉丝效果非常理想的食用汤（Toufeili et al.，1999）。在人造奶油中加入小颗粒淀粉如燕麦淀粉，可改善产品的感官特征（Bodor et al.，1985）。也正是由于燕麦淀粉颗粒较小尺寸的特性，它可以作为大米淀粉的替代物用于制药行业中，应用于药片或是药品涂层的配料中（Paton，1986）。

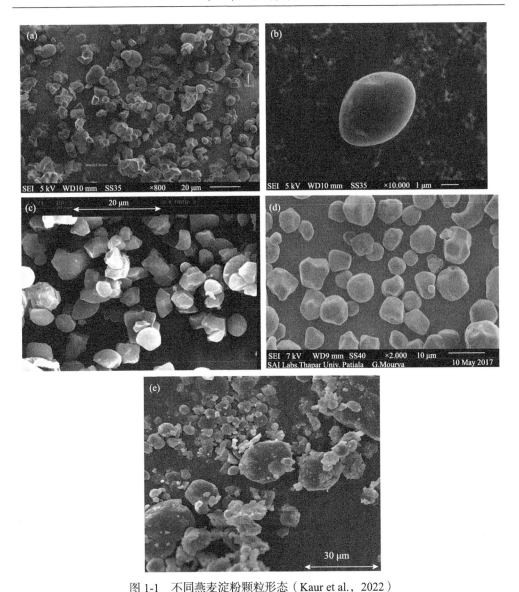

图 1-1　不同燕麦淀粉颗粒形态（Kaur et al.，2022）

（a、b）新西兰 Piko Wholefoods 的有机燕麦粉；（c）伊朗伊斯法罕理工大学的燕麦粉；（d）印度市场的天然燕麦淀粉；（e）Melody 燕麦品种

从营养学角度，燕麦中含有丰富的抗性淀粉。抗性淀粉被认为是一种具有功能性的膳食纤维，对于调控人体血糖释放速率意义重大。在未处理的燕麦中约含7%快速消化淀粉、22%慢速消化淀粉和25%抗性淀粉（Ovando-Martinez et al.，2013），体现出燕麦淀粉在营养学上的优势。但燕麦中淀粉的消化特征是由淀粉颗粒自身结构主导还是由燕麦籽粒复合体系结构特征主导一直是人们研究的热

点。将不同颗粒大小的燕麦粉筛分分级，模拟体外消化，发现籽粒中 β-葡聚糖和蛋白质共存会延缓燕麦淀粉的消化，而额外添加 β-葡聚糖到纯燕麦淀粉中，β-葡聚糖并不会延缓燕麦淀粉消化。研究表明，燕麦粉中 β-葡聚糖、蛋白质和淀粉颗粒之间存在多相的交互作用，从而导致淀粉消化性质的改变（张洁和张根义，2018），但维持这种多相间的交互作用是借助物理方式还是化学耦合方式构建还需进一步研究。

燕麦淀粉的提取可采用稀碱液浸泡去蛋白的方法。首先，将燕麦籽粒粉碎，用 0.01 mol/L 氢氧化钠（pH=10.5）或 0.03 mol/L 氢氧化钙（pH=11.0）搅拌调浆，制备成 20%~30%的乳液，然后搅拌 60 min，经离心、分离、清洗等精制工序，得到 72%~75%的分离淀粉。也可以在稀碱液浸泡，经调节 pH，再进一步采用添加蛋白酶的方法提升淀粉的得率和淀粉的纯度。提取液中富含蛋白质，可采用等电点或超滤等方法回收燕麦蛋白。

二、燕麦蛋白质

燕麦中的蛋白质含量丰富，在大米、小麦和高粱等众多谷物中排名靠前。根据奥斯本（Osborn）分类法，燕麦蛋白质与豆类而非其他谷物有更多的相似之处，主要由球蛋白、谷蛋白、醇溶蛋白和清蛋白组成，其中球蛋白含量最高，占燕麦总蛋白的 50%~60%，谷蛋白和醇溶蛋白分别占燕麦总蛋白的 5%~20%和 10%~16%，而清蛋白含量则相对较少，占燕麦总蛋白的 5%~10%，这一结果显著区别于在其他大多数谷物中观察到的以醇溶蛋白和谷蛋白作为主要蛋白组分的情况（表 1-2）。燕麦球蛋白根据其沉降系数，可进一步分为 3S、7S 和 12S 三个组分，其中 12S 球蛋白是燕麦球蛋白组成的主体，而 3S 和 7S 的含量相对较低；同时，通过超密度过滤等方法，发现燕麦球蛋白 3S 和 7S 有糖基化发生。燕麦 12S 球蛋白由两条多肽链 α 和 β 组成，它们通过二硫键连接。α 多肽具有较高的分子质量，大约为 33 kDa，其亲水性和酸度高于 β 多肽，等电点为 4~5，β 多肽的分子质量较小，大约为 23 kDa，等电点为 7~8。基因组测序表明，相对于燕麦球蛋白的序列，水稻谷蛋白（70%）高于豌豆（38%）和大豆（31%）豆类的序列同一性。在燕麦分离蛋白的二级结构中，燕麦分离蛋白样品的 α 螺旋（29%）和无规卷曲（26%）的含量与大豆相似。与豆类相比，关于燕麦 12S 球蛋白四级结构的信息有限，据报道，在 11S 豆科蛋白中，两个亚基（α 和 β）在 12S 球蛋白中以等物质的量存在，可能形成通过非共价相互作用结合在一起的紧凑六聚体结构。在 11S 大豆球蛋白中，已发现 α 亚基和 β 亚基的比例根据研究中使用的大豆品种而略有不同，燕麦也可能是这种情况（图 1-2）。

表 1-2 粮食种子中蛋白质主要组成（%）

谷物	清蛋白	球蛋白	醇溶蛋白	谷蛋白
燕麦	5～10	50～60	10～16	5～20
大米	2～5	2～10	1～5	75～90
玉米	2～10	5～20	50～55	30～45
大麦	3～10	10	35～50	25～45
小麦	5～10	5～10	40～50	30～45
高粱	5～10	5～10	55～70	30～40
黑麦	20～30	5～10	20～30	30～40

资料来源：李芳等（2007）

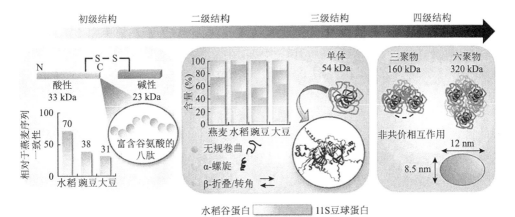

图 1-2 燕麦 12S 球蛋白自组装行为：从初级结构（左）到四元折叠态（右）
（McLauchlan et al.，2024）

此外，燕麦蛋白质的基因组、序列特征和表达模式与水稻和其他双子叶植物很接近，而与小麦差异较大（Kamal et al.，2022）。

依品种不同，燕麦中蛋白质含量约为 14.0%，裸燕麦的蛋白质含量为 11.2%～19.9%，平均为 14.5%。我国裸燕麦品种中约有一半的裸燕麦蛋白质含量在 15% 以上，而皮燕麦的蛋白质含量在 15% 以上的品种仅占 3.86%（胡新中等，2009）。从我国现有裸燕麦品种的蛋白质含量来看，蛋白质含量大于 18% 的品种主要来源于西北地区的青海省和甘肃省，分别占两省裸燕麦品种资源的 25% 与 33%（任长忠和胡跃高，2013）。

蛋白质在燕麦籽粒各部位均有分布，主要集中于皮层与糊粉层。燕麦麸皮中的蛋白质含量高于胚乳，可高达 30%，麸皮是燕麦加工过程中的副产物之一，因此高蛋白质含量的麸皮被广泛用于燕麦蛋白质的提取。

如表 1-2 所示，清蛋白在大多数谷物中含量偏低。清蛋白是水溶性蛋白，主要由酶类构成，占燕麦总蛋白质的 5%～10%。清蛋白必需氨基酸含量高，溶解性好，易于消化吸收，是优质蛋白。与其他谷物相比，燕麦清蛋白不仅在蛋白质的分布上不同，蛋白组成也不同。燕麦中的球蛋白含量明显高于其他谷物，约占燕麦总蛋白含量的 50%～60%。在小麦和其他谷物中，储存蛋白不溶于盐溶液，但在燕麦中，很大一部分位于胚乳的储存蛋白是盐溶性（Klose et al.，2009）。燕麦球蛋白氨基酸组成较均衡，这是燕麦蛋白氨基酸组成优于其他谷物的主要原因（Lasztity，1996）。大多数谷物的醇溶蛋白含量较高，而燕麦中的醇溶蛋白含量则很低，仅占总蛋白的 10%～16%。醇溶蛋白是燕麦蛋白中分子质量较低的成分，约为 30 kDa，这些醇溶蛋白可以溶于 50%～70%的乙醇中。与其他蛋白质组分相比，醇溶蛋白含有丰富的谷氨酸和脯氨酸，但赖氨酸的含量较低（Capouchova et al.，2004）。燕麦谷蛋白含量为 5%～20%，尽管溶解性与提取介质和介质浓度相关（Robert et al.，1985），但相对于其他蛋白质而言，燕麦谷蛋白更难完全溶解于介质中。燕麦谷蛋白分子质量在所有谷物中较小，且不具备黏弹性，加水后面团松散，加工过程中不能形成有弹力的面团（胡新中，2005）。

蛋白质的营养价值由其所含必需氨基酸和非必需氨基酸的种类与比例所决定。燕麦蛋白质中含有 18 种氨基酸，且氨基酸组成较平衡，包括人体必需的 8 种氨基酸，因此燕麦蛋白属于完全蛋白质。特别地，虽然赖氨酸是几乎所有谷物的限制性氨基酸，但不同谷物所含比例不同（表 1-3）。在所列出的谷物中，燕麦赖氨酸含量最高，小麦和玉米较低。此外，由于燕麦富含一般植物所缺少的氨基酸（赖氨酸和精氨酸），因此，燕麦蛋白的营养价值优于其他植物源蛋白。另外，由于燕麦独特的蛋白质组成，其功能特性颇受关注，能够作为无面筋蛋白食品原料较好的替代品。

表 1-3　不同谷物中氨基酸含量（%）以及联合国粮食及农业组织推荐标准

	小麦	大麦	燕麦	黑麦	大米	玉米	FAO 建议	
							儿童	成人
组氨酸	2.3	2.3	2.2	2.2	2.4	2.7	2.6	1.6
异亮氨酸	3.7	3.7	3.9	3.5	3.8	3.6	4.6	1.3
亮氨酸	6.8	7.0	7.4	6.2	8.2	12.5	9.3	1.9
赖氨酸	2.8	3.5	4.2	3.4	3.7	2.7	6.6	1.6
半胱氨酸	2.3	2.3	1.6	1.9	1.6	1.6	4.2	1.7
甲硫氨酸	1.2	1.7	2.5	1.4	2.1	1.9		
脯氨酸	4.7	5.2	5.3	4.5	4.8	5.0	7.2	1.9

	小麦	大麦	燕麦	黑麦	大米	玉米	FAO 建议	
							儿童	成人
酪氨酸	1.7	2.9	3.1	1.9	2.5	3.8		
苏氨酸	2.9	3.6	3.3	3.3	3.4	3.7	4.3	0.9
色氨酸	1.1	1.9	ND	1.1	1.3	0.6	1.7	0.5
缬氨酸	4.4	4.9	5.3	4.8	5.8	4.8	5.5	1.3

注：数值代表的是 g/100 g 蛋白质，或 g/16 g 氮元素；ND 表示未检出。

资料来源：Food and Agriculture Organization of the United Nations（2015）

对于面筋蛋白不耐受人群，摄入面筋蛋白会引起小肠免疫反应，导致蛋白质、脂质、碳水化合物、维生素和矿物质等消化与吸收不良，重症者引发腹泻等症状。目前唯一的治疗方法是将面筋蛋白完全从饮食中去除。燕麦含有相对其他谷物来说更有利和更营养的蛋白质组成（Capouchova et al.，2004），欧盟已经允许将燕麦作为原料加入面筋蛋白不耐受人群所用的原材料中，但是要求面筋蛋白含量不超过 20 mg/kg（European Commission，2009）。

燕麦蛋白质经酶解得到小分子肽和氨基酸，这一类分子中都含有亲水基团，有利于吸收水分和保持水分。燕麦多肽可提高皮肤中的胶原蛋白含量，增加皮肤的弹性。蛋白质、多肽和氨基酸还是组织和细胞生长发育所必需的营养物质。

三、燕麦脂肪

燕麦含有丰富的脂肪，其含量在主要谷物品种中最高，如一些主要谷物的脂肪含量分别为燕麦 5.0%～9.0%，小麦 2.1%～3.8%，水稻 0.8%～3.1%，玉米 3.5%～5.8%，大麦 1.6%～4.6%，黑麦 2.0%～3.5% 和高粱 2.1%～5.3%。燕麦脂肪主要存在于糊粉层和胚乳中。燕麦油脂主要由甘油三酯、磷脂、糖脂和甾醇组成。燕麦脂质中磷脂含量为 2%～26%，其中卵磷脂占 45%～51%（任长忠和胡跃高，2013）。

燕麦籽粒中的脂质比例在胚芽和角质层中要比在胚乳中高得多，但燕麦籽粒中的脂质仍以存在于胚乳中为主体（如在 Freja 和 Matilda 品种的分布占到 86% 和 90%）。观察不同发育期脂质的合成与分布对于了解燕麦品种具有积极作用，特别是在发育中期（大约相当于第 2 阶段）和后期（大约相当于第 3 阶段）记录组织结构的变化特征很有意义。在 Matilda 品种中，中期籽粒切片显微镜下可见糊粉层细胞和相邻的胚乳细胞[图 1-3（a）]，糊粉层含有丰富的油体和蛋白质，但没有淀粉颗粒；而亚糊粉层细胞和胚乳其余部分含有可分化的淀粉颗粒、蛋白质包裹体和油质体，并且胚乳油体染色比糊粉层深。透射电镜显示糊粉层[图 1-3（b）]和胚芽[图 1-3（c）]的油体在发育的中后期都是作为单个的均匀实体出现的。与此相反，胚乳中的油体在发育中期往往相互融合，形成不规则形状[图 1-3（d）]。在发育后期，单个或聚集的油体消失不见；相反，所有油体融合导致淀粉和蛋白质组分之间形成连续的油分散层[图 1-3（e）]。

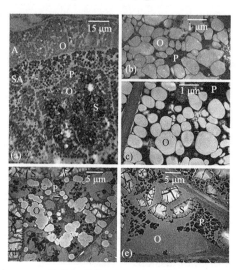

图 1-3　高脂燕麦（Matilda 品种）颗粒切片的显微镜图（a）和透射电镜图（b～e）

（Banaś et al.，2007）

（a）（d）第二阶段发育过程；（b）（c）（e）第三阶段发育过程

（a）糊粉层（A）、亚糊粉层（SA）和胚乳细胞内的脂质油体（O）、蛋白质（P）和淀粉（S）；糊粉层（b）和胚芽（c）中的油体和蛋白质；（d）形状不规则的聚集油体；（e）淀粉颗粒和蛋白质之间的空隙充满了油团

燕麦油脂中不饱和脂肪酸比例较高，约占脂肪酸总量的 80%，其中大部分为亚油酸和亚麻酸（表 1-4）。

表 1-4　燕麦及其他谷物中脂肪酸的组成（g/100 g 总脂肪酸）

	燕麦	小麦	玉米	糙米	黑麦	大麦	高粱
棕榈酸（16:0）	19	18	12	22	15	22	13
硬脂酸（18:0）	2	2	2	2	1	1	2
油酸（18:1）	36	18	32	34	17	13	34
亚油酸（18:2）	38	56	50	38	58	56	46
亚麻酸（18:3）	2	3	2	2	7	5	2

数据来源：Welch（2006）

燕麦中的主要不饱和脂肪酸亚油酸是世界公认的降血脂药物的有效成分，可与胆固醇结合使胆固醇酯化，降低血液中的胆固醇和甘油三酯，从而降低血液黏稠度，预防动脉粥样硬化。另外，燕麦中饱和脂肪酸、单不饱和脂肪酸与多不饱和脂肪酸的比值为 0.5：1：1，与市场上营养调和油三种脂肪酸 0.7：1：1 比例相近，因此，燕麦油脂是具有较好营养价值的天然油脂。燕麦胚乳中还含有维生素 E、维生素 C、硫醇以及酚类等抗氧化物质，这些物质能避免脂肪快速氧化，因此，完整燕麦籽粒中的脂肪在室温条件下即使储藏一年依然是稳定的（Keying et al.，2009）。常温下籽粒水分低于10%时，脂肪含量几乎无变化。即使储藏温度升高至 30℃，也不会显著影响脂肪的劣变。但当水分高于10%，并当籽粒被粉碎后不再完整时，游离脂肪酸含量显著增加，这是由于脂肪水解与氧化酶活性被激活（胡新中等，2009）。在燕麦加工过程中的切粒阶段，籽粒被研磨并浸泡于水中，细胞内部结构随着失去控制的油脂水解氧化作用而被破坏，这个混合过程被认为是酯化脂肪酸水解的开始（Liukkonen and Laakso，1992）。游离脂肪酸含量增加易导致产品酸败、口感变差、产品质量降低等。燕麦含有大量的脂肪酶，主要分布于糊粉层和外皮层之间，其活性相比于其他谷物较高。因此，抑制脂肪酶活性对燕麦食品加工非常重要，这不仅可以改善食品的风味，防止燕麦磨粉过程中堵塞磨粉机，还可以防止霉变虫蚀，提高储存稳定性从而延长产品的货架期。

　　由于燕麦籽粒的酶活力具有热敏特性，可采用加热灭酶法抑制酶活性。常用的灭酶工艺是采用蒸汽加热到 90～100℃，在籽粒水分一定时可以诱导酶活力的丧失。同时，可以通过测定残余酶活力的方法来判断灭酶效果。另外，考虑到过氧化酶比脂肪酶更耐热，因此过氧化酶活力可以作为燕麦中脂肪酶灭活的指标，燕麦食品中必须保证无过氧化酶活性检出，以确保产品的储藏品质。

　　胡新中等分别对四种不同燕麦灭酶工艺，即普通蒸制、加压蒸制、普通烘烤和红外烘烤处理的燕麦籽粒进行品质分析和显微结构观察（表1-5），发现蒸制法可灭活所有酶，解决了产品保质期问题，但是灭酶后的燕麦产品口味变淡、口感变差。普通烘烤灭酶能够产生燕麦特有香味，但是耗时长，而且温度低时不能有效抑制酶活性，但温度过高很容易导致焦化。红外烘烤效率高，在很短时间内可以灭活燕麦脂肪酶，并产生燕麦独特的风味，籽粒色泽也得到了改善。这四种方法灭酶处理后的燕麦籽粒 β-葡聚糖、脂肪含量和结构没有显著变化，但淀粉颗粒发生了明显变化。常压和加压处理的籽粒淀粉颗粒表面粘连，烘烤后的淀粉分散度增加，而红外烘烤后淀粉分解成较小的颗粒。此外，四种方式处理后的燕麦淀粉峰值黏度均高于未处理的对照样，这是由于灭酶后燕麦籽粒的糊化特性发生了改变，其与小麦粉混合粉的食品加工流变学特性也会发生相应变化，因此，灭酶后的燕麦籽粒可用于专用食品的配料中（胡新中等，2009）。

表 1-5　灭酶方法及效果对燕麦感官品质影响

处理工艺	特点	感官
普通蒸制	杀死所有酶，延长了保质期	产品口味变淡，口感变差
加压蒸制	杀死所有酶，延长了保质期	产品口味变淡，口感变差
普通烘烤	产生燕麦特有香味	耗时，温度低不能有效抑制酶活性，温度高易导致籽粒烤糊
红外烘烤	短时间杀死燕麦脂肪酶，产生燕麦特有香味	淀粉糊化温度升高，籽粒色泽改善，吸水率增加，营养成分无较大损失

四、燕麦膳食纤维

膳食纤维是指在人体小肠内不被消化吸收，而在大肠里能部分或全部发酵的可食用植物性的碳水化合物，因其重要的生理功能，被定义为人类饮食中重要的组成部分。根据其溶解性，膳食纤维分为水溶性膳食纤维如 β-葡聚糖、戊聚糖等，以及水不溶性膳食纤维如麦壳纤维等。

燕麦含有丰富的膳食纤维（17%～21%），特别是水溶性纤维，而 β-葡聚糖是燕麦水溶性纤维的主要成分。对燕麦籽粒用荧光增白剂染色，显微镜下观察到 β-葡聚糖大部分集中在细胞壁和亚糊粉层，结构分析表明其是由混合的 β-（1→3）糖苷键（30%）和 β-（1→4）糖苷键（70%）相连而成（Peterson，1991；Andersson et al.，2008）（图 1-4）。另外，β-葡聚糖不是以游离态存在于谷物中，它通常与蛋白质等物质结合在一起，形成坚韧复杂和相对稳定的细胞壁结构，从而起到支撑和保护生物体细胞以及细胞内其他生物物质的骨架作用。燕麦中 β-葡聚糖含量在 2.3%～8.5%之间（Flander et al.，2007），远高于其他类谷物（表 1-6）。β-葡聚糖分子质量在 240～2600 kDa，其主要存在于燕麦麸皮，在燕麦麸皮中的含量远高于胚乳，因此燕麦麸皮是提取 β-葡聚糖的良好原料。

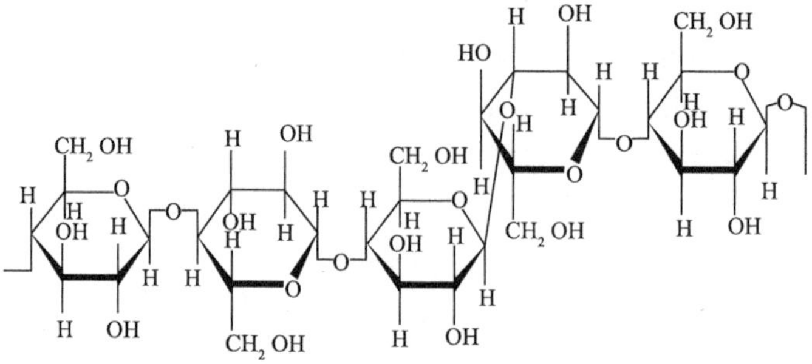

图 1-4　由 β-（1→3）糖苷键和 β-（1→4）糖苷键组成的燕麦 β-葡聚糖分子结构特征

表 1-6 燕麦及其他谷物中 β-葡聚糖的含量（g/100 g 干重）

	燕麦	小麦	玉米	糙米	黑麦	大麦
总 β-葡聚糖	4.40	0.83	0.30	0.11	2.07	4.20
可溶性 β-葡聚糖	3.88	0.33	0.20	微量	0.83	2.90

数据来源：Welch（2006）

美国食品药品监督管理局(FDA)已经于 1997 年进行了 β-葡聚糖的健康声称，每日摄入 3 g 的可溶性燕麦 β-葡聚糖可降低患心血管疾病风险。燕麦 β-葡聚糖还具有降低胆固醇、控制血糖、改善便秘等作用。在物化性能上，燕麦膳食纤维可作为食品乳化剂和稳定剂，并改进产品风味，如添加在高纤维饮料中，可明显提高食品的稳定性、分散性和冲调性，预防结块现象。同时，膳食纤维还可应用于各种肉类加工产品中，如午餐肉等，作为脂肪的部分替代物，感官特性与全脂食品非常相似，很适合用于制造低脂甚至无脂食品。

β-葡聚糖的加工稳定性受到人们的关注。β-葡聚糖在加工过程中，其分子大小、结构、功能特性均会发生改变，进而影响食品的感官和物理特性，以及其关联的健康作用。相较于从未处理燕麦中提取的 β-葡聚糖，经过烘烤处理或蒸汽灭酶处理的燕麦 β-葡聚糖黏度升高，同时相对分子质量也显著升高。这可能是因为在提取前，经高温处理 β-葡聚糖酶已被灭活，有助于在提取过程中保留分子链的完整性。一般而言，燕麦、燕麦片、燕麦麸和燕麦麸浓缩物均具有较高平均摩尔质量的 β-葡聚糖（$2.06×10^6$～$2.30×10^6$ g/mol），并且呈单峰分布特征。在含燕麦实验食品中，三种不同类型的燕麦麸面包（普通制备；燕麦麸经干酵母发酵 2 h 后，再加入其他成分；添加酸面团发酵）的 β-葡聚糖平均分子量在 $2.4×10^5$～$1.67×10^6$ 之间。麸皮的大粒径和较短的发酵时间限制了烘焙过程中 β-葡聚糖的显著性降解，因此，烘焙面包中的 β-葡聚糖分子量的较大差异性可能是由于酶的降解。另外，市场上含燕麦的不同产品的 β-葡聚糖分子量和分子量分布差异很大，如酸奶类产品中含有中等降解的 β-葡聚糖，而薄脆饼干和发酵燕麦汤中含有高度降解的 β-葡聚糖。同样值得注意的是，加热处理如煮粥和油炸不会导致 β-葡聚糖显著性降解。可以看出，不同燕麦产品中 β-葡聚糖的分子量分布的显著性差异和其对应的营养性密切关联（Åman et al.，2004）。

五、燕麦矿物质和维生素

矿物质可以归类为主要矿物质和微量矿物质。主要矿物质包括钾、磷、镁、钙和钠。在生理功能上，钾和钠作为细胞间和细胞内液体中的电解质起主要作用，而钙、磷和镁是骨骼和牙齿的主要成分。此外，磷还存在于磷脂中，如卵磷脂是一类具有重要生理功能的微量脂质成分。除了这些作用之外，主要矿物质还起到辅助作用，即酶辅助因子。而微量矿物质包括铁、锌、锰和铜。铁是血红蛋白的重要组成部分，其与锌、锰和铜均是必需的酶辅助因子。

　　燕麦中矿物质以磷和钾为主，其次是镁和钙，钠的含量相对较少。与其他谷物相比，燕麦中这些主要矿物质的浓度相对较高（表1-7）。与主要矿物质含量类似，燕麦中存在的微量矿物质铁、锌和锰的含量通常高于其他谷物，而且土壤中可利用的微量元素含量在很大程度上也会影响燕麦中微量元素的含量。例如，谷物中的硒含量变化很大，北美谷物中的硒含量通常高于生长在欧洲品种中的硒含量。据报道，英国燕麦片（Holland et al.，1988）中硒含量约为30 μg/kg，而美国营养数据库中显示则为 340 μg/kg （U.S. Department of Agriculture Agricultural Research Service，2008）。在芬兰，自1984年以来，肥料中开始添加硒，导致其燕麦中硒含量高达460 μg/kg （Eurola et al.，2004）。燕麦中主要微量矿物质的水平对人体新陈代谢起到重要的作用，然而这些矿物质易于与其他膳食成分相结合，在小肠内形成不溶性的复合物，从而影响这些矿物质的生物利用率，可通过添加植酸酶和天然络合物如柠檬酸等方法增加矿物质的溶解性，提高其在人体中的利用率（路长喜等，2008）。

表1-7　燕麦及其他谷物中的矿物质含量（mg/100 g 湿重）

	燕麦	小麦	玉米	糙米	黑麦	大麦	高粱
钾	389	373	319	247	337	286	318
磷	459	333	266	302	367	242	289
镁	145	129	134	127	107	80	156
钙	54	36	12	22	32	24	28
钠	9	4	38	4	3	5	15
铁	4.3	3.9	3.2	1.6	2.7	2.7	4.8
锌	3.4	2.9	1.9	1.9	3.4	2.1	2.2
锰	4.1	3.5	0.6	3.0	1.7	1.2	1.8
铜	0.44	0.42	0.30	0.56	0.44	0.39	0.98

数据来源：美国农业部（2008）和 Welch（2006）

　　同样，维生素也是健康饮食的重要组成部分，其摄入不足会导致多种缺乏症。例如，叶酸和维生素 E 等摄入不足与心脏病和癌症等慢性疾病发生高度相关（Fairfield and Fletcher，2002）。根据溶解特性，维生素分为脂溶性和水溶性，维生素 A、D、E 和 K 是脂溶性的，B 族维生素则属于水溶性。然而在谷物中还未报道存在维生素 A 的品种。如表 1-8 所示，与其他谷物相比，燕麦含有更高含量的维生素 B_1（硫胺素）、生物素和胆碱。同样，燕麦籽粒中的维生素 E、泛酸、核黄素（维生素 B_2）和叶酸的含量也相对较高，但燕麦的烟酸、维生素 B_6 的含量相对较低。作为关键性脂溶性抗氧化剂，维生素 E（生育酚）存在于所有谷物中，但谷物中一般不存在天然维生素 C。同样，维生素 B_{12}（钴胺素）是预防巨幼红细胞贫血的必需辅助因子，在谷物中也不是天然存在的。然而，谷物中含有大量其他水溶性维生素，如维生素 B_1、维生素 B_2、烟酸、维生素 B_6（吡哆醇、吡哆醛和吡哆胺）、泛酸等。叶酸和生物素是参与能量、氨基酸和甲基代谢酶的辅助因子。尽管人体内可以少量合成胆碱，但仍然需要从膳食中获取胆碱来维持健康。燕麦中的胆碱含量明显高于其他谷物，胆碱最近被归类为必需营养素，虽然它本身并不被视为维生素，但足够摄入量的胆碱可以参与甲基代谢、维持细胞膜完整性和正常神经功能（Zeisel，2002）。

表 1-8　燕麦及其他谷物中的维生素含量

	燕麦	小麦	玉米	糙米	黑麦	大麦	高粱
维生素 E（mg/100 g 湿重）	1.2	1.1	0.5	1.0	1.4	0.33	1.13
烟酸（mg/100 g 湿重）	0.88	6.0	2.9	4.9	2.6	4.5	3.4
泛酸（mg/100 g 湿重）	1.23	0.90	0.51	1.35	1.23	0.31	1.20
维生素 B_1（mg/100 g 湿重）	0.73	0.47	0.39	0.47	0.36	0.23	0.29
维生素 B_6（mg/100 g 湿重）	0.22	0.42	0.42	0.60	0.32	0.29	0.50
维生素 B_2（mg/100 g 湿重）	0.13	0.15	0.16	0.07	0.24	0.08	0.15
叶酸（mg/100 g 湿重）	49	51	33	30	69	17	19
生物素（μg/100 g 湿重）	21	7	10	7	6	无数据	42
胆碱（mg/100 g 湿重）	40	31	22	31	30	38	无数据

数据来源：美国农业部（2008）和 Welch（2006）

燕麦维生素 B_1 和维生素 B_2 受热不稳定，加工后损失较多。而维生素 B_6 受热较为稳定，产品加工后仍有较大比例存留。因此，可采用高温短时的挤压膨化技术等工艺，减少燕麦加工过程中 B 族维生素的损失（任长忠和胡跃高，2013）。

六、燕麦生物碱

燕麦生物碱是一类具有环状结构的碱性有机物，属于天然酚类化合物，是燕麦独特的组分（Meydani，2009）。迄今为止已有超过 35 种不同结构的燕麦生物碱被发现，这些生物碱代表着燕麦籽粒中重要的、生物可利用的可溶性生物活性物质。在燕麦生物碱中，含量较高的前 3 种为：生物碱 A（N-4'-羟基肉桂酰-5-羟基邻氨基苯甲酸）、生物碱 B（N-4'-羟基-3-甲氧基肉桂酰-5-羟基邻氨基苯甲酸）和生物碱 C（N-3'，4'-二羟基肉桂酰-5-羟基邻氨基苯甲酸）（图 1-5，表 1-9），三者分别占生物碱总和的 35%、21% 和 44%（Jastrebova et al.，2006）。据报道，燕麦独特的生物碱具有比其他酚类物质高 10～30 倍的抗氧化活性(Dimberg et al.，1993），这些在燕麦中发现的羟基肉桂酰生物碱，不仅起到抗氧化剂的作用，还抑制与动脉粥样硬化疾病进展相关的促炎过程，降低心血管疾病的发生率。另外，研究表明生物碱比酚酸更能抵抗紫外线的损伤（Dimberg et al.，2001）。

　　燕麦生物碱主要分布于燕麦籽粒外层的麸皮和次糊粉层中。不同品种的燕麦生物碱含量差异较大，含量范围为 25.21～347.55 mg/kg。

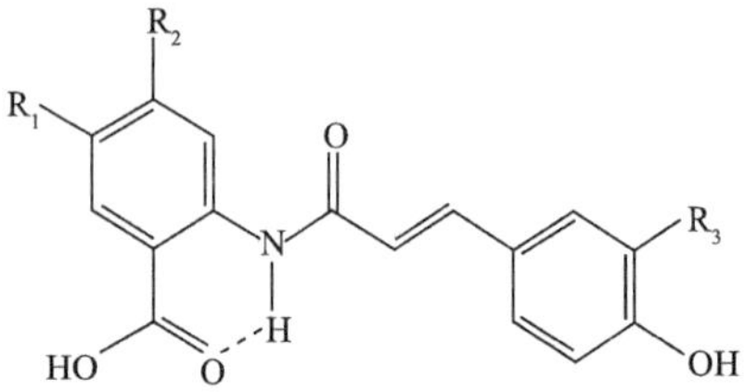

图 1-5　燕麦生物碱

表 1-9　燕麦生物碱类型

燕麦生物碱类型	R_1	R_2	R_3
A	OH	H	H
B	OH	H	OCH_3
C	OH	H	OH
D	H	H	H
E	H	H	OCH_3
F	H	H	OH
G	H	OH	H
H	H	OH	OCH_3
K	H	OH	OH

　　不同加工工艺和储存条件对燕麦中生物碱的稳定性造成不同的影响，如常温储存并不会显著影响燕麦生物碱的水平（Dimberg et al.，1996），100℃ 条件下 10 min 的热处理也仅导致生物碱 B 和 C 小幅度减少，表明在完整的燕麦籽粒中，其生物碱种类可长期保持稳定。另外，燕麦生物碱 B 和 C 对碱和中性 pH 环境敏感，特别是与热处理相结合易导致失活，然而，燕麦生物碱 A 可保持相对稳

定。燕麦片的干燥过程降低了维生素 E 和大部分酚类化合物含量，而生物碱则受影响较小（Bryngelsson et al.，2002；Nayak et al.，2014）。蒸制和压片过程仅导致燕麦生物碱 A 轻微降低，而高压灭菌会显著降低燕麦生物碱的含量和活性，但会相应增加维生素 E 和酚酸的含量（Bryngelsson et al.，2002；Stevenson et al.，2008），这可能是因为热处理导致生物活性物质从结合型向游离型转换。

考虑到生物碱的独特生理功能，人们试图通过不同方式增加生物碱的活性与含量。发芽过程会增加谷物的营养价值（Wu，1983；Tian et al.，2010），特别是在燕麦中，发芽不仅导致游离氨基酸含量增加，提高蛋白质的生物利用度（Tian et al.，2010），还导致发芽后燕麦中生物碱含量增加 20%（Bryngelsson et al.，2003；Kaukovirta-Norja et al.，2004；Skoglund et al.，2008；Hübner and Arendt，2013），这种增加主要是由于在发芽期间参与生物碱合成的羟基氰尿酸盐 N-羟基肉桂酰转移酶活性的进一步激活。另外，浸泡、发芽或麦芽制备过程均可以增加燕麦产品中生物碱含量。

发芽是目前认为增加燕麦中生物碱含量最有效的方法之一。在 20 h 处理期间，生物碱 A～D、G 的浓度均在连续光照下升高。另有研究分析了浸泡处理后未碾磨或碾磨的燕麦样品中酰胺浓度变化，发现当浸泡完整的未经热处理的裸燕麦时，燕麦酰胺浓度增加，并与时间和温度有关，表现为在 20℃温度下浸泡 10 h 时，达到最大酰胺浓度。同时，浸泡后在空气中持续萌发，但是只有当浸泡时间小于 10h 时，燕麦酰胺才会呈现增加趋势。此外，在 8℃和 20℃的浸泡过程中，燕麦酰胺浓度与羟肉桂酰辅酶 A：羟苯甲酸 N-羟肉桂酰基转移酶活性呈正相关关系。然而，当裸燕麦经碾磨后再进行浸泡处理时，未发现燕麦酰胺增加，这说明燕麦籽粒的完整性是燕麦生物碱增加的必要条件（Bryngelsson et al.，2003）。

第二节　稻米化学成分

稻，禾本科，属须根系，为半水生、一年生草本植物，是稻属中作为粮食的最主要最悠久的一种。水稻脱粒后得到的带有不可食颖壳的籽粒称为稻米；经砻谷处理，脱去颖壳，得到的籽粒称为糙米；再经过碾米加工得到大米。稻谷是一种 50～130 cm 长的植物，有的深水型稻谷可长至 5 m 高。与大麦和燕麦相同但与其他谷物不同的是，稻谷的果实收获后没有同花簇的植物结构完全分离。即便在脱粒后，稻壳与果实也紧紧地靠在一起。

稻谷籽粒由颖（外壳）和颖果（糙米）两部分组成。稻壳是稻谷的保护层，可以保护稻谷不受到外界的侵害。在糙米米粒中，有胚的一面称为腹白，无胚的一面称为背面。糙米米粒表面共有五条纵向沟纹，纵沟的深浅程度随品种不同而异，这些沟纹的深浅与成品大米的出米率有密切关系。背面的一条称为背沟，两侧各有两条称为米沟。糙米沟纹处的皮层在碾米时很难全部去除，对于同一品种的稻谷，沟纹处留皮越多，被认为加工精度越低，所以大米加工精度常以粒面和背沟的留皮程度来表示。

糙米由果皮、种皮、外胚乳、胚乳及胚芽所组成。果皮包括外果皮、中果皮、横列细胞和管状细胞，总厚度约 7～10 μm。种皮极薄，厚度约为 2 μm，结构不明显，有的糙米种皮内含有色素而呈现颜色。外胚乳是粘连在种皮下的薄膜状组织，厚度 1～2 μm，与种皮很难区分开来。胚乳是米粒的最大部分，包括糊粉层和胚乳细胞。碾米时糙米的大部分皮层将被剥落成为米糠，所以糙米的皮层也总称为糠层，糙米经加工碾去皮层和胚，留下的胚乳，即为食用的大米。稻谷籽粒的构成见图 1-6。

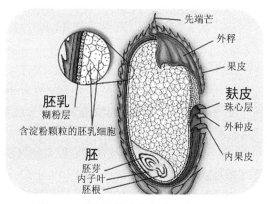

图 1-6　稻谷籽粒中各部位的组成情况

在大米籽粒的胚乳中，含多个胚乳细胞骨架来支撑胚乳结构[图 1-7（a）]，

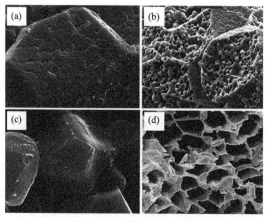

图 1-7　大米胚乳结构图

（a）胚乳细胞；（b）胚乳细胞中的淀粉颗粒排布状态；（c）大米淀粉颗粒形态；（d）胚乳细胞壁结构

每个胚乳细胞包裹着多个排列有序的淀粉颗粒[图 1-7（b）]，大米的淀粉颗粒呈现多边形[图 1-7（c）]，如果采用酶水解的方法去掉胚乳细胞中的淀粉颗粒，残留物即获得由纤维素和半纤维素组成的细胞壁[图 1-7（d）]。

一、稻米淀粉

精米除含少量的蛋白质、脂肪和灰分外，几乎全部由淀粉组成。胚乳是人们食用的最主要部分，其淀粉含量可达 78%。淀粉是人体生命活动所需能量的主要来源，可提供人体摄取全部能量的 35%。淀粉作为稻米主要成分，其淀粉颗粒是由直链淀粉分子和支链淀粉分子径向排列而成，具有结晶区与无定形交替层的结构。结晶区构成了淀粉颗粒的紧密层，无定形区构成了淀粉颗粒的稀疏层，两者交替排列。其结晶区主要由直链淀粉中 A 链之间相互平行靠拢，彼此通过氢键结合成簇状结构的微晶束构成，支链淀粉的分支点[α-（1→6）糖苷键]结合部位和直链淀粉的部分链段构成无定形区。

直链淀粉是以 α-（1→4）糖苷键连接而成的数千个单位长的极少分支的葡萄糖链状分子，从大米淀粉中提纯的直链淀粉的重均聚合度（DP_W）和数均聚合度（DP_n）值分别为 2750～3320 和 980～1110，平均链长（CL）为 250～370。配备多角度激光散射和折光率检测器的高效尺寸排阻色谱（HPSEC-MALLS-RI）分析显示，六个水稻品种的异淀粉酶脱支直链淀粉的重均分子量（M_W）和数均分子量（M_n）分别为 5.1×10^5～6.9×10^5 和 1.4×10^5～1.8×10^5，DP_W 和 DP_n 分别为 2569～4273 和 847～1118（Amagliani et al.，2016）。不同水稻品种的直链淀粉含量差异很大，糯米淀粉具有 0.8%～1.3% 的表观直链淀粉含量，而非糯米淀粉含有 8%～37% 的直链淀粉。根据直链淀粉的含量，可分为蜡质大米：1%～2%；低直链淀粉含量大米：7%～20%；中直链淀粉含量大米：20%～25%；高直链淀粉含量大米：>25%（Juliano，1985）。

世界范围内水稻直链淀粉含量分布很广，最低 8%，最高达 34%，其中日本、韩国和巴西等国家的稻米品种直链淀粉含量普遍较低，而斯里兰卡、马来西亚、菲律宾和越南等国家普遍较高。日本品种直链淀粉含量大致在 14%～16%。关于直链淀粉含量与食味特性的关系，以日本新潟县产的品种进行比较，结果表明，从食味得分来看，食味好的品种直链淀粉含量大多数在 17.5%～18.2%，个别品种在 19.9%～21.1%。直链淀粉含量明显影响米饭的质地，米饭的硬性和凝聚性随着直链淀粉含量的降低而降低，而松弛性和黏附性随着直链淀粉含量的升高而增加。从食味品质角度考虑，普遍认为稻米直链淀粉低于 18% 为宜。

支链淀粉具有高度分支的结构，由 α-1,4 键连接的葡萄糖分子和分支点处约 5%～6% 的 α-1,6 键连接组成。依品种差异，支链淀粉的分子量范围为 7.0×10^7～

$5.7×10^9$，由高效尺寸排阻色谱联合多角度激光和示差双检测器测定，非蜡质和蜡质大米支链淀粉的分子量分别为 $2.7×10^9$ 和 $5.7×10^9$。籼稻、粳稻和糯稻支链淀粉的 DP_n 范围为 8200～12900（Takeda et al.，2003）。支链淀粉链的基本结构用分子链 A 型、B 型和 C 型的术语来描述，其中，外链（A）最短，与 B 链通过 α-1，6 键相连。B 链带有一个或多个 A 链和/或 B 链。根据它们跨越的簇的数量和各自的长度，B 链进一步分为 B1、B2、B3 和 B4（具有 1～4 个簇）。B1 和 B2 链的 CL 通常分别为 15～25 和 40～50，B3 和 B4 链更长。每个支链淀粉分子的单个 C 链包含唯一的还原末端残基（Donald，2004）。

　　进一步的研究表明，稻米中支链淀粉由 7 种分支组成（DP92～98、DP67～68、DP43～45、DP22～25、DP18、DP14～16 和 DP10～11），其分子大小及链长的大小与蒸煮食味品质密切相关，硬质地稻米的支链淀粉含 DP92～98，但不含 DP18；而软质地稻米含 DP18，但不含 DP92～98，且含有比 DP92～98 质地更硬的 DP22～25 和 DP10～11，但 DP14～16 较少（Amagliani et al.，2016）。用凝胶渗透色谱（gel permeation chromatography，GPC）可分离出直链淀粉 FrⅡ与支链淀粉 FrⅠ。支链淀粉 FrⅠ经脱支又可得到 3 种 GPC 组分：Fr1、Fr2 和 Fr3，分别代表支链淀粉长链 B、中间链 B 及 A 和短链 B。研究表明，支链淀粉的长链 Fr1 越多、短链越少，米饭就越硬，长链的长度和数量与米饭质地呈显著相关。

　　两种淀粉分子的含量、分子结构、空间结构以及相互之间关系是影响稻米食味品质优劣的重要因素。籼、粳、糯型水稻品种直链淀粉差异很大，糯稻中的淀粉几乎 100%是支链淀粉，非糯粳稻中约 20%为直链淀粉，80%为支链淀粉。粳稻直链淀粉比籼稻低，早籼直链淀粉比晚籼高，籼型杂交组合品种的直链淀粉均要高于常规籼稻。直链淀粉含量高的米，蒸煮时吸水量多，出饭多，但是黏度小，硬度高，饭粒干燥而蓬松。相反，直链淀粉含量低的米，蒸煮后体积增加小，饭软，黏度大，饭粒光泽度好。而中等含量的品种，虽饭粒蓬松，但冷凉后仍能维持柔软质地。尽管支链淀粉能增加米饭甜味和黏性，提高适口性，但直链淀粉含量过低，黏度过强，食味也会变差。直链淀粉的分子结构对淀粉的糊化性和老化性有很大影响，其螺旋结构中所含的脂肪对淀粉的糊化也至关重要。直链淀粉比支链淀粉更易老化，直链淀粉的老化速度及其结晶性随其自身链长不同而异，直链淀粉老化后很快产生凝沉，即使再次加热，也不会恢复原状。X 射线衍射是测定淀粉老化常用的方法之一，老化过程中，直链淀粉的分子不再规则地平行排列，而是各链交错密集在一起，并伴随着结合水的析出。

　　最近研究表明，淀粉中可能存在直链淀粉和支链淀粉的中间级组分，是直链淀粉和支链淀粉间的过渡态，但不是两者的简单混合。中间级组分的分子量分布较宽，主要由轻度分支的直链淀粉和分支较少而外链较长的支链淀粉组成，其平均分子量介于直链淀粉和支链淀粉之间，特别在大米淀粉中其摩尔占比较高，约占 29%～54%，对淀粉的物化特性等有较大影响。但目前国内外对该组分的精细结构表征及其对大米品种影响的深入研究仍较少（Amagliani et al.，2016）。

二、稻米蛋白质

稻米籽粒蛋白质中 80%存在于胚乳中，20%存在于胚芽和糊粉层中。精米通常含有 5%～17%的蛋白质（以干重计），稻米蛋白质含量因水稻品种而异。氨基酸的种类和必需氨基酸的比例决定了稻米的营养品质。赖氨酸（Lys）被认为是大米中的第一限制性必需氨基酸，其在精米中的含量更低。由于缺乏赖氨酸和其他必需氨基酸，大米蛋白被认为营养不全。除了修饰赖氨酸的代谢合成外，在水稻籽粒中直接高表达富含赖氨酸的蛋白也是开发高赖氨酸水稻品种的有效策略。

稻米蛋白根据其溶解性不同分为 4 种类型：①水溶性蛋白；②盐溶性蛋白；③碱溶性蛋白；④醇溶性蛋白。其中谷蛋白和球蛋白为主要成分，各占 80%和 12%，醇溶蛋白占 3%。稻米谷蛋白由二硫键连接的多个亚基组成，分子量大，而稻米球蛋白分子量则较小。

大米蛋白质含量与出糙率、精米率和整精米率有关，蛋白质含量的增加在一定程度上会提高整精米率。从理论上分析，蛋白质含量越高，填充在淀粉粒间的蛋白体就越多且越紧密，从而减少由于淀粉粒填充不紧实而形成的光线折射所造成的垩白，使稻米更加坚硬耐压，减少在加工时产生的碎米，提高外观品质和整精米率。外观品质方面，垩白米中的蛋白质含量比非垩白米要高，一般蛋白质含量高的品种，其透明度较差、胶稠度较低和直链淀粉含量较低，这在粳稻品种中尤为明显。许多研究显示，籼稻中蛋白质含量与粒长、长宽比呈负相关，在粳稻中则为正相关关系。

另外，研究发现粳稻的蛋白质含量与外观品质、加工特性和食用品质呈极显著相关。过高的蛋白质含量对稻米的外观和食味品质有不良影响。蛋白质可通过二硫键结合形成的蛋白质网络本身和通过吸水性来减少淀粉水合的有效水量，增强分散相与黏稠的互作，表明蛋白质影响米饭食味品质可能通过改变米粒的吸水性而起作用，因此，稻米的蛋白质组成和含量也是影响稻米理化特性和食味性质的关键因子。

大米蛋白质含量除自身遗传背景外，种植条件也影响显著。有报道认为，稻米蛋白质含量的 50%～70%是由种植季节（气候生态条件）和栽培措施所控制，环境条件的影响可使一个品种的蛋白质含量相差 6%。另外，抽穗后 10～20 d 的日均温度是影响稻米蛋白质含量的首要因子，灌浆结实期日均温度对稻米蛋白质的影响可能还受到太阳辐射和温差等因素制约。

三、稻米脂肪

稻米含有 3%左右的脂肪，主要分布在大米的胚芽和皮层，其中 70%以上分布在胚芽部位，而精米中脂肪含量较低。糙米在碾白过程中，由于逐渐碾除胚芽和糠层，脂肪含量急剧下降。大米中的脂肪含量虽少，却是很重要的一种组分，对大米的食味性质和储藏稳定性影响显著。大米中的脂肪主要为中性脂、脂肪酸、磷脂等混合物。其中脂肪酸主要包括油酸、亚麻酸、棕榈酸。稻米中脂类成分多为不饱和脂肪酸和直链淀粉的复合物。大米中的脂肪-直链淀粉复合物一直是人们研究的热点，脂质与直链淀粉生成螺旋状的复合物，抑制淀粉膨润，提高淀粉糊化温度，从而对淀粉的糊化性质有显著影响。另外，这类淀粉-脂肪复合体还体现出一定的抗消化性，现在被定义为 V 型抗性淀粉。

稻米脂肪含量较其他组分对稻米的食味有更重要的影响，稻米中脂肪含量高的品种，蒸煮后表面光亮，且冷却后口味佳、口感好，但脂肪酸败会导致稻米的储藏时间缩短。在一定的范围内，提高稻米脂肪含量能显著改善稻米食味品质，总体而言，脂肪含量越高，米饭适口性和香气越好。

脂肪由于对氧和温度敏感，因此在稻米的储藏过程中极易发生水解、氧化，促使稻米陈化以及食味品质劣变，同时，酸败产生多种挥发性小分子物质，多为不良气味成分，因而长期以来稻米脂类与陈化间的关系研究始终受到人们的关注。脂质在三大主要组分当中最不稳定，易在储藏中受到氧气、温度、湿度等指标影响而发生酸败，加速大米劣变的速度。因此，稻谷脂质的变化被认为是导致陈化的最主要因素。大米中脂类劣变主要通过两种方式进行。

氧化作用：分为酶促氧化和非酶促氧化。在酶促氧化过程中，脂类由脂氧合酶（又称脂肪氧化酶，lipoxygenase，EC1.13.11.12）催化顺，顺-1, 4-戊二烯结构的多元不饱和脂肪酸的加氧反应，产生含共轭双键的多元不饱和脂肪酸的氢过氧化物，进而形成过氧化物和氢过氧化物。这些化合物不稳定，会进一步被分解成醛、酮等，从而形成陈米味。

水解作用：脂质在脂化酶的催化下，酯键发生水解，产生甘油和脂肪酸。上述两者同时发生，并相互影响，同时可能还会诱导其他相关化学变化，如脂类的氧化分解物通过分子内和分子间的交联与蛋白质相互作用，最终导致米饭的许多品质发生改变，如硬度、黏度等。脂肪酸值由于能很好地反映出大米中游离脂肪酸的含量，成为判断大米劣变的重要指标。储藏环境的温度及光照对脂质的水解和氧化均有影响，高温高湿储藏条件下，稻谷脂质分解更快，脂类发生水解随即导致游离脂肪酸含量急剧增加。

四、稻米维生素和矿质元素

稻米中的维生素主要分布在大米籽粒外层，往籽粒中心迁移，维生素含量则呈梯度降低。稻米所含的维生素多属于水溶性 B 族维生素，主要有 B_1、B_2、B_3（泛酸）、B_5（尼克酸）、B_6（吡哆素）等，其中又以 B_1 和 B_2 为主要成分，这类维生素是人体许多辅酶或辅基的组成部分，有增加食欲、促进生长的功效。米胚中富含维生素 E，其是一种高效脂溶性抗氧化剂。

稻米中的矿质元素主要有磷、钾、镁、钙、钠、铁、硅、硫等，还有铝、碘、锰等微量元素，这些矿质元素主要分布于稻壳、胚芽和皮层中，其次存在于白米中。在糙米的糊粉层中高度分布着矿质元素如氮、硫、磷、钾、镁等，而铁、钙、锌等的含量较少。稻米矿物质与维生素一样呈现出中心少、外层多的分布趋势；同时，不同地区、同一品种稻谷矿质元素的含量相差较大，表明环境因素的重要性。另外，随着大米加工精度的提高，大米的营养损失，特别是矿质元素，以及维生素 B 族等则呈显著性下降趋势。因此，大米的适度碾磨是确保大米微量元素存留的有效措施之一。然而，微量元素的组成、分布、含量等指标与稻米食味品质的关联性的研究较少。

五、生物活性化合物

大米的活性物质主要集中在米糠层中，如糙米含有 1.5 mg/g 的 γ-氨基丁酸和 0.38 mg/g 的 γ-谷维素，八种糙米的总酚分析表明其含量范围为 72.45～120.13 mg 没食子酸当量。此外，在糙米中还检测到 α-生育酚、γ-生育酚和生育三烯酚，其中 α-生育酚和 γ-生育三烯酚占主导地位（Gong et al.，2017）。此外，在 18 个不同颜色水稻品种中，结合态总酚含量显著高于游离态总酚含量。阿魏酸、对香豆酸和异阿魏酸是水稻样品中主要的结合酚酸，而阿魏酸、对香豆酸和香草酸是有色大米样品中的主要成分（Pang et al.，2018）。各种营养素在大米不同部位的分布状况见表 1-10。

表 1-10　大米不同部位的宏量和微量营养素分布状况（Saleh et al.，2019）

营养物质	糙米	精米	米糠
蛋白质（g/100 g）	7.1～8.3	6.3～7.1	11.3～14.9
粗脂肪（g/100 g）	1.6～2.8	0.3～0.5	15.0～19.7
可利用碳水化合物（g/100 g）	13～76	77～78	34～62
粗纤维（g/100 g）	0.6～1.0	0.2～0.5	7.0～11.4
粗灰分（g/100 g）	1.0～1.5	0.3～0.8	6.6～9.9
能量（kJ/100 g）	363～385	349～373	399～476
硫胺素（mg/100 g）	0.29～0.61	0.02～0.11	1.20～2.40
核黄素（mg/100 g）	0.04～0.14	0.02～0.06	0.18～0.43

营养物质	糙米	精米	米糠
烟酸（mg/100 g）	3.5～5.3	1.3～2.4	26.7～49.9
维生素 E（mg/100 g）	0.90～2.50	0.075～0.30	2.60～13.3
泛酸（mg/100 g）	0.66～1.86	0.34～0.77	—
钙（mg/100 g）	10～50	10～30	30～120
钠（mg/100 g）	3.1～17.6	2.2～8.5	—
钾（mg/100 g）	120～340	14～120	—
铁（mg/100 g）	0.7～5.4	0.2～2.7	8.6～43.0
锰（mg/100 g）	1.3～4.2	1.0～3.3	—
锌（mg/100 g）	1.5～2.2	0.3～2.1	4.3～25.8
磷（g/100 g）	0.17～0.43	0.08～0.15	1.1～2.5

红米和黑（或紫）米是两种主要类型的有色大米，分别含有丰富的原花色素（PAs）和在果皮中沉积的花青素。原花色素和花青素都属于黄酮类化合物，是一种广泛分布于植物中的次生代谢产物，具有多种生物学功能，如抗氧化作用等，它们对健康有益，在预防肥胖、糖尿病、心血管疾病和某些癌症风险等方面发挥重要作用（Wallace et al., 2016）。这类次生代谢产物的分子结构见图 1-8。

黑米果皮中的主要花青素是矢车菊素-3-O-葡萄糖苷和芍药素-3-O-葡萄糖苷，而红米富含原花色素和黄烷-3-醇类化合物，其中儿茶素是主要的延伸单元（Chen et al., 2019）。红色果皮是野生稻的典型野生特征，*Rc* 是一种调节水稻原花色素合成的 bHLH 转录因子基因，其功能缺失突变以及随后对无功能 *Rc* 的人工选择导致大多数栽培水稻品种失去红色果皮。相反，黑米起源于 *OsB2* 的功能增益突变，*OsB2* 也是一种调节水稻花青素合成的 *bHLH* 基因。*OsB2* 启动子区域的重排导致其在种子和叶片中的表达水平大幅提高（Zheng et al., 2019）。原花色素和花青素生物合成途径共享大多数合成酶和相似的调节模式。与其他类黄酮一样，原花色素和花青素的生物合成源于苯丙酸途径，并涉及各种生物合成和调节基因，如生物合成基因编码催化酶，包括查耳酮合酶、查耳酮异构酶、黄烷酮-3-羟化酶、类黄酮-3'-羟化酶、类黄酮-3′, 5′-羟化酶、二氢黄酮醇-4-还原酶、花青素合酶或无色花色素双加氧酶等，其中，无色花色素还原酶和花色素还原酶专门参与原花色素生物合成，而类黄酮葡萄糖基转移酶是花青素特异性生物合成酶（图 1-9）。

尽管水稻种皮颜色的潜在合成机制已经部分阐明，但由于对这些途径中涉及的调控网络了解有限，使用常规程序培育种皮中高原花色素和花青素含量的水稻品种仍受到一定限制。此外，原花色素和花青素都只存在于种皮中，人们只有通过摄入糙米的方式才能获得原花色素和花青素，造成口感较差。目前科学家们正努力将八个花青素合成相关基因[包括来自玉米的两个调节基因（*ZmLc* 和 *ZmPl*）和来自鞘蕊花属（*Solenostemon scutellarioides*）的六个结构基因（*SsCHS*、*SsCHI*、*SsF3H*、*SsF3'H*、*SsDFR* 和 *SsANS*）]同时引入普通白米品种，开发在胚乳中显著积累花青素的"紫色胚乳水稻"。因此，紫色胚乳水稻的胚乳中主要产生两类花青素，其中芍药素-3-*O*-葡萄糖苷和矢车菊素-3-*O*-葡萄糖苷的含量相对较高（约1mg/g 干重）。值得注意的是，与野生型水稻相比，紫色胚乳水稻的粒重显著降低（25%）（Zhu et al.，2017），这表明胚乳中过多的花青素积累可能会对胚乳发育产生不利影响。

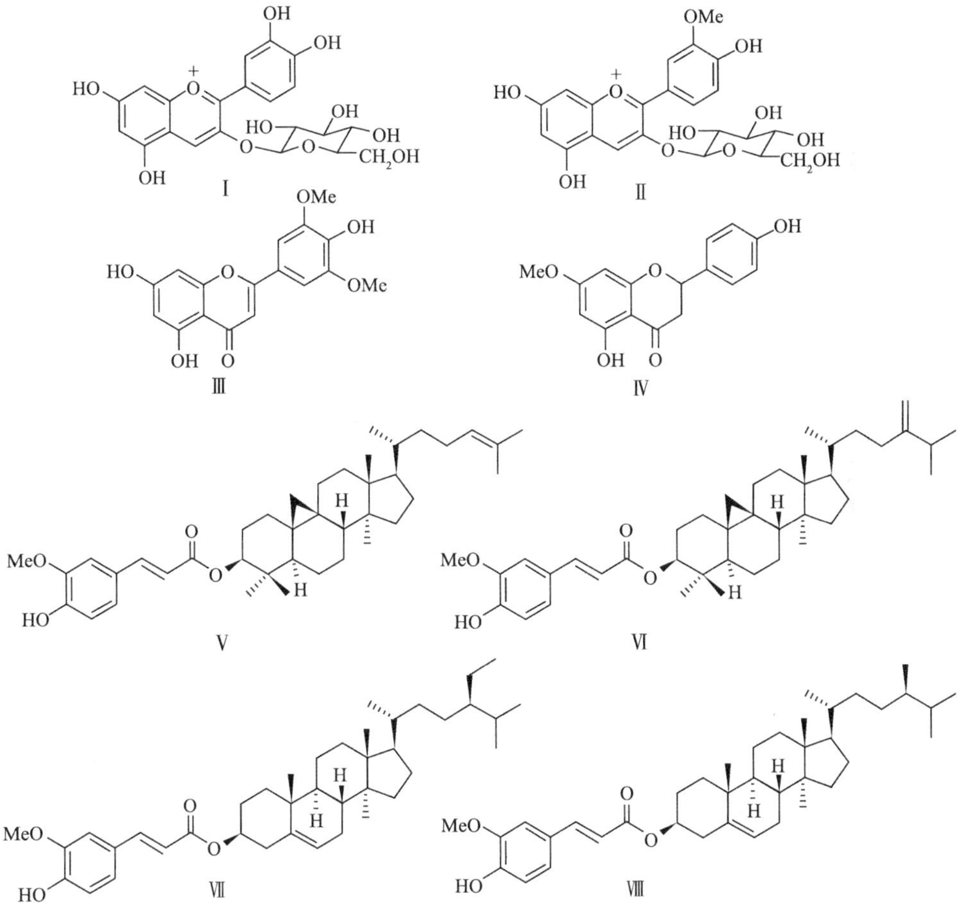

图 1-8　水稻中代表性次生代谢产物分子结构（Zhao et al.，2020）

I. 蓝蛋白-3-*O*-葡萄糖苷；II. 芍药素-3-*O*-葡萄糖苷；III. 麦黄酮；IV. 樱花素；V. 环木菠萝醇反式阿魏酸酯；VI.24-亚甲基环阿替醇反式阿魏酸酯；VII. 谷甾醇反式阿魏酸酯；VIII.反式阿魏酸甾醇酯

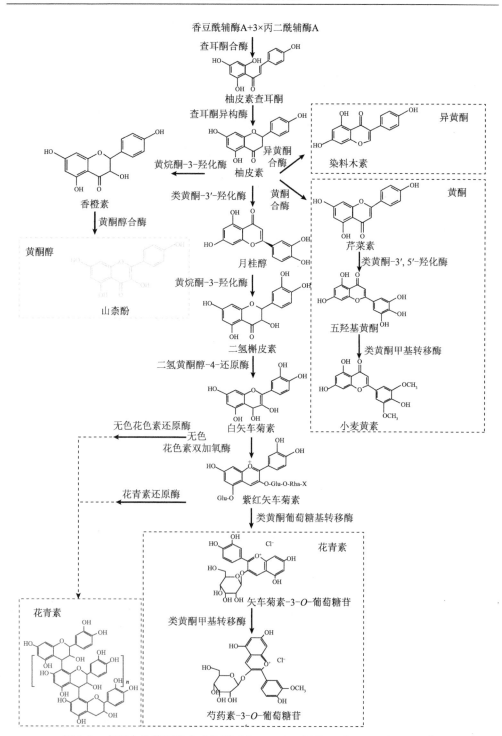

图 1-9　水稻中类黄酮的合成途径（Ogo et al.，2013；Zheng et al.，2019）

第三节　青稞化学成分

青稞是禾本科、大麦属一年生草本植物，三秆直立，光滑，高可达 100 cm，叶鞘光滑，两侧具两叶耳，互相抱茎；叶舌膜质，叶片微粗糙。穗状花序成熟后黄褐色或为紫褐色，小穗颖线状披针形，被短毛，先端渐尖呈芒状，外稃先端延伸，两侧具细刺毛。颖果成熟时易于脱出稃体。

青稞作为大麦的一种特殊类型，其营养成分也较水稻、小麦、玉米为高，是食用、饲用、酿造及药用兼用的作物。在粮食作物中，青稞具有高蛋白质、高纤维、高维生素、低脂肪、低糖等特点。其蛋白质含量为 6.35%～21.00%，平均值为 11.31%，高于小麦、水稻、玉米；淀粉含量为 40.54%～67.68%，平均值为 59.25%，普遍含有 74%～78%支链淀粉，有些甚至高达或接近 100%；粗脂肪为 1.18%～3.09%，平均值为 2.13%。另外，青稞还含有降胆固醇作用的油酸、亚油酸、亚麻酸等，其可溶性纤维和总纤维含量均高于其他谷类作物。同时，青稞富含 B 族维生素，其所含微量元素钙、磷、铁、铜、锌、锰、硒都高于玉米，铁的含量高于小麦、水稻。此外，青稞含有 18 种氨基酸，尤以人体必需氨基酸较为齐全。经常食用以青稞为原料加工成的食品，对补充机体每日必需氨基酸有重要意义。

一、青稞淀粉

青稞籽粒同普通大麦籽粒结构基本相同，都是由外皮层包被的糊粉层、淀粉化的胚乳和胚芽组成。其中外皮层主要由纤维素和半纤维素组成，胚芽中富含多种维生素和矿质元素。淀粉是青稞籽粒的主要成分，根据产地和品种的不同，青稞淀粉含量范围约在 40.54%～67.68%之间，占籽粒干重的 60%～75%（郑学玲等，2011）。有研究针对 4 种青稞淀粉（'林周 148'、'北青 6 号'、'昆仑 6 号'和'藏青 320'）的理化特性进行了研究，其主要成分为：淀粉 97.40%～98.42%，蛋白质 0.23%～0.46%，脂肪 0.18%～0.35%，水分 9.45%～10.70%，灰分 0.19%～0.34%。青稞淀粉颗粒粒径为 2～40 μm，粒度分布 D_{50} 在 17.49～18.13 μm，直链淀粉含量为 20.96%～30.38%（郑学玲等，2011）。通常，青稞淀粉的支链淀粉含量在 74%～78%之间，而'青稞 25'品种的支链淀粉含量接近 100%。依据直链淀粉含量的不同，青稞淀粉可分为三类：蜡质青稞淀粉（直链淀粉含量<2%）、普通青稞淀粉（直链淀粉含量 25%左右）、高直链青稞淀粉（直链淀粉含量大于40%）（Macgregor，1993）。值得注意的是，蜡质型和高直链型青稞籽粒中均含有较多的 β-葡聚糖，平均含量为 7.15%，高于普通青稞籽粒中的含量（Li et al.，2001）。目前对于青稞淀粉的研究较少，主要集中在结构和理化特性以及与生长环境之间的关系、相关合成酶的遗传学特征、青稞淀粉的化学改性等方面。

目前认为包括青稞淀粉在内的淀粉颗粒是通过其分子内和分子间形成的氢键作用聚集成不同尺度的结构形态，按尺度大小可分为链结构、结晶结构、层状结构、Blocket粒子、生长环和颗粒结构（Pérez and Bertoft，2010）。淀粉的理化性质包括淀粉的颗粒形态、粒度大小及分布、糊化特性、流变性质和消化性能等，这些性质与淀粉的应用和营养功能息息相关。不同来源的淀粉，其内在的多尺度结构不同，导致了理化性质和营养特性的多样性，从而拓宽了淀粉的应用领域。

青稞淀粉中快消化淀粉（RDS）含量为96.19%，慢消化淀粉（SDS）含量为1.54%，抗消化淀粉（RS）含量为2.27%，表明青稞淀粉以RDS为主（张天学，2016；郑学玲等，2011）。青稞生长所处的海拔是影响青稞淀粉消化性能的重要因素，Moza和Gujral（2016）根据Al-Rabadi的方法（Ghaidjs et al.，2009）对印度不同海拔地区生长的青稞淀粉进行测定，发现RDS含量基本在15%～20%（以淀粉干基计）之间，而SDS和RS的比例差异较大，SDS含量在19.8%～25.7%之间，且随着生长地区海拔的升高，SDS的含量呈现增加的趋势，RS含量约在13.1%～31.6%之间。同时还发现β-葡聚糖和阿拉伯木聚糖的含量越丰富，青稞淀粉中SDS含量越高。依据Granfeldt等（1994）提供的预测公式，得到青稞全粉的血糖生成指数（GI）在39.4～47.5之间（Moza and Gujral，2016），属于低GI食品。表1-11为青稞淀粉结构与性质的部分研究情况。

表1-11　青稞淀粉结构与性质的部分研究结果

样品	结构	性质	研究结果概要	参考文献
北青4号 北青6号 北青7号 康青3号 康青6号 康青7号	直链淀粉含量，淀粉颗粒大小，结晶结构，脂质含量，支链长度分布	热学性质；流变特性；消化性能	青稞淀粉中含有24.0%～26.9%直链淀粉、0.41%～0.45%脂质和0.045%～0.050%磷脂；存在A、B型淀粉，A型淀粉（大颗粒）的平均粒径为10～30 μm，B型淀粉（小颗粒）的平均粒径为1～5 μm，均呈现A型结晶结构，支链长度相似。与'康青'青稞淀粉相比，'北青'青稞淀粉的糊化起始温度较低，但糊化温度范围较宽，具有更高的峰值黏度。这可能是由于'康青'青稞在生长和发育过程中，经历更高的生长温度和更多的降雨，导致形成较多的老化淀粉和直链淀粉-脂质复合物。煮熟的'康青'青稞淀粉与'北青'青稞淀粉相比，快消化淀粉含量较低，慢消化淀粉和抗消化淀粉含量较高	Yangcheng et al.，2016
14种来自青海、云南、西藏、山西的青稞淀粉	直链淀粉含量；支链淀粉链长分布	溶胀能力；糊化和老化特性	青稞淀粉中直链淀粉含量为23.1%～30.0%，支链淀粉fa、fb1、fb2和fb3链长的权重比分别为21.65%～24.95%、44.48%～49.44%、15.56%～17.19%和9.83%～16.66%；膨胀力和水溶性指数分别为12.8～19.9 g/g和12.7%～23.7%；其峰值黏度为170～346 RVU（1RVU = 1.2×10^{-2} Pa·s），糊化峰值温度为55.6～61.8℃，回生焓为0.3～3.1 J/g。其中，支链淀粉的链长分布和糊化性能是这些青稞淀粉中差别较大的结构特征和物化性质	Kong et al.，2016

样品	结构	性质	研究结果概要	参考文献
普通青稞 蜡质青稞 高直链 青稞		抗酶解性能 [猪胰 α-淀粉酶（PPA），芽孢杆菌 α-淀粉酶（BAA）和黑曲霉淀粉葡萄糖苷酶（AAG）]	酶水解模式（表面侵蚀、内腐蚀和赤道凹槽平面的侵蚀）与酶来源和淀粉类型有关。相对于蜡质青稞淀粉，普通青稞淀粉和高直链青稞淀粉的颗粒外层具有抗酶解性能，在 37℃下，蜡质青稞淀粉的水解率高于普通和高直链青稞淀粉。不同来源的淀粉酶对青稞淀粉的水解能力不相同，采用 PPA 消化 72 h 后，三种青稞淀粉的水解程度均可以达到 91%~97%；但分别用芽 BAA 和 AAG 水解 72 h 后，三种青稞淀粉的水解率仅为 30%~78%。同时，水解产物中可溶性糖的组成和浓度也因酶的种类不同而不同，表明颗粒形态和超微结构特征均影响青稞淀粉的体外酶解性能	Li et al., 2004
青海青稞	青稞淀粉多尺度结构	青稞淀粉糊化性质；流变性质；凝胶性质	青稞淀粉颗粒为扁平卵圆形貌，表面较光滑，存在 A、B 两种粒径大小不一的颗粒，大颗粒平均粒径为 20.12 μm，占总数的 92%，小颗粒平均粒径为 3.02 μm，约占 8%；青稞淀粉在 $q=0.6 \text{ nm}^{-1}$ 处出现明显的散射峰，层状结构厚度 d 约为 10.1~10.8 nm；青稞淀粉结晶为球晶体系，呈现清晰的偏光十字，A 型结晶结构，结晶度为 25.3%；有序化程度为 43.5%，重均分子量为 $8.796×10^7$，直链淀粉含量为 23.07%。青稞淀粉有较高的糊化温度、凝胶性能和凝沉性能，以及良好的热糊稳定性；其糊为非牛顿假塑性流体，具有剪切稀化特征；青稞淀粉凝胶的硬度为 103.19 g，弹性 0.948，内聚性 0.526，咀嚼性 52.828 N，回复力 0.395，与小麦淀粉凝胶相比，具有较低硬度和较高弹性与内聚性	张天学，2016
北青 6 号 林周 148 昆仑 6 号 藏青 320		淀粉颗粒大小；溶解度与膨胀力；糊稳定性；糊冻融稳定性	青稞淀粉的颗粒大小和形状分布均匀，平均粒径为 18.13 μm，大于小麦淀粉颗粒的平均粒径，且小颗粒的 B 淀粉含量少，糊透明度高于小麦淀粉。在储藏过程中，青稞淀粉糊透光率减小趋势显著，说明青稞淀粉老化的速度快于小麦淀粉；溶解度和膨胀力都随着温度升高呈增大趋势，且均大于小麦淀粉，这与小麦淀粉中小颗粒淀粉含量高有关。青稞淀粉的溶解度与直链淀粉含量呈正相关性，膨胀力与直链淀粉含量呈负相关性，溶解度和膨胀力还受到淀粉颗粒大小的制约。糊的冻融稳定性与直链淀粉含量呈负相关性。RVA 黏度曲线显示，起糊温度低于小麦淀粉，糊化较之容易，但峰值黏度较低，热糊和冷糊稳定性差，回生值大，易老化。总体上，青稞淀粉糊的峰值黏度与溶解度呈负相关性，糊化温度与膨胀力呈负相关性	郑学玲等，2010；郑学玲等，2011

　　有关青稞淀粉合成的蛋白和基因序列有一些研究。与淀粉生物合成相关的酶包括 ADP 葡萄糖焦磷酸化酶（AGPase）、颗粒结合淀粉合成酶（GBSS）、可溶性淀粉合成酶（SSS）、淀粉分支酶（SBE）和淀粉脱支酶（DBE）（彭佶松等，1997）。在青稞籽粒灌浆前期，直链淀粉和支链淀粉的质量分数逐渐上升，而灌浆后期直链淀粉合成速率大于支链淀粉合成速率，导致支链淀粉和直链淀粉的比

例逐渐下降，总淀粉质量分数呈逐渐上升趋势。不同品种青稞中直链和支链淀粉积累速率均呈单峰曲线变化，支链淀粉的积累在灌浆前期比较活跃，而直链淀粉的积累在灌浆后期比较活跃。有研究认为直链淀粉与支链淀粉积累量的大小取决于最大积累速率和平均积累速率，与积累启动时间和积累持续期的长短关系不明显（郑许光等，2016）。目前有关青稞淀粉合成酶的研究主要集中在与直链淀粉合成相关的酶，目的是为青稞淀粉品质改良和淀粉颗粒与蛋白结合机制研究提供依据（表 1-12）。植物中直链淀粉合成的关键酶是 GBSS，又称 Waxy 蛋白，由 Wx 基因编码。该基因位点的缺失或突变，会导致淀粉合成酶活性下降，使胚乳中直链淀粉合成量减少，而支链淀粉含量升高，从而改变植物的淀粉结构、面粉品质、加工和食用价值（谭彩霞等，2008）。迄今对于青稞直链淀粉的形成机制还没有统一的观点，尤其是约 400 bp 片段在低直链淀粉中缺失现象存在差异，表明需要进一步研究与低直链淀粉合成相关的 GBSS Ⅰ基因分子结构、表达差异以及 GBSS Ⅰ蛋白的生理形成差异及酶活性，这将有利于更全面深入地了解青稞中低直链淀粉的形成机制。

表 1-12　青稞淀粉生物合成及其遗传学相关部分研究进展

样品	相关酶	研究结果概要	参考文献
甘垦 5 号、北青 6 号、昆仑 12 号	淀粉合成酶、淀粉降解酶	灌浆初期淀粉合成酶[ADP-葡萄糖焦磷酸化酶（AGPP）、GBSS、SSS、SBE]活性较小，而淀粉降解酶（α-淀粉酶、β-淀粉酶）活性较强，此时合成能力较弱，合成的淀粉部分被 α-淀粉酶和 β-淀粉酶分解为葡萄糖、麦芽糖、α-（1→6）糖苷键的糊精和极限糊精，整体淀粉积累量较少；随着籽粒灌浆期延长，AGPP、GBSS、SSS 和 SBE 的活性均逐渐增大，α-淀粉酶和 β-淀粉酶活性缓慢下降，籽粒中淀粉的合成速率大于分解速率，导致淀粉大量积累；乳熟期以后，α-淀粉酶和 β-淀粉酶活性有所回升，AGPP、GBSS、SSS 和 SBE 活性下降，整体淀粉合成速率减慢，但淀粉继续积累。青稞籽粒灌浆过程中淀粉含量积累主要是由于淀粉合成酶活性增强，而不是分解酶活性减弱	郑许光等，2018
2 份来源于中国青藏高原的青稞（yf127 和 yf70）	淀粉颗粒相关蛋白（SGAP）	采用一维 SDS-PAGE、二维 PAGE 和 ESI-Q-TOF MS/MS 分析来源于中国青藏高原的青稞 yf127 和 yf70 的 SGAP，并从中确定与淀粉生物合成相关的新型 SGAP。研究结果显示，在一维 SDS-PAGE 中，共鉴定出 4 种新型 SGAP，包括 80 kDa 淀粉合成酶、肌动蛋白、肌动蛋白 4 和 ATP 合酶 β-亚基。此外，共有 10 个条带被鉴定为与淀粉生物合成有关，包括 6 个 GBSS Ⅰ、1 个淀粉分支酶（SBEⅡb）、2 个淀粉合成酶（SSⅡ和 SSⅡa-3）。在二维 PAGE 中，92 个斑点被鉴定为 42 种蛋白质，可分为 15 个功能组，其中 13 种蛋白质首次被鉴定为 SGAPs，多个位点被鉴定为 GBSS Ⅰ	Wang et al.，2011

样品	相关酶	研究结果概要	参考文献
普通青稞淀粉、蜡质青稞淀粉、高直链青稞淀粉	颗粒结合型淀粉合成酶	对34种青稞中编码GBSS I蛋白的Waxy基因进行基因组测序和多态位点分析，确定其对淀粉合成和淀粉特性的影响。研究发现，在编码区的33个核苷酸多态性位点中，3个外显子中的5个SNPs在Waxy转录和GBSS I蛋白的表达水平以及直链淀粉含量和淀粉性质上发挥不同作用。在Z999（HP II-2）的第10个外显子中，一个SNP G位 3935-to-T引起高水平的Waxy转录和GBSS I蛋白表达以及无直链淀粉表型。另外一个SNP变异体C 2453-to-T（Z1191第五外显子HP I-5），极大降低Waxy转录水平和GBSS I蛋白水平，产生不含支链淀粉的表型。在Z1337(HP I-6)的第七个外显子中的三个SNPs对Waxy转录水平、GBSS I蛋白水平和淀粉性质没有显著影响，但是明显降低了淀粉糊的崩解值，并延长了峰值时间。非编码区共发现84个DNA多态位点，在Z1979(HP I-3)中，由于5'UTR上的403 bp缺失，其具有较低的Waxy转录水平、低GBSS I蛋白水平和低直链淀粉含量。第一内含子的191 bp插入和第二外显子中的15 bp插入可能与Waxy的更高转录水平密切相关，从而导致淀粉Waxy I型DNA组的剧烈变化，表明Waxy基因的特定变异对青稞直链淀粉合成和淀粉性质影响显著	Li et al.，2014

二、青稞膳食纤维

1. β-葡聚糖

β-葡聚糖是一种重要的谷物膳食纤维组分，通过β-（1→3）和β-（1→4）糖苷键连接而形成，具有降低胆固醇和低密度血脂水平的功能。作为大麦的变种，青稞是目前已知的麦类作物中β-葡聚糖含量最高的物种，已有不少文献报道得以证实。调查结果显示，世界范围内 471 个品种大麦的 β-葡聚糖含量为 1.90%～6.35%，均值为 3.79%（强小林等，2010）；我国其他麦类作物的β-葡聚糖平均含量为 4.22%，最高为 5.9%（Bhatty，1995）；而 75 种西藏青稞的 β-葡聚糖平均含量为 5.25%，最高为 8.62%（Zhang et al.，2002）。利用碱法提取青稞和燕麦麸皮中的β-葡聚糖，得到的青稞麸皮提取物中含有 76% 的 β-葡聚糖（Bhatty，1995）。可见，青稞是优质的 β-葡聚糖来源，有极高的开发价值（Bays et al.，2011；田明杰等，2013）。

β-葡聚糖是青稞籽粒胚乳、糊粉层细胞壁的主要成分之一，青稞糊粉层细胞壁含有 26% 的 β-葡聚糖和 67% 的阿拉伯木聚糖，胚乳细胞壁约含 75% 的 β-葡聚糖和 20% 的阿拉伯木聚糖。谷物中的 β-葡聚糖有着共同的结构特征，即 β-吡喃葡萄糖是其基本结构单位。β-葡聚糖中有两种同分异构体单体：β-（1→4）葡聚糖和 β-（1→3）葡聚糖。在 β-葡聚糖中 β-（1→3）和 β-（1→4）键的排布无一定的规则，

但某一种来源的 β-葡聚糖的 β-（1→3）与 β-（1→4）键两者的比值较为恒定。根据序列分析，G1→3G1→4G 和 G1→3G1→4G1→4G 被确定为是 β-葡聚糖的主要重复区段，此外 β-葡聚糖分子中还穿插有不同长度且均一的 β-（1→4）糖苷键连接区域。关于 β-葡聚糖的分子量众说不一，差异很大，这主要是因为谷物品种、生长环境以及加工工艺等因素均会影响 β-葡聚糖的聚合度和分子量大小及分布，从而导致生理功能的差异（Andersson et al.，2004）。

根据分子结构的差异，β-葡聚糖分为可溶性和不可溶两类。如在分子结构上 β-（1→3）键的存在会使 β-葡聚糖具有水溶性，而 β-（1→4）键的存在却使 β-葡聚糖难溶于水。相对分子质量影响 β-葡聚糖的溶解性、在水溶液中的存在状态及流变学特性等，进而影响到 β-葡聚糖生理功能的发挥（Bengtsson et al.，1990）。青稞 β-葡聚糖重均分子量大约为 $2.5×10^5$，较大分子量（大于 $8.0×10^5$）的 β-葡聚糖在溶液中呈黏弹性流体（半固态性质），较低分子量（$4×10^4$～$6×10^4$）的 β-葡聚糖在水中易形成溶液（曲良冉等，2009；张峰等，2003）。此外，溶液中 NaCl 浓度、温度及 pH 值对 β-葡聚糖的溶解性均有影响，NaCl 浓度升高（质量分数 0%～4%）会削弱 β-葡聚糖分子内部及分子间的静电斥力，促使 β-葡聚糖分子聚集，造成溶解度下降。在 20℃时，β-葡聚糖的溶解度仅为 0.28 g/100 g，但在 100℃时，其溶解度升高至 0.91 g/100 g。另外，在溶液 pH=7.0 时，β-葡聚糖有最大的溶解度（谢昊宇等，2016）。

对于青稞 β-葡聚糖的提取方法已有多篇报道。以青稞麸皮为原料，可以采用水做介质进行提取，也可以采用水提+碱提的方法。与一次水提相比，水提+碱提青稞 β-葡聚糖提取率相对较高，其最佳工艺条件为料液比 1∶10，提取温度 55℃，水提时间 2 h，碱提 pH 值 8.0，碱提时间 1 h，在此条件下青稞 β-葡聚糖的提取率为 68.12%（张文会，2017）。还有研究表明，在温度 75℃，料液比 1∶15，提取时间 2 h，pH 值为 8 的条件下，可以获得从青稞中提取 β-葡聚糖的最佳效果（赵丹和齐颖，2004）。

关于 β-葡聚糖在青稞中的合成通路，近年来有报道对青稞 β-葡聚糖候选基因的分子克隆研究，发现一个纤维素合成酶类（*Hv Csl*）基因家族，包括 *Hv Csl F3*、*Hv Csl F4*、*Hv Csl F6*、*Hv Csl F7*、*Hv Csl F8*、*Hv Csl F9* 和 *Hv Csl F10* 等 7 个成员，在（1→3；1→4）-β-D-葡聚糖合成过程中可能起着重要作用。其中位于 7H 染色体上的 *Hv Csl F6* 基因可能是控制 β-葡聚糖含量的一个关键基因。但是有关其代谢基因相关调控网络和不同基因家族成员在整个通路中的作用还不太清楚（吴宏亚等，2014）。

2. 阿拉伯木聚糖

阿拉伯木聚糖是谷物中重要的非淀粉多糖，其含量因谷物品种和种植环境的不同而异（王立博等，2016），其在麸皮中的含量一般高于胚乳中的含量。阿拉伯木聚糖主链是以 β-D-吡喃木糖通过 β-（1→4）糖苷键连接而成，侧链是通过在 C2 和 C3 位被 α-L-呋喃阿拉伯糖取代，或在 C2 和 C3 位同时被 α-L-呋喃阿拉伯糖双取代而形成，而在某些阿拉伯糖基的 C5 位上存在以酯键相连的阿魏酸（图 1-10）。

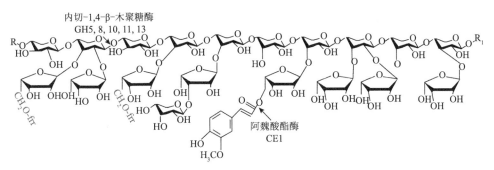

图 1-10　阿拉伯木聚糖的结构（Wu et al.，2017）

　　不同提取方法获得的青稞多糖表现出不同的结构、物理化学性质（如分子量、黏度、流变性、持水性和凝胶性）以及生理功能特性。与水提法相比，碱法所得提取物中木聚糖的阿拉伯糖基取代度更低（Izydorczyk and Dexter，2008），这种木聚糖添加到面粉中能更好地提升面团的流变学性质（杨莎等，2017）。还有研究表明，碱性溶液提取物主要是由阿拉伯木聚糖组成，水提取物主要由 β-葡聚糖组成。碱法提取的青稞多糖以阿拉伯木聚糖为主，且含有较多的多酚和黄酮类物质，体现出其较好的抗炎、降压、缓解心血管疾病的功能（Liao et al.，2018）。碱性提取物的氧自由基清除能力、铁还原抗氧化能力和对 2，2-联氮-二（3-乙基-苯并噻唑-6-磺酸）二铵盐（ABTS$^+$）的清除能力比水提取物高（Liao et al.，2018）。有研究指出，用水或碱性溶液提取的青稞多糖预处理人脐静脉内皮细胞（HUVEC）可以降低活性氧、单核细胞趋化蛋白 1 和血管细胞黏附分子 1 的水平，同时伴随着超氧化物歧化酶水平的增加，并维持细胞活性。

三、青稞蛋白质

　　青稞中蛋白质含量也相对较高，并且氨基酸种类较为丰富，包含人体必需的 8 种氨基酸，是一种优质植物蛋白资源（Bhatty，1999；武菁菁等，2013）。青稞蛋白质由 18 种氨基酸组成，其中大多数谷物缺乏的赖氨酸在青稞中可高达 0.36 g/100 g（臧靖巍等，2004），青稞中氨基酸的种类及含量见表 1-13。对 7 个青稞品种的蛋白质组成进行分析，结果显示，谷氨酸含量最高，色氨酸含量最低，必需氨基酸含量约占氨基酸总量的 30%；其中'藏青 25'和'冬青 8 号'中的必需氨基酸含量相对较高，且'冬青 8 号'的必需氨基酸配比最接近于标准模式，必需氨基酸指数最高，其蛋白质的营养价值优良（刘立品，2015）。

表 1-13　青稞中氨基酸的种类及含量（g/100 g）

种类	含量	种类	含量
天冬氨酸	0.580	缬氨酸	0.390
胱氨酸	0.066	酪氨酸	0.140
亮氨酸	0.450	赖氨酸	0.360
色氨酸	0.034	丝氨酸	0.430
苏氨酸	0.360	甘氨酸	0.370
脯氨酸	0.780	甲硫氨酸	0.096
苯丙氨酸	0.310	丙氨酸	0.370
精氨酸	0.410	异亮氨酸	0.350
谷氨酸	1.600	组氨酸	0.320

除了蛋白质、氨基酸外，青稞籽粒中还富含一种特殊的氨基酸：γ-氨基丁酸（γ-aminobutyric acid，GABA）。γ-氨基丁酸是一种天然活性成分，其广泛分布于动植物体内，如经过处理的茶叶、桑叶，发芽糙米、鲜蕨、果仁中均含有 γ-氨基丁酸（郭晓娜等，2003）。对 9 个青稞品种全谷物进行测定，GABA 含量在 25.27～45.44 mg/100 g 范围内，平均为 32.09 mg/100 g，高于普通大麦籽粒全谷物的平均值（28.91 mg /100 g）（杨涛等，2015）。此外还有研究发现，浸泡和发芽处理能够显著提高蜡质青稞中的 GABA 含量，由原来的 1.9 mg/100 g 增加到 8.6 mg/100 g，且随着浸泡溶液 pH 的适度下降和发芽时间的延长，GABA 的含量有所增加。对发芽后的青稞籽粒进行黑暗状态下的厌氧储藏，可获得 GABA 含量为 14.3 mg/100 g，与不进行厌氧处理的对照组（3.7 mg/100 g）相比，增加了约三倍（Hyunjung et al.，2009）。

与大米、小麦等谷物蛋白质一样，依据青稞蛋白质的溶解性不同，可分为四种主要蛋白质，即清蛋白、球蛋白、醇溶蛋白和谷蛋白。分析显示青稞籽粒中清蛋白含量为 15.71%，球蛋白含量为 12.36%，醇溶蛋白含量为 18.25%，谷蛋白含量最高，达 43.83%（李涛，2010）。醇溶蛋白和谷蛋白是禾谷类种子所特有的蛋白质，总称醇溶谷蛋白。谷蛋白和醇溶蛋白的比例、含量，对面团的性质和最终产品的质量有很大的影响。小麦谷蛋白水合物具有黏结性和弹性，为面团提供强度和弹性，而醇溶蛋白水合物主要为面团提供流动性和延伸性。

对比小麦和青稞中两种蛋白的含量和性质分析可以发现，两者谷蛋白含量均为最高,分别为 33.88% 和 47.83%;其次为醇溶蛋白,含量分别为 22.68% 和 16.96%。青稞和小麦的麦谷蛋白和麦醇溶蛋白的结构差异对面团形成影响显著,研究表明,青稞谷蛋白中高分子谷蛋白亚基的数量较少,是青稞粉不能形成面团的一个重要原因。青稞谷蛋白中的二硫键和总巯基含量远低于小麦谷蛋白,不利于青稞蛋白通过二硫键连接在一起,是青稞粉不能形成面团的另一个重要原因。30% 左右的组成面筋蛋白的氨基酸残基具有疏水性,使面筋蛋白能通过疏水相互作用形成蛋白质聚合体并结合脂类和其他非极性物质。青稞、小麦的醇溶蛋白和谷蛋白的含量、表面疏水性差异不大,表明蛋白质分子中各氨基酸残基的分布特征决定蛋白质高级结构特征,从而影响蛋白质理化性质,最终影响青稞粉面团的黏弹性(王洪伟等,2016)。

在青稞胚乳中,根据结构特点,青稞醇溶蛋白被划分为三种类型:富硫蛋白亚类(B、γ-hordeins)、贫硫蛋白亚类(C-hordeins)和高分子蛋白亚类(D-hordeins)。其中,富硫蛋白亚类和贫硫蛋白亚类是青稞胚乳中两类主要贮藏蛋白,分别占青稞总醇溶蛋白的 70%~80% 和 10%~12%(Han et al., 2006)。

目前对青稞蛋白的遗传学研究大多集中于主要贮藏蛋白,即醇溶蛋白的遗传多态性方面,尤其是针对 B-hordein 开展的调控基因克隆及表达研究,以期为青稞蛋白调控基因的深入挖掘以及青稞种质的筛选和利用提供科学依据。有关青稞蛋白遗传学研究进展见表 1-14。

表 1-14　青稞蛋白遗传学研究进展

样品	蛋白质种类	研究结果概要	参考文献
藏青 7239 藏青 148	B-hordein	通过 PCR 扩增技术克隆了两种青稞中的四个 B-hordein 基因,分别命名为 BH1~BH4。结果表明,BH1~BH4 含有完整的开放阅读框(ORF),多肽序列预测表明其具有相同的碱性蛋白质结构。比较编码区发现,相对于 BH2~BH4,BH1 具有较低的序列标识。基于噬菌体 T7 RNA 聚合酶,将 BH1 克隆入细菌表达载体中,发现所得到的质粒在大肠杆菌中产生了 28.15 kDa 的蛋白质	Han et al., 2006
86 种六棱青稞	B-hordein（单体醇溶蛋白）	利用酸-聚丙烯酰胺凝胶电泳对86种青藏高原青稞的单体醇溶蛋白的遗传多样性进行分析。结果发现,单体醇溶蛋白的电泳结果显示有 43 个多态性条带。其中,γ7 是最常见的,出现的频率为 88.37%。此外,ω-单体醇溶蛋白有 21 条不同的多样性条带,γ 和 β 组分别有 8 条带,α 组有 6 条。根据单体醇溶蛋白的多态性,对来自不同收集区的种类群进行了分化研究。在西藏种质资源中,共发现 40 个不同的条带和 46 种类型模式,其中 3 个具有特异性;来自四川的种质共有 40 个不同的条带,包括 3 条特异性条带和28 种类型;而青海的 3 个样本共有 9 条特异性条带和两种类型。这说明西藏品种遗传多样性略高于四川省,其平均多样性指数为 0.29,单体醇溶蛋白的变异程度较高	Pan et al., 2007

样品	蛋白质种类	研究结果概要	参考文献
藏青 09 藏青 26	B-hordein	以具有特殊 B 组醇溶蛋白亚基组成的青藏高原青稞为材料,根据三个 B-hordein 基因序列,通过引物设计、扩增,共成功克隆并获得 23 个 B-hordein 基因。对所克隆基因和醇溶蛋白基因进行聚类分析,结果显示,所有来自栽培青稞的 B-hordein 聚类成一个亚家族,来自野生青稞的 B-hordein 以及普通小麦的低分子量谷蛋白亚基(LMW-GS)聚类成另外一个亚家族,表明这两个亚家族的成员存在显著差异。此外,还发现 B-hordein 基因的 C-末端序列具有一些有规律的特征,即具有相同 C-末端序列的 B-hordein 基因在系统发生树中聚类成同一个亚组	Han et al., 2010

四、青稞脂质

青稞中的脂肪酸种类丰富,含有亚油酸、亚麻酸、油酸、卵磷脂等多种对人体有益的脂类物质。数据显示,青稞中粗脂肪含量约为 1.18%～3.09%,平均值为 2.13%,高于大米(Brennan and Cleary, 2005;Wood, 2007)。

青稞不同部位的脂肪酸含量和组成有所不同。青稞麸皮中脂质含量为 5.73% (马超等,2017),利用索氏抽提法提取青稞麸皮中的脂质,并研究其理化性质和种类,结果显示,油脂的提取率为 8.1%,其主要物理化学参数包括:40℃的密度 (0.96 g/cm^3)、40℃的折射率(1.41)、熔点(30.12℃)、酸值(11.6 mg KOH/g)、过氧化值(19.41 μg/g)、皂化值(337.62 mg KOH/g)、碘值(113.51 mg 碘/g) 和不皂化物质含量(占总脂质的 4.5%)。在提取的油脂化合物中,甘油三酯含量最高(占总脂质的 94.55%),其次是糖脂(占总脂质的 4.20%)及磷脂(占总脂质的 1.25%)(续艳丽等,2010)。青稞麸皮的脂肪酸中没有发现亚麻酸,但亚油酸的相对含量高达 75.08%,高于玉米油、花生油、大豆油、米糠油和葵花籽油中的含量,表明青稞麸皮脂肪酸极具营养价值(Qian et al., 2009)。

对青海省海西蒙古族藏族自治州青稞样品中的脂肪酸成分进行分析,共鉴定出 14 种脂肪酸,其中包括饱和脂肪酸 9 种,相对含量为 38.945%,主要成分有棕榈酸(占总脂肪酸含量的 35.578%,下同)和硬脂酸(1.543%);不饱和脂肪酸 5 种,相对含量为 61.055%,主要成分有亚油酸(占总脂肪酸含量的 36.722%,下同)、顺式油酸(6.847%)和共轭亚油酸(1.493%)(杜玉枝和魏立新,2006)。由此可见,不饱和脂肪酸是青稞脂肪酸的主要组成部分。再如,有研究者分别采用索氏抽提法和酸水解法提取青稞籽粒中的脂肪酸成分,结果显示,两种提取方法获得的青稞籽粒中脂肪酸提取量分别为 2.60 g/100 g 和 3.07 g/100 g,主要成分为亚油酸、油酸、棕榈酸和亚麻酸,其中不饱和脂肪酸含量超过 77%(郑敏燕等,2010)。

　　而青稞胚芽中脂质含量较低，采用索氏抽提法和超临界 CO_2 萃取法得到脂质提取率分别为 2.38% 和 1.91%（续艳丽等，2010）。在青稞胚芽脂质中，亚油酸和亚麻酸的含量分别为 55% 和 7%，略高于小麦胚芽油中对应含量（亚油酸为 52%，亚麻酸为 3%），两者有利于软化人体血管、促进健康（龚凌霄，2013）。

　　在储藏过程中，与淀粉和蛋白质相比，脂质更容易发生劣变，导致谷物食品品质下降。由于青稞中的不饱和脂肪酸含量丰富，因此在储藏过程中的品质劣变现象及其预防需引起注意。脂肪酸值可反映粮食中游离脂肪酸的含量，是粮食储藏品质判定的一项重要指标，该值体现了粮食在储藏过程中的品质变化和劣变程度（范维燕等，2009）。研究表明，不同储藏温度（0℃、25℃、37℃）、不同储藏条件（常规储藏和 CO_2 气调储藏）下，在 150 d 的储藏过程中，青稞脂肪酸值、过氧化值、脂肪酶活力的变化均呈先升高后降低的趋势。其中，储藏温度对青稞脂肪酸值、过氧化值有极显著影响（$P<0.01$），表现为：随着温度升高，青稞油脂的脂肪酸值和过氧化值在储藏过程中均明显升高。此外，脂肪酶是脂肪分解代谢中第一个参与反应的酶，是粮食储藏过程中脂肪酸败变质的主要原因之一，脂肪酶活力对脂肪酸值影响极显著（$P<0.01$）且两者呈正相关关系。在储藏过程中，脂肪酶活力随着储藏时间的延长呈现上升趋势，但在储藏的后期，酶活力有所衰减。实验结果表明，0℃是青稞储藏的最佳条件，而且 CO_2 气调有助于减缓青稞油脂劣变（胡敏等，2017）。

五、青稞维生素和矿物质

　　青稞中富含 B 族维生素、维生素 E 和维生素 D，是补充维生素的良好来源。维生素 E 具有多种生理功效，能够有效减少皮肤老化、预防皮肤炎性疾病、活血化瘀、预防心脑血管疾病、调节胆固醇平衡、加速伤口愈合等（Bramley et al.，2000）。测定青海地区 6 个青稞品种的维生素 E，结果显示维生素 E 含量为 0.3～0.8 mg/100 g，高于小麦籽粒中维生素 E 的含量（0.036 mg/100 g）（修妤，2009；张春红等，2008）。此外，青稞胚芽油含有丰富的维生素 D（36 mg/kg）（龚凌霄，2013），其对促进人体对钙、磷元素的吸收有重要作用。

　　B 族维生素是机体生长和发育所必需的营养物质，作为辅酶参与体内糖、蛋白质和脂肪的代谢。研究表明，体内缺乏叶酸、维生素 B_6 及维生素 B_{12} 会导致神经和心理障碍，并且可能导致先天性缺陷（Selhub et al.，2010）。利用高效液相色谱分析青海不同产地的 15 个青稞品种中的 6 种 B 族维生素含量，结果显示，除未检出叶酸、维生素 B_{12} 含量较少外，其余 4 种 B 族维生素（烟酸、维生素 B_1、维生素 B_2 和维生素 B_6）含量均较丰富（矫晓丽等，2011）。其中多产的'二道眉'黑青稞维生素 B 总含量最高，可达 0.1084 mg/g；民和产的长芒黄脉青稞维生素 B 总含量最低，为 0.0389 mg/g；玉树产的四长二短芒白青稞的维生素 B_1 和烟酸含量均为 15 种青稞品种中最高，分别为 0.0589 mg/g 和 0.0158 mg/g；多产的'二道眉'黑青稞的维生素 B_2 和维生素 B_6 含量最高，分别为 0.0532 mg/g 和 0.0298 mg/g。由此可见，不同青稞品种中维生素 B 含量不尽相同，即使是同一产区，其 B 族维生素含量也有较大差异，这可能与青稞本身的遗传物质、种植环境、水肥供应、海拔、光照、温度、湿度、土壤营养成分等有关。

青稞中所含的矿物质如钙、磷、铁、铜、锌、锰、硒等的含量均高于玉米，而铁的含量高于小麦和水稻（洛桑旦达和强小林，2001）。从青稞中测得铜、锌、铁、钼、钾、钙、硒、铬等 12 种矿质元素的含量见表 1-15（扎桑拉姆，2006）。微量元素含量与青稞的色泽密切相关，如黑青稞中锌元素含量（3.5 mg/100 g）、铜元素含量（0.74 mg/100 g）以及硒元素含量（0.0048 mg/100 g）均显著高于白青稞（锌、铜和硒元素含量分别为 3.37 mg/100 g、0.51 mg/100 g 和未检出）（林津等，2016），这种富集效应可能是由于微量元素有助于植物自身合成花青素（Rahimi et al.，2013）。

表 1-15　青稞中矿物质的含量（mg/kg）

名称	含量	名称	含量	名称	含量
铜（Cu）	3.99	钼（Mo）	3.10	镁（Mg）	1078.65
锌（Zn）	18.67	钾（K）	5025.50	硒（Se）	0.03
锰（Mn）	20.96	钠（Na）	109.91	铬（Cr）	1.23
铁（Fe）	54.58	钙（Ca）	503.15	磷（P）	3032.75

六、青稞籽粒中其他营养因子

1. 酚类化合物

青稞中含有较多的多酚类物质，体现出较强的抗氧化作用，以及对肿瘤具有一定的抑制效果（Wen et al.，2003；Weng and Yen，2012）。通过对 52 种不同颜色的青稞籽粒中酚类化合物含量与抗氧化活性的研究发现，黑色青稞的总酚类化合物含量较高，结合酚类物质是有色青稞中主要酚类的存在形式，游离黄酮是青稞中黄酮类物质的主要存在形式。抗氧化活性分析表明，不同形态酚类物质对不同自由基清除具有选择性，游离态酚类化合物含量在一定程度上决定了对 1, 1-二苯基-2-三硝基苯肼（DPPH）和 $ABTS^+$ 自由基的清除能力，而铁还原抗氧化能力受青稞中游离态及结合态酚类化合物含量的共同影响（杨希娟等，2017）。

对青藏高原地区 12 个蓝青稞品种的酚类物质进行分析，结果显示，蓝青稞富含酚类化合物，游离和结合酚类在总酚中的比例相当，分别占酚类总量的50.09%和49.91%，其抗氧化活性高，品种差异显著（Sosulski et al., 1982）。蓝青稞中主要酚类物质有没食子酸、苯甲酸、丁香酸、4-香豆酸、柚皮素、橙皮苷、芦丁、儿茶素和槲皮素等，其中，原儿茶酸、绿原酸和儿茶素是游离酚类提取物中主要的酚类化合物，没食子酸、苯甲酸、丁香酸、4-香豆酸、苯甲酸、二甲氧基苯甲酸、柚皮素、橙皮苷、槲皮素和芦丁主要以结合酚类形式存在。青稞中不同存在形式的酚类对清除自由基的种类和能力不尽相同，结合酚类对于DPPH自由基清除能力大于86%，而游离酚类对于$ABTS^+$自由基清除能力大于79%，但对铁离子还原能力，游离酚类（53%）和结合酚类（47%）的抗氧化活性基本相当（Yang et al., 2018）。总体来说，青稞中游离酚类组分含量与其清除自由基能力呈显著正相关性，说明酚类物质赋予了青稞具有抗氧化的营养功能，并且彩色青稞中酚类物质含量更高（Yang et al., 2018）。

利用食物的体外酶消化模型研究青稞在人体胃肠道中的酚类物质释放情况，一方面模拟胃、小肠消化环境中青稞释放可溶性酚类物质，另一方面利用酶降解青稞中的难溶性成分，促进青稞中的酚类物质进一步释放。将青稞样品分别与胃蛋白酶及胰酶作用1 h和5 h，结果显示，'藏青25'及'长黑'两种青稞中的酚类化合物在消化模型中的释放规律基本一致。除儿茶素外，其他几种主要酚类化合物在体外消化模型中的释放量低于采用提取方法获得的量。具体地，胰酶消化阶段儿茶素有较高的释放量，酶的性质及消化时间会影响释放量，但胰酶消化对阿魏酸的释放量影响较弱，这可能与阿魏酸在青稞中的存在状态有关，阿魏酸与蛋白、多糖共价结合在一起，使阿拉伯木聚糖和其他聚合物形成更紧密结合，形成复杂缠绕凝聚态，由此阻止酶接近作用位点及发挥消化作用。由此可见，青稞酚类物质的结构及结合形式决定了其在人体胃肠道中的功能及效果（朱勇, 2017）。

人体中自由基的过度产生可诱发机体一系列疾病，如癌症、糖尿病、动脉粥样硬化和内分泌功能失调等（Rajendran et al., 2014），而酚类物质作为青稞中重要的次级代谢产物，具有较强的清除自由基能力（Rice-Evans et al., 1997），此外，还具有抗衰老、增强免疫力、调控血糖、辅助改善血脂等功能（表1-16）。

表1-16　青稞中酚类化合物提取物的生理功能

青稞品种和提取部位	生理功能	研究结果概要	参考文献
青稞麸皮	抗氧化、降血糖	在5种溶剂提取的青稞麸皮多酚中，丙酮提取物的总酚含量、总黄酮含量和总抗氧化能力最高，其次是甲醇、乙醇、正丁醇和乙酸乙酯提取物。5种青稞麸皮多酚均具有较好的α-葡萄糖苷酶和α-淀粉酶抑制作用，以乙酸乙酯提取多酚的抑制效果最优，而正丁醇和乙醇提取多酚的抑制作用较弱	Zhang et al., 2023

青稞品种和提取部位	生理功能	研究结果概要	参考文献
黑青稞（藏青 2000）	调节血脂、胆固醇和预防动脉粥样硬化	与高脂饮食组小鼠相比，干预组（600 mg 黑青稞多酚提取物/kg 体重）小鼠的总胆固醇、低密度脂蛋白胆固醇和动脉粥样硬化指数显著降低，高密度脂蛋白胆固醇显著增加，体内抗氧化防御系统和抗氧化剂基因表达显著改善	Shen et al., 2016
黑青稞（藏青 2000）蓝青稞（XunHua）朗格里拉青稞	干预癌细胞	藏青 2000（游离和结合）多酚提取物对细胞增殖的抑制作用最强，蓝青稞（XunHua）次之，朗格里拉青稞最弱；青稞结合酚类提取物对细胞抗氧化活性高于游离酚类提取物；但游离酚类提取物对人肝癌细胞（HepG2）增殖的抑制作用强于结合酚类提取物	Shen et al., 2017
杜里黄长黑青稞藏青 25藏青 320	干预癌细胞	以 HepG2 人肝癌细胞为对象，游离酚类物质（绿原酸和儿茶素）显示出比结合酚类物质更高的抗增殖活性；阿魏酸是结合酚类化合物的主要成分，其对癌细胞增殖没有抑制作用，但具有协同促进作用，共存的 δ-生育三烯酚表现出较高的抗增殖活性	Zhu et al., 2015

2. 植物甾醇

植物甾醇是植物中的一类活性成分，在结构上与动物甾醇如胆甾醇等相似，是以环戊烷全氢菲为骨架（又称甾核）的一类化合物。植物甾醇的种类较多，当其分子中的双键被饱和后称为甾烷醇，经酯化作用后称为甾醇酯，但化学结构的变化并不影响其生理功能，有时还会起到一定的增强作用（韩军花，2001）。2000年，美国 FDA 的研究报告指出，每人每天摄入 1.3 g 的植物甾醇酯或 3.4 g 的植物甾烷醇酯可以起到降低胆固醇的功效。也有学者认为每天摄入至少 1 g 植物甾醇，能够显著降低人体低密度脂蛋白胆固醇的含量（Moreau et al.，2002）。

有关青稞中植物甾醇的研究报道较少。青稞中含有常见的五种植物甾醇，分别为 β-谷甾醇、菜油甾醇、豆甾醇、谷甾烷醇以及菜油甾烷醇，其总量高于大麦和燕麦中植物甾醇的含量。有关分析表明，青稞中甾醇类物质的含量约为 81.80 mg/100 g，其中以谷甾醇（51.98 mg/100 g）含量最多，大于其他谷物类食物中植物甾醇类物质的平均含量（46.03 mg/100 g）（韩军花等，2006）。相较于从玉米纤维和大麦核仁中提取植物甾醇，从青稞中提取能获得更高的植物甾醇量。

3. 麦绿素

麦绿素是指麦类幼叶片的汁液。青稞是大麦的变种，青稞麦绿素（或称青稞素）是以青稞幼苗（嫩叶）为原料提取的活性物质，其含有 18 种氨基酸、70 余种矿物质、20 多种维生素及大量的天然叶绿素和多种具有抗氧化活性的酶如超氧化物歧化酶、过氧化氢酶、天冬氨酸转氨酶，还含有丰富的 β-胡萝卜素，能够清除体内自由基，发挥抗氧化作用（刘新红，2014；武红霞等，2003）。给急性免疫型肝损伤模型小鼠饲喂青稞麦绿素，血清谷丙转氨酶、碱性磷酸酶、谷草转氨酶和乳酸脱氢酶的含量与模型组相比均有下降，表明青稞麦绿素能减少肝细胞内酶的逸出；同时病理结果显示青稞麦绿素对小鼠急性肝损伤造成的肝细胞水样变性、大片坏死、炎性细胞浸润等情况有缓解作用。可见青稞麦绿素对小鼠免疫性肝损伤有较明显的保护作用（张昱，2013）。此外，还有研究发现青稞麦绿素具有抗疲劳作用，适宜剂量的麦绿素能明显延长小鼠的爬竿和负重游泳时间，提高游泳后小鼠的肝糖原和乳酸脱氢酶含量，降低血乳酸和血清尿素氮的含量（张立武，2005）。

第四节　荞麦化学成分

荞麦，高 30~90 cm，上部分枝，绿色或红色，具纵棱，无毛或于一侧沿纵棱具乳头状突起；叶三角形或卵状三角形，长 2.5~7 cm，宽 2~5 cm，顶端渐尖，基部心形，两面沿叶脉具乳头状突起，托叶鞘膜质，短筒状；花序总状或伞房状，顶生或腋生，花序梗一侧具小突起。荞麦的籽粒为瘦果，略呈三棱形，果实基部留存五裂花萼，果实内部仅含 1 粒种子。果皮深褐色或黑褐色，较厚，包括外表皮、皮下组织、柔组织、内表皮四层。种皮很薄，为呈黄绿色的透明薄膜组织，包括表皮和海绵柔组织两部分，其下为发达的内胚乳，细胞中富含淀粉，淀粉粒多角形。荞麦种子的胚很大，属于胚乳与子叶均发达的类型，种胚位于种子中央，被内胚乳所包被。子叶薄而大，扭曲，横断面呈 S 形。荞麦及籽粒的组成见图 1-11。

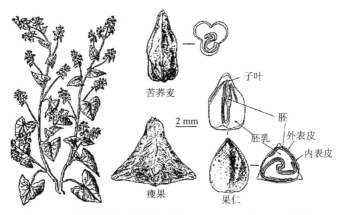

苦荞麦

2 mm

瘦果

子叶

胚

胚乳

外表皮

内表皮

果仁

图 1-11　荞麦及籽粒的组成（Weisskopf and Fuller, 2014）

荞麦是一种营养丰富并具有一定药用价值的植物。荞麦的谷蛋白含量较低，其主要蛋白质为球蛋白。荞麦所含的必需氨基酸中赖氨酸含量较高，而甲硫氨酸含量则非常低。荞麦氨基酸模式可以与某些主粮（如小麦、玉米、大米的赖氨酸含量较低的品种）互补。荞麦中的碳水化合物主要为淀粉，因为颗粒较小，所以和其他谷类相比，荞麦具有易煮熟、易消化、易加工等特点。荞麦还含有丰富的膳食纤维，其含量是精制大米的 10 倍，同时其还含有比一般谷物丰富的铁、锰、锌等微量元素。此外，荞麦含有许多活性成分，具有促进人类健康、预防炎症和癌症发生的作用，如其富含生物类酚酸、黄酮、糖醇和 D-手性肌醇等高活性药用成分，具有降糖、降脂、抗氧化、抗衰老和清除自由基的功能。荞麦分为甜荞麦和苦荞麦，两类荞麦的蛋白质、脂肪、淀粉、维生素、矿质微量元素等营养成分见表 1-17。

表 1-17　荞麦的营养成分（张美莉等，2004）

成分	甜荞	苦荞
水分（%）	13.5	13.2
粗蛋白（%）	6.5	11.5
粗脂肪（%）	1.37	2.15
淀粉（%）	65.9	72.11
粗纤维（%）	1.01	1.622
维生素 B_1（mg/g）	0.08	0.18
维生素 B_2（mg/g）	0.12	0.50
烟酸（mg/g）	2.7	2.55
芦丁（%）	0.10～0.21	1.15
叶绿素（mg/g）	1.304	0.42
钾（%）	0.29	0.40
钙（%）	0.038	0.016
镁（%）	0.14	0.22
铁（%）	0.014	0.009
铜（%）	4.0	4.59
锌（%）	17	18.50
硒（%）	0.431	—

苦荞的生育周期比甜荞长，且苦荞的产量较低，种植量也比甜荞少。此外，

苦荞中的多酚和芦丁含量都显著高于甜荞，因此普遍认为苦荞的药用价值和保健功能优于甜荞。芦丁是苦荞中含量最丰富的多酚类物质之一，具有降低毛细血管脆性，改善血液微循环的作用，在临床上被用于糖尿病和高血压的辅助性治疗。苦荞中还包含了丰富的生物类酚酸、黄酮、矿物质、维生素、膳食纤维等活性物质，其中膳食纤维含量高达 1.6%，远高于普通米面制品。

一、荞麦淀粉和膳食纤维

荞麦中淀粉含量较高，主要存在于胚乳细胞中，一般为 60%～70%。其含量随地区和品种不同而有所差异。陕西的甜荞中淀粉含量为 63.6%～72.5%，四川的荞麦种子中淀粉含量则在 60%以下。

有研究显示，中国荞麦品种的直链淀粉含量为 21.5%～25.3%。对陕西主推甜荞品种和甘肃红花荞麦进行测定后发现，甜荞直链淀粉含量在品种和产地间存在一定差异，4 个荞麦品种（'榆荞 1 号'、'榆荞 2 号'、日本秋播荞麦以及甘肃红花荞麦）的直链淀粉含量为 25.8%～32.7%，支链淀粉含量为 67.3%～74.2%（张国权等，2009）。苦荞品种间淀粉组成也存在明显差异，测定的苦荞的直链淀粉含量为 28.5%～33.4%，高于玉米中直链淀粉的含量（刘航等，2012）。

对中国较有代表性的 5 种甜荞和 4 种苦荞品种淀粉颗粒特性分析后发现，荞麦淀粉多呈多边形，有少量球形和椭圆形，且球形和椭圆形的淀粉颗粒粒度小于多边形，其中苦荞的球形和椭圆形淀粉更少。但甜荞和苦荞淀粉颗粒的粒度大小没有明显差异，均在 2～14 μm，平均为 6.5 μm（图 1-12）。甜荞和苦荞淀粉颗粒表面均存在一些缺陷，主要表现为一些细小的空洞，以及一些大的淀粉颗粒表面的中心存在内凹现象（郑君君，2009）。

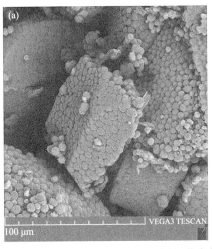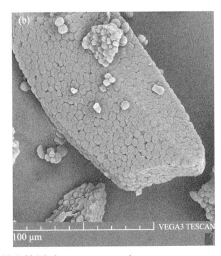

图 1-12　荞麦淀粉-荞麦粉扫描电镜图（Vítová，2022）

用 1-丁醇和 3-甲基-1-丁醇沉淀直链淀粉，从普通荞麦（7 个基因型）和苦荞（1 个基因型）淀粉中分离出直链淀粉和支链淀粉。对分离得到的直链淀粉进行结构分析，表明其对碘的亲和度（IA）为 19.3%～20.2%，蓝值（BV）为 1.36～1.48，λ_{max}（最大吸收波长）为 645～657 nm。经 β-淀粉酶处理后，23%～27%（摩尔基）的直链淀粉存在分支特征，β 极限值为 76%～82%，表明普通荞麦淀粉和苦荞淀粉的直链淀粉结构存在较高的相似性。荞麦支链淀粉的 IA、BV 和 λ_{max} 分别为 2.21%～2.48%、0.25～0.28 和 582～583 nm。支链淀粉用异淀粉酶脱支，用高效阴离子交换色谱-脉冲电流检测分析，与 B 型淀粉相比，荞麦淀粉（1 基因型）具有较高比例的短链（DP 6～15）数量，较低的长链（DP 25～60）数量，平均单位链长更短。支链淀粉的长单位链（DP＞100）在非蜡质淀粉中发现最多，而在蜡质淀粉中没有发现，这可能表明它们的生物合成调控与颗粒结合淀粉合成酶有关（Zhu，2016a）。

对荞麦淀粉特性的研究表明，荞麦淀粉黏度远高于其他谷类淀粉，而和根茎类淀粉相近。以陕西'黑丰 1 号'苦荞和陕西'兴甜荞 1 号'为材料，研究荞麦淀粉的糊化特性，发现荞麦淀粉糊化曲线与小麦相似（周小理等，2009）。苦荞淀粉在 80℃有最高溶解度（3.6%），甜荞淀粉则在 60℃有最高溶解度（4.7%）。苦荞淀粉膨胀过程与绿豆相似，为典型的二段膨胀，属限制型膨胀淀粉。而甜荞淀粉的膨胀曲线与小麦淀粉相似。荞麦淀粉的冻融折水率高于小麦和绿豆，但低于大米；荞麦淀粉与对照物的透光率高低顺序为：苦荞＜大米＜甜荞＜绿豆＜小麦。苦荞淀粉与玉米淀粉的 X 射线衍射图的特征峰所对应的衍射角和凝沉趋势基本一致，但具有较高的黏度。荞麦淀粉的透光率和黏度也受品种的影响，而且淀粉透光率与直链淀粉的含量呈负相关（刘航等，2012）。

荞麦中膳食纤维含量丰富，约 1.62%，高于小麦粉和大米（张美莉等，2004）。荞麦种子的总膳食纤维中，20%～30%是可溶性膳食纤维。荞麦纤维具有降低血脂功效，尤其对血清总胆固醇以及低密度脂蛋白胆固醇的含量有明显的降低作用（王荣成，2005）。另外，荞麦纤维还有降血糖和改善血糖耐量的作用（王荣成，2005），以及刺激肠道蠕动、加速排泄，减少肠道内致癌物质的浓度，从而降低结直肠癌的发病率（贾玮玮和刘敦华，2009）。

二、荞麦蛋白质

荞麦蛋白质主要由球蛋白、清蛋白、谷蛋白和醇溶蛋白四种蛋白质所构成，含有大量的可溶性蛋白质和少量的醇溶蛋白，采用十二烷基硫酸钠聚丙烯酰胺凝胶电泳法对苦荞粗蛋白组分及分子质量进行分析，结果表明，粗蛋白为 1×10^4～12×10^4 kDa，条带主要集中在 43000 kDa、33000 kDa 和 19000 kDa；其中清蛋白为 1×10^4～5×10^4 kDa，条带主要集中在 43000 kDa、18500 kDa 和 15200 kDa；球

蛋白为 $1×10^4$~$7×10^4$ kDa，条带主要集中在 68000 kDa、43000 kDa、34000 kDa、27000 kDa 和 18400 kDa；醇溶蛋白分子质量较低，条带主要分布在 17000 kDa 以下；谷蛋白分布和清蛋白相似，但主要分布条带较少，分别是 44000 kDa 和 18500 kDa（朱慧等，2010）。

荞麦中的球蛋白是组成荞麦蛋白的主要部分，约占荞麦粗蛋白总质量的 64.5%，易溶于稀盐溶液但不溶于水。荞麦中的球蛋白主要分为两种，7~8S 蛋白和 11~13S 蛋白。其中 13S 球蛋白约占荞麦蛋白质的 33%，是主要的贮藏蛋白，由两个亚基组成，包括一个酸性多肽链和一个碱性多肽链，且两条链由二硫键连接。8S 球蛋白约占荞麦蛋白质的 7%。11S 球蛋白主要由 280 kDa 多肽链和 500 kDa 多肽链经二硫键连接而成。由圆二色谱仪分析球蛋白的二级结构发现，荞麦球蛋白含有 15.0% 的 α 螺旋、25.8% 的 β 片层、28.9% 的 β 转角和 30.3% 的不规则卷曲，拉曼光谱分析显示 β 片层是球蛋白的主要二级结构。

荞麦中的清蛋白约占荞麦粗蛋白总质量的 12.5%，易溶于水和稀的缓冲溶液，主要由多肽链组成的 2S 蛋白构成，约占荞麦蛋白质的 30%。对清蛋白的氨基酸组成分析表明，甲硫氨酸（9.2%）和赖氨酸（5.6%）含量较高。此外，荞麦中还有较少的谷蛋白（8.0%）和醇溶蛋白（2.9%），谷蛋白易溶于稀酸和稀碱，是构成荞麦面筋的主要蛋白，其数量和质量对于荞麦面食的制作很重要，而醇溶蛋白易溶于 70%~90% 的乙醇溶液。

此外，Mitsunaga 等（1986）首次发现荞麦种子中含有硫铵结合蛋白，并通过竞争抑制实验证明蛋白质与硫胺素的结合是高度特异性的。荞麦种子硫铵结合蛋白只能忍受低浓度的变性剂如 2 mol/L 尿素，通过形成蛋白质-硫胺素复合物稳定硫胺素，摄入后在蛋白酶作用下，释放出硫胺素。尽管荞麦硫铵结合蛋白与大米和芝麻硫铵结合蛋白在亚基结构和免疫特性等方面不同，但硫胺素的结合机制是相似的。另有研究报道显示，硫铵结合蛋白在谷物种子中不能作为单一的蛋白质分离出来，荞麦就是其中一种。十二烷基硫酸钠聚丙烯酰胺凝胶电泳分析显示，在 2-巯基乙醇存在条件下，荞麦种子中的硫铵结合蛋白是一个单一条带，其分子质量为 25 kDa，而无 2-巯基乙醇存在条件下，荞麦种子中的硫铵结合蛋白产生两个 56 kDa 和 50 kDa 的条带，结果表明荞麦种子中的硫铵结合蛋白是一类低聚物，由多肽通过二硫键连接而成（Watanabe et al.，1998）。

据报道，大约有 0.22% 的人对荞麦蛋白过敏，摄入后能引起过敏反应，如哮喘、过敏性鼻炎、血管性水肿、皮肤肿痛等。目前，已克隆鉴定纯化的过敏蛋白主要有 10 kDa、16 kDa、22 kDa 和 24 kDa 的蛋白质，其中 10 kDa、16 kDa 过敏蛋白属于 2S 清蛋白家族，22 kDa 过敏蛋白属于 8S 球蛋白 β 亚基上的一段序列，它是荞麦蛋白质的主要过敏原（Koyano et al.，2006）。荞麦的过敏蛋白主要存在于荞麦籽粒外部，采用逐级加工的方法能够生产出低过敏蛋白荞麦面粉。荞麦中分子质量为 16 kDa 的蛋白质可能是通过阻止胃蛋白酶水解产生过敏反应。

荞麦蛋白质各组分对蛋白酶水解的敏感性不同，球蛋白和谷蛋白比清蛋白和醇溶蛋白更易被蛋白酶消化。另外，与普通禾本科作物相比，荞麦蛋白质中还含有较多的微量矿质元素，如清蛋白中含有 Zn、K，球蛋白中含有 Ca、Mg、Mn，谷蛋白和醇溶蛋白中含有 Na。从营养角度，荞麦蛋白质具有降血糖、调节血脂、增强人体免疫力等作用，是一种理想的健康食品原料。

三、荞麦脂肪

荞麦中脂肪含量约为 3%，以不饱和脂肪酸为主，其中麸皮中脂肪含量接近11%，而胚乳层为 1%（吴立根等，2018）。荞麦提取的油脂中检测到了 9 种脂肪酸，其中 75%是不饱和脂肪酸，以亚油酸和油酸为主（张玲等，2011）。荞麦油脂中的脂肪酸含量具有明显的区域性差异，北方荞麦的不饱和脂肪酸含量相对较高，其中油酸和亚油酸占比大于 80%（王红育和李颖，2004）。除了脂肪酸外，荞麦脂肪中还含有丰富的甾醇类，研究报道，苦荞油和甜荞油中甾醇类物质分别占总脂肪含量的 6.56%和 21.90%，其中 β-甾醇占比可高达 54.37%和 57.29%（Giménez-Bastida and Zieliński，2015）。

四、荞麦维生素和矿质元素

荞麦中富含多种维生素，如维生素 B_1、维生素 B_2、烟酸及维生素 E 等，尤其是还含有其他谷物中所没有的功能活性成分芦丁（维生素 P）。以甜荞和苦荞为例，其维生素含量见表 1-17。荞麦籽粒的不同部位及不同加工方式对其维生素含量的影响较大。一般而言，外层粉的维生素含量较高，心粉的维生素含量相对较低。

维生素 B_1 作为辅酶参与糖类代谢，具有增进消化机能、抗神经炎，以及预防脚气病等功效。维生素 B_2 为黄素酶类的辅酶组成部分，能促进人体生长发育，是预防口角、唇舌炎症的重要成分。烟酸（维生素 B_3）有降低人体血脂和胆固醇、降低毛细血管脆性作用，是治疗高血压、心血管病，防止脑出血，保护和增进视力的重要辅助药物。

维生素 E 能消除脂肪及脂肪酸氧化过程中产生的自由基，使细胞膜和细胞内免受过氧化物的氧化破坏，与硒共同维持细胞膜的完整性，维持骨骼肌、心肌、平滑肌和心血管系统正常的功能。其中，荞麦维生素 E 中 γ-生育酚含量最多，具有较强的抗氧化能力，对动脉硬化、心脏病、肝脏疾病等老年病有预防效果，对过氧化脂质所引起的疾病也有一定疗效。

荞麦可作为膳食中芦丁的主要来源，其具有多重生理功能，如提高毛细血管通透性，维护微血管循环，预防毛细血管变性引起的出血症，也是预防与治疗高血压的辅助药物。

荞麦富含多种矿质元素，如钾、钙、镁、铁、铜、锌、铬、锰等元素在荞麦中的含量都显著高于其他禾谷类作物。另外，荞麦还含有硼、碘、钴、硒等微量元素，甜荞和苦荞中的主要矿质元素含量见表 1-17。

五、荞麦中的化学植物素

除淀粉、膳食纤维、蛋白质和脂肪外，荞麦中还含有丰富的植物化学成分，如醌类化合物、酚类化合物、类黄酮（花青素、类黄酮、黄烷醇、黄酮醇）、植物固醇等。特别地，与普通荞麦相比，苦荞由于其独特的化学成分而具有更高的营养价值和生物活性。据报道，苦荞往往比普通荞麦具有更高浓度的某些生物活性植物化学物质，如类黄酮。同时，由于含有更高浓度的类黄酮，苦荞的味道比普通荞麦要苦得多（Fabjan et al.，2003）。此外，苦荞还含有一种主要多酚，即芦丁，芦丁在苦荞中的浓度可以达到 81 mg/g，而在普通荞麦中仅为 0.2 mg/g（Wijngaard and Arendt，2006）。苦荞的独特成分赋予人们多种健康益处。例如，流行病学研究表明，在中国四川省凉山山区，以苦荞为主要饮食成分的人群，糖尿病、高血压等慢性疾病的发病率较低（Zhu，2016b）。

多酚是苦荞中研究最多的植物化学成分。目前已有许多多酚从苦荞中鉴定出来，如蒽醌类、酚酸类、类黄酮类、苯丙素苷类和荞麦光敏素等，图 1-13 对苦荞

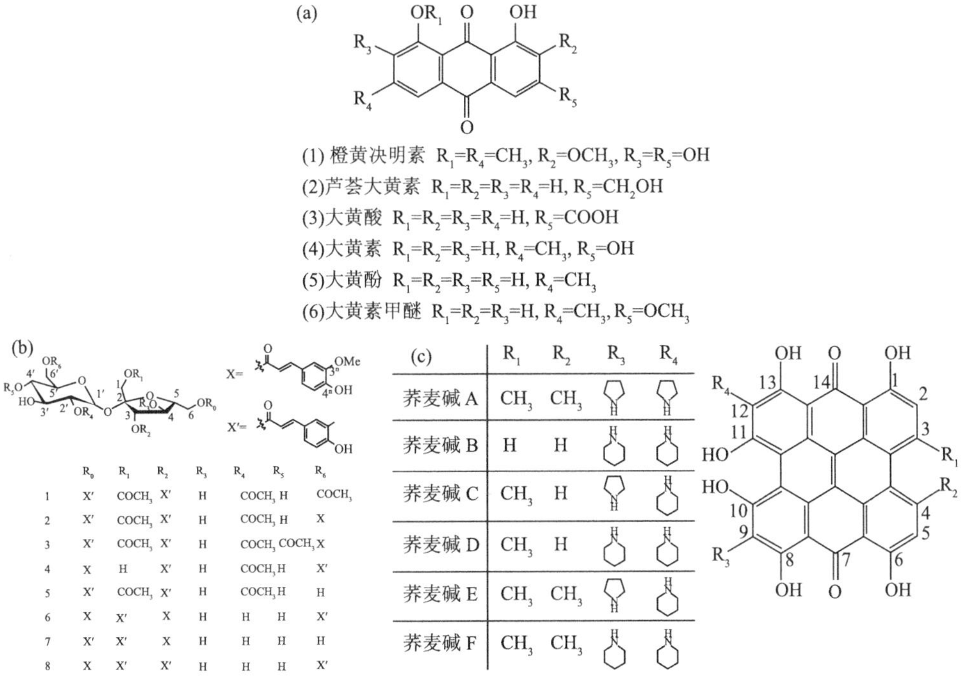

图 1-13 苦荞中具有代表性的化学成分

（a）6 种蒽醌类化合物的化学结构；（b）8 种苯丙素苷类的化学结构；（c）荞麦碱的化学结构（Zhu，2016b）

中蒽醌类、苯丙素苷类和荞麦碱化合物进行了总结。蒽醌类化合物具有抗菌、护肝、抗癌等生理功能，对人体健康有益。在苦荞中已鉴定出 6 种不同类型的蒽醌化合物，包括橙黄决明素、芦荟大黄素、大黄酸、大黄素、大黄酚和大黄素甲醚（Wu et al.，2015）。另外，通过质谱和核磁共振技术从苦荞根中鉴定出 8 种苯丙素苷类化合物（Zheng et al.，2012），考虑到苦荞根是一种中药材，鉴定出的苯丙素苷类化合物体现了其潜在的药用价值。而荞麦光敏素是一种具有光毒性的物质，有记载称食用未煮熟的荞麦叶会引起皮肤红肿和瘙痒，也有报道说动物消耗大量荞麦叶后，皮肤暴露在阳光下会引起皮炎、气喘和昏厥等症状（韩东霞等，2018）。值得注意的是，荞麦光敏素是一把双刃剑，可以用作光动力治疗，具有抗癌、抗菌等效果。例如，研究发现，荞麦光敏素提取物对 HCT-116 结肠癌细胞具有抑制作用，且抑制效果随着提取物浓度增加而增强，提取物浓度达到 200 μg/mL 时，抑制率达到 50%（韩东霞等，2018）。

第五节　小麦化学成分

小麦是世界历史上最古老的谷物作物之一。小麦富含多种营养物质，如淀粉、蛋白质、脂肪、矿物质、硫胺素、核黄素、烟酸、维生素 A 和维生素 E 等。小麦籽粒的结构主要包括三部分：皮层（又称麸皮）、胚乳和胚芽。其中麸皮占籽粒的 10%～15%，胚乳占籽粒的 80%～85%，胚芽占小麦籽粒的 3% 左右。各部分的营养分布见图 1-14。

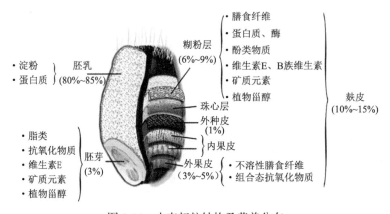

图 1-14　小麦籽粒结构及营养分布

一、小麦淀粉

淀粉是小麦籽粒中含量最为丰富的营养成分，占籽粒干重的 5.0%～70.0%，是重要的储能和有机供能物质。根据分子结构特征，将其分为直链淀粉和支链淀粉。对我国 4 个冬麦区的 260 个小麦品种测定发现，小麦籽粒直链淀粉含量为23.1%～33.6%（He et al.，2006）。对世界各地的 245 个品种分析表明，直链淀粉含量平均为 25.4%，约占籽粒干重的 17.8%～34.9%，且国外品种的直链淀粉含量高于国内品种（杜朝等，2002）。对我国黄淮麦区的主栽品种研究表明，直链淀粉平均含量为 13.6%，变幅为 10.3%～16.9%，支链淀粉平均含量为 59.9%，变幅为 52.73%～68.61%（刘路平等，2013）。对 272 份地方小麦品种进行分析，结果表明总淀粉含量平均为 56.5%，变幅为 37.9%～70.0%，直链淀粉含量平均为12.5%，变幅为 7.2%～18.5%（杨鑫，2019）。综上所述，小麦淀粉、直链淀粉与支链淀粉的比例因品种和生长环境不同而存在显著差异。

小麦淀粉含量和直链淀粉与支链淀粉的比例受 Wx 基因的控制，该基因具有三个同源位点，即分别位于 7AS、7AL、7DS 染色体上的 Wx-A1、Wx-B1、Wx-D1基因。Wx 基因主要控制直链淀粉的合成，当其缺失或突变时，直链淀粉含量显著降低，支链淀粉含量升高。Miao 等（2017）利用同源克隆法得到了与小麦淀粉含量相关的基因 TaSnRK2.3-1A 和 TaSnRK2.3-1B。关于小麦淀粉组分及含量的数量位点的定位及效应分析已见大量报道。利用 RIL 群体定位到了两个与直链淀粉含量有关的数量性状位点（QTL），其中主效 QTL 位于 4A 染色体上，微效 QTL位于 1B 染色体的短臂上（Kumar et al.，2013）。Guo 等（2020）在 2A 和 2D染色体上各定位到了一个与直链淀粉含量相关的 QTL。McCartney 等（2006）在1A 和 2D 染色体上定位到了两个与总淀粉含量有关的 QTL。通过 973 对 SSR 引物对小麦籽粒淀粉含量的 QTL 分析结果表明，在 5D 染色体上检测到了 1 个与直链淀粉含量有关的主效 QTL。在 1B-3D、2D-6A、3A-4A、4D-5B、7A-7B 这5 对染色体上检测到了 5 对与直链淀粉含量有关的上位性 QTL，贡献率为 8.1%（庞欢等，2014）。在 7A 染色体上定位到了一个同时影响直链淀粉和总淀粉含量的 QTL。

基因型对小麦籽粒淀粉组分及含量起决定性作用，但是环境因素也不可忽视，良好的基因型加上适宜的环境条件是培育优质小麦的关键。温度主要通过影响小麦灌浆期直链淀粉的合成速率来影响籽粒中淀粉组分的比例。当气温在 17～25℃之间时，直链淀粉含量与温度呈正相关，支链淀粉含量与温度呈负相关。刘霞等（2006）认为日照时长会显著影响直链淀粉和支链淀粉的积累。其中平均日照时长为 9.06 h 时，直链淀粉含量最高；平均日照时长为 11.07 h 时，支链淀粉含量最高。汪敏等（2020）的研究表明，较低的光照强度不利于淀粉积累，这是因为弱光会降低 AGPase、SS 和 GBSS 等酶的活性，使得淀粉合成速率下降，从而导致籽粒中淀粉含量减少。此外，土壤肥力对淀粉组分及其含量的影响也较大，保持充足的碳氮元素可同时提高直链淀粉和支链淀粉的含量（Cai et al.，2021）。此外，小麦淀粉组分的积累与播种时期和播种密度也密切相关，一般早播有利于提高直链淀粉含量，晚播则有利于提高支链淀粉含量。直链淀粉含量随种植密度的增大而先下降后上升，而支链淀粉含量则正好相反。

小麦淀粉根据颗粒大小分为三种，分别为大（A）、中（B）、小（C）淀粉颗粒。A-型颗粒大小在 15～40 μm（平均直径大约 25 μm）之间，呈圆盘状，而 B- 和 C-型颗粒的形状大致为球形或椭圆形，尺寸分别为 6～11 μm 和小于 5 μm。人们有时也将 B- 和 C-型颗粒合并统称为 B-型颗粒。在小麦淀粉中，A-型淀粉颗粒的数量（小于 10%）少于 B-型淀粉颗粒，但它所占的质量分数最大（约 70%）。这可能是由于在籽粒灌浆过程中 A 粒和 B 粒随生物合成时间的不同而变化。A-型颗粒的生物合成通常发生在花期后 4 d 开始，并在之后的 20 d 中籽粒持续生长发育；而 B-型颗粒的生物合成是在花期后 10～12 d 开始，籽粒是在花期 18 d 开始生长。因此，A-型颗粒有更多的生长时间。从生长顺序上看，A-型颗粒的起始发生在籽粒灌浆过程的早期，而 B- 和 C-型颗粒的合成发生在大部分 A-型颗粒完成生长和膨胀之后，这可能与小麦 B-（包括 C-）型颗粒的膨胀明显缺乏有关。此外，不同小麦类型和品种的淀粉颗粒在粒度分布上也有很大差异。与软质小麦相比，硬质小麦品种的淀粉含有较高比例的 B-型颗粒和较低比例的 A-型颗粒（Huang et al.，2022）。小麦淀粉颗粒表面含有通道，允许一些分子进入颗粒基质，其中 A-型颗粒包含两种类型的通道，即位于赤道槽上的较大通道和遍布颗粒上的较小通道。B-型颗粒只含有一种通道，属于大通道类型，并呈现漏孔特征，但人们对其特征的研究还很缺乏。小麦淀粉的 A-型、B-型和 C-型颗粒只与粒径分布和形态有关，与淀粉颗粒内部结构无关（Liu et al.，2021）。

小麦淀粉中直链淀粉含量受 GBSS I 活性影响。当一个或两个 *Wx* 基因不起作用时，小麦淀粉的合成会发生"部分蜡质"，而当所有三个 *Wx* 基因都无效时，则淀粉颗粒几乎完全由支链淀粉组成，并被称为"蜡质"。*Wx* 基因对直链淀粉含量有叠加性，但有不同程度的影响，如 *Wx-B1* 对直链淀粉合成的影响最大，其次是 *Wx-D1* 和 *Wx-A1*。经过显微镜对淀粉粒数计数，结果显示 Wx-null B-型/A-型淀粉粒数之比（12.41±3.56）远高于野生型（5.19±2.42）（Liu et al.，2021）。普通小麦和蜡质小麦淀粉颗粒形态见图 1-15。

糯小麦 A-型和 B-型颗粒的蛋白质含量显著低于普通小麦淀粉，这可能是因为其主要的蛋白是颗粒结合淀粉合成酶（蜡质蛋白），其负责直链淀粉的生物合成，从而导致蜡质淀粉表现出较低的蛋白质含量。在同一基因型中，A-型颗粒和 B-型颗粒蛋白质和脂质含量也不同，这可能是由于 B-型颗粒具有更大的比表面积，从而结合更多的蛋白质和脂质（Huang et al.，2022）。

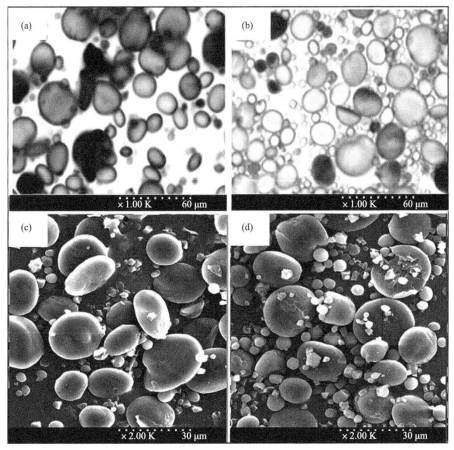

图 1-15 小麦淀粉颗粒经 I_2-KI 染色后的呈色形态（Liu et al.，2021）
野生型（a）及对应的扫描电镜图（c）；蜡质品种（b）及对应的扫描电镜图（d）

二、小麦蛋白质

小麦蛋白质是人体所需植物蛋白的重要来源之一，其含量是评价小麦营养价值和加工品质优劣的关键指标。自 20 世纪 50 年代起，国外学者就对小麦蛋白质进行了大量研究。美国农业部分析了来自世界各地的 1 万多份普通小麦品种，发现蛋白质含量平均为 12.97%，变异幅度为 7.0%～22.1%。法国面包小麦的蛋白质含量平均为 14.5%，变异幅度为 10.9%～19.2%。西伯利亚的春小麦蛋白质含量平均为 16.4%（Bordes et al.，2008；Morgounov et al.，2013）。芬兰 MTT 农产品研究中心在 1970～2009 年期间，对芬兰各个区域的小麦品质测试表明，蛋白质含量在 13%以上的品种占 95%，蛋白质含量高于 16%或低于 13%的品种占比 5%（Peltonen-Sainio et al.，2012）。

国内关于小麦蛋白质的研究起步稍晚。李鸿恩等（1995）对来源于我国 25

个省份的 2 万多份种质资源进行分析，结果表明，蛋白质含量平均为 15.10%，变异幅度为 7.5%～28.9%。齐琳娟等（2012）对来源于山东、河北、河南、安徽、江苏 5 个省份 7 年的 4235 份普通小麦研究发现，蛋白质含量平均为 14.0%，变异幅度为 8.5%～18.8%。刘慧等（2016）对来源于不同麦区的小麦的品质研究表明，蛋白质含量在我国整体展现出由南向北、由西向东逐渐升高的趋势。李朝苏等（2016）对四川省主栽品种的品质性状研究表明，蛋白质含量平均为 12.9%，变幅为 11.7%～14.0%。据此表明，我国小麦的蛋白质含量较高，且变异范围广泛，为培育高蛋白或低蛋白含量小麦品种提供了丰富的遗传资源。

随着分子遗传学的发展，挖掘蛋白质含量候选位点和基因，鉴定开发与蛋白质含量连锁的标记成为小麦育种的研究热点之一。当前，关于小麦蛋白质含量的 QTL 定位研究已见多项报道。李婷婷（2012）在 1B、4A 及 4D 染色体上检测到了与醇溶蛋白和谷蛋白含量都相关的位点。陈巧灵（2018）检测到了 18 个位于 2A、2B、3B、5B、6A、6B、7A 和 7B 染色体上与蛋白质含量相关的 QTL。孙宇慧（2020）在 4B 染色体的短臂上定位到了一个控制蛋白质含量的主效 QTL，贡献率为 22.0%。Kunert 等（2007）在 7B 染色体上发现了一个能够增加蛋白质含量的 QTL。在基因方面，有报道称，位于 6BS 染色体上的 NAM-B1 基因不仅能够增加籽粒蛋白质的含量，还能显著增加锌、铁等矿质元素，但对籽粒大小没有显著影响（Brevis and Dubcovsky，2010）。

除了蛋白质的含量外，面筋的含量与质量是影响面团加工性能的关键指标。典型的小麦面筋蛋白包括几个结构相似但又各不相同的原蛋白家族，即高分子量和低分子量谷蛋白亚基，以及醇溶蛋白（表 1-18）（Wang et al.，2020），每个家族中的面筋蛋白通常有两种或两种以上类型。在高分子量谷蛋白中，有 x 型和 y 型亚基；在低分子量谷蛋白中，有 i 型、m 型和 s 型亚基；在醇溶蛋白中，有 α 型、γ 型、δ 型和 ω 型。不同谷蛋白和醇溶蛋白的一个共同结构特征是存在一个由富含谷氨酰胺（Q）和脯氨酸（P）残基组成的重复结构域（表 1-18）。谷蛋白的另一个重要共同特征是它们在发育中的谷粒中特异性表达，并在胚乳组织中积累到相对较高的数量。在小麦栽培品种中，面筋谷蛋白通常占籽粒蛋白质总量的 80% 左右（Altenbach，2017）。

表 1-18　小麦面筋蛋白的主要特征

面筋蛋白	类型	分子质量（kDa）	部分氨基酸组成（%）			占总面筋百分比	聚合物或单体
			谷氨酰胺	脯氨酸	半胱氨酸		
高分子量谷蛋白亚基	x 型	83～88	30～35	10～16	0.5～1.5	9.3	聚合物
	y 型	67～74					

续表

面筋蛋白	类型	分子质量（kDa）	部分氨基酸组成（%）			占总面筋百分比	聚合物或单体
			谷氨酰胺	脯氨酸	半胱氨酸		
低分子量谷蛋白亚基	i 型	32～35	30～45	15～25	2～3	22.3	聚合物
	m 型						
	s 型						
醇溶蛋白	α 型	28～35	30～40	15～20	2～3	53.4	单体
	γ 型	31～35					
	δ 型	32～36					
	ω 型	44～74	40～50	20～30	—	13.2	

在小麦籽粒合成的脱水阶段，高分子量谷蛋白亚基和低分子量谷蛋白亚基通过分子内和分子间的二硫键形成谷蛋白聚合物，高分子量谷蛋白亚基为骨架，低分子量谷蛋白亚基为分支。在面团加工过程中，面筋蛋白聚合物与单体醇溶蛋白和其他蛋白质相互作用，形成不同大小的面筋聚合物，从而赋予面团黏性。在谷蛋白聚合物中，只有那些分子质量≥250 kDa 的聚合物才对面团的功能性和最终使用特性产生显著的积极作用。根据不同的分析方法，大尺寸面筋聚合物可制备为面筋蛋白大分子或不可提取的聚合蛋白复合物，它们与面团功能特性呈高度正相关。研究数据以及许多遗传研究的结果都支持这样一结论（Wang et al., 2020），即谷蛋白和醇溶蛋白是面团黏弹性的主要决定因素，从而影响了小麦粉的最终使用特性。与醇溶蛋白相比，高分子量谷蛋白和低分子量谷蛋白对面团弹性和延展性的贡献更大。

已知麸质蛋白还与许多小麦食品过敏症有关，包括乳糜泻、IgE 介导的小麦过敏症和非乳糜泻性小麦敏感症，这些疾病可定义为对麸质的不良反应，乳糜泻是一种自身免疫性疾病，在人类中的发病率为 1%～3%。在小麦的多种谷蛋白以及黑麦和大麦中的类似蛋白中都检测到了引发乳糜泻的 T 细胞表位，其中最具免疫原性和毒性的类型位于小麦 α-和 ω-谷蛋白中（Juhász et al., 2018）。ω-5 醇溶蛋白和高分子量谷蛋白亚基是与小麦依赖性运动诱发的严重过敏反应相关的主要过敏原（Altenbach et al., 2018）。然而，许多其他麦粒蛋白，如 α-淀粉酶/胰蛋白酶抑制剂（ATIs）和非特异性脂质转运蛋白（nsLTPs）也可能参与了 IgE 介导的小麦过敏（Juhász et al., 2018）。

因此，小麦品质研究的一大挑战是提高谷物的最终食用品质，同时也要最大限度地降低面筋蛋白的免疫原潜能。为了有效地应对这一挑战，需要对谷蛋白的表达、积累和遗传变异有一个正确的认识。十二烷基硫酸钠-聚丙烯酰胺凝胶电泳和高效液相色谱法等常规方法虽然有助于鉴定在小麦中表达较少的高分子量谷蛋白亚基,但不足以对低分子量谷蛋白亚基和醇溶蛋白进行高分辨率分析。这是因为低分子量谷蛋白亚基和醇溶蛋白通常由多基因家族表达,其中一些成员在序列、分子大小和表达方面高度相似(Altenbach,2017)。这一问题也使谷粒中积累的不同低分子量谷蛋白亚基和醇溶蛋白与其相应基因和转录本的匹配变得更加复杂。然而,随着近年来结构和功能基因组学的出现,特别是对小麦面筋蛋白基因组学和功能基因组学分析等方面取得的进展,改善小麦食用品种和健康相关性状的前景得到开拓(Wang et al.,2020)。

三、小麦脂质

相对于淀粉和蛋白质,脂类是小麦中的微量成分,约占籽粒质量的 3%~4%。其中约 25%~30%在胚中,22%~33%在糊粉层中,4%在外果皮中,其余 40%~50%在富含淀粉的胚乳组织中。此外,1/3 非极性脂和 10%~16%的磷脂以及少量糖脂存在于糊粉层和胚芽中。在淀粉胚乳中,大约 67%的胚乳脂类是淀粉脂类即极性脂类(其中磷脂占总磷脂的 3/4),33%是非淀粉脂类。

小麦籽粒或面粉中的脂类可按其分布、萃取方法及生物化学结构和极性进行分类。按小麦脂类的分布可分为淀粉脂、淀粉表面脂和非淀粉脂。非淀粉脂存在于淀粉颗粒外,在室温下可用氯仿萃取;淀粉脂是与淀粉颗粒相结合,可用 1-丙醇和 2-丙醇的混合液加水升温萃取的脂类;淀粉表面脂是在淀粉分离分级时,可以吸附到淀粉颗粒表面的单酰非淀粉脂类。

按萃取方式和萃取物可分为水解脂、游离脂和结合脂;按生物化学结构可分为非极性脂或中性脂、极性脂(糖脂和磷脂)。其中,非极性脂或中性脂包括甘油三酯、甘油二酯、甘油单酯和少量的酰化糖脂;极性脂主要是磷脂酰胆碱(卵磷脂)和磷脂酰乙醇胺及二者的 N-酰基衍生物。用非极性溶剂正己烷、石油醚或二乙基醚萃取的是游离脂;用极性溶剂如水饱和正丁醇或无水乙醇的混合物在常温下萃取游离脂后,再萃取的脂类物质则为结合脂。

小麦脂类对面包和馒头的品质具有重要作用。用脱脂小麦粉烘烤出的面包体积大,内部色泽白,纹理均匀细腻。向脱脂的小麦粉中分别加入不同量的极性脂、非极性脂以及极性脂与非极性脂混合物后,面包体积都开始变小,随着脂类加入量的增大,有极性脂的组分使面包体积增大,并可超过脱脂小麦粉,而非极性脂则使面包体积不断减小。将面粉中的脂质、起酥油、植物油和乳化剂分别添加到未处理的和脱脂的小麦粉中,然后比较由这两种面粉制成的馒头的体积、柔软度及综合评分,结果表明,面粉脱脂后显著降低了馒头的体积、柔软度,说明脂质对馒头品质也有重要的影响。

第六节 藜麦化学成分

藜麦是双子叶植物，又被称作金谷子、奎奴亚藜等。藜麦营养丰富，含有大量对人体有益的活性物质，因此也有"粮食之母"的美称。

与其他谷物相比，藜麦的营养更为均衡，所以近年来藜麦越来越受世界各国的关注。与其他谷物相比，藜麦的氨基酸组成近乎完美。另外，藜麦中还含有多糖、酚类化合物和黄酮类等活性物质，使得藜麦体现出较强的抗氧化、抗炎能力，以及辅助控制血脂、血糖等功能。因此，联合国粮食及农业组织（FAO）推荐藜麦为可以满足人体全部基本营养素的完美食物。藜麦不含麸质，升糖指数较低，是乳糜泻、高血糖和高血脂等人群的优质食物来源。

一、藜麦淀粉和膳食纤维

淀粉是藜麦中含量最高的成分，占其干物质含量的50%以上（Lamothe et al., 2015）。藜麦淀粉的支链淀粉含量较高，而直链淀粉含量低于其他谷物，所以藜麦淀粉可用于食品体系的增稠和凝胶（Ahmed et al., 2018；Li and Zhu, 2018）。基于其直链淀粉含量较低的特征，藜麦淀粉具有更好的抗老化性，表现出奶油状、类似脂肪的质构特性（Chaudhary et al., 2023）。此外，藜麦淀粉因其保水性和凝胶稳定性优异，可用于改善无麸质面包的品质以及制备可降解生物膜（Mufari et al., 2018）。

同时，藜麦多糖具有多种生物活性，如 Hu 等（2017）发现，藜麦中含有一种由半乳糖醛酸和葡萄糖单糖组成的多糖，具有抗氧化、抗炎和抗癌等功能。另外，藜麦富含膳食纤维，含量大约在 7.0%～9.7%，可溶性膳食纤维含量在 1.3%～6.1%。由于藜麦富含膳食纤维且不含麸质，所以食用藜麦是解决乳糜泻患者缺乏膳食纤维的有效方法。

二、藜麦蛋白质

藜麦含有丰富的蛋白质，含量在 13.8%～16.5%，显著高于其他传统粮食作物（如大米、玉米、高粱等）。藜麦蛋白主要由 11S 型球蛋白组成，约占总蛋白的 37%，然后是 2S 清蛋白，占种子蛋白质的 35%，其还含有较低浓度的醇溶蛋白（约占总蛋白的 0.5%～7%）。此外，源自藜麦的蛋白质含有 18 种氨基酸，成分均衡且优越。在这些氨基酸中，甲硫氨酸（0.3%～9.1%）、苏氨酸（2.1%～8.9%）和赖氨酸（2.4%～7.8%）等必需氨基酸的含量较高。与此同时，藜麦不含任何限制性氨基酸，特别是富含日常谷物缺乏的赖氨酸和孕产妇、婴幼儿所需的组氨酸。

藜麦蛋白具有良好溶解度、吸水性、脂肪吸收性、凝胶和乳化能力，以及成膜能力。为了提高其在食品中的利用率，Aluko 和 Monu（2003）研究了酶水解对藜麦蛋白功能性质的修饰作用，结果表明，与浓缩蛋白相比，酶水解产物的溶解度增大，乳化活力指数降低，说明酶水解产物不适合用于食品乳化剂，但能提高发泡食品的质量。藜麦蛋白在食品保鲜中也具有重要作用，Valenzuela 等（2013）研究了碱性溶液提取（pH 为 8~12）的藜麦蛋白结构和成膜能力，发现 pH 值 10以上的碱性溶液处理会使蛋白质产生变性、聚集、解离的显著结构变化，而这种变化能使蛋白形成以水为增塑剂的薄膜。Robledo 等（2018）研究发现，以藜麦蛋白-壳聚糖共混物制作可食用膜，将百里香酚纳米乳液掺入可食藜麦蛋白-壳聚糖膜中，研究其对番茄的抗真菌作用，结果显示真菌生长明显下降。水解藜麦蛋白在日用化学品中也有较好的应用，水解藜麦蛋白是理想的皮肤和头发调理剂，具有很好的成膜性和保湿性。此外，因水解藜麦蛋白安全性较高，市场上已有水解藜麦蛋白的婴儿产品。

三、藜麦脂质

藜麦脂质中含有大量不饱和脂肪酸，具有降低血液中胆固醇和甘油三酯，以及血液黏稠度的功能。藜麦粒胚中的脂肪酸含量高于外胚层、果皮和种皮。另外不同藜麦品种脂肪酸含量不同，例如，Pandela Rosada 品种的藜麦棕榈酸含量为15%，而 Titicaca 品种的藜麦棕榈酸含量为 8.6%。不同海拔种植的藜麦籽中各种脂肪酸含量差异显著，其规律为：棕榈酸随海拔的增加而增加，α-亚麻酸的含量随海拔增加而降低；二十碳烯酸的含量随海拔的增加是先降低后升高；亚油酸的含量随海拔的增加是先升高后降低；硬脂酸的含量在海拔 2000~2400 m 是先降低，然后在海拔 2400~3400 m，其含量变化不明显；油酸的含量随海拔的增加变化不明显（徐天才等，2017）。

四、藜麦其他活性成分

藜麦富含酚类化合物，Tang 等（2015）在藜麦中共检测出 23 种酚类化合物。同时，藜麦中的酚类化合物含量显著高于其他谷物以及豆类，并且藜麦中的酚类化合物含量与抗氧化能力之间具有显著正相关性（Rocchetti et al.，2017）。藜麦中的皂苷是由糖苷连接到疏水苷元的碳水化合物链形成的，是糖基化的次级代谢产物。藜麦中皂苷含量在 3.33%，且主要存在于藜麦的麸皮中（Fiallos-Jurado et al.，2016；Nickel et al.，2016），既往研究从藜麦的不同部位中分离出 20 种三萜皂苷（Kuljanabhagavad et al.，2008）。许多研究表明，藜麦皂苷具有多种生物活性，如抗炎、抗肥胖和神经保护作用等，因此其在食品和医药领域具有良好的应用前景（Nickel et al.，2016；梁霞等，2017）。此外，皂苷是藜麦中公认的形成苦味和涩味的物质，传统去除藜麦皂苷的方法是水洗法，即将藜麦泡于水中后搓洗（Ridout et al., 2010）。藜麦皂苷也有保护植株免受微生物侵害的作用，因此藜麦麸皮中皂苷的存在有利于植株的自我保护（杜静婷，2017）。

单宁又被称为鞣酸，是一种抗营养物质，会降低食物的营养价值。藜麦也富含单宁，藜麦中单宁含量与种皮的颜色有关，种皮颜色越深其单宁含量越高（Melini and Melini, 2021）。藜麦中叶黄素、叶酸以及矿物质（如钾、镁、磷、铁和铜）含量均显著高于小麦和大米（Tan et al., 2021）。此外，藜麦中还含有植物甾醇和植酸等活性成分，这些活性成分在人体中起到抗菌、抗病毒等积极作用，并且具有降低糖尿病和心血管疾病风险的效果（Ross et al., 2014）。另外，有报道称，藜麦中甜菜碱的含量高于其他谷物，约为 3.93 mg/g（Ross et al., 2014）。

藜麦的维生素 E 含量高于小米和小麦。维生素 E 被认为是最重要的天然抗氧化剂之一，可防止植物组织中的脂质氧化，以及参加细胞信号转导和基因表达，也是人体至关重要的脂溶性维生素，以八种不同的形式存在，包括四种生育酚（α-T、β-T、γ-T 和 δ-T）和四种生育三烯酚（α-T3、β-T3、γ-T3 和 δ-T3）。藜麦籽粒中丰富的脂质和不饱和脂肪酸是其生育酚含量较高的原因。几乎所有的藜麦品种均含有较高的生育酚，特别是 α-T 和 γ-T，使其成为维生素 E 的良好来源。据报道，藜麦 γ-生育酚含量最为丰富，为 47～53 μg/g 干重，其次是 α-生育酚（17～26 μg/g 干重），而 β-和 δ-生育酚含量较少（<5 μg/g 干重）（Tang et al., 2015）。生育酚作为强氧化剂，具有多种生理功能，如保护细胞免受氧化损伤，降低患心血管疾病风险等。

第七节　高粱化学成分

高粱别名蜀黍、荻粱等，禾本科高粱属植物，属于经济作物。高粱具有高产、适应干旱地区的恶劣条件和耐贫瘠等特点，生产起来更经济，因此它也被称为"生命的救助者和穷人的大米"（图 1-16）。高粱中干物质含量达 89%～90%，其中粗淀粉 70%～75%，粗蛋白 8%～17%，粗脂肪 2.8%左右。

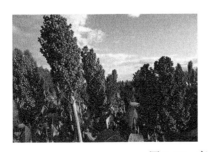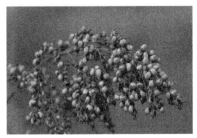

图 1-16　高粱穗籽粒图

一、高粱淀粉

淀粉是高粱籽粒的主要成分，其含量大约在 70%。高粱粉的许多理化性质受到淀粉的影响，例如，高粱全粉的热力学性质、流变学特性、溶解度和膨胀度等都和淀粉含量，以及淀粉中直链淀粉与支链淀粉比例有关。直链淀粉含量影响淀粉的糊化和回生、黏度和淀粉消化率，同时支链淀粉的精细结构（链长分布）也影响淀粉的物化特性。

不同品种的高粱其淀粉颗粒形态也不同，赵冠等（2021）利用 X 射线衍射、扫描电子显微镜等方法研究粳、糯高粱淀粉的结构性质，结果表明，粳高粱淀粉颗粒表面光滑，颗粒较大，而糯高粱淀粉颗粒表面不光滑且有皱缩，粳、糯高粱淀粉晶形结构均为 A 型。天然淀粉颗粒根据支链淀粉的支链长度表现出不同的 X 射线衍射图谱，即 A 型、B 型和 C 型。A 型淀粉多为支链淀粉的短支链（A 和 B1 链），其双螺旋结构被包裹在一个单斜晶胞内；B 型淀粉多为长支链（B2、B3、B4 链），双螺旋结构被包裹在一个六边形晶胞内（Wongpornchai et al., 2004），C 型是 A 型和 B 型的混合物（Bogracheva et al., 1998）。国内外两种粳高粱淀粉颗粒形态见图 1-17。

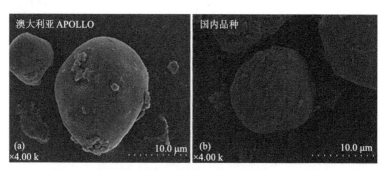

图 1-17　两种粳高粱淀粉颗粒形态比较（樊晓静，2022）

淀粉糊化是淀粉热力学中的一个重要性质，直链淀粉含量决定着高粱的糯性，也影响高粱的糊化特性，进而影响高粱面粉的食用品质。糯高粱糊化温度和吸热焓值均高于粳高粱，因为糯高粱淀粉内部结构紧密，需要更多热能进行有序结构的破坏（赵冠等，2021）。采用快速黏度分析仪比较高粱与其他谷物糊化过程中的黏度，结果表明，与糯小麦、玉米、普通小麦相比，高粱的峰值黏度最高，在以高粱为主原料进行食品加工时应考虑这一糊化特性（Limpisut and Jindal, 2002）。

二、高粱蛋白质

尽管不同品种间存在差异，高粱中蛋白质含量比其他谷物略高，占籽粒的

6%～18%。高粱蛋白质主要由谷蛋白、白蛋白、球蛋白以及醇溶蛋白组成，其中醇溶蛋白是总蛋白中的主要成分，约占总蛋白的 54.4%。高粱醇溶蛋白富含脯氨酸、丙氨酸、亮氨酸等不带电荷或非极性氨基酸，占总氨基酸的 60.1%，是醇溶蛋白呈现较强疏水性的主要原因。根据分子质量的差异，高粱醇溶蛋白可分为 α、β、γ、δ 四种类型，其中 α-醇溶蛋白（22～27 kDa）占 70%～80%，β-醇溶蛋白（18 kDa）占 7%～8%，γ-醇溶蛋白（50 kDa）占 9%～12%，δ-醇溶蛋白（15 kDa）占比小于 1%。高粱醇溶蛋白主要以 α-醇溶蛋白沉积在蛋白体内部，β-和 γ-醇溶蛋白包裹在外部，这种存在形式导致蛋白体内部的蛋白质不易受人体消化酶的接触，进而阻碍了醇溶蛋白在人体内的消化吸收。由于链间二硫键的稳定性较强，γ-醇溶蛋白以单体形式存在并易溶于水，但 β-醇溶蛋白富含胱氨酸，导致 β-和 γ-醇溶蛋白通过二硫键的作用紧密联结在一起，这也是高粱醇溶蛋白的消化率较低的原因之一，并对高粱食品的烹饪与食用产生一定的影响。但可以通过不同处理（如发芽、挤压等）提高蛋白质消化率，从而改善其食用品质。

基于高粱醇溶蛋白的强疏水性，可将高粱醇溶蛋白用于制备食品级薄膜，涂抹于某些食物表面，从而延长食品货架期。高粱醇溶蛋白颗粒还可附着在水油界面，发挥表面活性剂的作用，进而提升乳液稳定性，因此，其可作为含有乳液体系的牛奶、奶油等食品的乳化剂。高粱醇溶蛋白还可以制作醇溶蛋白面团，应用在面包等焙烤食品加工中。此外，以高粱醇溶蛋白为原料，通过体外酶解方法可以制备血管紧张素抑制肽和抗氧化肽，在降血压等方面发挥作用。

高粱蛋白质中氨基酸种类相对齐全，含有人体所需的多种氨基酸，与其他食物组合可以充分发挥食物的营养互补作用，其中，除色氨酸、赖氨酸外，均高于小麦、水稻、玉米等大宗粮食作物。

三、高粱脂质

高粱籽粒中含有一定量的脂质，在高粱种子的蜡皮中有大约 20%～46%属于甘蔗脂肪醇中的正二十八烷醇和三十烷醇。甘蔗脂肪醇又称普利醇，是一种从精炼甘蔗蜡中提取出来的长链脂肪醇混合物，其主要成分是二十八烷醇，具有抗心脑缺血、降低血浆胆固醇水平、抑制血小板聚集、抗脂质过氧化、抑制血管内膜增生和平滑肌增殖以及血管新生等作用。有研究表明，同样剂量的甘蔗脂肪醇能够比洛伐他汀更加有效地降低血液低密度胆固醇和提高高密度胆固醇，从而更加有效地发挥降血脂的作用。因此，高粱中的甘蔗脂肪醇可以作为一种天然有效的降脂药物替代品，极具开发价值。

高粱的发芽通常会增加种子的营养价值，发芽对种子脂质组成的影响随加工条件的不同而有很大差异。发芽谷物中的饱和脂肪酸组成较加工后的未发芽谷物有所改善，但不饱和脂肪酸含量有所下降。

高粱是一种具备很强抗旱能力而且在严重干旱条件下依然能获得高产的作物，植物表皮直接与外界环境接触的结构称为角质层，角质层中的蜡质在高粱耐旱的过程中发挥着重要作用。角质层主要成分包括各种脂质，其在防止非气孔性水分散失、防止病菌侵染和反射紫外线等方面发挥着重要的作用，同时角质层也在植物响应各种生物胁迫与非生物胁迫过程中扮演着重要的角色。角质层蜡质和角质单体组分的构成因品种不同而存在差异，如抗四品种的角质层蜡质相对含量由高到低分别是醛类、烷烃类、固醇类、初级醇类、三萜类和酸类，而红缨子的角质层蜡质相对含量由高到低分别是醛类、固醇类、烷烃类、初级醇类、三萜类和酸类。抗四品种的角质单体各组分的相对含量由高到低分别是 ω-羟基酸、链烷酸、2-羟基酸、初级醇和二羧酸。

四、高粱其他营养成分

高粱中含有丰富的维生素，如高粱籽粒中 B 族维生素含量较高，特别是维生素 B_1、B_6。高粱中的矿物质主要是钙、铁、锌、镁、硒、钾和磷，含量大多高于其他谷物，特别是铁含量为玉米、小麦等的 2～3 倍。

高粱含有多种酚类化合物、植物甾醇、高级烷醇等活性物质，能够预防癌症，改善心血管疾病，增强人体免疫力。对多种谷物多酚含量的测定表明，高粱几乎囊括了所有的植物多酚类物质，体现出良好的抗氧化、抗诱变、抗癌、抑菌等功效。

高粱的表皮中含有一种具有涩味的多酚化合物单宁，其是一种典型的抗营养因子，一般与高粱中的蛋白质、酶、矿物质（如铁）、B 族维生素（如硫胺素、维生素 B_6）结合，不仅降低了高粱的营养价值，也降低了高粱的适口性，然而可以通过浸泡、发芽、挤压等方式降低单宁的影响。研究结果表明，通过挤压加工处理可使单宁含量降低 50%以上，明显改善高粱食用品质。

第八节　玉米化学成分

玉米又名玉蜀黍、大蜀黍、棒子、苞米、苞谷、玉菱、玉麦、六谷、芦黍、珍珠米等，属早熟禾本科玉蜀黍族、一年生谷类植物。植株高大，茎强壮、挺直，叶窄而大，边缘波状，于茎的两侧互生。谷穗外被多层变态叶包裹，称作包皮，籽粒可食。玉米是世界三大粮食作物之一，也是重要的饲料作物，其种植面积和产量仅次于小麦和水稻。玉米的营养成分相对全面，含 8.5%蛋白质、4.3%脂肪、73.2%碳水化合物，并含有一定量的钙和铁。此外，还含有胡萝卜素、维生素 B、烟酸、谷甾醇等。

一、玉米淀粉

玉米作为主要的淀粉来源，提供了世界上 85%以上的淀粉。玉米淀粉由直链淀粉和支链淀粉构成，其中直链淀粉是一种多糖链，由 200 个 D-葡萄糖单元通过 α-（1→4）糖苷键连接。直链淀粉具有较低的分子量范围 $1×10^5 \sim 2×10^5$，聚合度为 990，空间构象为折叠或螺旋，每圈有 6 个葡萄糖单位。支链淀粉不仅具有 α-（1→4）糖苷键，支链中还含有 α-（1→6）糖苷键。支链淀粉中包含 300~400 个 D-葡萄糖单元，具有较高分子量（$>2×10^7$），聚合度为 7200。目前，玉米淀粉在食品工业中作为增稠剂、胶凝剂、膨松剂和保水剂被广泛应用。同时，大约 40%的湿磨加工玉米淀粉用于非食品工业，如造纸、纺织、黏合剂、生物塑料等行业。此外，玉米淀粉还是酵母发酵生产乙醇的良好原料，目前，约 90%的乙醇生产原料都来自玉米淀粉。

玉米淀粉的理化性质随着淀粉的结构和组成变化而变化，而淀粉的结构和组成又因基因型和栽培方式而异。玉米通常分为四大类品种：①蜡质玉米，其直链淀粉含量接近 0%；②普通玉米，其直链淀粉含量约为 25%；③高直链淀粉玉米，直链淀粉含量高达 40%~70%；④甜玉米，淀粉含量较低，蔗糖积累较高。玉米胚乳突变体显示出不同的碳水化合物组成，这些突变体在直链淀粉含量、支链淀粉和直链淀粉结构、分支度、链长和中间成分百分比等方面表现出差异。waxy 基因编码颗粒结合淀粉合成酶 I（GBSS I），负责玉米胚乳中直链淀粉的合成。Yuan 等(1993)研究了来自两个自交系的三种糯玉米突变淀粉(wx、duwx 和 aewx)，结果表明，更高的热熔和糊化温度会导致更多的长链。wxwx 和 duwx 玉米突变体在其原生状态和 β-淀粉水解后表现出明显的热学和流变特性，显示 ae wx 和 sbe1a ae wx 玉米突变体在淀粉积累、颗粒大小分布、淀粉微观结构、热性能和籽粒微观结构方面存在显著差异（Yu et al.，2015）。

甜玉米是一种可溶性糖含量较高的玉米突变体，两个影响淀粉代谢的基因 su1 和 sh2 已被广泛用于甜玉米品种的培育。White 等（1994）对含糖（su2/su2）玉米淀粉的特性进行了研究，结果表明，含糖淀粉含有 35%的直链淀粉，比普通淀粉具有更小的粒度分布，而且甜玉米淀粉的膨胀性明显低于普通玉米淀粉。

普通玉米淀粉和糯玉米淀粉的形状为球形、椭圆形或多面体[图 1-18（a）和（c）]，而超甜玉米淀粉的形状完全为椭圆形[图 1-18（e）]。普通玉米淀粉在颗粒中心显示出典型的扭曲和黑暗的"马耳他十字"模式[图 1-18（b）]，糯玉米淀粉在颗粒中心显示出强烈的双折射模式[图 1-18（d）]。大多数超甜玉米淀粉呈现较暗的"马耳他十字"模式，一些双折射模式几乎完全消失[图 1-18（f）]。"马耳他十字"模式的差异归因于颗粒层状结构中有序支链淀粉的含量不同。

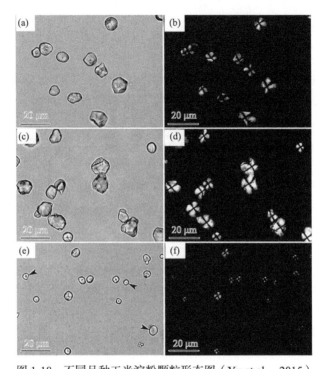

图 1-18　不同品种玉米淀粉颗粒形态图（Yu et al., 2015）

（a）（c）（e）分别为普通玉米淀粉、糯玉米淀粉和超甜玉米淀粉的显微镜图；
（b）（d）（f）分别为偏光显微镜下对应淀粉的马耳他交叉图

直链淀粉含量与小颗粒比例之间存在相关性。与蜡质和普通玉米淀粉相比，高直链玉米淀粉的小颗粒在数量上（90%）和质量上（32%）的比例都高于大颗粒。高直链玉米淀粉的膨胀力、糊化焓和酶解水平与颗粒大小呈正相关（Lin et al., 2016）。大尺寸的高直链玉米淀粉颗粒在微观上与普通玉米淀粉相当，但中、小尺寸的高直链玉米淀粉中则含有更多的直链淀粉，从而提供了其不同的物理化学性质。

另外，旋转比体积 SVg 提供了每单位摩尔质量的理论旋转体积，可以提供基于质量的淀粉密度和分支程度的数据。SVg 与分子紧密度成反比。高直链玉米淀粉的支链淀粉的 SVg 值为 $0.23 \sim 2.612$ cm^3/g，高于普通玉米支链淀粉（$0.16 \sim 0.85$ cm^3/g）和糯玉米支链淀粉（$0.050 \sim 0.14$ cm^3/g）。不同的 SVg 值表明高直链玉米淀粉、糯玉米淀粉和普通玉米淀粉的支链淀粉结构不同，高直链玉米淀粉的支链淀粉的 SVg 值最高，表明其结构最不紧凑，这可能是因为它比蜡质和正常的玉米支链淀粉具有更长的链和更少的分支（Obadi et al., 2023）。三种淀粉颗粒的形态见图 1-19。

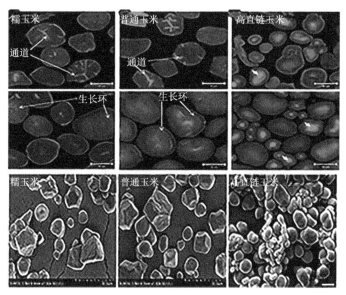

图 1-19　糯玉米、普通玉米和高直链玉米淀粉的共聚焦激光扫描电镜和扫描电子显微镜形态图
（Obadi et al.，2023）

与普通玉米淀粉相比，高直链玉米淀粉的分子量相对较小，经高效体积排阻色谱-多角激光散射仪（HPSEC-MALLS）测定，高直链玉米淀粉中直链淀粉分子量在 $2.21×10^5$～$8.88×10^5$ 之间，低于普通玉米淀粉直链淀粉（$4×10^5$～$23.8×10^5$）。高直链玉米淀粉的回转半径 Rg 值在 69.2～83.2 nm 之间，低于普通玉米淀粉直链淀粉的 Rg 值（77.9～138.9 nm）。与普通玉米直链淀粉相比，高直链玉米淀粉具有最低的 SVg 值，并且 SVg 值随着玉米淀粉中直链淀粉含量的增加而下降，表明高直链玉米淀粉结构更加紧凑（Obadi et al.，2023；Lin et al.，2016）。

二、玉米蛋白质

玉米籽粒蛋白分为白蛋白（3%）、球蛋白（3%）、清蛋白（60%）和谷蛋白（34%），其赖氨酸含量低于3%，远低于FAO推荐的人类营养浓度5.5%。其中，玉米醇溶蛋白占玉米总蛋白的44%～79%，可溶于50%～95%的乙醇，它具有独特的氨基酸谱，由3/4的疏水氨基酸残基和1/4的亲水性氨基酸残基组成。玉米醇溶蛋白是公认的安全的（Generally Recognized as Safe，GRAS）食品成分，富含谷氨酸（21%～26%）、亮氨酸（20%）、脯氨酸（10%）和丙氨酸（10%），而缺乏必需氨基酸赖氨酸和色氨酸。所有特征的玉米醇溶蛋白组分（α、β、γ和δ）均具有有限的赖氨酸含量，导致低蛋白质消化率校正后的氨基酸分数。与得分为1.0的动物蛋白源相比，玉米蛋白的得分明显较低，仅为0.47。

三、玉米脂质

玉米籽粒中脂肪含量在 5%～6%之间，其主要分布在胚芽中，其次在糊粉层。玉米胚芽是一种主要的玉米加工副产品，其脂肪含量可高达 35%～40%，含油量占玉米籽粒全部脂肪的 80%，而胚乳和种皮仅含有 0.64%～1.06%，因此，玉米胚芽是提取玉米油的良好原料。玉米胚芽油中脂肪酸成分的含量为：棕榈酸（C16:0）为 11.1%、硬脂酸（C18:0）为 2.0%、花生四烯酸（C20:4）为 0.2%、油酸（C18:1）为 24.1%、亚油酸（C18:2）为 61.9%、亚麻酸（C18:3）为 0.7%。此外，玉米脂肪中还含有 0.28%左右的磷脂。由此可见，玉米胚芽油中含有丰富的不饱和脂肪酸，尤其是亚油酸的含量高达 60%以上。据了解，亚油酸可以降低胆固醇，防止其沉积在血管内壁上，从而减少动脉硬化，对预防高血压、心脑血管病有积极的作用。

参 考 文 献

陈巧灵. 2018. 基于全基因组关联分析对中国地方小麦蛋白质含量性状的解析. 雅安: 四川农业
　　大学硕士学位论文

杜朝, 杨学举, 刘桂茹, 等. 2002. 小麦面粉淀粉特性与烘烤品质关系的研究. 河北农业大学学
　　报, 25(4): 29-33

杜静婷. 2017. 藜麦种皮皂苷的提取、纯化、抗氧化、抑菌及皂苷元成分鉴定. 太原: 山西大学
　　硕士学位论文

杜玉枝, 魏立新. 2006. 青稞中脂肪酸成分分析. 首届中国中西部地区色谱学术交流会暨仪器展
　　览会论文集: 2

樊晓静. 2022. 不同品种的低单宁高粱物化性质及风味研究. 天津: 天津科技大学硕士学位论文

范维燕, 林家永, 邢郸, 等. 2009. 稻谷脂肪酸值近红外光谱快速测定技术研究. 食品科学,
　　30(24): 347-350

龚凌霄. 2013. 青稞全谷物及其防治代谢综合征的作用研究. 杭州: 浙江大学博士学位论文

郭晓娜, 朱永义, 朱科学. 2003. 生物体内 γ-氨基丁酸的研究. 氨基酸和生物资源, 25(2): 70-72

韩东霞, 李艳琴, 杨鹏, 等. 2018. 荞麦中光毒物质的转化及荞麦光敏素对人结肠癌细胞
　　HCT-116 的抑制活性. 中国生物化学与分子生物学报, 34(12): 1317-1324

韩军花. 2001. 植物甾醇的性质、功能及应用. 国外医学卫生学分册, 28(5): 285-291

韩军花, 冯妹元, 王国栋, 等. 2006. 常见谷类、豆类食物中植物甾醇含量分析. 营养学报, 28(5):
　　375-378

胡敏, 林亲录, 罗章, 等. 2017. 青稞储藏过程中与脂质氧化相关的陈化分子机制研究. 粮食与
　　油脂, 30(2): 22-25

胡新中. 2005. 燕麦食品加工及功能特性研究进展. 麦类作物学报, 25(5): 122-124

胡新中, 任长忠, 魏益民. 2009. 燕麦品质与加工. 北京: 科学出版社

贾玮玮, 刘敦华. 2009. 宁夏荞麦开发利用研究进展. 保鲜与加工, 9(1): 1-4

矫晓丽, 迟晓峰, 董琦, 等. 2011. 青海地区不同品种青稞中 B 族维生素含量分布. 氨基酸和生物资源, 33(2): 13-16

李朝苏, 吴晓丽, 汤永禄, 等. 2016. 四川近十年小麦主栽品种的品质状况. 作物学报, 42(6): 803-812

李芳, 刘刚, 刘英, 等. 2007. 燕麦的综合开发与利用. 武汉工业学院学报, 26(1): 23-26

李鸿恩, 张玉良, 吴秀琴, 等. 1995. 我国小麦种质资源主要品质特性鉴定结果及评价. 中国农业科学, 28(5): 29-37

李涛. 2010. 青稞蛋白质的提取及其特性研究. 郑州: 河南工业大学硕士学位论文

李婷婷. 2012. 小麦籽粒灌浆期蛋白质合成关键酶活性及蛋白质组分含量的动态 QTL 分析. 雅安: 四川农业大学硕士学位论文

梁霞, 周柏玲, 刘森, 等. 2017. 响应面法优化藜麦总皂苷提取工艺研究. 中国粮油学报, 32(11): 40-46

林津, 洛桑仁青, 周陶鸿, 等. 2016. 西藏山南隆子县黑青稞与白青稞的营养成分及生理活性物质的比较分析. 食品科技, 41(10): 88-92

刘航, 徐元元, 马雨洁, 等. 2012. 不同品种苦荞麦淀粉的主要理化性质. 食品与发酵工业, 38(5): 47-51

刘慧, 王朝辉, 李富翠, 等. 2016. 不同麦区小麦籽粒蛋白质与氨基酸含量及评价. 作物学报, 42(5): 768-777

刘立品. 2015. 青稞蛋白质结构与功能特性的研究. 咸阳: 西北农林科技大学硕士学位论文

刘路平, 朱传杰, 简俊涛, 等. 2013. 黄淮麦区小麦新品种(系)的遗传多样性分析. 麦类作物学报, 33(6): 1128-1133

刘霞, 尹燕枰, 贺明荣, 等. 2006. 播期对小麦品种藁城 8901 籽粒淀粉合成相关酶活性及淀粉组分积累的影响. 作物学报, 32(7): 1063-1070

刘新红. 2014. 青稞品质特性评价及加工适宜性研究. 西宁: 青海大学硕士学位论文

路长喜, 周素梅, 王岸娜. 2008. 燕麦等营养与加工. 粮油加工, (1): 89-92

洛桑旦达, 强小林. 2001. 青稞特有营养成分分析与开发利用现状调查研究报告. 西藏科技, (8): 55-64, 54

马超, 普布多吉, 蒋思萍. 2017. 青稞麸皮油 GC-MS 分析及青稞麸皮 β-葡聚糖含量测定. 西藏科技, (5): 70-72

庞欢, 王琳, 王昊龙, 等. 2014. 小麦籽粒淀粉含量的 QTL 定位及效应分析. 麦类作物学报, 34(1): 1-7

彭佶松, 郑志仁, 刘涤, 等. 1997. 淀粉的生物合成及其关键酶. 植物生理学报, 1997, 33(4): 297-303

齐琳娟, 胡学旭, 周桂英, 等. 2012. 2004—2011 年中国主产省小麦蛋白质品质分析. 中国农业科学, 45(20): 4242-4251

强小林, 顿珠次仁, 张文会, 等. 2010. 青稞 β-葡聚糖生理功效、提取技术及其新产品研发. 西藏科技, (2): 6-9, 25

曲良冉, 郑学玲, 李利民. 2009. 青稞中非淀粉多糖——β-葡聚糖研究进展. 粮油加工, (2): 77-81

任长忠, 胡跃高. 2013. 中国燕麦学. 北京: 中国农业出版社孙宇慧. 2020. 小麦籽粒蛋白质含量主效 QTL——QGpc.hwwgr-4BS 的精细定位及分子标记开发. 咸阳: 西北农林科技大学硕士学位论文

谭彩霞, 封超年, 陈静, 等. 2008. 作物淀粉合成关键酶及其基因表达的研究进展. 麦类作物学报, 25(5): 912-919

田明杰, 宋江南, 刘培培, 等. 2013. 青稞 β-葡聚糖对高脂诱导的 C57 小鼠血糖及血脂的影响. 中华预防医学杂志, 47(1): 55-58

汪敏, 王邵宇, 吴佳佳, 等. 2020. 花后阴雨对小麦籽粒淀粉合成和干物质积累的影响. 中国生态农业学报(中英文), 28(1): 76-85

王红育, 李颖. 2004. 荞麦的研究现状及应用前景. 食品科学, 25(10): 388-391

王洪伟, 武菁菁, 阚建全. 2016. 青稞和小麦醇溶蛋白和谷蛋白结构性质的比较研究. 食品科学, 37(3): 43-48

王立博, 陈复生, 殷丽君. 2016. 阿拉伯木聚糖结构特性及生理功能研究进展. 食品工业, 37(8): 211-215

王荣成. 2005. 荞麦营养品质及流变学特性研究. 咸阳: 西北农林科技大学硕士学位论文

吴宏亚, 陈树林, 胡俊, 等. 2014. 青稞 β-葡聚糖分子生物学相关研究进展. 核农学报, 28(3): 398-403

吴立根, 屈凌波, 王岸娜, 等. 2018. 荞麦营养功能特性及相关食品开发研究进展. 粮油食品科技, 26(3): 41-44

武红霞, 邬飞波, 张国平. 2003. 大麦麦绿素的营养价值和开发现状. 中国粮油学报, 18(4): 48-51

武菁菁, 李鑫磊, 张艺, 等. 2013. 青稞蛋白质凝胶特性的研究. 食品工业科技, 34(16): 131-135

谢昊宇, 何思宇, 贾冬英, 等. 2016. 青稞 β-葡聚糖的分离纯化及理化特性研究. 食品科技, 41(1): 142-146

修好. 2010. 不同粒色小麦籽粒维生素 B 和维生素 E 含量及其与籽粒色素含量的相关性. 泰安: 山东农业大学硕士学位论文

徐天才, 和桂青, 李兆光, 等. 2017. 不同海拔藜麦的营养成分差异性研究. 中国农学通报, 33(17): 129-133

续艳丽, 董琦, 皮立, 等. 2010. 超临界 CO_2 萃取法和索氏提取法提取青稞胚芽油天然生育酚的比较研究. 西北地区第六届色谱学术报告会甘肃省第十一届色谱年会论文集: 3

杨莎, 郭晓娜, 周惠明. 2017. 碱提方法对小麦麸皮阿拉伯木聚糖结构及面团特性的影响. 中国粮油学报, 32(11): 8-13

杨涛, 闵康, 曾亚文, 等. 2015. 青稞和普通大麦全谷物功能成分差异分析. 西南农业学报, 28(6): 2360-2362

杨希娟, 党斌, 徐菲, 等. 2017. 不同粒色青稞酚类化合物含量与抗氧化活性的差异及评价. 中国粮油学报, 32(9): 34-42

杨鑫. 2019. 中国小麦地方种质淀粉性状的全基因组关联分析. 雅安: 四川农业大学硕士学位论文

臧靖巍, 阚建全, 陈宗道, 等. 2004. 青稞的成分研究及其应用现状. 中国食品添加剂, (4): 43-46

扎桑拉姆. 2006. 浅析青稞原料主要营养成分与青稞产业的发展. 西藏科技, (10): 6-7

张春红, 许传梅, 董琦, 等. 2008. HPLC 测定青稞中的维生素 E. 分析试验室, 27(S2): 89-91

张峰, 杨勇, 赵国华, 等. 2003. 青稞 β-葡聚糖研究进展. 粮食与油脂, (12): 3-5

张国权, 师学文, 罗勤贵. 2009. 陕西主要荞麦品种的淀粉理化特性分析. 西北农林科技大学学报(自然科学版), 37(5): 105-113

张洁, 张根义. 2018. 燕麦全麦粉中淀粉消化性的研究. 食品与生物技术学报, 37(2): 171-178

张立武. 2005. 青稞麦绿素的制备及其抗疲劳和耐缺氧功能评价. 重庆: 西南农业大学硕士学位论文

张玲, 高飞虎, 高伦江, 等. 2011. 荞麦营养功能及其利用研究进展. 南方农业, 5(6): 74-77

张美莉, 赵广华, 胡小松. 2004. 萌发荞麦种子蛋白质组分含量变化的研究. 中国粮油学报, 19(4): 35-37, 45

张天学. 2016. 热处理对青稞淀粉结构和性质的影响. 广州: 华南理工大学硕士学位论文

张文会. 2017. 青稞 β-葡聚糖提取工艺优化. 农产品加工, (12): 23-25

张昱. 2013. 青稞麦绿素对小鼠免疫性肝损伤的保护作用. 青海师范大学学报(自然科学版), 29(2): 48-52

赵丹, 齐颖. 2004. 青稞 β-葡聚糖提取工艺研究. 粮食与油脂, (10): 26-28

赵冠, 党科, 宫香伟, 等. 2021. 粳糯高粱籽粒理化性质及酿酒特性分析. 中国酿造, 40(2): 77-82

郑君君. 2009. 不同荞麦品种的粉质特性及其凝胶食品的加工适用性研究. 咸阳: 西北农林科技大学硕士学位论文

郑敏燕, 耿薇, 王珊, 等. 2010. 青稞籽粒脂肪酸成分的 GC/MS 分析. 食品研究与开发, 31(6): 155-157

郑许光, 齐军仓, 惠宏杉, 等. 2016. 青稞籽粒灌浆期淀粉质量分数的动态变化. 西北农业学报, 25(12): 1802-1908

郑许光, 齐军仓, 王凤, 等. 2018. 青稞籽粒灌浆期淀粉代谢酶活性与淀粉积累特征的关系研究. 种子, 37(2): 19-23

郑学玲, 张玉玉, 张杰. 2010. 青稞淀粉和小麦淀粉的理化性质比较研究. 中国粮油学报, 25(10): 52-56

郑学玲, 张玉玉, 张杰. 2011. 青稞淀粉理化特性的研究. 中国粮油学报, 26(4): 30-36

周小理, 周一鸣, 肖文艳. 2009. 荞麦淀粉糊化特性研究. 食品科学, 30(13): 48-51

朱慧, 涂世, 刘蓉蓉, 等. 2010. 酶法提取苦荞麦蛋白的理化性质和加工性质. 食品科学, 31(19): 197-203

朱勇. 2017. 青稞酚类化合物组成与抗氧化、抗肿瘤细胞增殖活性研究. 广州: 华南理工大学博士学位论文

Ahmed J, Thomas L, Arfat Y A, et al. 2018. Rheological, structural and functional properties of high-pressure treated quinoa starch in dispersions. Carbohydrate Polymers, 197: 649-657

Altenbach S B. 2017. Proteomics of wheat flour//Colgrave M L.Proteomics in Food Science. London: Academic Press: 57-73

Altenbach S B, Chang H C, Simon-Buss A, et al. 2018. Towards reducing the immunogenic potential of wheat flour: Omega gliadins encoded by the D genome of hexaploid wheat may also harbor epitopes for the serious food allergy WDEIA. BMC Plant Biology, 18(1): 291

Aluko R E, Monu E. 2003. Functional and bioactive properties of quinoa seed protein hydrolysates. Journal of Food Science, 68 (4): 1254-1258

Amagliani L, O'Regan J, Kelly A L, et al. 2016. Chemistry, structure, functionality and applications of rice starch. Journal of Cereal Science, 70: 291-300

Åman P, Rimsten L, Andersson R. 2004. Molecular weight distribution of β-glucan in oat-based foods. Cereal Chemistry, 81 (3): 356-360

Andersson A A M, Armö E, Grangeon E, et al. 2004. Molecular weight and structure units of (1→3, 1→4)-β-glucans in dough and bread made from hull-less barley milling fractions. Journal of Cereal Science, 40 (3): 195-204

Andersson A A M, Lampi A M, Nyström L, et al. 2008. Phytochemical and dietary fiber components in barley varieties in the HEALTHGRAIN diversity screen. Journal of Agricultural and Food Chemistry, 56 (21): 9767-9776

Banaś A, Debski H, Banaś W, et al. 2007. Lipids in grain tissues of oat (*Avena sativa*): Differences in content, time of deposition, and fatty acid composition. Journal of Experimental Botany, 58 (10): 2463-2470

Bays H, Frestedt J L, Bell M, et al. 2011. Reduced viscosity Barley β-Glucan versus placebo: A randomized controlled trial of the effects on insulin sensitivity for individuals at risk for diabetes mellitus. Nutrition and Metabolism, 8 (1): 58

Bengtsson S, Åman P, Graham H, et al. 1990. Chemical studies on mixed-linked β-glucans in hull-less barley cultivars giving different hypocholesterolaemic responses in chickens. Journal of the Science of Food and Agriculture, 52 (4): 435-445

Bhatty R S. 1995. Laboratory and pilot plant extraction and purification of beta-glucans from hull-less barley and oat brans. Journal of Cereal Science, 22 (2): 163-170

Bhatty R S. 1999. The potential of hull-less barley. Cereal Chemistry, 76 (5): 589-599

Bodor J, Bodegom B M, Poot C, et al. 1985. Emulsion spreads containing granules of crystalline starch. U.K. patent appl, No. GB 2150585A

Bogracheva T Y, Morris V J, Ring S G, et al. 1998. The granular structure of C-type pea starch and its role in gelatinization. Biopolymers, 45 (4): 323-332

Bordes J, Branlard G, Oury F X, et al. 2008. Agronomic characteristics, grain quality and flour rheology of 372 bread wheats in a worldwide core collection. Journal of Cereal Science, 48 (3): 569-579

Bramley P M, Elmadfa I, Kafatos A, et al. 2000. Vitamin E. Journal of the Science of Food and Agriculture, 80 (7): 913-938

Brennan C S, Cleary L J. 2005. The potential use of cereal (1→3, 1→4)-β-D-glucans as functional food ingredients. Journal of Cereal Science, 42 (1): 1-13

Brevis J C, Dubcovsky J. 2010. Effects of the chromosome region including the-locus on wheat grain and protein. Crop Science, 50 (1): 93-104

Bryngelsson S, Dimberg L H, Kamal-Eldin A. 2002. Effects of commercial processing on levels of antioxidants in oats (*Avena sativa* L.). Journal of Agricultural and Food Chemistry, 50 (7): 1890-1896

Bryngelsson S, Ishihara A, Dimberg L H. 2003. Levels of avenanthramides and activity of hydroxycinnamoyl-CoA: Hydroxyanthranilate N-hydroxycinnamoyl transferase (HHT) in steeped or germinated oat samples. Cereal Chemistry, 80(3): 356-360

Cai A D, Xu H, Duan Y H, et al. 2021. Changes in mineral-associated carbon and nitrogen by long-term fertilization and sequestration potential with various cropping across China dry croplands. Soil and Tillage Research, 205: 104725

Capouchova I, Petr J, Tlaskalova Hogenova H, et al. 2004. Protein fractions of oats and possibilities of oat utilization for patients with celiac disease. Czech Journal of Food Sciences, 22(4): 151-162

Chaudhary N, Walia S, Kumar R. 2023. Functional composition, physiological effect and agronomy of future food quinoa (*Chenopodium quinoa* Willd.): A review. Journal of Food Composition and Analysis, 118: 105192

Chen X, Tao Y, Ali A, et al. 2019. Transcriptome and proteome profiling of different colored rice reveals physiological dynamics involved in the flavonoid pathway. International Journal of Molecular Sciences, 20(10): 2463

Dimberg L H, Molteberg E L, Solheim R, et al. 1996. Variation in oat groats due to variety, storage and heat treatment. I: Phenolic compounds. Journal of Cereal Science, 24(3): 263-272

Dimberg L H, Sunnerheim K, Sundberg B, et al. 2001. Stability of oat avenanthramides. Cereal Chemistry, 78(3): 278-281

Dimberg L H, Theander O, Lingnert H. 1993. Avenanthramides-A group of phenolic antioxidants in oats. Cereal Chemistry, 70(6): 637-641

Donald A M. 2004. Understanding starch structure and functionality. Starch in Food: Structure, Function and Applications:156-184

Eurola M, Hietaniemi V, Kontturi M, et al. 2004. Selenium content of Finnish oats in 1997–1999: Effect of cultivars and cultivation techniques. Agricultural and Food Science, 13: 46-53

European Commission. 2009. Commission Regulation (EC) No 41/2009 of 20 January 2009. Concerning the composition and labelling of foodstuffs suitable for people intolerant to gluten. Official Journal of the European Union

Fabjan N, Rode J, Kosir I J, et al. 2003. Tartary buckwheat (*Fagopyrum tataricum* Gaertn.) as a source of dietary rutin and quercitrin. Journal of Agricultural and Food Chemistry, 51(22): 6452-6455

Fairfield K M, Fletcher R H. 2002. Vitamins for chronic disease prevention in adults: Scientific review. The Journal of the American Medical Association, 287: 3116-3126

Fiallos-Jurado J, Pollier J, Moses T, et al. 2016. Saponin determination, expression analysis and functional characterization of saponin biosynthetic genes in *Chenopodium quinoa* leaves. Plant Science, 250: 188-197

Flander L, Salmenkallio-Marttila M, Suortti T, et al. 2007. Optimization of ingredients and baking process for improved wholemeal oat bread quality. LWT-Food Science and Technology, 40(5): 860-870

Food and Agriculture Organization of the United Nations. 2015. Dietary protein quality evaluation in human nutrition: Report of an FAO Expert Consultation. FAO Food and Nutrition Paper No. 92

Frazier P J , Richmond P, Donald A M. 1997. Starch, Structure and Functionality. Cambridge: Royal Society of Chemistry: 1-8

Ghaidjs A R, Robertg G, Michaelj G. 2009. Effect of particle size on kinetics of starch digestion in milled barley and sorghum grains by porcine alpha-amylase. Journal of Cereal Science, 50(2): 198-204

Giménez-Bastida J A, Zieliński H. 2015. Buckwheat as a functional food and its effects on health. Journal of Agricultural and Food Chemistry, 63(36): 7896-7913

Gong E S, Luo S J, Li T, et al. 2017. Phytochemical profiles and antioxidant activity of brown rice varieties. Food Chemistry, 227: 432-443

Granfeldt Y, Liljeberg H, Drews A, et al. 1994. Glucose and insulin responses to barley products: Influence of food structure and amylose-amylopectin ratio. American Journal of Clinical Nutrition, 59(5): 1075-1082

Guo Y, Zhang G, Guo B, et al. 2020. QTL mapping for quality traits using a high-density genetic map of wheat. PLoS One, 15(3): e0230601

Han Z X, Qian G, Pan Z F, et al. 2006. Cloning and characterization of four B-hordein genes from Tibetan hull-less barley (*Hordeum vulgare subsp. Vulgare*). Acta Genetica Sinica, 33(10): 937-947

Han Z, Wu F, Deng G, et al. 2010. Structural and expressional analysis of the B-hordein genes in Tibetan hull-less barley. Genetica, 138(2): 227-239

He Z H, Xu Z H, Xia L Q, et al. 2006. Genetic variation for waxy proteins and starch properties in Chinese winter wheats. Cereal Research Communications, 34(2-3): 1145-1151

Holland B, Unwin I D, Buss D H. 1988. Cereals and Cereal Products. The Third Supplement to McCance and Widdowson's The Composition of Foods. Cambridge: The Royal Society of Chemistry and Ministry of Agriculture

Hu Y, Zhang J, Zou L, et al. 2017. Chemical characterization, antioxidant, immune-regulating and anticancer activities of a novel bioactive polysaccharide from *Chenopodium quinoa* seeds. International Journal of Biological Macromolecules, 99: 622-629

Huang J, Wang Z, Fan L, et al. 2022. A review of wheat starch analyses: Methods, techniques, structure and function. International Journal of Biological Macromolecules, 203: 130-142

Hübner F, Arendt E K. 2013. Germination of cereal grains as a way to improve the nutritional value: A review. Critical Reviews in Food Science and Nutrition, 53(8): 853-861

Hyunjung C, Suhae J, Hongyon C, et al. 2009. Effects of steeping and anaerobic treatment on GABA (γ-aminobutyric acid) content in germinated waxy hull-less barley. LWT-Food Science and Technology, 42(10): 1712-1716

Izydorczyk M S, Dexter J E. 2008. Barley β-glucans and arabinoxylans: Molecular structure, physicochemical properties, and uses in food products — A review. Food Research International, 41(9): 850-868

Jastrebova J, Skoglund M, Nilsson J, et al. 2006. Selective and sensitive LC-MS determination of avenanthramides in oats. Chromatographia, 63: 419-423

Juhász A, Belova T, Florides C G, et al. 2018. Genome mapping of seed-borne allergens and immunoresponsive proteins in wheat. Science Advances, 4 (8): eaar8602

Juliano B O. 1985. Polysaccharides, proteins, and lipids of rice. Rice: Chemistry and Technology:59-174

Kamal N, Renhuldt N T, Bentzer J, et al. 2022. The mosaic oat genome gives insights into a uniquely healthy cereal crop. Nature, 606: 113-119

Kaukovirta-Norja A, Wilhelmson A, Poutanen K. 2004. Germination: A means to improve, the functionality of oat. Agricultural and Food Science, 13: 100-112

Kaur P, Kaur K, Basha S J, et al. 2022. Current trends in the preparation, characterization and applications of oat starch — A review. International Journal of Biological Macromolecules, 212: 172-181

Keying Q, Changzhong R, Zaigui, L. 2009. An investigation on pretreatments for inactivation of lipase in naked oat kernels using microwave heating. Journal of Food Engineering, 95 (2): 280-284

Klose C, Schehl B D, Arendt E K. 2009. Fundamental study on protein changes taking place during malting of oats. Journal of Cereal Science, 49 (1): 83-91

Kong X, Kasapis S, Zhu P, et al. 2016. Physicochemical and structural characteristics of starches from Chinese hull-less barley cultivars. International Journal of Food Science and Technology, 51 (2): 509-518

Koyano S, Takagi K, Teshima R, et al. 2006. Molecular cloning of cDNA, recombinant protein expression and characterization of a buckwheat 16-kDa major allergen. International Archives of Allergy and Immunology, 140 (1): 73-81

Kuljanabhagavad T, Thongphasuk P, Chamulitrat W, et al. 2008. Triterpene saponins from *Chenopodium quinoa* Willd. .Phytochemistry, 69 (9): 1919-1926

Kumar A, Elias E M, Ghavami F, et al. 2013. A major QTL for gluten strength in durum wheat (*Triticum turgidum* L. var. *durum*). Journal of Cereal Science, 57 (1): 21-29

Kunert A, Naz A A, Dedeck O, et al. 2007. AB-QTL analysis in winter wheat: I. Synthetic hexaploid wheat (*T. turgidum* ssp. *dicoccoides* × *T. tauschii*) as a source of favourable alleles for milling and baking quality traits. Theoretical and Applied Genetics, 115 (5): 683-695

Lamothe L M, Srichuwong S, Reuhs B L, et al. 2015. Quinoa (*Chenopodium quinoa* W.) and amaranth (*Amaranthus caudatus* L.) provide dietary fibres high in pectic substances and xyloglucans. Food Chemistry, 167: 490-496

Lasztity R. 1996. The chemistry of cereal proteins. Boca Raton: CRC Press

Li G, Zhu F. 2018. Quinoa starch: Structure, properties, and applications. Carbohydrate Polymers, 181: 851-861

Li J H, Vasanthan T, Hoover R, et al. 2004. Starch from hull-less barley: V. *In-vitro* susceptibility of waxy, normal, and high-amylose starches towards hydrolysis by alpha-amylases and amyloglucosidase. Food Chemistry, 84 (4): 621-632

Li J H, Vasanthan T, Rossnagel B, et al. 2001. Starch from hull-less barley: I. Granule morphology, composition and amylopectin structure. Food Chemistry, 74 (4): 395-405

Li Q, Pan Z, Deng G, et al. 2014. Effect of wide variation of the *Waxy* gene on starch properties in hull-less barley from Qinghai-Tibet Plateau in China. Journal of Agricultural and Food Chemistry, 62(47): 11369-11385

Liao Z, Cai H, Xu Z, et al. 2018. Protective role of antioxidant huskless barley extracts on TNF-α-induced endothelial dysfunction in human vascular endothelial cells. Oxidative Medicine and Cellular Longevity, 2018: 3846029

Lillford P J, Morrison A. 1997. Structure/function relationship of starches in food. Structure and functionality. Special Publication-Royal Society of Chemistry

Limpisut P, Jindal V K. 2002. Comparison of rice flour pasting properties using brabender viscoamylograph and rapid visco analyser for evaluating cooked rice texture. Starch-Stärke, 54(8): 350-357

Lin L, Guo D, Zhao L, et al. 2016. Comparative structure of starches from high-amylose maize inbred lines and their hybrids. Food Hydrocolloids, 52: 19-28

Liu Q, Hu Y, Hu M, et al. 2021. Identification and molecular characterization of mutant line deficiency in three waxy proteins of common wheat (*Triticum aestivum* L.). Scientifc Reports, 11(1): 3510

Liukkonen K, Laakso S. 1992. Characterization of internal and surface lipids of oat starches from two isolation processes. Starch/Staerke, 44: 128-132

Macgregor A W. 1993. Carbohydrates of barley grain. Barley Chemistry and Technology: 73-130

McCartney C A, Somers D J, Lukow O, et al. 2006. QTL analysis of quality traits in the spring wheat cross RL4452 × 'AC Domain'. Plant Breeding, 125(6): 565-575

McLauchlan J, Tyler A, Chakrabarti B, et al. 2024. Oat protein: Review of structure-function synergies with other plant proteins. Food Hydrocolloids, 154: 110139

Melini V, Melini F. 2021. Functional components and anti-nutritional factors in gluten-free grains: A focus on quinoa seeds. Foods, 10(2): 351

Meydani M. 2009. Potential health benefits of avenanthramides of oats. Nutrition Reviews, 67(12): 731-735

Miao L, Mao X, Wang J, et al. 2017. Elite haplotypes of a protein kinase gene *TaSnRK2.3* associated with important agronomic traits in common wheat. Frontiers in Plant Science, 8: 368

Mitsunaga T, Matsuda M, Shimizu M, et al. 1986. Isolation and properties of a thiamin-binding protein from buckwheat seed. Cereal Chemistry, 63: 332-335

Moreau R A, Whitaker B D, Hicks K B. 2002. Phytosterols, phytostanols, and their conjugates in foods: Structural diversity, quantitative analysis, and health-promoting uses. Progress in Lipid Research, 41(6): 457-500

Morgounov A I, Belan I, Zelenskiy Y, et al. 2013. Historical changes in grain yield and quality of spring wheat varieties cultivated in Siberia from 1900 to 2010. Canadian Journal of Plant Science, 93(3): 425-433

Moza J, Gujral H S. 2016. Starch digestibility and bioactivity of high altitude hulless barley. Food Chemistry, 194: 561-568

Mufari J R, Miranda-Villa P P, Calandri E L. 2018. Quinoa germ and starch separation by wet milling, performance and characterization of the fractions. LWT-Food Science and Technology,

96: 527-534

Nayak B, Liur H, Tang J. 2014. Effect of processing on phenolic antioxidants of fruits, vegetables and grains — A review. Critical Reviews in Food Science and Nutrition, 55(7): 887-918

Nickel J, Spanier L P, Botelho F T, et al. 2016. Effect of different types of processing on the total phenolic compound content, antioxidant capacity, and saponin content of *Chenopodium quinoa* Willd grains. Food Chemistry, 209: 139-143

Obadi M, Qi Y, Xu B. 2023. High-amylose maize starch: Structure, properties, modifications and industrial applications. Carbohydrate Polymers, 299: 120185

Ogo Y, Ozawa K, Ishimaru T, et al. 2013. Transgenic rice seed synthesizing diverse flavonoids at high levels: A new platform for flavonoid production with associated health benefits. Plant Biotechnology Journal, 11(6): 734-746

Ovando-Martinez M, Whitney K, Reuhs B L, et al. 2013. Effect of hydrothermal treatment on physicochemical and digestibility properties of oat starch. Food Research International, 52(1): 17-25

Pan Z F, Deng G B, Zhai X G, et al. 2007. Genetic diversity of Acid-PAGE monomeric prolamins in cultivated hulless barley (*Hordeum vulgare* L.) from Qinghai-Tibet Plateau in China. Genetic Resources and Crop Evolution, 54(8): 1691-1699

Pang Y, Ahmed S, Xu Y, et al. 2018. Bound phenolic compounds and antioxidant properties of whole grain and bran of white, red and black rice. Food Chemistry, 240: 212-221

Paton D. 1986. Oat starch: Physical, chemical and structural properties//Webster F H.Chemistry and Technology. American Association of Cereal Chemists: 93-120

Peltonen-Sainio P, Jauhiainen L, Nissilä E. 2012. Improving cereal protein yields for high latitude conditions. European Journal of Agronomy, 39: 1-8

Pérez S, Bertoft E. 2010. The molecular structures of starch components and their contribution to the architecture of starch granules: A comprehensive review. Starch-Stärke, 62(8): 389-420

Peterson D M. 1991. Genotype and environment effects on oat beta-glucan concentration. Crop Science, 31: 1517-1520

Qian J, Jiang S, Su W, et al. 2009. Characteristics of oil from hulless barley (*Hordeum vulgare* L.) bran from Tibet. Journal of the American Oil Chemists Society, 86(12): 1175-1179

Rahimi A R, Babaei S, Mashayekhi K, et al. 2013. Anthocyanin content of coriander (*Coriandrum sativum* L.) leaves as affected by salicylic acid and nutrients application. International Journal of Biosciences, 3(2): 141-145

Rajendran P, Nandakumar N, Rengarajan T, et al. 2014. Antioxidants and human diseases. Clinica Chimica Acta, 436: 332-347

Rice-Evans C, Miller N, Paganga G. 1997. Antioxidant properties of phenolic compounds. Trends in Plant Science, 2(4): 152-159

Ridout C L, Price K R, Dupont M S, et al. 2010. Quinoa saponins-analysis and preliminary investigations into the effects of reduction by processing. Journal of the Science of Food and Agriculture, 54(2): 165-176

Robert L S, Nozzolillo C, Altosaar I. 1985. Characterization of oat (*Avena sativa* L.) residual proteins. Cereal Chemistry, 62 (4): 276-279

Robledo N, Vera P, López L, et al. 2018. Thymol nanoemulsions incorporated in quinoa protein/chitosan edible films; antifungal effect in cherry tomatoes. Food Chemistry, 246: 211-219

Rocchetti G, Chiodelli G, Giuberti G, et al. 2017. Evaluation of phenolic profile and antioxidant capacity in gluten-free flours. Food Chemistry, 228: 367-373

Ross A B, Zangger A, Guiraud S P. 2014. Cereal foods are the major source of betaine in the Western diet-analysis of betaine and free choline in cereal foods and updated assessments of betaine intake. Food Chemistry, 145: 859-865

Saleh A S M, Wang P, Wang N, et al. 2019. Brown rice versus white rice: Nutritional quality, potential health benefits, development of food products, and preservation technologies. Comprehensive Reviews in Food Science and Food Safety, 18 (4): 1070-1096

Selhub J, Troen A, Rosenberg I H. 2010. B vitamins and the aging brain. Nutrition Reviews, 68 (Suppl 2): S112-S118

Shen Y, Hu C, Zhang H, et al. 2017. Characteristics of three typical Chinese highland barley varieties: Phenolic compounds and antioxidant activities. Journal of Food Biochemistry, 42 (8): e12488

Shen Y, Zhang H, Cheng L, et al. 2016. *In vitro* and *in vivo* antioxidant activity of polyphenols extracted from black highland barley. Food Chemistry, 194: 1003-1012

Skoglund M, Peterson D M, Andersson R, et al. 2008. Avenanthramide content and related enzyme activities in oats as affected by steeping and germination. Journal of Cereal Science, 48 (2): 294-303

Sosulski F, Krygier K, Hogge L. 1982. Free, esterified, and insoluble-bound phenolic acids. 3. Composition of phenolic acids in cereal and potato flours. Journal of Agricultural and Food Chemistry, 30 (2): 33-43

Stevenson D G, Inglett G E, Chen D, et al. 2008. Phenolic content and antioxidant capacity of supercritical carbon dioxide-treated and air-classified oat bran concentrate microwave-irradiated in water or ethanol at varying temperatures. Food Chemistry, 108 (1): 23-30

Takeda Y, Shibahara S, Hanashiro I. 2003. Examination of the structure of amylopectin molecules by fluorescent labeling. Carbohydrate Research, 338 (5): 471-475

Tan M H, Zhao Q S, Zhao B. 2021. Physicochemical properties, structural characterization and biological activities of polysaccharides from quinoa (*Chenopodium quinoa* Willd.) seeds. International Journal of Biological Macromolecules, 193: 1635-1644

Tang Y, Li X, Zhang B, et al. 2015. Characterisation of phenolics, betanins and antioxidant activities in seeds of three *Chenopodium quinoa* Willd. genotypes. Food Chemistry, 166: 380-388

Tian B, Xie B, Shi J, et al. 2010. Physicochemical changes in oat seeds during germination. Food Chemistry, 119 (3): 1195-1200

Toufeili I, Habbal Y, Shadarevian S, et al. 1999. Substitution of wheat starch with non-wheat starches and cross-linked waxy barley starch affects sensory properties and staling of Arabic bread. Journal of the Science of Food and Agriculture, 79: 1855-1860

U.S. Department of Agriculture Agricultural Research Service. 2008. USDA National Nutrient Database for Standard Reference, Release 21. Nutrient Data Laboratory.

Valenzuela C, Abugoch L, Tapia C, et al. 2013. Effect of alkaline extraction on the structure of the protein of quinoa (*Chenopodium quinoa* Willd.) and its influence on film formation. International Journal of Food Science and Technology, 48(4): 843-849

Vítová A. 2022. Studium sacharidoamylasového komplexu pohankových mouk exploration of saccharide-amylase complex of buckwheat flours. Prague:University of Chemistry and Technology

Wallace T C, Slavin M, Frankenfeld C L. 2016. Systematic review of anthocyanins and markers of cardiovascular disease. Nutrients, 8(1): 32

Wang C P, Pan F, Nima Z X, et al. 2011. Starch granule-associated proteins of hull-less barley (*Hordeum vulgare* L.) from the Qinghai-Tibet Plateau in China. Journal of the Science of Food and Agriculture, 91(4): 616-624

Wang D, Li F, Cao S, et al. 2020. Genomic and functional genomics analyses of gluten proteins and prospect for simultaneous improvement of end-use and health-related traits in wheat. Theoretical and Applied Genetics, 133(5): 1521-1539

Wang L Z, White P J. 1994. Structure and physicochemical properties of starches from oats with different lipid contents. Cereal Chemistry, 71: 443- 450

Watanabe K, Shimizu M, Adachi T, et al. 1998. Characterization of thiamin-binding protein from buckwheat seeds. Journal of Nutritional Science and Vitaminology, 44(2): 323-328

Weisskopf A, Fuller D Q. 2014. Buckwheat: Origins and Development//Smith C. Encyclopedia of Global Archaeology. New York: Springer

Welch R W. 2006. Cereal grains// Caballero B, Allen L, Prentice A.The Encyclopedia of Human Nutrition.2nd ed. New York :Academic Press:346-357

Wen A, Delaquis P, Stanich K, et al. 2003. Antilisterial activity of selected phenolic acids. Food Microbiology, 20(3): 305-311

Weng C J, Yen G C. 2012. Chemopreventive effects of dietary phytochemicals against cancer invasion and metastasis: Phenolic acids, monophenol, polyphenol, and their derivatives. Cancer Treatment Reviews, 38(1): 76-87

White P J, Pollak L M, Johnson L A. 1994. Starch-thickened acidic foodstuffs and method of preparation. Washington, DC: United States Patent andTrademark Office: 5356655

Wijngaard H H, Arendt E K. 2006. Buckwheat. Cereal Chemistry, 83(4): 391-401

Wongpornchai S, Dumri K, Jongkaewwattana S, et al. 2004. Effects of drying methods and storage time on the aroma and milling quality of rice (*Oryza sativa* L.) cv. Khao Dawk Mali 105. Food Chemistry, 87(3): 407-414

Wood P J. 2007. Cereal-glucans in diet and health. Journal of Cereal Science, 46(3): 230-238

Wu H, Li H, Xue Y, et al. 2017. High efficiency co-production of ferulic acid and xylooligosaccharides from wheat bran by recombinant xylanase and feruloyl esterase. Biochemical Engineering Journal, 120: 41-48

Wu X, Ge X, Liang S, et al. 2015. A novel selective accelerated solvent extraction for effective separation and rapid simultaneous determination of six anthraquinones in Tartary buckwheat and its products by UPLC-DAD. Food Analytical Methods, 8: 1124-1132

Wu Y V. 1983. Effect of germination on oats and oat protein. Cereal Chemistry, 60: 418-420

Yang X J, Dang B, Fan M T. 2018. Free and bound phenolic compound content and antioxidant activity of different cultivated blue highland barley varieties from the Qinghai-Tibet Plateau. Molecules, 23 (4): 879

Yangcheng H, Gong L, Ying Z, et al. 2016. Pysicochemical properties of Tibetan hull-less barley starch. Carbohydrate Polymers, 137: 525-531

Yu X, Yu H, Zhang J, et al. 2015. Endosperm structure and physicochemical properties of starches from normal, waxy, and super-sweet maize. International Journal of Food Properties, 18 (12): 2825-2839

Yuan R C, Thompson D B, Boyer C D. 1993. Fine structure of amylopectin in relation to gelatinization and retrogradation behavior of maize starches from three *wx*-containing genotypes in two inbred lines. Cereal Chemistry, 70: 81-81

Zeisel S H. 2002. Choline: An essential nutrient for humans. Nutrition, 16 (7-8): 669-671

Zhang G, Wang J, Chen J. 2002. Analysis of β-glucan content in barley cultivars from different locations of China. Food Chemistry, 79 (2): 251-254

Zhang W, Lan Y, Dang B, et al. 2023. Polyphenol profile and *in vitro* antioxidant and enzyme inhibitory activities of different solvent extracts of highland barley bran. Molecules, 28: 1665

Zhao M, Lin Y, Chen H. 2020. Improving nutritional quality of rice for human health. Theoretical and Applied Genetics, 133 (5): 1397-1413

Zheng C, Hu C, Ma X, et al. 2012. Cytotoxic phenylpropanoid glycosides from *Fagopyrum tataricum* (L.) Gaertn. Food Chemistry, 132 (1): 433-438

Zheng J, Wu H, Zhu H, et al. 2019. Determining factors, regulation system, and domestication of anthocyanin biosynthesis in rice leaves. New Phytologist, 223 (2): 705-721

Zhu F. 2016a. Buckwheat starch: Structures, properties, and applications. Trends in Food Science and Technology, 49: 121-135

Zhu F. 2016b. Chemical composition and health effects of Tartary buckwheat. Food Chemistry, 203: 231-245

Zhu Q, Yu S, Zeng D, et al. 2017. Development of "purple endosperm rice" by engineering anthocyanin biosynthesis in the endosperm with a high-efficiency transgene stacking system. Molecular Plant, 10 (7): 918-929

Zhu Y, Li T, Fu X, et al. 2015. Phenolics content, antioxidant and antiproliferative activities of dehulled highland barley (*Hordeum vulgare* L.). Journal of Functional Foods, 19: 439-450

第二章　谷物加工与产品营养特征

谷物加工是将原始谷物籽粒经由多个单元操作完成的，并形成满足食品配料功能或人类可直接食用的各种食品的复杂过程。通常采取物理、化学、生物或其结合的手段对谷物进行适当的加工会显著改善制品的适口性、风味等食用品质，以及提高其在人体中的消化、吸收和利用，甚至提升其抗氧化水平等营养价值，常见的谷物加工方法有蒸煮、焙烤、挤压膨化、超微粉碎等，以及浸泡、油炸、微波、超高压、电场、磁场等，还可以借助微生物发酵、生物酶处理改变谷物组分的化学结构等。不同的加工方法、工艺条件对谷物制品的营养成分、口感、风味特征、功能活性等方面的影响不同。因此，全面深入解析不同加工技术对谷物制品的食用品质、营养特性的影响，有助于在实际应用中更好地选择和优化食品加工方法及条件，满足消费者对于食品感官、营养与健康的需求；同时对于扩大谷物深加工领域的发展空间，拓展谷物制品种类，研发新型功能性谷物食品，指导谷物制品的深加工的研究和高值化利用具有重要意义。另外，随着现代加工技术及生物技术的快速发展，这些新技术可以在理论上丰富谷物工艺学与营养学的研究内容，这在精准分析谷物营养成分、改善食用品质、维持甚至提升谷物功能活性等方面有显著科学意义与工业价值。

第一节　燕麦加工与营养特征

一、燕麦品种、产量及分布

1. 燕麦品种

燕麦一般分为带稃型和裸粒型两大类。带稃型燕麦籽粒带壳，称为皮燕麦，为欧美主要栽培品种，多数饲用，少数食用。裸粒型燕麦籽粒不带壳，称为裸燕麦，是我国的主要栽培品种，占我国燕麦种植面积的90%以上，多数食用，少量饲用。根据燕麦属植物细胞遗传基础及特点，将其分为二倍体、四倍体和六倍体3个种群，现燕麦属植物约有30个种，其中包括5个栽培种（郑殿升，2010）。与裸燕麦相比，皮燕麦产量较低，相对不耐旱，加工性能较差。

2. 燕麦的产量及种植分布

20 世纪 60 年代以来，燕麦的种植面积和产量不断下降，但迄今为止，燕麦的产量在世界主要粮食作物中，仅次于玉米、小麦、大麦、高粱和小米，居第六位。2020 年，全球燕麦产量为 2533 万 t，比 2019 年增长 10.65%。欧盟是燕麦最大产区，其次是加拿大、俄罗斯、澳大利亚、美国和巴西。最大的燕麦消费地区是欧盟、俄罗斯、美国、加拿大、澳大利亚和中国。全球燕麦主要生产地区和消费地区分布状况见图 2-1。

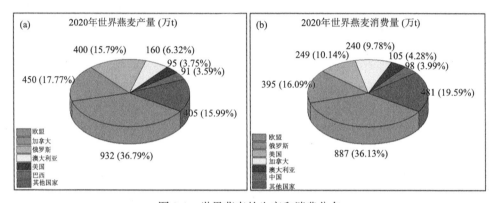

图 2-1　世界燕麦的生产和消费分布

与其他作物相比，燕麦更适应不同的土壤类型，并且在酸性土壤中表现更好。燕麦生长喜欢凉爽潮湿的气候，对炎热干燥的天气很敏感，因此，燕麦主产区通常集中在北纬 35°到 65°（包括芬兰和瑞典）以及南纬 20°到 46°（包括阿根廷、巴西和智利）之间。燕麦适合与小麦、大麦、马铃薯轮作，是重要的优良轮作作物。

世界上大部分的燕麦为春季播种，秋季播种一般只在澳大利亚和夏季炎热干燥的美国南部各州。在冬季严寒的地方，如斯堪的纳维亚半岛、美国北部各州、加拿大和热带地区的高海拔地区，通常播种短季到中熟的燕麦品种。

近几年随着燕麦产业的发展，我国燕麦的播种面积在逐年增加。内蒙古燕麦播种面积 16.67 万 hm²，产量为 15 万 t 左右，主要集中在阴山北麓；河北播种面积 13.33 万 hm²，产量为 22 万 t 左右，主要集中于坝上地区；青海种植面积 12 万 hm²，以皮燕麦为主，年产饲草 90 万 t 左右；山西和甘肃燕麦种植面积相对稳定，山西 10 万 hm²左右，产量 10 万 t，主要集中在北部地区，甘肃 8 万 hm²，产量为 8 万 t 左右（任长忠和胡新中，2016）。

我国燕麦主要分布在华北、西北、西南和东北，产区之间因不同的自然环境和耕作制度形成明显的自然区域。任长忠和胡跃高（2013）根据种植区域将燕麦产区划分为华北区、西北区、西南区和东北燕麦产区。华北区包括河北省、山西省、内蒙古等省份，是燕麦的主产区。河北坝上是燕麦的主产区之一，播种面积13.0 万 hm²左右，张家口地区燕麦加工初具雏形，加工厂较多，年加工销售能力10 万 t 左右，产品在国内的占有率高，张家口还有全国最大的有机燕麦、无公害燕麦生产基地，面积达到 5.6 万 hm²；山西是传统的燕麦主产区，燕麦播种面积10 万 hm²左右，山西省由于独特的气候条件，成为中国燕麦的优质产区，燕麦硒和蛋白质含量高于周围其他省份；内蒙古自古以来就是燕麦的种植区，燕麦是农牧交错带传统的优势作物，是当地不可缺少的粮饲兼用作物，内蒙古历年平均播种面积 15 万 hm²左右（任长忠和胡跃高，2013）。

西北区包括甘肃省、青海省、陕西榆林和宁夏固原、新疆伊犁和西藏日喀则等。青海属于高寒地带，日照强、温差大、土壤含钙高，干物质的量积累快，青海燕麦播种面积 10.4 万 hm²左右，其中 10 万 hm²左右为饲草用；甘肃燕麦种植以山坡地为主，燕麦播种面积 8 万 hm²左右，甘南和临夏州为农牧交错带，主要种植皮燕麦用于饲草料，其他地区均以种植裸燕麦为主（任长忠和胡跃高，2013）。

二、燕麦关键组分与加工

近年来，随着对燕麦的许多营养益处的不断了解，对燕麦产品的需求增加。不同提取及加工方式对燕麦的营养组分及燕麦制品品质会产生不同影响。

1. 燕麦关键组分的提取

1）燕麦淀粉的提取

在燕麦籽粒中，淀粉被胚乳中的 β-葡聚糖和蛋白质所包围，特别是淀粉和蛋白质的强烈结合以及 β-葡聚糖的存在，从燕麦中分离淀粉比其他谷物要复杂，其中蛋白质的去除是影响淀粉提取率的关键步骤。可将燕麦浸泡在水、0.2%二氧化硫或 0.13%氢氧化钠中，经过湿磨燕麦，浆料通过网筛分离。为了分离燕麦淀粉，通常采用低搅拌速率的氢氧化钠溶液或高搅拌速率的碳酸钠溶液提取淀粉。同时，可考虑使用纤维素酶、半纤维素酶和蛋白酶的复合使用，增加其提取率。

2）燕麦膳食纤维的提取

燕麦膳食纤维主要来自燕麦麸皮，有水溶性和水不溶性两类膳食纤维。燕麦中总纤维含量高达 17%～21%，其中可溶性膳食纤维（主要由 β-葡聚糖组成）占总膳食纤维的 1/3。β-葡聚糖是一种水溶性非淀粉多糖，主要存在于燕麦籽粒的糊粉层和亚糊粉层中，燕麦 β-葡聚糖是由 β-（1→3）和 β-（1→4）糖苷键连接 β-D-吡喃葡萄糖单位所形成的一种高分子无分支线形黏多糖，是燕麦的主要功能成分之一。在燕麦籽粒中，β-葡聚糖可与其他组分紧密结合在一起，燕麦籽粒细胞壁中的 β-葡聚糖在其完整的细胞壁结构中不溶于水，但提取后则变得可溶，表明在聚合物间存在相当多的交联结构。

燕麦 β-葡聚糖具有较高的黏度，在食品中可作为增稠剂。其可以提高配料的分散性和稳定性，所以也可作为食品乳化剂和稳定剂。低分子量的燕麦 β-葡聚糖有一定的凝胶性；也可作为脂肪替代物，应用于肉糜制品或沙拉酱中，作为低能量的基料取代部分脂肪，适用于低脂肪甚至无脂肪的产品。基于燕麦的早餐谷物近来受到了极大的关注，它们富含功能性成分，如 β-葡聚糖和生物活性化合物，在降低血清和血浆胆固醇水平并降低餐后血糖反应等方面发挥作用（Ryan et al.，2011）。

β-葡聚糖是燕麦胚乳细胞壁的重要成分，特别在麸皮中含量极高，故常从燕麦麸皮中提取 β-葡聚糖。提取过程一般分为三步：①原料预处理，包括用湿热处理灭酶，以及有机溶剂脱脂等；②非 β-葡聚糖组分的结构破坏，提高 β-葡聚糖的溶出率；③β-葡聚糖的提取、纯化与回收。

3）燕麦蛋白质的提取

根据蛋白的溶解度，燕麦籽粒经过脱脂后，粉碎，依次用纯水提取、盐溶液提取、醇溶液提取、稀碱溶液提取，分别获得清蛋白、球蛋白、醇溶蛋白和谷蛋白四类蛋白组分。从营养角度，燕麦蛋白质中九种必需氨基酸含量占总蛋白的44%，超过了对学龄前儿童 34%的要求，并且含量均衡，符合人体氨基酸模式。另外，燕麦中球蛋白含量丰富（50%～60%），在谷物中为最高，球蛋白较谷蛋白更容易被人体消化吸收。燕麦蛋白质经酶解得到小分子肽和氨基酸，这类分子中含有亲水基团，可以吸收水分或者锁住皮肤角质层水分，具有很好的保湿功效。同时，燕麦蛋白质可以在较低浓度下成膜，在释放传递活性物质方面发挥潜在作用。

燕麦蛋白质含量较高，且在燕麦籽粒各部分均有分布，但在糊粉层富集。其中燕麦加工副产品燕麦麸皮中蛋白质含量有的品种可在 20%以上。与其他谷物相比，燕麦蛋白质有更高的生物利用率。与大豆分离蛋白相比，燕麦蛋白质具有较高的乳化性，并且其水合性高于小麦面筋，可用到肉制品中作为黏结剂、乳化剂。而燕麦蛋白质的起泡性略低，但脱脂处理后，起泡性有大幅提高（表 2-1）。

表 2-1　燕麦蛋白质与其他谷物蛋白的功能特性对比

	乳化活性指数（m^2/g）	乳化稳定指数（min）	持水性（mL/g）	脂肪结合能力（mL/g）	起泡性（%）	泡沫稳定性（%）	
						30 min	60 min
燕麦蛋白	45.2	8.0	2.70	2.62	25	55	40
去脂肪燕麦蛋白	37.0	7.2	1.95	2.80	120	70	52
小麦面筋蛋白	49.7	17.6	0.98	0.85	100	40	30
大豆蛋白	35.0	25.2	2.50	1.83	135	74	70

4）燕麦脂肪的提取

燕麦中的油脂含量在谷物中居于前列，有的品种可高达籽粒质量的8.8%，其大部分脂肪为不饱和脂肪酸，占总脂肪的82.17%，主要由亚油酸和油酸组成。不饱和脂肪酸是公认的有利于血脂健康的关键脂肪酸，在维持细胞正常生理功能方面发挥作用；同时，还有利于维生素A、D、E、K以及类胡萝卜素等脂溶性维生素的吸收。溶剂浸出是制取燕麦脂质常用方法，也可采取超临界CO_2萃取获得高品质的燕麦油脂。

2. 不同加工方式对燕麦品质的影响

1）烘麦对燕麦品质的影响

在完整的谷粒中，脂肪酶和脂氧合酶在物理空间上是分开的，因此它们不与磷脂反应。然而，在研磨过程中，大多数分区被破坏，使酶和脂质相互作用。因此，为了在分解之前控制异味发展，必须通过热变性使脂肪酶和脂氧合酶失活，可通过蒸汽加热（称为烘麦）来实现。烘麦的另一个优点是它增加了美拉德反应，即蛋白质和碳水化合物之间的非酶反应，同时，伴随着抗氧化合物的形成，可进一步增加脂质的稳定性，以及烘麦香气的产生。

烘麦最常见的方法是将去壳燕麦籽粒放入长垂直圆柱体中，然后将蒸汽和空气注入柱子中。将新鲜蒸汽注入塔顶以快速提高加料的温度。蒸汽增加了去壳燕麦籽粒的水分含量，提升灭酶效果，因为酶抑制的效率随着水分含量的增加而增加。然而，过多增加水分含量会降低最终产品的质量和储存稳定性，因此，在柱体下方，去壳籽粒会受到辐射加热（干热）以蒸发多余的水分。辐射加热在物料脱水的同时，还加速物料美拉德反应，产生了所需的坚果风味和焦糖色。在此过程即将结束时，将空气注入，降低物料温度并进一步去除水分，整个烘麦过程可确保物料的含水量达10%左右。因过氧化物酶比脂肪酶和脂氧合酶更加热稳定，因此，通过测量过氧化物酶活性来监测酶失活的有效性，其完全失活可确保脂肪酶和脂氧合酶也被灭活。

烘麦也有利于提升燕麦的质量。灭活细菌、酵母菌和霉菌，可以延长保质期并提升食品安全性。然而，与所有热处理一样，烘麦也会破坏一些易受热敏感的维生素，如B族维生素，但烘麦形成的延长保质期的优势远超过这些不良影响。

2）灭酶对燕麦品质的影响

有研究发现，采用焙炒、红外灭酶处理制得的燕麦粉的气味值较高压蒸制、常压蒸制和微波处理的高。红外和微波处理组燕麦粉较炒制、蒸制组白，与色泽的感官评价结果基本一致。除糊化温度外，不同加热方式制得的燕麦粉的黏度特性均存在显著性差异，如处理后燕麦粉的气味、色泽及其他物化性质均有不同变化，因此，应结合燕麦粉的不同用途选用合适的热处理（灭酶）方式。同时，与未灭酶的燕麦相比，采用炒制、蒸制灭酶制得的燕麦籽粒的出粉率较对照组平均高出 3.12%，红外灭酶处理的燕麦籽粒出粉率增加了 6.84%（曹汝鸽等，2010）。炒制、蒸制和红外烘烤均降低了燕麦粉的糊化起始温度，蒸制和红外烘烤提高了燕麦粉的峰值黏度、最终黏度和低谷黏度。从产品的感官品评结果可知，红外烘烤灭酶制得的燕麦粉，与小麦粉混合制得的馒头感官品评得分最高，表明红外烘烤灭酶有助于提高出粉率和适合燕麦传统食品制作。

不同热加工方式对燕麦全谷物营养品质和消化特性的影响如下：常压蒸制、高压蒸制和微波处理使燕麦全谷物中的 β-葡聚糖含量降低；炒制和高压蒸制处理可以增加燕麦全谷物中总膳食纤维的含量，微波和常压蒸制处理使得总膳食纤维含量降低，但会提高蛋白质的消化率；同时，这四种加热处理方式均会提高快消化淀粉的含量。与蒸煮灭酶（30 min）相比，微波 40 s 灭酶燕麦片的总酚、总淀粉和快消化淀粉含量均显著增加，而粗蛋白、粗脂肪、β-葡聚糖含量基本无显著性变化。随着微波灭酶时间增加，燕麦片 β-葡聚糖含量、总酚含量和蛋白质体外消化率均降低，脂肪和快消化淀粉含量增加，峰值黏度、最终黏度、破损值、回生值均随微波时间增加显著提高，说明微波灭酶处理时间对燕麦片品质的影响明显（申瑞玲等，2016；顾军强等，2014）。不同热加工方式对燕麦中 β-葡聚糖的特性有影响，传统高温炒制、红外处理和蒸煮均提高了裸燕麦 β-葡聚糖溶液的乳化性、乳化稳定性和黏度，但未改变裸燕麦 β-葡聚糖溶液的非牛顿流体本质。与未处理的裸燕麦中的 β-葡聚糖相比，蒸煮、炒制和红外热加工均会降低 β-葡聚糖的分子量，红外热处理使 β-葡聚糖的分子量降低得更多（任清等，2014）。

3）挤压膨化技术对燕麦品质的影响

采用双螺杆挤压对'白燕 2 号'进行处理，结果表明，燕麦在挤压过程中发生了美拉德反应，L^* 降低，a^* 降低，b^* 增加，ΔE 降低；挤压后物料微观结构表面粗糙、富有层次感；燕麦挤出物吸水性增加，可溶性 β-葡聚糖含量有所增加。经挤压处理的燕麦总氨基酸含量和各种氨基酸含量均降低（舒恒，2016）。将挤压膨化的燕麦粉添加到小麦面团中，分析小麦面团的品质变化。研究结果表明，与添加相同量的燕麦生粉相比，添加挤压膨化燕麦粉的面团吸水率和稳定时间增加，面团的回生值、黏度、黏度崩解值和拉伸弹性降低，这可能是由于添加挤压膨化燕麦粉阻碍面团面筋结构的形成。同时，添加挤压膨化燕麦粉制得的面包的比容下降，硬度、咀嚼性及回复性增加，然而添加挤压膨化燕麦粉 8% 和 16% 时，感官评分高于添加相同量的燕麦生粉面包（吉梦莹等，2017）。挤压可改变 β-葡聚糖降低血清胆固醇的能力，在含有 3g β-葡聚糖/份的早餐谷物中，低分子量 β-葡聚糖比高分子量 β-葡聚糖在降低低密度脂蛋白胆固醇的能力上会下降 50%。

4）发芽对燕麦品质的影响

谷物种子在发芽过程中会产生系列形态和生理生化变化，如蛋白质和淀粉等大分子被水解利用，而矿物质和抗氧化物质含量增加，植酸、蛋白酶抑制剂等抗营养因子质量分数降低，总体提高谷物消化率和营养价值。

李利霞等（2012）研究了发芽条件对燕麦品质的影响，结果表明，发芽时间越长、发芽温度越高，燕麦中植酸和β-葡聚糖质量分数则越低，蛋白质体外消化率随着发芽时间的延长而升高，浸麦温度对植酸质量分数、β-葡聚糖质量分数及蛋白质体外消化率没有显著影响。在预浸泡条件下，发芽 4 d，燕麦中植酸质量分数下降了42.8%，而蛋白质消化率上升142.1%。同时，也有研究结果表明，燕麦发芽过程中，天冬氨酸（Asp）、谷氨酸（Glu）、丝氨酸（Ser）呈降低趋势，但在发芽后期含量增加，其余氨基酸和总游离氨基酸含量在发芽过程中均呈增加趋势。燕麦蛋白体外消化率随着发芽时间的延长而增加，发芽48～60h 体外消化率基本达到峰值，比未发芽燕麦增加了 19%左右（徐建国，2012）。徐托明等（2011）分析了发芽 6d 裸燕麦组分变化，结果表明，发芽过程中燕麦中的总氮含量和脂肪含量变化不明显，而淀粉含量从原种子的63.04%降至52.8%，游离氨基酸、可溶性糖和还原糖含量显著增加，β-葡聚糖含量显著下降。罗艳平等（2016）研究认为，随着发芽时间的延长，燕麦蛋白质体外消化率、总多酚含量、可溶性膳食纤维都大幅度增加，而β-葡聚糖的含量和不溶性膳食纤维含量明显降低。发芽第 5 d时，燕麦中总多酚含量（30.46%）、蛋白质体外消化率（138.6%）、可溶性膳食纤维含量（59.74%）均有显著性增加，而β-葡聚糖含量（80.38%）和不溶性膳食纤维含量（19.56%）均有所降低。发芽诱导的燕麦物化指标分析也表明，与未发芽燕麦全粉相比，发芽后的燕麦全粉的乳化性、吸水性、水溶性均有显著提高（于晓妮等，2015）。

3. 燕麦相关食品的加工

1）全燕麦粉

全燕麦粉是燕麦的初加工产品。裸燕麦经清理除杂、洗麦、润麦、灭酶处理后，进入磨粉机研磨过筛，即得燕麦粉。燕麦粉产品包括去掉麸皮的燕麦精粉和含有麸皮的燕麦全粉。与其他谷物相比，燕麦籽粒中的脂肪含量较高，因而磨粉时容易出现黏块现象，导致磨粉机堵塞，不容易实现精细研磨。一般燕麦籽粒在磨粉前要进行烘炒，或者通过热风干燥和远红外烘烤工艺对燕麦籽粒进行高温处理，使得脂肪酶灭活，同时促进胚乳与皮层分离，从而提高燕麦出粉率。燕麦粉还可以继续进行深加工，如制作燕麦面包、燕麦面条、燕麦挂面、燕麦方便面等。

2）燕麦片

在欧美，燕麦片是燕麦最主要加工产品，有悠久的食用历史。在我国，燕麦片也是最主要的燕麦加工食品之一，占燕麦消费总量的 1/4，并且其产量和消费量还在逐年增加。

根据燕麦片的加工工艺和食用方法，燕麦片可分为预煮燕麦片和快熟燕麦片。预煮燕麦片在食用前需在沸水中煮 3 min 以上，而快熟燕麦片不需要蒸煮，只需在热水中浸泡数分钟即可食用。根据原料与风味的不同，燕麦片还可以分为原味燕麦片与混合型燕麦片。原味燕麦片由燕麦一种原料制成，不额外添加糖、盐、脂质等物质，口感相对单一，但保留了燕麦自身性质。混合型燕麦片在燕麦包装之前，加入了 1 种或多种辅料，包括奶粉、核桃、葡萄干、杏仁、蔗糖等，使得产品具有风味和口感的多样性。

在燕麦片加工过程中，灭酶处理同样十分重要。通常对清理和分级后的燕麦籽粒进行蒸煮灭酶。灭酶过程不仅可以使得籽粒中的脂肪氧化酶失活，改善燕麦的储藏性和货架期，还可以调整燕麦籽粒中的含水量，增加韧性，尽量减少在后续籽粒切割中因籽粒破碎所带来的损失。

通常情况下，对于快熟燕麦片的加工，还需在灭酶后切粒。一般燕麦籽粒沿轴向被分割成 2~4 节，切割有利于增大燕麦的比表面积，从而使得燕麦片更容易冲调。也有部分燕麦片不经过切粒处理，这类燕麦片的外观更加完整，只是在食用时需要更长的冲调时间。在切粒工艺之后，为增加燕麦片的冲调性，通常将切割后或完整的籽粒压制成片状，以增加其比表面积，使其更容易吸水。

许多学者已经对燕麦片风味进行了大量研究。从田间直接收集来的燕麦籽粒缺乏风味，燕麦产品香气特性的开发需要进行热处理的干预（Heydanek and McGorrin，1981）。热处理是燕麦产品产生独特风味过程中最重要的步骤，如果没有合适的热处理过程，燕麦产品会保留其原本平淡、生涩、略带苦味的味道。燕麦产品的典型风味特征来自脂质氧化产物和在热加工过程中形成的 N-杂环化合物（Heydanek and McGorrin，1986）。

燕麦的典型热处理方法包括蒸汽稳定化法，蒸汽处理会使大多数酶失活，然后进行烘麦处理，这个过程有助于后续风味的发展。然而单独的蒸汽处理并不会影响产品风味，只有与加热结合起来才能产生理想的风味效果（Gansmann and Vorwerck，1995）。加工程序的选择会影响热处理的强度，同时也会影响燕麦产品的质量。过度加工可能导致氧化酸败，而加工不充分则可能会留下残留的酶活性。如果对燕麦籽粒进行整体的热处理则可能导致腐臭和苦味，但如果燕麦在加热前脱壳，则会产生新鲜的、具有燕麦独特风味的产品（Moltenberg et al.，1986）。对风味成分组成影响最大的是脂肪含量和燕麦的制备过程，如在烘烤前还是烘烤后进行碾磨（Fors and Schlich，1989）。热处理食品中风味的形成通常与美拉德反应有关（Mauron，1981），以及美拉德反应和脂质降解产物之间的进一步相互作用有关（Bruechert et al.，1988；Huang et al.，1987）。热处理后，典型的美拉德反应产物如吡嗪和呋喃酮的含量会增加（Heydanek and McGorrin，1981）。挥发性物质产生于燕麦压片步骤之后，它们是热依赖性化合物前体和热依赖性化合物的复杂混合物，普遍认为这些挥发性物质是产生燕麦籽粒和燕麦片香气差异的原因之一（Heinio et al.，2001；Sides et al.，2001）。

燕麦含有比其他谷物更高水平的脂质，这被认为是一种健康的不饱和脂肪酸的来源。它们代表蛋白质、糖、脂肪和挥发性化合物组成的高度复合体（Heinio et al.，2001，2002）。据研究报道，（E，E，Z）-2,4,6-非甾体类物质是燕麦片芳香化合物的关键性挥发性化合物（Schuh and Schieberle，2005）。这种化合物在空气中极低的 0.0002 ng/L 气味阈值时表现出强烈的燕麦片气味，然而，当浓度更高时，其可能转变成深度油炸的气味。通过稳定同位素稀释法估计燕麦片中（E，E，Z）-2,4,6-非甾体的浓度约为 13 μg/kg。

通过对经历不同热处理过程的燕麦产品挥发性物质分析，以及通过感官分析加工过程中风味的改变，揭示热处理对燕麦片风味影响的诱因。湿热处理导致挥发性化合物浓度从生燕麦中的 1409.9 mg/kg 增加到烘麦燕麦中的 2457.9 mg/kg。然而，脱壳过程导致总挥发物减少至 430.8 mg/kg。这可能是去除麸皮的效果，因为麸皮中也存在挥发物。挥发性化合物的组成高度依赖于热处理的参数，特别是当发生美拉德反应并且风味可能受到吡嗪、吡咯和呋喃的影响时（Sides et al.，2001）。在燕麦片中鉴定的挥发性组分中，使用气相色谱-嗅觉（GC-O）测定法和香气提取物稀释分析（AEDA），鉴定的燕麦片的关键芳香化合物是甲硫氨酸二甲酯、1-辛烯-3-醇、2-甲基-3,5-二乙基吡嗪，以及 2-甲基-3-呋喃甲醇，其具有烤/熟燕麦片风味特征。其中，2-甲基-3-呋喃甲醇具有最高的风味稀释因子，这种物质可能赋予了该产品的整体风味。顶空固相微萃取（SPME）和溶剂辅助氟化蒸发（SAFE）技术用于分离芳香化合物。顶空中最丰富的化合物是己醛，其浓度为 176～1671 mg/kg，具体浓度取决于燕麦加工的阶段。对我国不同地区不同品种的燕麦片进行分析，发现挥发性化合物以醛类、烃类、醇类、酯类为主，其中醛类化合物的种类和含量都相对较高，是燕麦片最主要的挥发性物质（胡新中和任长忠，2014）。

3）燕麦米

燕麦米是近年来出现的一种新的燕麦加工产品，具有口感好，符合我国消费者的饮食习惯，食用方便、营养价值较高、功效较显著等特点。燕麦米是经过打磨、灭酶后能在较短时间煮熟的与大米食用方式类似的燕麦产品。虽然目前市场对于燕麦米的认识没有统一标准，但总体来说，燕麦米基本包括了三种类型：整粒型生燕麦米、破皮型半熟燕麦米以及切断型全熟强化燕麦米。整粒型生燕麦米指燕麦经过打毛清理等简单处理的产品，以传统产区的燕麦产品为代表；破皮型半熟燕麦米是指经过碾压机去除了表面的麸皮，并经过高温灭酶后的产品；切断型全熟强化燕麦米是指经过切分处理并高温蒸煮后熟化的燕麦产品（任长忠和胡跃高，2013）。

目前市场上燕麦米加工工艺通常是采用物理方法去除外壳和其他异物，然后去除麦毛，再利用加热处理或者蒸汽处理的方法灭菌、消除麦粒酶活性等而制成。

在燕麦米加工过程中，灭酶工艺是最为关键的控制点。灭酶处理可以使燕麦米的外观更好，色泽发亮，另外可以产生燕麦特有的香味。目前市场上燕麦的灭酶方法主要包括焙炒、普通烘烤、红外烘烤、常压蒸煮、高压蒸煮等。研究发现不同灭酶处理会对燕麦籽粒结构和理化特性有不同程度的影响。其中，红外烘烤灭酶处理是一种新型的加工方法，具有处理时间短、水分损失少、灭酶效果佳的优点。使用红外烘烤时，用水处理非常重要，如果水分活度低，红外不能达到灭酶的效果。另外，红外烘烤的产品感官上与常压蒸汽处理的产品相比较差。于是，胡新中和任长忠（2014）通过研究改善了红外灭酶工艺。先将燕麦籽粒进行打磨，再进行 5 min 常压蒸汽处理，最后通过红外烘烤增香、增亮。这样，酶活性不仅能够彻底失活，达到延长产品保质期目的，产品的感官、白度、容重都具有很好的效果。

考虑到燕麦中赖氨酸含量较高，可以与赖氨酸含量较低的大米按一定比例混合，不仅改善以大米为主食的赖氨酸缺乏的症状，同时改善纯燕麦米口感不佳的情况。研究发现，综合考虑氨基酸互补和口感效果，发现在燕麦大米混合米中燕麦米比例为35%时为最佳，其混合米的氨基酸模式最优，感官评价最好（胡新中和任长忠，2014）。

4）挤压膨化燕麦食品

挤压膨化技术是集物料的混合、搅拌、破碎、加热、蒸煮、杀菌、膨化及成型为一体的加工技术，已广泛应用于食品加工（Daou and Zhang，2012；Anttila et al.，2008）。与传统的加工工艺相比，挤压技术可以有效地降低生产成本，提高生产效率，而且能较大程度保持燕麦的营养成分。与单螺杆挤压相比，双螺杆挤压有出品率高、颗粒成型好、粒形均匀、输送能力强、易操作控制、生产过程稳定等优势（魏益民等，2005）。

卜宇等（2017）以燕麦粉为原料，采用二次挤压技术生产燕麦全粉挤压面条，对制得的面条分别进行调湿老化（温度为 25℃，湿度为 80%条件下老化 6、24 h）、蒸制老化及冷冻老化（-18℃条件下老化 6 h、24 h）处理，并分析燕麦全粉挤压面条老化特性和蒸煮品质特性。研究结果表明，调湿老化处理后的燕麦全粉挤压面条的回生值、相对结晶度、热焓值最大，蒸煮损失最小。因此，调湿老化可以作为燕麦全粉挤压面条老化调控的有效处理方法。调湿老化时间和湿度对于燕麦全粉面条的老化品质和蒸煮品质影响显著，60%湿度条件下处理 48 h 制得的燕麦全粉挤压面条品质最佳。

燕麦中脂肪含量会负面影响挤压过程和产品的膨化效果（Anttila et al., 2008）。研究结果表明，低脂肪（4.96%）比高脂肪（7.94%）含量的燕麦全籽粒的挤压效果更好。常温条件下浸泡 2 h，结合蒸煮 5～15 min 可以有效增加籽粒含水量（40%），降低籽粒硬度，制得的挤压产品更光滑。添加淀粉可以提升燕麦全籽粒挤压效果，从燕麦全籽粒挤压产品感官品评的综合得分可知，最优加工工艺为：螺杆转速 300 r/min，蒸煮时间 5 min，淀粉添加量为 20%，而未添加淀粉的燕麦全籽粒挤压产品表面粗糙，食用品质不佳。但添加淀粉会在一定程度上降低全燕麦产品的营养价值（张哲学等，2015；Anttila et al., 2008）。

5）燕麦乳饮料

随着植物饮料的兴起，燕麦饮料也越来越受大家欢迎，如燕麦乳饮料、燕麦啤酒、燕麦发酵饮料等。燕麦乳饮料是指以燕麦为单一原料或主要原料并适量配以其他乳汁加工而成，分为液态饮品、固态冲剂和片状混合剂。燕麦乳是燕麦的水提取物，不仅含有燕麦中的可溶性营养成分，还含有一些水不溶性物质，如膳食纤维、脂肪等。

燕麦乳口感独特，在体系中蛋白质、膳食纤维和脂肪形成的胶体复合物的存在，赋予燕麦乳外观浓稠、口感爽滑的产品特征。同时蒸煮/焙炒可使燕麦产生独特风味，是继豆奶之后又一良好的乳制品替代物。

目前燕麦粉已成为一种重要的食品配料，燕麦粉在水中的熟化会导致体系的黏度大、流动性差，燕麦粉浓度达到 10%时就难以进行正常的喷雾干燥，通常可利用淀粉酶适度降低物料黏度，同时提高物料浓度，有利于喷雾干燥的进行和降低干燥过程中的能耗。

三、燕麦产品营养特征

1. 燕麦降低麸质过敏

早期有关燕麦对乳糜泻患者的适应性的研究表现出矛盾的结果（Dissanayake et al., 1974；Baker and Read, 1976）。这可能是因为缺乏精密和可靠的诊断测试以及合适的临床试验。另外在运输、储存、碾磨或食品加工过程中，可能在田间发生燕麦被其他谷物污染的情况（Kanerva et al., 2006）。因此，燕麦才被排除在无麸质饮食之外。但随后的临床研究证明，大多数成人乳糜泻患者可以耐受中度甚至较大量燕麦的摄入。各种报道表明燕麦的安全性，包括作为患有乳糜泻人群的无麸质饮食中的安全性（Hoffenberg et al., 2000；Hogberg et al., 2004；Holm et al., 2006）。这可能与燕麦中谷蛋白含量较低或特有的谷蛋白分子结构，甚至人体间的差异性等因素有关，但大样本研究的必要性，特别是麸质过敏程度与谷蛋白含量、蛋白结构之间三者的关联性的大样本水平上的研究则显得尤为必要。

2. 燕麦降低血糖血脂

糖尿病是一种多发病、常见病，并且开始逐渐向低龄人群发展，严重威胁人体健康。大量临床研究表明燕麦可有效降低血糖和血液胆固醇水平，美国食品药物监督管理局于 1997 年发表声称，燕麦和燕麦可溶性纤维具有降低血糖的作用。推荐的有效消费量至少为每份可溶性纤维 β-葡聚糖 0.75 g，每日摄入量至少为 3 g（四份）。

碾磨和烹饪过程会使燕麦产品中淀粉的消化率显著变化，由大片燕麦制成的粥的血糖反应显著低于即食燕麦。这种差异可能与燕麦的生产和烹饪期间增加的淀粉凝胶化，特别是淀粉-β-葡聚糖-蛋白形成的三元共聚物有关。因谷物是人体血糖的主要来源，依谷物品种、加工、结构特征不同，其在人体小肠消化过程中释放血糖的速率是不同的，为此，科学界采用血糖指数（glycemic index，GI）这一指标来描述不同食物在人体中血糖释放的状态，此概念是指基于食物与参考食物的餐后血糖反应的比较，进而对食物进行归类。具体计算公式如下：

$$血糖指数 = \frac{被测食物餐后血糖反应曲线下增值面积}{参考食物餐后血糖反应曲线下增值面积} \times 100 \qquad (2\text{-}1)$$

参考食物最初选用葡萄糖，后来固定为白面包，因为白面包易被人接受，且避免葡萄糖高渗造成影响。将白面包血糖指数定为 100，其他食物血糖指数值可由上述公式进行计算得出。将 GI≤55 的食物定义为低血糖指数食物，GI 56～69 定义为中血糖指数食物，而 GI≥70 则定义为高血糖指数食物。

燕麦中一些生物活性成分，如燕麦 β-葡聚糖和酚类物质，可以控制 GI 上升，为此，燕麦中关键组分通过自身结构与消化特征，或通过与其他组分的交互作用而发生对 GI 的影响，对 GI 影响的不同作用模式见图 2-2。

随着可溶性纤维 β-葡聚糖降低血液中的胆固醇已得到临床验证，相应的调控机制也相继被提出，其中包括由于肠内容物的黏度增加而降低葡萄糖的转运与吸收；β-葡聚糖与胆汁盐的结合，在增加大肠中短链脂肪酸合成的同时，抑制胆固醇的合成。研究发现摄食 1%～10%的 β-葡聚糖可成功降低中度高胆固醇血症患者的胆固醇、葡萄糖和胰岛素反应（Hallfrisch et al.，1997），这可能是因为 β-葡聚糖的肠黏度作用被认为会增加小肠未搅拌层的厚度，减缓和抑制脂质和胆固醇的吸收。另外，也有研究报道认为燕麦降低胆固醇的功能可能与其含有降低胆固醇特性的 lunasin 肽有关（约 0.197 mg/g 谷粒）（Nakurte et al.，2013）；也可能与其含有较多的亚油酸有关，因为亚油酸可以与胆固醇结合为酯，然后进一步降解为胆酸被排出体外。

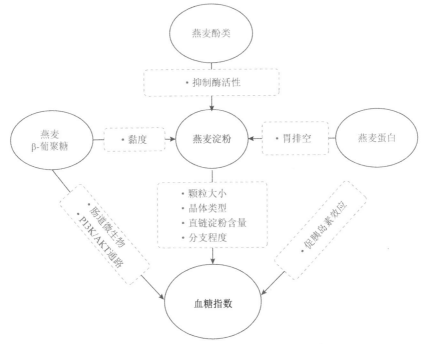

图 2-2　燕麦中关键组分对 GI 的影响模式示意图

3. 燕麦调节肠道功能

除了众所周知的降低血液胆固醇和降低血糖反应的效果之外，燕麦麸皮的膳食纤维已被证明具有许多其他生理功能，如延缓胃排空、延长饭后饱腹感等。在大肠中，燕麦中的膳食纤维是大肠中微生物良好的可发酵碳源，增加发酵活性，有利于结肠内短链脂肪酸的合成。已证明由 β-葡聚糖产生的寡糖作为选择益生因子，促进益生菌增殖（胡新中和任长忠，2014）。燕麦 β-葡聚糖可以促进大鼠小肠的蠕动，提高小肠空肠和回肠的钠钾 ATP 酶和钙镁 ATP 酶活性以及细胞能荷。

β-葡聚糖的吸水作用增加了排泄物的湿重，从而减轻了便秘。形成的短链脂肪酸增强结肠黏膜的细胞增殖，降低结肠癌发生的风险。在胃和小肠中，燕麦 β-葡聚糖主要通过增加胃和肠内容物的黏度来起作用，该作用可能涉及内分泌和胃肠激素的神经激素系统介导。

4. 燕麦降低结肠癌发生率

燕麦由于其丰富的膳食纤维，因其在小肠中的不可消化性，在大肠中被肠道菌群代谢合成短链脂肪酸，主要为乙酸、丙酸和丁酸。其中丁酸盐是结肠细胞重要的能量剂（Roediger，1982），可调节细胞凋亡和细胞周期（Hsueh et al.，2011）。

丁酸盐也是一种组蛋白脱乙酰酶（HDAC）抑制剂。组蛋白脱乙酰酶是大多数癌症中产生的酶，作为 HDAC 抑制剂，一定浓度的丁酸通过诱导关键基因表达的改变，诱导细胞分化或凋亡。丁酸盐还参与氧化应激反应，在预防结肠细胞的 DNA 损伤中发挥作用，已被证明以 p-53 非依赖性途径诱导人结肠癌细胞系凋亡。

第二节　稻米加工与营养特征

一、稻米品种、产量及分布

1. 稻米品种分类

稻的品种繁多，包括 20 多个野生种以及 2 个栽培种（非洲栽培稻和亚洲栽培稻）且新稻种还在不断涌现，目前难以估算新稻种的数量。亚洲栽培稻可在世界范围广泛种植，非洲栽培稻仅限于西非地区种植。我国野生稻主要有 3 种，分别是普通野生稻、疣粒野生稻和药用野生稻。我国的栽培稻主要是亚洲栽培稻，亚洲稻分为籼米和粳米两个亚种。

稻谷的分类方法众多，最常用的是根据粒形、粒质和收获季节的不同，分为籼稻谷（早籼稻谷和晚籼稻谷）、粳稻谷（早粳稻谷和晚粳稻谷）、糯稻谷（籼糯稻谷和粳糯稻谷）。籼稻含 20% 左右的直链淀粉，起源于亚热带，种植于热带和亚热带地区，生长周期短，在无霜期长的地方一年可多次成熟。去壳成为籼米后，外观细长，其粒形为长椭圆形或者细长形，透明度较低。该种米米粒强度相对较小，耐压性能也较差。粳稻的直链淀粉较少，低于 15%，种植于温带和寒带地区，生长期长，一般一年只能成熟一次。去壳成为粳米后，外观圆短、透明（部分品种米粒有局部白粉质）、较厚，粒形一般呈椭圆形或者卵形，具有较大的米粒强度和较好的耐压性能，主食特性介于糯米与籼米之间。

稻谷按成熟时节还可分为早稻谷、晚稻谷。一般来说，同一类型的早稻谷的米粒角质粒比晚稻谷少，腹白更多，耐压性更差，质粒更疏松，因此，晚稻谷的食用品质一般更优于早稻谷。糯稻的支链淀粉含量接近 100%，黏性高。糯米又分为粳糯及籼糯，粳糯外观圆短，粒形一般为椭圆形，籼糯外观细长，粒形一般呈长椭圆形，也有的是细长形，这两种稻米的米粒颜色均为白色不透明。通常粳糯米用于酿酒和做米糕，籼糯用于八宝粥、粽子。根据直链淀粉含量，稻米可以分为超低直链淀粉含量品种（直链淀粉含量 1%～2%，如蜡质米）；较低直链淀粉含量品种（直链淀粉含量 2%～12%）；低直链淀粉含量品种（直链淀粉含量为 12%～20%）；中等直链淀粉含量品种（直链淀粉含量为 20%～25%）；高直链淀粉含量品种（直链淀粉含量为 25% 以上）。

稻米按颜色又可分为白米和有色米。有色米是指因色素沉积在水稻种皮或胚乳而形成色泽的一种特异水稻种质资源,种皮颜色可分为乌黑色、褐色、紫色、红色、紫黑色、黄色、黄褐色、咖啡色、紫红色、绿色等,一般按糙米或稍精碾的粗精米直接食用。有色米的种植在世界各地均有报道,而我国更是有色米资源大国,资源蕴藏占世界的90%以上。目前中国现有的水稻种质资源中,有色稻种占总稻米的10%左右,其中红米稻种占据有色稻种资源的首位。有色米资源生态多样性丰富,与普通大米一样,有籼、粳和糯之分,色彩纷呈,品质多样,为有色米育种和产品多样化开发奠定了基础。有色米最有代表性的是红米和黑米,红米米粒表皮呈红色或淡红色,胚乳为白色或透明,如中国江西出产的红米,煮熟后米饭较干、松,通常用于萝卜糕、米粉、炒饭等制作。黑米米粒表皮呈黑色、紫色或褐色,胚乳为白色或透明,目前也出现胚乳为黑色或灰色的品种。

2. 稻米的产量及种植分布

全世界每年生产稻谷约6.5亿t,其中亚洲占一半以上。中国和东南亚各国是大米的主产区,我国大米年产量2亿t左右,居世界第一位,占世界稻谷产量的1/3左右;其次是印度、印度尼西亚、孟加拉国、泰国、越南、缅甸、菲律宾和日本等国。大米年世界总产量约5.5亿t;年贸易量约2000万t,大米的出口国主要是泰国(约500万t)、印度(约400万t)和美国(约300万t),其次是越南和缅甸。大米的进口国较多,达100多个,但进口量都不大,年进口量超过100万t的国家有:巴西、印尼、伊朗等,其次是古巴、法国、德国、印度、俄罗斯等国。中国每年也进口一些特色品种的大米以满足国内不同层次的需求,如泰国的香米在国内有较大市场。

稻谷是中国粮食的主要支柱,在种植上具有适应性广、单位产量高的特点。水稻在我国三大粮食品种水稻、小麦、玉米生产中居于首位,虽然稻米的种植面积仅占粮食种植面积的28%,但是粮食产量达到了粮食总产量的40%左右。在我国,除青海外,各省份均有水稻种植,体现了稻米高产、稳产、适应性强的特性。

二、稻米关键组分与加工

稻谷除提供人们作为主食大米之外,大米加工后的副产物米糠、米胚等具有丰富的生物活性物质及营养成分,如优质蛋白质、脂肪、多糖、维生素、矿物质等营养素和生育酚、γ-谷维醇、二十八烷醇等生理活性物质。通过深加工和科学合理地综合利用,可开发成营养丰富、生理功能优越的健康食品原料。

1. 稻米加工工艺

稻谷在收割、脱粒、干燥、运输和储藏等环节难免会混入各种各样的杂质,这些杂质不仅会增加稻谷的质量和谷堆的体积，也会增加运输和保管费用，并且影响粮食的储藏安全性和食用安全性。稻谷清理的基本方法有：风选法（空气动力学特性不同）、筛选法（宽度与厚度不同）、精选法（形状和长度不同）、比重分选法（密度差异性）、磁选法（磁性差异性）等。

在尽量不损伤大米完整形态前提下，将稻谷外壳与大米籽粒分离，即获得糙米，完成脱壳工艺，又称砻谷；经分离，糙米送往碾米机械碾白，未脱壳的稻谷返回到砻谷机再次脱壳，而谷壳则作为副产品收集。碾米是加工优质精米的基础，通常采用物理机械的方法，将糙米表面的皮层部分或全部剥除。糙米皮层中含有较多的营养成分，如粗脂肪、粗蛋白、矿物质、维生素等，在将糙米皮层全部去除的同时，这些营养成分也会随之大量损失。根据糙米籽粒的结构特点，要将背沟处的皮层全部碾除，势必造成破碎率增加、出米率下降。

为增加大米表面亮度，抛光是生产优质精制米的一道工序。它是将白米，经着水适度润湿后，送入专用设备（白米抛光机）内，在一定温度下，米粒表层淀粉发生适度预糊化和胶质化，借助摩擦作用将米粒表面浮糠擦除，提高米粒表面的光洁度，同时有助于大米保鲜。

色选是精米品质保证和质量强化的一道工序，目的是去除黄粒米等变色米和异色杂质等，以提高大米纯度、外观品质，以及食用安全性。利用光电技术，将颜色不正常或感染病虫害的大米以及外来夹杂物检出分离，所用设备即为色选机。

米制品始终是消费者喜爱的食物，以大米为原料的加工产品有长的加工史，且种类繁多，主要归纳为：①大米半成品，如免淘米、强化米等；②方便米线、米制品速成品等；③方便性的粥类、饮料，如八宝粥、大米饮料等；④强化蛋白及其他营养素的米餐食品；⑤其淀粉易消化、蛋白低致敏性、风味柔和，是生产婴儿谷物食品的首选。还可以利用大米，或大米作为主要配料制作各类发酵制品，如米酒、米醋、米酒酿等。特别是近年来特医食品快速发展，通过控制其流变性、成胶性等质构特征，可以开发其在特医食品中的应用。

2. 稻米关键组分加工及其副产物开发

1）稻米的适度加工

大米的加工精度是指糙米在碾磨以及抛光的过程中其糠层的碾去程度，目前常用的大米加工精度的表征方法是重量表征法，也称碾磨率，指在碾磨过程中碾去大米的质量所占糙米的百分比，一般将糙米的加工精度定义为0%，加工精度≥10%被认定为精白米。随着消费者对食品品质和营养价值的日益关注，稻米加工精度的研究显得尤为重要。分析不同加工精度下稻米的营养成分变化，有利于揭示加工过程对稻米营养价值的影响机制。同时，探究加工精度与风味物质分布之间的关系，为稻米加工行业的优化升级提供理论支撑和实践指导。

（1）加工精度对稻米营养物质组成的影响。

大米中各粒层中成分的差异，导致不同碾磨度大米中的营养及食用品质会有所差异。贾梦（2022）选择了 5 种在海南当地收获的特色水稻品种，探究了不同加工精度对稻米营养物质的影响。五种大米中主要的营养成分含量如表 2-2 所示，相比于第一层，第二、三层的水分、脂肪、蛋白质含量逐渐下降，淀粉和直链淀粉含量程逐渐增加趋势。大米中蛋白质含量由第一层到第三层降低 10%左右，表明过度加工会造成谷物蛋白质流失。淀粉和直链淀粉的含量由外到内逐渐增加，即随着碾磨度的增大逐渐增大。此外，随着碾磨层数的递进，大米中水分含量逐渐降低。此外，不同品种大米中营养成分含量具有差距，这可能与其基因型及种植环境有关。

表 2-2　大米中基本营养成分的分布特征（贾梦，2022）

样品	水分含量（%）	脂肪含量（%）	蛋白质含量（%）	直链淀粉含量（%）	淀粉含量（%）
HD1	16.94 ± 0.07^{ab}	1.56 ± 0.05^{bc}	18.17 ± 0.22^a	11.13 ± 0.27^i	52.61 ± 0.68^f
HD2	13.60 ± 0.41^f	0.78 ± 0.06^f	11.14 ± 0.67^e	18.14 ± 0.26^d	61.96 ± 2.55^d
HD3	8.01 ± 0.34^i	0.51 ± 0.04^{ij}	6.14 ± 0.30^h	19.74 ± 0.4^b	77.27 ± 1.78^a
HSL1	16.48 ± 0.13^{bc}	1.67 ± 0.09^{ab}	17.51 ± 0.39^a	15.14 ± 0.24^f	63.04 ± 0.82^d
HSL2	13.19 ± 0.62^f	0.95 ± 0.10^e	12.54 ± 0.2^d	19.39 ± 0.4^{bc}	70.47 ± 0.74^{bd}
HSL3	7.09 ± 0.2^h	0.60 ± 0.03^{hi}	6.52 ± 0.09^h	21.32 ± 0.1^c	75.72 ± 1.29^a
JZ1	15.75 ± 0.11^d	1.73 ± 0.10^a	13.62 ± 0.29^c	17.04 ± 0.26^e	57.41 ± 2.29^e
JZ2	13.10 ± 0.15^f	1.34 ± 0.07^d	10.64 ± 0.28^e	18.97 ± 0.09^c	62.78 ± 0.78^d
JZ3	8.40 ± 0.13^i	0.74 ± 0.1^{gh}	4.15 ± 0.11^i	19.77 ± 0.09^b	71.62 ± 0.5^b
SLU1H1	16.22 ± 0.33^{cd}	1.41 ± 0.11^{cd}	14.87 ± 0.61^b	1.63 ± 0.05^l	52.13 ± 2.21^f
SLU1H2	14.3 ± 0.39^e	0.84 ± 0.05^{efg}	9.27 ± 0.21^f	1.93 ± 0.05^l	64.37 ± 0.81^c
SLU1H3	5.81 ± 0.11^i	0.45 ± 0.07^{gij}	3.37 ± 0.25^j	2.4 ± 0.09^k	66.77 ± 1.1^c
SLX1	17.23 ± 0.12^a	1.48 ± 0.09^{cd}	13.65 ± 0.15^c	9.26 ± 0.24^g	63.97 ± 3.59^{cd}
SLX2	14.55 ± 0.26^e	0.91 ± 0.09^{ef}	7.57 ± 0.23^g	12.74 ± 0.09^h	53.07 ± 0.7^f
SLX3	7.35 ± 0.59^h	0.40 ± 0.05^j	2.63 ± 0.42^k	14.13 ± 0.05^g	77.24 ± 0.67^a

注：样品中的不同字母代表不同大米品种；同列数据中不同字母表示显著差异（$P<0.05$）；'黑山兰'（HSL）、'黑色稻谷'（HD）、'山兰香'（SLX）、'山兰陆 1 号'（SLU1H）、'节仔'（JZ）；1、2、3 分别代表碾磨第一层、第二层和第三层；下同

大米中的组成成分会影响大米的消化性能。葡萄糖释放量的大小代表了消化水解率的高低。比较 5 种大米各粒层的消化特性，结果表明不同种类的水稻品种影响大米每层释放的葡萄糖量，'黑色稻谷'（HD）、'黑山兰'（HSL）和'节仔'（JZ）三种大米每层释放的葡萄糖量为第二层>第一层>第三层。第三层中较低的葡萄糖释放量可能与其较高的直链淀粉和结晶度有关，导致其较高的抗消化

性。而山兰香（SLX）大米中的第三层的葡萄糖含量逐渐增加，并高于第一层和第二层（图2-3）。

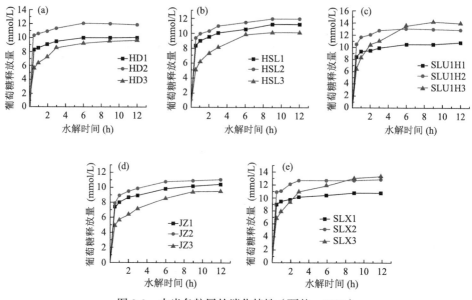

图 2-3　大米各粒层的消化特性（贾梦，2022）

'黑山兰'（HSL）、'黑色稻谷'（HD）、'山兰香'（SLX）、'山兰陆 1 号'（SLU1H）、'节仔'（JZ）；

1、2、3 分别代表碾磨第一层、第二层和第三层

张玉瑶（2022）以市场上常见的 3 种粳米（'淮稻'、'小粒香'、'龙粳'）和 3 种籼米（'湘晚籼'、'黄花占'、'野香优莉丝'）为实验试材，分析了三个碾磨层的营养物质变化，也得出相似的结论，结果表明，从第一层到第三层，蛋白质平均含量降低 67.81%、脂肪平均含量降低 70.14%，直链淀粉平均含量增加 52.78%，总淀粉平均含量增加 14.71%，总淀粉的变化幅度最小（表2-3）。

表 2-3　不同碾磨层中大米样品的化学成分（张玉瑶，2022）

样品	蛋白质（%）	脂肪（%）	直链淀粉（%）	总淀粉（%）
淮稻	6.70 ± 0.01[c]	1.14 ± 0.07[d]	15.46 ± 0.47[a]	66.80 ± 0.28[b]
淮稻 1	14.81 ± 0.13[a]	3.41 ± 0.12[a]	11.90 ± 0.12[c]	58.93 ± 0.45[c]
淮稻 2	11.17 ± 0.03[b]	2.07 ± 0.10[b]	13.76 ± 0.34[b]	65.82 ± 0.53[b]
淮稻 3	5.41 ± 0.11[d]	1.69 ± 0.08[c]	15.99 ± 0.46[a]	68.75 ± 1.02[a]
小粒香	6.24 ± 0.06[c]	1.55 ± 0.06[c]	15.38 ± 0.09[a]	71.13 ± 0.30[a]
小粒香 1	16.05 ± 0.01[a]	4.12 ± 0.03[a]	12.32 ± 0.44[c]	62.02 ± 0.50[d]

续表

样品	蛋白质（%）	脂肪（%）	直链淀粉（%）	总淀粉（%）
小粒香 2	11.38 ± 0.04^b	2.43 ± 0.03^b	13.37 ± 0.06^b	64.95 ± 0.95^c
小粒香 3	4.65 ± 0.01^d	1.16 ± 0.06^d	15.71 ± 0.42^a	69.83 ± 0.57^b
龙粳	7.23 ± 0.02^c	2.03 ± 0.04^c	17.33 ± 0.21^b	72.12 ± 0.26^b
龙粳 1	16.39 ± 0.00^a	4.14 ± 0.01^a	11.77 ± 0.06^d	63.94 ± 0.02^c
龙粳 2	14.23 ± 0.10^b	2.64 ± 0.04^b	14.37 ± 0.37^c	70.73 ± 0.42^b
龙粳 3	5.71 ± 0.02^d	1.82 ± 0.06^d	18.21 ± 0.06^a	74.59 ± 1.09^a
湘晚籼	8.48 ± 0.01^c	0.87 ± 0.11^b	17.7 ± 0.44^b	66.50 ± 1.34^{ab}
湘晚籼 1	21.66 ± 0.01^a	2.36 ± 0.05^a	11.93 ± 0.56^d	61.26 ± 0.80^c
湘晚籼 2	17.48 ± 0.01^b	0.98 ± 0.01^b	14.91 ± 0.61^c	65.14 ± 0.60^b
湘晚籼 3	5.98 ± 0.19^d	0.03 ± 0.03^d	19.24 ± 0.52^a	66.96 ± 0.56^a
黄花占	10.01 ± 0.01^c	1.03 ± 0.18^{bc}	18.57 ± 0.63^b	70.55 ± 1.2^b
黄花占 1	21.00 ± 1.41^a	2.21 ± 2.97^a	12.37 ± 0.50^d	64.98 ± 0.22^c
黄花占 2	16.59 ± 0.05^b	1.44 ± 0.06^b	15.27 ± 0.46^c	$69.59 \pm 0.52b$
黄花占 3	6.74 ± 0.44^d	0.60 ± 0.10^c	19.89 ± 0.56^a	72.43 ± 0.93^a
野香优莉丝	11.34 ± 1.36^c	1.32 ± 0.36^b	17.19 ± 0.52^b	68.94 ± 0.42^b
野香优莉丝 1	22.96 ± 1.21^a	2.85 ± 0.01^a	10.48 ± 0.34^d	54.38 ± 0.52^d
野香优莉丝 2	17.92 ± 1.37^b	1.42 ± 0.04^b	14.17 ± 0.42^c	62.61 ± 1.24^c
野香优莉丝 3	8.83 ± 0.15^d	0.40 ± 0.01^c	18.37 ± 0.66^a	66.73 ± 0.80^b

注：不同小写字母表示同一样品组间差异显著（$P<0.05$），相同小写字母表示组间无显著差异

　　比较这 6 种稻米的消化特性，结果表明，相比于第三层，第一、二层碾磨层中淀粉的消化速率最高，很快达到消化的峰值，这可能是因为浅层米粉结晶结构焓低、籽粒结构疏松，有更多的淀粉与酶作用的机会，导致酶的水解速度较快。而第三层消化速率则最慢，其慢消化淀粉的含量也为最高，该碾磨层在开发特定人群的饮食配料上可发挥一定的作用。

　　（2）加工精度对稻米风味物质分布规律的影响。

　　以 5 种在海南当地收获的水稻品种为分析对象，评价了 5 种稻米不同碾磨层间特征香气成分的气味活度（odor activity value，OAV）值。OAV 值是由该物质的浓度与觉察阈值的比值所计算而得，反映挥发性风味物质对产品的总体风味的贡献度。一般 OAV≥1 表明对整体风味有贡献，OAV≥10 对风味具有重要贡献，且 OAV 值越大对整体风味贡献越大。在所测的风味物质庚醛、（E）-2-辛烯醛、

苯甲醛、苯乙醛、（E，E）-2，4-癸二烯醛、4-乙烯基-2-甲氧基-苯酚、2-正丁基呋喃、2-戊基呋喃共 9 种物质中 100<OAV<1000，此外，己醛、壬醛、（E）-2-壬烯醛、1-辛烯-3-醇、2-乙酰-1-吡咯啉共 5 种物质其 OAV>1000，表明醛类、醇类以及杂环类物质对风味的贡献较大，且这些特征性风味化合物除己醛外，均随着大米颗粒由内到外逐渐增加，表明大米的风味主要集中于外层，随着碾磨度的增加而逐渐降低（表 2-4）。

表 2-4　不同碾磨层对稻米风味的影响（贾梦，2022）

挥发性化合物	OAV														
	JZ1	JZ2	JZ3	HSL1	HSL2	HSL3	1H1	1H2	1H3	HD1	HD2	HD3	SLX1	SLX2	SLX3
己醛	5810	2400	2007	1677	2460	1233	5127	6687	2037	1620	2680	1127	2680	1167	180
庚醛	637	463	87	487	383	150	690	367	60	487	373	157	913	283	—
辛醛	3114	1543	229	1743	1443	400	2414	1157	171	1743	1229	443	2771	871	—
2-庚醛	72	22	8	21	27	8	48	39	11	21	26	8	52	33	1
壬醛	5940	4970	430	7400	2870	770	4780	1760	270	7570	2810	570	7890	1860	50
（E）-2-辛烯醛	263	96	22	93	107	33	181	159	33	93	93	37	219	126	—
烯醛	270	400	50	165	90	60	280	95	25	165	90	65	355	80	—
苯甲醛	271	137	35	155	103	9	136	117	7	155	11	10	154	99	2
（E）-2-壬烯醛	—	—	—	—	—	—	3600	3100	—	—	—	—	5100	1500	—
（E）-2-癸烯醛	41	—	—	30	15	—	30	19	—	30	11	—	37	15	—
苯乙醛	—	1347	—	—	459	—	—	—	—	—	465	—	—	535	—
（E,E）-2,4-癸二烯醛	239	187	22	183	139	39	152	183	22	183	143	39	230	191	—
3-糠醛	<1	<1	—	<1	<1	—	<1	<1	—	<1	<1	<1	<1	<1	
2-庚酮	14	9	2	15	10	8	13	16	2	16	10	8	11	6	
3-辛酮	9	7	3	7	4	—	10	5	—	7	4	—	8	6	—
2-辛酮	—	—	—	—	—	—	12								
6-甲基-5-庚烯-2-酮	16	21	5	12	5	5	20	10	2	12	5	5	18	6	<1
2-壬酮	18	7	—	10	8	—	15	11	—	10	8	—	13	5	—

续表

挥发性化合物	OAV														
	JZ1	JZ2	JZ3	HSL1	HSL2	HSL3	1H1	1H2	1H3	HD1	HD2	HD3	SLX1	SLX2	SLX3
2-癸酮	2	—	—	2	1	—	3	2	<1	2	2	—	3	1	—
苯乙酮	4	4	—	4	<1	1	3	2	<1	4	2	1	4	0	—
3,5-辛二烯-2-醇	3	2	—	4	2	—	5	5	1	4	2	—	5	2	—
香叶基丙酮	11	14	3	12	5	5	7	4	<1	12	5	5	8	4	<1
1-戊醇	<1	<1	<1	<1	<1	<1	<1	<1	<1	<1	<1	<1	<1	<1	—
1-己醇	<1	<1	<1	<1	<1	—	<1	<1	<1	1	<1	—	1	<1	—
1-辛烯-3-醇	11200	7080	710	6140	3580	590	5570	6150	790	6310	3390	520	7710	3560	50
2-乙基己醇	<1	<1	<1	<1	<1	<1	<1	<1	<1	<1	<1	<1	<1	<1	<1
1-辛醇	14	9	<1	15	7	1	13	8	2	15	6	<1	16	5	<1
苯甲醇	<1	<1	—	<1	<1	—	<1	<1	—	<1	<1	—	<1	<1	—
乙酸	—	—	—	38	—	—	—	—	—	38	—	—	39	—	—
辛酸	—	—	—	—	—	—	<1	<1	—	—	—	—	—	—	—
己酸	<1	<1	—	<1	<1	<1	<1	<1	—	<1	<1	—	<1	<1	—
癸酸乙酯	43	24	—	—	—	—	48	58	13	—	—	—	—	—	—
4-乙烯基-2-甲氧基-苯酚	43	73	—	293	73	30	213	43	10	293	73	30	207	37	3
酚类	<1	<1	—	<1	<1	—	<1	<1	—	<1	<1	—	<1	<1	—
2-正丁基呋喃	—	—	—	106	—	—	188	82	—	114	0	—	140	38	—
2-戊基呋喃	1603	1120	418	1242	1168	313	2 443	1 772	277	1 242	1 102	362	2 202	890	100
呋喃	<1	<1	<1	<1	<1	<1	<1	<1	—	<1	<1	<1	<1	<1	<1
2-乙酰-1-吡咯啉	—	—	—	—	—	—	—	—	—	9 930	7 900	9 200	9 980	7200	2100
2-乙酰基噻唑	—	—	—	3	—	—	3	—	—	3	—	—	4	—	—
萘	88	114	28	186	46	30	140	22	10	186	44	32	168	—	—

注：JZ. 节仔；HSL. 黑山兰；1H. 山兰陆 1 号；HD. 黑色稻谷；SLX. 山兰香；1、2、3 分别代表第一层、第二层、第三层；OAV 值由浓度与阈值的比值所得；"—"表示未检出

　　同样，张玉瑶（2022）进一步比较了稻米不同碾磨层在蒸煮前后风味物质的差异性，结果表明，生米中第二层的风味物质含量最高，受美拉德反应和热降解反应的影响，熟米风味物质最高的粒层为第一层，并且蒸煮显著降低了挥发性物质的含量（表2-5、表2-6）。醛类、酮类和醇类是生米中重要的风味物质。蒸煮以后，醛类的风味贡献明显增强，而醇类与之相反。此外，无论蒸煮与否，1-己醇有作为加工碾磨层深标记物的潜力。

表 2-5　生米粉中各类挥发性物质的总含量（ng/g）（张玉瑶，2022）

样品	醛类	醇类	芳香族化合物	萜类	酮类	杂环化合物	其他	总计
淮稻	15.39	13.24	8.44	2.17	5.38	0.70	8.10	53.42
淮稻1	53.04	23.54	14.18	14.40	10.47	3.05	19.99	138.67
淮稻2	85.73	19.41	28.49	—	12.96	4.62	14.04	165.25
淮稻3	49.76	4.68	6.30	—	5.17	1.75	5.46	73.12
小粒香	2.57	4.88	4.19	—	3.31	0.45	10.26	25.66
小粒香1	8.98	12.96	15.49	0.49	4.80	0.74	92.85	136.31
小粒香2	34.92	20.16	22.43	3.20	7.37	2.32	145.80	236.20
小粒香3	13.06	2.60	10.42	—	6.36	0.61	33.66	66.71
龙粳	4.99	8.92	3.31	1.74	3.86	0.60	10.58	34.00
龙粳1	12.87	17.35	14.93	1.47	3.20	0.78	48.12	98.72
龙粳2	28.50	11.97	20.64	2.20	4.97	1.66	53.88	123.82
龙粳3	23.60	2.61	14.64	—	3.22	0.76	38.61	83.44

注："—"表示未检出

表 2-6　熟米粉中各类挥发性物质的总含量（ng/g）（张玉瑶，2022）

样品	醛类	醇类	芳香族化合物	萜类	酮类	杂环化合物	其他	总计
淮稻	19.13	12.67	5.02	2.37	4.19	—	8.60	51.98
淮稻1	48.72	6.10	17.52	1.76	6.84	23.31	1.44	105.69
淮稻2	45.95	4.04	0.84	0.17	3.03	13.90	1.86	69.79
淮稻3	26.45	2.45	3.14	0.26	2.63	1.61	1.23	37.77
小粒香	7.23	1.44	1.87	—	3.10	5.09	0.20	18.93
小粒香1	66.47	10.66	17.35	—	11.75	34.42	0.28	140.93
小粒香2	52.93	6.57	5.65	1.15	5.35	27.00	3.38	102.03
小粒香3	7.75	1.02	2.11	—	3.62	0.61	—	15.11

续表

样品	醛类	醇类	芳香族化合物	萜类	酮类	杂环化合物	其他	总计
龙粳	13.08	1.29	0.72	—	4.30	8.23	—	27.62
龙粳 1	47.13	5.80	8.53	—	11.65	36.98	1.19	111.28
龙粳 2	44.17	4.87	6.50	—	4.88	10.74	2.66	73.82
龙粳 3	16.86	0.76	2.40	—	2.63	1.40	—	24.05

注："—"表示未检出

由此可见,加工精度对大米的物化性质、消化特性以及风味分布有显著性影响。为了便于指导加工过程,张玉瑶(2022)又对可用于评价加工程度的风味标志物在稻米籽粒中的分布特征进行了分析,提出了如下模型(图2-4)。

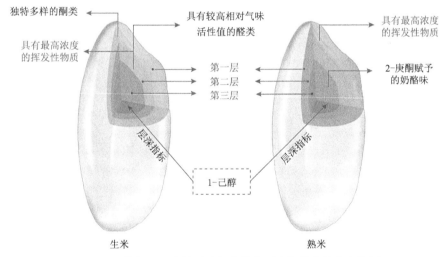

图 2-4 评价加工程度的风味标志物在稻米籽粒中的分布特征

2）稻米胚芽加工与营养特征

稻米胚芽因其粒度、密度与米糠相近,碾米时常与米糠相混杂。目前,稻米胚芽的提取主要是从糠麸中分离。米胚芽虽仅占稻谷的 2.5%,但是是稻谷的生命中枢,被誉为"人类天然的营养宝库"。米胚芽营养丰富,除蕴藏着丰富的蛋白质、脂肪、糖类外,还含有维生素及其他多种生理活性物质,如植物甾醇、谷维素、谷胱甘肽、维生素 E、锌、硒等。此外米胚芽中含有 25%左右的油脂,也是一种良好的油料资源。

米胚的开发应用主要有:①提取米胚芽,经湿热钝化过氧化酶、脂肪酶等酶的活性,作为营养强化剂,应用于各类食品的配料中,如面包、饼干、米糕,甚至糖果、营养饮料等。②制备米胚芽可溶性营养剂。采用 α-淀粉酶、蛋白酶等多种酶水解米胚芽得到米胚可溶性营养剂,然后添加到食品中,赋予食品特色风味、改善食品营养。③提取米胚芽油。米胚芽油富含维生素 E、植物甾醇和谷维素等脂溶性物质,长期摄入,对预防衰老、减轻脑血管损伤、防止动脉硬化等有较好的饮食辅助效果。

3. 稻米营养强化策略

人们正试图采用种质改良、特色加工工艺和营养强化等手段,进一步提升大米营养及食味品质,按改良方式与机制不同,可分为:外源添加型、特色加工工艺型、品种与加工结合型、自身合成型(生物育种技术)等方式。具体简述如下。

1)外源添加途径强化米的营养

由于碾磨加工造成谷物中微量营养素大量流失,以大米为主食的国家,普遍缺乏铁、碘、锌、维生素 B_1、维生素 B_2 及钙等微量元素,如脚气病曾在日本肆虐一时。营养强化米旨在添加一些精米中含量不足的营养素,如维生素 B_1、维生素 B_2、维生素 E 和限制性氨基酸(赖氨酸、苏氨酸等),以达到提高营养效价的目的。

营养强化米生产工艺主要包括浸吸法、涂膜法、造粒法等。浸吸法是国外较多采用的强化米生产工艺,将大米放入调配好的营养液中,让营养素浸入到大米内部,再对大米进行干燥而制成营养强化大米。

涂膜法是通过多次喷涂方式改变米的营养与风味,如涂膜法中第一层涂膜可改善风味;第二层涂膜增加大米膜的稳定性;第三层涂膜改善光泽,延长保藏期。

造粒法是以碎米作为主要原料,在经过微粉碎后与营养强化剂预混料混合,在水和蒸汽的作用下进行调质,然后送入挤压机重新制粒,得到营养强化大米,又称"工程营养米"、"人造营养米"或"重组营养米"等。该大米粒形和色泽均和普通大米相似,而且煮成米饭后也具有饭粒的形状。

2)发芽对糙米活性组分及营养功能提升的影响

发芽处理是解决营养和食用品质之间不协调的有效方法之一。在发芽过程中,水解酶被激活以水解淀粉、非淀粉多糖和蛋白质,在维持一定量的宏量营养素的同时,合成大量具备活性的次级代谢产物,而抗营养素浓度则下降(Xia et al., 2017)。发芽过程导致组织结构显著性变化,一般来讲是有利于食用品质的改善,特别对糙米而言。研究证实,摄入发芽糙米对人体健康有许多有益作用,包括抗高血脂、抗高血压和抗抑郁作用,以降低慢性疾病发生风险,如糖尿病和癌症(Cho and Lim, 2018)。

从活性成分含量变化的角度,发芽使糙米的总酚含量和总黄酮含量增加。糙米籽粒中游离态和结合态比例分析表明萌发过程中发生了转化。阿魏酸、香豆酸、丁香酸和咖啡酸的水平在发芽后显著增加。此外,与未经浸泡的糙米相比,经过预浸泡处理的糙米显著提高了生育酚、生育三烯酚和 γ-谷维素的水平（Lin et al.，2015）。因此，选择适当的加工方法（如浸泡和发芽），可以获得高生物活性化合物含量的糙米基食品。

从营养功能角度，因组分的多样性，发芽糙米可通过改善氧化应激和肿瘤坏死因子等指标，以及不同的调控机制改善糖尿病代谢综合征。与糙米相比，发芽糙米更能降低大鼠的血糖和体重，而白米则对血糖有负面影响。此外，发芽糙米下调糖异生基因（*Fbp1*、*Pck1*），而白米则上调该基因的表达。发芽糙米的健康益处可能归因于膳食纤维、维生素、矿物质和其他生物活性化合物（如 γ-氨基丁酸、γ-谷维素、植物甾醇、多酚、生育三烯酚和 α-生育酚）的综合作用。研究还发现，与糙米和白米相比，淀粉酶含量更高的发芽糙米反而表现出更低的血糖指数、更低的血糖负荷和适度的葡萄糖摄取能力（Abubakar et al.，2018）。因此，发芽糙米被认为是预防或作为辅助食物干预糖尿病的功能性食品。

从保藏角度，不论原糙米，还是发芽糙米，其保质期均比白米短，这是因为其油脂高度集中在米糠层中，在脂肪酶作用下导致酸败和异味。因此，通过预处理和/或控制储存条件来延长糙米的保质期则显得尤为重要。一些创新技术，如脉冲电场、冷等离子体、超高压、红外加热和紫外线辐射等已应用于相关研究中，以提高糙米的保质期；其他一些保藏技术，如在储存系统中引入吸氧剂、改良大气包装环境、精油处理、惰性气体充填等，已被用于提高糙米在储存和处理过程中的稳定性，如针对表层含油脂和脂肪氧化酶活力特征的糙米，可选择 60% CO_2 和 40% N_2 密封袋，或 100% N_2 真空密封的层压袋储存方式（Saleh et al.，2019）。

一些非热和创新性食品加工技术在保持糙米质量稳定性方面有一些研究成果，如用脉冲电场处理显著灭活糙米中的脂肪酶活性；等离子体处理减少了糙米的烹饪时间、脂肪酸度以及 α-淀粉酶和脂肪氧合酶活性，然而，等离子体处理的大米的脂质氧化作用增强，这可能归因于等离子体诱导的氧化应激产生的自由基和活性氧（Lee et al.，2018）。与超声处理的糙米相比，在 350MPa 或 450MPa 下用超高压处理的糙米在储存期间保持了更高的抗氧化剂含量和抗氧化活性（Xia and Li，2018）。与高压处理相比，超高压 200MPa 处理更有效地减少糙米在储存过程中的酸败，超高压的处理效果可能来源于对脂质氧化酶活性的钝化，以及抗氧化物质释放的双重效果。

3）特色加工工艺改善米的营养价值：以蒸谷米的加工为例

蒸谷米在中国有较长的生产历史，蒸谷米也称半煮米，是通过湿热处理将留存在米糠层营养物质转移至大米内部的一种营养改善方式，是在砻谷前对稻谷进行热水浸泡、蒸煮、干燥等处理后，再碾制而成的大米。稻谷在水热处理过程中，皮层中丰富的 B 族维生素和无机盐等水溶性物质，会随水分渗透到胚乳内部，使胚乳内的营养成分增加。胚芽中维生素 B_1 有 50%～90% 可进入胚乳内部，硫胺素和烟酸含量可提升一倍多，钙、磷、铁等矿质元素含量比同精度的普通大米也有显著提高。

4）品种与加工结合改善米的营养价值：以胚芽米为例

由于不同米粒组成之间的营养组分差异很大，因此米粒的结构修饰有望显著改变大米的营养品质，胚芽米是指白米保留米胚的一种大米品种，又称留胚米，留胚率在80%以上的大米才可以称为胚芽米。胚芽米其实是一个新的米品种，不仅其胚芽与籽粒的占比高于普通大米，两部分的黏结力也强于普通大米，使得在机械加工时胚芽不易脱落，尽管胚芽与胚乳的黏结组分（预测其为一类糖蛋白），以及其关联的遗传特征还不清楚，但观察普通大米与胚芽米在胚乳与胚芽接触面的结构图，其差异性可归纳如下：与普通大米对比，胚芽大米的胚乳与胚芽的接触面上细胞排列更为整齐，其接触面上似乎有物质填充于细胞/淀粉颗粒间的空隙内（图2-5），其可能在碾米过程中在提升胚芽的抗机械剥离方面发挥作用。

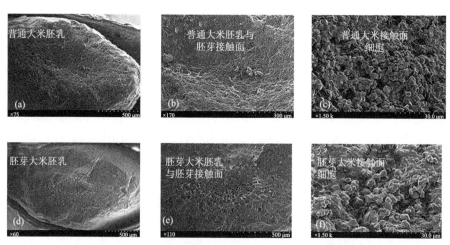

图 2-5　普通大米与胚芽米在胚乳与胚芽接触面的结构图

巨胚水稻是一种具有大胚的水稻突变体，胚大小是普通水稻的2～3倍（但有时甚至更多，高达5倍）。由于胚的比例增加，它比胚乳更有营养，巨胚水稻中最值得注意的营养素是 γ-氨基丁酸，这是一种非蛋白质氨基酸，作为动物中枢神经系统中的抑制性神经递质，对缓解高血压具有独特的生物效应（Hayakawa et al., 2002）。由于 γ-氨基丁酸主要存在于水稻胚中，因此巨胚水稻比普通品种更富含 γ-氨基丁酸。发芽糙米中 γ-氨基丁酸积累较高的原因是谷氨酸和聚胺来源的途径，因为与发芽前相比，发芽糙米中谷氨酸、精氨酸和腐胺的水平均显著增加（Zhao et al., 2020）.

胚芽米碾米技术开发和专业设备的应用也是提升留胚率的重要手段。另外，因胚芽米上的胚芽富含油脂以及脂肪酶等物质，在普通大米通用的储藏条件下不稳定，可采用真空或气体充填（如 CO_2、N_2 等）等包装形式，也可以储藏在较低温度的环境中，确保其储藏安全性。

5）自身合成途径改善米的营养功能

该途径通常是以现代育种技术为核心，改变水稻生长发育过程中营养素的合成方式与表达，来达到整体米的营养功能或某一组分的含量。目前主要有三个大米的现代育种方向受到人们极大关注，并取得一定的关键技术突破。通过抑制或降低淀粉分支酶的活性，使得淀粉合成中直链淀粉含量可增加到总淀粉的 50%甚至更多，提升其抗消化性，是目前从上游资源开发低血糖指数大米的重要途径之一；二是改变组分合成酶调控通路，以微量元素富集技术培育改造出含有一种或多种营养物质，人体摄食后可调节生理代谢或具有特定用途的稻米新品种；三是通过栽培土壤、气候与遗传的叠加方式改变籽粒中细胞壁合成，获得新质构大米，同时，由于细胞壁合成的增强，其整体大米的营养代谢也发生改变。

另外，虽然糙米含有较为丰富的宏量与微量营养素，但口感较差，蒸煮耗时，这可能是导致糙米的直接消费量不高的主要原因，而白米经过碾磨，多数微量营养素损失，造成营养不平衡，通过生物合成途径的改变提升大米一些特定的营养素成为大米新品种开发的新趋势，如铁和锌是人体必需的两种矿物质。铁和锌缺乏症是全球最普遍的微量营养素缺乏症之一，影响 20 亿人，每年造成 80 多万人死亡。常用品种的精米平均约含有铁 2 μg/g 和锌 16 μg/g，将其分别提高约 6 倍和 2 倍是目前所达到的目标含量（铁：13 μg/g；锌：28 μg/g），这将使人们通过米的摄入获得约 30%的平均日需求量（Trijatmiko et al., 2016）。另外，精米和糙米均缺乏维生素 A 原（主要是 β-胡萝卜素），其是维生素 A 的前体，可以在人体内转化为维生素 A。维生素 A 前体物只存在于动物产品中，而 β-胡萝卜素主要存在于植物的深绿色、黄色和橙色部分以及动物产品中。维生素 A 缺乏症是一个世界范围的健康问题，会导致夜盲症等视觉问题，甚至会导致失明。目前国际上基于生物育种背景下的营养强化米开发的主要进展见表 2-7。

表 2-7 水稻生物强化主要成果综述（Zhao et al., 2020）

营养成分	主要健康益处	最小量	最大量	目标基因	参考文献
γ-氨基丁酸（GABA）	抗高血压	在胚乳中 1μg/g	胚乳中 3.5 mg/g	截断 *GAD* 的胚乳特异性表达和 *GABA-T* 基因的敲除	Shimajiri et al., 2013
抗性淀粉	改善肠道健康，调节肥胖和胰岛素抵抗；减少心血管疾病的危险因素	0%	14.6%	胚乳特异性抑制 *SBE I* 和 *SBE IIb* 的表达	Zhu el al., 2012

续表

营养成分	主要健康益处	最小量	最大量	目标基因	参考文献
赖氨酸	第一种限制性必需氨基酸	—	约 60 倍增加量	Lys 反馈不敏感的 *AK* 和 *DHPS* 的组成表达，以及 *LKR/SDH* 的胚乳特异性抑制	Long et al., 2013
铁	缺铁导致贫血	约 2 μg/g	15 μg/g	*OsNAS2* 的组成性表达和 *SferH-1* 的胚乳特异性表达	Trijatmiko et al., 2016
锌	缺锌会导致儿童发育迟缓	约 16 μg/g	45.7 μg/g	*OsNAS2* 的组成性表达和 *SferH-1* 的胚乳特异性表达	Trijatmiko et al., 2016
β-胡萝卜素	维生素 A 缺乏会导致夜盲症、失明和儿童死亡率增加	0 μg/g	约 37 μg/g 总类胡萝卜素胚乳特异性表达，含有 84%的 β-胡萝卜素	*ZmPSY* 和 *PaCRT I* 的胚乳特异性表达	Paine et al., 2005
虾青素	强抗氧化剂	0 μg/g	16.23 μg/g	*ZmPSYI*、*PaCrtI*、*CrBKT* 和 *HpBHY* 的胚乳特异性表达	Zhu et al., 2017
叶酸	预防胎儿神经管缺陷和巨幼红细胞性贫血	<5μg/g	25.3 μg/g	*GTPCHI*、*ADCS* 和 *CAFBP* 的胚乳特异性表达	Blancquaert et al., 2015
花青素	降低某些癌症、心血管疾病、糖尿病和其他慢性疾病的风险	在水稻胚乳中 0 μg/g	约 1mg/g 在水稻胚乳中特异性表达	*SsCHS*、*SsCHI*、*SsFSH*、*SsF3'H*、*SsDFR*、*SsANS*、*ZmPI* 和 *ZmLc* 的胚乳特异性表达	Zhu et al., 2017

三、稻米营养特征

1. 稻米淀粉的营养特征

谷类食物中快消化淀粉（RDS）的含量与血糖指数（GI）呈正相关，谷类食物中高的 RDS 含量能够引起机体高血糖反应，长期过量摄入，再加上其他不健康生活习惯，会导致高血糖症发生的风险提高。而抗性淀粉（RS）和慢消化淀粉（SDS）含量高的谷物食物有着较低的 GI，其摄入对稳定的血糖范围有较大的帮助。另外，RS 因为能逃逸小肠的消化而进入大肠，在大肠中，RS 被微生物利用可产生系列代谢产物，主要为短链脂肪酸（short-chain fatty acids，SCFAs），该代谢产物有益于结肠内环境。因此，通过提高淀粉或淀粉类食品中 SDS 和 RS 的含量，可赋予食品延缓葡萄糖生成速率的特性，起到调节机体血糖，以及肠道功能的作用。

大米淀粉相对结晶度和短程有序化程度与其 SDS 和 RS 含量呈正相关。有学者研究了回生对蜡质大米淀粉消化性能的影响，发现淀粉回生后，支链淀粉分子间能够重新形成稳定晶体，同时淀粉分子在重排过程中还可以降低无定形区的酶敏感性，从而导致 RS 和 SDS 的含量提高 20%左右。另外，湿热处理对谷物和豆类淀粉中 SDS 和 RS 的含量有提升作用，在湿热处理过程中，淀粉内源性脂质与直链淀粉间的相互作用（即 V 型结晶的形成）成为提高淀粉抗消化的关键因素。V 型复合物的含量会随着直链淀粉含量的提高而增加。这种淀粉-脂质复合物的形成降低了淀粉的亲水能力，阻碍酶与底物的接触，展现出较强的抗消化性能。淀粉的抗消化能力随着直链淀粉含量的升高而不断增强，这可能是由于颗粒外层的直链淀粉与支链淀粉形成了紧密的网状结构，降低消化酶向淀粉颗粒内部的扩散速度，延缓酶对淀粉颗粒的侵蚀速率，如高直链含量（27.2%）的大米淀粉含有 SDS 与 RS 之和可高达 60.6%。

2. 稻米蛋白质的营养特征

与其他谷物（植物）蛋白相比，大米蛋白具有低致敏性、易消化等优势；另外，其在机体内的消化片段（如小分子寡肽等）还表现出其他的营养功能，因此，其在大众食品的应用之外，还有望在特医等特殊食品领域中挖掘新的应用范围。

1）大米蛋白的摄入在调控机体脂质代谢中的作用

大米蛋白的摄入可提升谷胱甘肽过氧化物酶、谷胱甘肽还原酶、谷胱甘肽转移酶以及谷胱甘肽合成酶的活性，发挥其抗氧化作用。大鼠长期摄食大米蛋白对其谷胱甘肽（GSH）代谢呈现出正调节作用，显著激活大鼠核因子催化亚基（GCLC）、谷氨酸半胱氨酸连接酶调节亚基（GLCM）、谷胱甘肽 S 转移酶（GST）、血色素氧化酶 1（HO-1）等抗氧化基因表达，提高总抗氧化力，表明大米蛋白在发挥抑制脂质诱发的过氧化损伤途径上，与 GSH 生物合成中限制性酶的基因表达提升，以及肝脏中抗氧化酶活性的增强有关，从而在改善氧化应激及调节胆固醇代谢方面发挥作用。

2）大米蛋白的摄入对调控其他代谢综合征的作用

大米蛋白中存在一定的结合蛋白，含有一定比例的三萜醇、阿魏酸等成分，这些非氨基酸组分也进一步赋予了大米蛋白的一些功能特性。大米蛋白的降血压作用可能与其增加信使核糖核酸的量有关，信使核糖核酸调控合成肾脏中两种重要的蛋白质 CYP2C23 和 CYP2C11，其可能在羟二十碳四烯酸代谢中发挥作用，而羟二十碳四烯酸有较强的降血压效果。研究发现，大米蛋白对链脲佐菌素诱发的糖尿病也有一定的缓解作用。

第三节　青稞加工与营养特征

一、青稞品种、产量及分布

1. 青稞品种

相比于"祖先"大麦，青稞在全球的种植量较为稀少，尤其是在欧洲、北美和澳大利亚更不多见。青稞种植主要集中在环喜马拉雅地区（尼泊尔、不丹和中国西藏），在这些地区青稞的种植量占全世界种植总量的 95% 以上（Pandey et al.，2004）。此外，青稞在埃塞俄比亚的 Adadi 和 Jeldu 高地（海拔高于 2000 m）也有少量的种植，是当地居民的主要粮食作物，其种植的青稞品种具有一年两熟的特点，即依赖于 3～4 月的短降雨期和 6～9 月的长降雨期这两个生长期（Elena et al.，2010）。

青稞是禾本科大麦属大麦的一个变种，其分类方法较多。按棱数来分，可分为二棱裸大麦、四棱裸大麦和六棱裸大麦。我国的青稞主要以四棱裸大麦和六棱裸大麦为主，其中西藏栽培的主要是六棱裸大麦，而青海以四棱裸大麦为主（张峰等，2003）；按其颜色来分，又分为白（黄）青稞、黑青稞、红（紫）青稞和蓝青稞等（图 2-6）；按用途可分为食用青稞、工业用青稞和饲用青稞；按直链淀粉的含量，可分为普通青稞和糯性青稞；按播种季节可分为春性青稞和冬性青稞（栾运芳等，2008）。

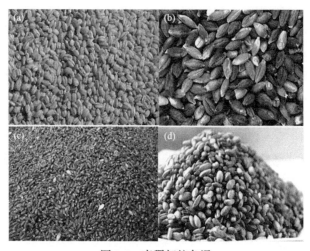

图 2-6　青稞籽粒色泽

（a）白（黄）青稞；（b）黑青稞；（c）红（紫）青稞；（d）蓝青稞

我国青稞的主要品种在 20 世纪 80~90 年代就已经培育成功，如'藏青 320'、'喜马拉 19'、'北青 3 号'、'康青 3 号'、'甘青 1 号'等系列，共有 80 多个品种；还有之后培育成功并已先后开始生产示范与推广的品种，如'藏青 85'、'藏青 148'、'藏青 25'、'喜马拉 22'、'喜马拉 26'、'康青 6 号'、'康青 7 号'、'北青 6 号'、'昆仑 12 号'、'甘青 2 号'等。我国不同地区青稞品种资源分布大致为（蔡明孝等，2016）：①在青海省普遍种植'昆仑 1 号'、'昆仑 12 号'、'昆仑 14 号'、'昆仑 15 号'、'柴青 1 号'等青稞品种，其中'昆仑 14 号'单产高，平均单产为 250~300kg/亩（1 亩约为 666.7 平方米），增产率达 40%以上，而新培育出的'昆仑 12 号'为高 β-葡聚糖含量的品种；②在西藏，青稞品种资源丰富，不同颜色、不同形状的品种多达十几个，在同一地区有时能发现 7~8 个青稞品种。目前普遍种植的有'藏青 336 号'、'藏青 320 号'和'喜马拉雅 6 号'；③在四川甘孜藏族自治州，青稞推广面积最大的有'康青 3 号'、'809 青稞'、'黑六棱'、'813 青稞'4 个品种；④在甘肃甘南藏族自治州，青稞推广面积最大的为'甘南 3 号'品种。

经过三十多年的发展，我国青稞种植品种在继承的基础上又有创新和发展。农业部下发的《2017 年青稞生产技术指导意见》中指出藏南、藏东两大河谷产区可选用'喜马拉 22'（矮秆）、'藏青 27'（中高秆）、'藏青 25'（专用）、'山青 9 号'（偏早熟）等品种；青海海西南盆台地灌区选用'柴青 1 号'、'昆仑 14'、'昆仑 15'等矮秆品种，并酌情轮换种植'藏青 25'、'藏青 27'等中高秆品种；甘孜雅砻江河谷产区选用'康青 8 号'、'康青 9 号'等品种，天祝金强河谷产区选用'昆仑 14'、'北青 8 号'、'藏青 25'等品种。根据国家及西藏自治区人民政府在青稞种植业的战略部署，在"十三五"期间，继续选育并大面积推广应用青稞新品种，如'藏青 2000'、'喜马拉 22 号'。西藏自治区农牧科学院已选育出一批青稞新品种，如具有高 β-葡聚糖含量的青稞品种 08-1127 和 08-1128，具有抗病性能的青稞品种'藏青 13'、'042894-1'和'冬青 18 号'等冬青稞新品种（彭婧，2017）。青海省农业农村厅下发文件，2018 年青海省农作物主推青稞品种分别为'柴青 1 号'、'北青 9 号'、'昆仑 14 号'和'昆仑 15 号'4 个品种（迟德钊，2018）。

高产粮食作物的栽培是现代农业发展的关键之一，孟凡磊等（2007）对来自西藏主要农区的 29 个青稞育成品种和 3 个农家种的遗传多样性进行了分析，发现西藏主要农区青稞品种间虽有一定的遗传差异，但是总体遗传差异较小，遗传基础相对狭窄；聚类结果与各品种的实际生产利用情况较为接近，反映出这些青稞品种具有较为明显的区域特征。受试青稞品种可分为以下四类（巴桑玉珍和强小林，2004；强小林，1988；强小林等，1997）。

第 Ⅰ 类青稞品种反映藏南河谷地区主要青稞栽培品种的特征，又可分为 3 个亚类。第 1 亚类包括'北青 25'、'春青稞 90'、'藏青 320'和农家种'拉萨紫青稞',这 3 个育成品种的系谱都间接地与农家种'拉萨紫青稞'有关,均表现出中熟、耐旱等特性;第 2 亚类包括'藏青 85'、'北青 28'、'藏青 311'、'喜玛拉 9 号',其中除'喜玛拉 9 号'情况不详外,其他 3 个品种都表现出晚熟或中晚熟、喜肥水的特性;第 3 亚类包括'藏青 3179'、'藏青 7239'、'藏青 148'、'北青 02'和'北青 01'5 个品种,除'藏青 7239'是 20 世纪 80 年代选育的外,其他 4 个品种均为 20 世纪 90 年代末期选育的品种,研究发现'藏青 7239'是其他 4 个品种的亲本。其中'藏青 3179'与'藏青 7239'表现出早、中熟的性状,'北青 01'、'北青 02'和'藏青 148'表现出中晚熟抗病、抗倒的特性。

第 Ⅱ 类青稞品种分别为'藏青 1 号'、'藏青 21 号'、'藏青 3 号'、'北青 09'和'北青 24'。这类青稞品种实际上是拉萨、山南地区的主要种植品种,在偏高寒偏旱农区的中低产田中种植,多表现为中熟或中熟偏晚特性。藏青系列的 3 个品种聚为一类,其中'藏青 1 号'和'藏青 21 号'是 20 世纪 70～80 年代在拉萨地区旱地广泛种植的品种;'北青 09'和'北青 24'聚为另一类,是 20 世纪末选育的新品种,具有较为耐旱、耐寒等特征。

第 Ⅲ 类包括 5 个青稞品种,其中'喜玛拉 6 号'、'喜玛拉 10 号'、'喜玛拉 15 号'和'喜玛拉 16 号'这 4 个品种是由日喀则地区农业科学研究所在 20 世纪 70～80 年代选育的,均具有抗旱、抗倒伏的特点,适用于干旱大风的特殊环境条件;而'北青 16'则是由西藏自治区农牧科学院青稞研究与发展中心针对日喀则地区寒旱环境新选育的品种,在全区试育后被列为该区偏高寒农区的适宜推广品种。

第 Ⅳ 类的 8 个青稞品种间的遗传相似系数较小,其中'喜玛拉 2 号'和'拉萨钩芒'为农家种;'喜玛拉 4 号'、'喜玛拉 8 号'和'喜玛拉 42 号'为 20 世纪 70 年代选育的品种;'山青 7 号'、'藏青 80'和'喜玛拉 19 号'为 20 世纪 90 年代前后选育的品种,适应范围均较小,推广种植中区域限制明显。

21 世纪以来,各地科研院所培育出一系列青稞新品种,为青稞种质资源的开发作出了重大贡献,进而保证了青稞的稳产、增产,创造了可观的经济价值。'藏青 2000'青稞新品种是西藏自治区农牧科学院历经 19 年选育的青稞新品种,2013 年被确定为自治区主推品种。'藏青 2000'与目前主推的'藏青 320'和'喜玛拉 19 号'相比较,其优势在于产量较高,每亩可增产 25kg 以上,抗倒伏性较强,可避免因倒伏而减产,还能抗蚜虫,减少农药的使用,利于保持有机品质和农业生态,籽粒较白,有利于糌粑和面条等加工。经农业部谷物品质检验测试中心品质分析,该品种粗蛋白含量为 9.69%,粗脂肪 1.96%,粗淀粉 58.79%,氨基酸总量 9.63%,谷氨酸 2.48%、赖氨酸 0.38%(尼玛扎西等,2015)。

　　'康青 10 号'是甘孜藏族自治州农业科学研究所选育成功的青稞新品种,具有生育期适中、品质优良、丰产性好、适应性强等特点。'康青 10 号'为春性、中熟品种,生育期约为 135 d,比'康青 6 号'晚熟 5~7 d。幼苗半直立、深绿,叶片宽窄适中,穗粒数 45 粒左右,穗茎直立,成穗率中等;籽粒长椭圆形、裸粒、红褐色、饱满、半角质、腹沟浅窄,种子休眠期中等。千粒重 43 g 左右,容重 768 g/L;具有高抗条锈病和白粉病,中抗赤霉病等优点。'康青 10 号'适于在四川甘孜藏族自治州海拔 2000~3800 m 及类似区域种植。2009~2015 年间的四次种植试验结果显示,'康青 10 号'的产量在 211~299kg/亩之间,与同年播种的'康青 6号'相比,产量提高了约 10.33%~19.33%(刘廷辉等,2017)。

　　'昆仑 13 号'品种是青海省农林科学院作物育种栽培研究所在 2009 年选育的青稞优良新品种,在历次产量试验中,'昆仑 13 号'的产量最高可达 316.8kg/亩,与同期种植的'北青 6 号'相比增产 7.8%。'昆仑 13 号'适合于青海省年平均气温 0.7℃以上的中高纬山旱地种植的中早熟品种。其另一个特点是植株抗逆性强,青稞籽粒品质较好,千粒重 42.8 g,容重 708 g/L,籽粒半硬质;蛋白质含量 13.8%,粗脂肪 2.2%,粗纤维 11.2%,淀粉 60.0%,β-葡聚糖含量 6.67%~12.4%。此外,'昆仑 13 号'青稞品种还具有耐旱、耐寒、耐盐碱性中等,抗倒伏性强,中抗条纹病,不易落粒等特点(任又成,2010)。

　　青稞籽粒颜色一般是指青稞颖壳的颜色,是由色素沉积于种皮和糊粉层而形成的。国内外对于青稞籽粒颜色的划分标准各不相同,主要划分为白(黄)、黑、红(紫)和蓝 4 种颜色。已有研究结果显示,不同颜色青稞籽粒的营养物质含量间具有较大差异,且同一种颜色的青稞随品种不同,其营养物质的含量也不尽相同。对不同颜色的青稞营养成分进行分析发现,彩色青稞品系的淀粉含量、膳食纤维含量、蛋白质含量均比白青稞品种的含量高,分别相应高出 2.63%、3.66%和19.85%,差异显著(P<0.05);并且彩色青稞品种的总酚含量、总黄酮含量以及维生素 E 含量分别比白青稞的相应含量高出 11.54%、7.10%和12.47%,如表 2-8所示。总体而言,彩色青稞在营养品质和抗氧化活性物质含量方面均优于白青稞,使其在营养功能食品开发方面更具利用价值(张帅等,2017)。

表 2-8　不同颜色青稞的营养成分(g/100g)

营养成分	彩色青稞	白青稞
淀粉含量	47.20±0.46[a]	45.99±0.53[b]
膳食纤维含量	12.76±0.05[a]	12.31±0.05[b]
蛋白质含量	15.70±0.44[a]	13.10±0.43[b]
总酚含量	0.29±0.0024[a]	0.26±0.005[a]

营养成分	彩色青稞	白青稞
总黄酮含量	0.196 ± 0.002^a	0.183 ± 0.009^b
维生素 E 含量	0.424 ± 0.010^a	0.377 ± 0.024^b

注：彩色青稞数据为 8 份品种重复测定 3 次的平均值；白色青稞数据为 7 份品种重复测定 3 次的平均值；同一行不同字母（a、b）代表有显著差异。

在彩色青稞中，黑青稞具有高维生素、高膳食纤维、高蛋白质、高 β-葡聚糖、低脂肪和低糖含量等特点，还含有多种有益人体健康的矿质元素，如铜、锌、钙、磷、铁、硒等，使其近年来备受关注，对其的研究也日益增多。对西藏地区 12 种黑青稞成分进行分析，结果显示，蛋白质含量 6.75%～11.67%，平均 9.65%；脂肪含量 1.8%～2.6%，平均 2.19%；膳食纤维含量 2.1%～2.7%，平均 2.53%；灰分含量 2.0%～3.9%，平均 2.63%；黄酮含量 0.20%～0.35%；β-葡聚糖含量 4.22%～5.50%；矿物质含量依次为 K＞Mg＞Fe＞Mn＞Zn，含量范围分别为 4224.77～8329.70 mg/kg、1000.53～1572.00 mg/kg、26.72～133.36 mg/kg、17.56～130.66 mg/kg 和 11.19～23.08 mg/kg（谭大明等，2018）。另外，对西藏山南地区黑青稞硒含量进行测定，硒含量最高可达 0.015 mg/kg（林津等，2016）。综上可见，在营养成分含量方面，彩色青稞更具优势。

目前国际上对青稞品种的研究主要集中在以下几个方面。

1）对来自世界不同地区、不同种植条件的青稞品种进行农艺学性状比较

对多个不同生态环境下的品种分析其遗传多样性，旨在寻找与农艺性状相关联的分子标记，为青稞杂交组合的配制及分子标记辅助育种提供依据。采用 40 个简单重复序列标记，对 107 个来自尼泊尔中部的安纳普尔纳、马纳斯卢、阿拉斯加山脉和喜马拉雅山脉的青稞基因进行分析，并与 8 种德国和加拿大品种进行比较。结果显示，每个位点检测出的等位基因数平均有 6.45 个，共检测出总位点数 258 个，总体多样性指数为 0.53。对于尼泊尔青稞而言，其被检测出的等位基因数平均有 4.8 个，多样性指数为 0.52，表明尼泊尔青稞种质资源具有丰富的遗传多样性（Pandey et al.，2004）。通过了解青稞地方品种的种群结构，分析其在种群间和种群内遗传多样性，加深生态环境对其变异性质和程度的了解，是有效维护和使用现有青稞植物资源的重要先决条件。例如，通过研究 106 个来自埃塞俄比亚中部高地青稞地方品种遗传多样性的水平和结构，确定了不同海拔生长高度（小于 2300 m，2300～2800 m，大于 2800 m）是影响其遗传多样性的主要因素。相对于海拔来说，季节和地理区域之间的遗传多样性分歧非常低，这 106 个地方品种的采集来自三个地区（Ankober、Mojanawadera 和 Tarmaber）和两个生长季节（长雨季 Meher 和短雨季 Belg）。这些地方品种也被证明具有

作为等位基因来源的潜力，其种群内多样性使其更好应对环境压力，可用于研究作物物种在适应自然环境演化过程中的基因和基因组变异性，这对实现产量稳定非常重要（Elena et al.，2010）。

2）培育新的青稞品种，以期获得具有稳定优良性状的青稞后代

农艺学性状在不同的时间差异较大，以抽穗期和容重为例，2006 年抽穗期为 34～47 d，容重为 670～770 g/L；2007 年抽穗期为 17～32 d，容重为 710～800 g/L。遗传和环境因素是造成其化学成分差异的重要因素，对于不同品种青稞来说，总酚含量为 166～295 mg/100g 阿魏酸当量，总花青素含量为 3.0～284.5 ppm（矢车菊素葡萄糖苷当量，1ppm 为 10^{-6}），蛋白质含量为 12.3%～17.3%，β-葡聚糖含量为 3.5%～7.4%。其中紫色青稞中的花色素含量最高，黑色青稞中的总酚含量最高，蜡质青稞通常含有较高的 β-葡聚糖。

Yanagisawa 等（2007）利用亲本 Yon-Kei 9123 和 Shikoku-hadaka 90（注册名称为 Ichibanboshi）杂交培育出了新品种青稞 Toyonokaze。Toyonokaze 颗粒形状呈圆形、较小，去皮后颜色较白，其粉质糊化后的颜色更为透明。与亲本 Ichibanboshi 品种相比，Toyonokaze 的茎秆更短，抽穗期晚两天但在同一天成熟。Toyonokaze 的产量比 Ichibanboshi 高出 10%，且对大麦黄花叶病毒具有适当的抵抗性，可以作为良好的推广品种。

综上，可以看到近年来青稞的育种和利用越来越受关注，但对青稞遗传多样性的评价和研究仍较为薄弱。因此加强包括遗传多样性研究在内的青稞种质资源评价将有利于其种质资源的保护和优质高抗青稞品种的选育和利用。

2. 青稞的产量及种植分布

1）青稞产量概况

近年来，全国青稞种植面积约为 350 万亩，其中在西藏地区青稞种植面积为 210 万亩，年产量突破 70 万 t，其中 7 万 t 用于深加工，另有 5 万 t 出口至美国。西藏地区青稞平均单产约为 285 kg/亩，最高单产达到 350kg/亩（周文元，2018），位于藏南河谷—江两河中部流域的拉萨、日喀则和山南三地市是其最主要的种植区域，播种面积和总产量分别占全区的 67.3%和 76.1%；其次是藏东三江流域（横断山脉）地区即昌都地区，播种面积和总产量分别占 24.3%和 18.2%；藏东南农林交错地带即林芝地区，播种面积占 5%，总产量占 2.5%；而藏西、藏北高寒农区的青稞播种面积和总产量合计不足 3.3%和 3.7%。

关于青海省青稞种植情况的数据来源较多，总体来看总产与单产均呈现上升的趋势。2006 年的统计数据显示，青海省青稞种植面积约 50 万亩，总产量 7.5 万 t，单产约为 150 kg/亩（马寿福等，2006）；2008 年数据显示，青海全省青稞播种面积增长到 62.93 万亩，总产量 13.14 万 t，平均单产提高到约 200kg/亩。青稞播种

面积占青海省作物总播种面积的 16.04%，青稞产量占粮食作物产量的 13.71%（吴昆仑和迟德钊，2011）；2015 年，青海省青稞种植面积持续增长到 68 万亩（贾娟琪和李先德，2016）；2018 年青海省青稞播种面积保持稳定，产量估算可达 20 万 t；2023 年，青海省青稞播种面积超过 9.267 万公顷，良种率达到 98%，年产量达到 23 万 t 以上。

除了西藏、青海主产区外，云南省迪庆藏族自治州、甘肃省甘南藏族自治州、四川省甘孜藏族自治州等青藏高原边缘地区也广泛种植青稞。迪庆州常年青稞种植面积为 15 万亩左右，青稞平均单产达到 300kg/亩，总产量 5 万 t 以上，青稞商品粮 3.5 万 t（迪庆州明确青稞产业发展目标，2014）；甘南藏族自治州是甘肃省青稞生产的主要地区，占全州农作物种植面积的 30%，常年青稞种植面积约 24 万亩，总产量 3 万 t，种植面积及产量稳居甘南藏族自治州农作物之首（尚晓花，2018）；2017 年甘孜藏族自治州青稞种植面积为 49.3 万亩，占全州粮食作物总种植面积的 52.26%，总产量达 10.85 万 t，占全州粮食总产量的 47.53%，青稞单产约为 220kg/亩，比前 5 年平均产量（213.2kg/亩）增产 3.2%。

2）青稞种植分布

青稞是我国青藏高原地区对多棱裸粒大麦的统称，由于其籽实没有外壳，所以又称裸大麦，也称元麦、淮麦、米大麦等，是大麦的一种特殊类型，在植物分类上属于禾本科小麦族大麦属大麦的变种之一。我国青稞的种植范围包括整个位于青藏高原地区的西藏自治区和青海，以及四川、甘肃、云南的藏区（甘肃省甘南藏族自治州，四川阿坝县、甘孜藏族自治州和云南迪庆藏族自治州），共 20 个地、州、市，160 个县（姚豪颖叶等，2015）。青藏高原地区是青稞的适生区和主产区，占全国青稞种植面积的 98%以上（原红军等，2018）。青稞是一种广适性、抗逆性强的麦类作物，西藏青稞垂直分布高差达 3300 m，高限在岗巴县吉汝村，海拔达 4750 m，低限在墨脱县，海拔在 1450 m 以下。至目前为止，在西藏自治区已经发现和报道的青稞变种有 501 个，但在海拔 2500 m 以下的只有 54 个，占总变种数的 10.8%；而在海拔 4500 m 以上的变种数更少，仅有 15 个，占 3.0%；变种数最多的主要集中在海拔 3000～4000 m 的地段，其中海拔在 3500～4000 m 有 307 个变种，占 61.3%（王建林等，2006）。此外，在我国其他以青藏高原为主的藏族聚居的区域也有广泛的青稞种植。在云南的香格里拉地区（迪庆藏族自治州），当地藏民种植的青稞品种达 54 种，青稞承担着重要的文化、宗教、饮食、医药等功能。

青稞在长期的生长自然选择过程中形成了各具特色的品种类群，西藏传统的青稞产区大致可分为冬青稞区，冬、春青稞兼种区，春青稞区和高寒早熟青稞区四大类。我国西藏地区不同的生长环境对青稞营养成分的合成和积累影响极大，研究表明，温度是影响西藏青稞赖氨酸含量的核心要素，理论上月平均气温 6.5℃

最有利于青稞氨基酸的积累;日照时数、日平均气温≥0℃积温、日平均气温≥10℃
积温、月平均气温是影响西藏青稞淀粉含量的关键因素,日照时数越长,日平均
气温≥10℃积温越大,越有利于西藏青稞淀粉的积累;在一定范围内,日平均气
温≥0℃积温和日照时数的共同升高是西藏青稞β-葡聚糖积累的正向因素,而年降
水量和日平均气温≥10℃积温同时增加是西藏青稞β-葡聚糖积累的负向因素;月
平均气温和日照时数共同提高有利于西藏青稞蛋白质含量升高,但海拔、月平均
气温、日平均气温≥0℃积温和日平均气温≥10℃积温的共同增长反而不利于西藏
青稞中蛋白质的积累(冯西博,2016)。也有研究指出,影响青稞籽粒蛋白质含
量最大的环境因子是土壤,其次是气候因素,青稞蛋白质含量随着分蘖-拔节期平
均气温日较差(每日最高与最低气温之差)、拔节-抽穗期相对湿度的增加而显著
增加,但随着抽穗-成熟期日照时数、出苗-分蘖期平均气温日较差和土壤速效氮
含量的增加而显著降低(王建林等,2017)。

综合分析表明,海拔 2900 m 左右,月平均气温在 6~7℃,日照时数在 3400 h,
年降水量在 169~650 mm,日平均气温≥0℃积温 1245~4590℃,日平均气温≥
10℃积温 0~1500℃是西藏青稞营养成分含量的最佳生态气候条件(冯西博,
2016)。

二、青稞关键组分与加工

1. 发芽对青稞营养素变化的影响

种子发芽是青稞生长周期的起点,伴随着种子发芽过程的形态学变化,其胚
和胚乳内部也进行着一系列复杂的生理生化变化,导致多种酶如 α-淀粉酶、纤维
素酶、蛋白酶、植酸酶、β-葡聚糖酶等酶的活力显著提高,由此促进淀粉、蛋白
质、脂肪等物质的分解及利用,可溶性物质的增加,以及青稞籽粒中的次级代谢
产物含量的变化,提高了青稞的营养价值,其营养成分更有利于人体吸收,如 γ-
氨基丁酸、生育酚、β-葡聚糖等人体有益成分。发芽处理是青稞深加工的一种重
要新途径(沈娜等,2017)。

发芽过程伴随着种子内营养物质的消耗与合成,对于青稞籽粒来说,在发芽
期间主要的供能物质是淀粉,同时为了维持正常的生理活动,部分原有蛋白质会
被消耗,新的蛋白质被合成。发芽过程中的前 5 d,青稞籽粒中蛋白质含量随发芽
时间的延长呈现先增大后维持稳定的趋势,其含量由未发芽时的 7.8%增加到
8.4%,且在第 4 d 达到峰值,可见在青稞籽粒萌发时,蛋白质含量处于动态变化
中,但总体蛋白质合成的速率大于分解的速率;伴随发芽过程,还原糖含量也显
著增高至 2.9 倍,主要是在发芽过程中淀粉酶被激活,籽粒中的淀粉被水解成葡

萄糖等小分子糖类；但脂肪含量与发芽时间呈负相关，当发芽结束时脂肪含量下降 44%，这是因为种子萌发过程中会消耗大量能量，引起脂肪含量显著下降（李伟丽等，2018）。

发芽过程也会影响青稞籽粒中微量营养活性成分的含量。研究显示，发芽处理显著提高青稞糙米中的 γ-氨基丁酸含量，其最佳发芽工艺参数为：浸泡温度 35℃，浸泡时间 12 h，发芽温度 30℃，发芽时间 20 h，钙离子浓度 1.0%。原青稞糙米中 γ-氨基丁酸含量为 34.02 mg/100g，经此工艺处理后，γ-氨基丁酸的含量提高至 60.96 mg/100g。发芽温度和浸泡温度是影响青稞糙米中 γ-氨基丁酸含量的关键因素，其次是浸泡时间。与原青稞糙米相比，经发芽处理的青稞糙米抗氧化能力显著提高（卓玛次力，2018）。也有学者研究发现 β-葡聚糖含量为 7.9% 的青稞籽粒，经 27℃、6 h 浸泡，22℃发芽后，含量提高至 10.01%（张伊迪和周选围，2014）。此外，与未发芽处理相比，发芽后的青稞籽粒的醇提物对 DPPH、ABTS[+] 自由基的清除能力显著提高（卓玛次力，2018），进一步表明，发芽处理有助于提高青稞籽粒中营养功能因子的含量与活性。

此外，发芽处理还会影响青稞粉的持水性、持油性和水溶能力等性质。研究发现，与原青稞粉相比，经发芽处理后青稞粉的持水性略微降低了 2.78%，而持油性显著提高了 1.06 倍，有利于应用于酥性饼干等食品的加工；青稞粉水溶指数也提高了 9.5 倍，表明发芽处理有利于青稞粉在速溶系列产品中的应用（李伟丽等，2018）。

2. 热加工对青稞营养素变化的影响

（湿）热处理是食品加工最常用的方式之一，其是利用温度场或与水分子协同作用来改变食品组分内部结构继而调控食品的加工性能及消化性能，以期获得应用性能好、营养价值高、绿色安全的高质量产品，主要有干热处理、湿热处理、微波处理以及辅以酶协同作用等。

炒制是青稞最为传统、常见的热加工方式，炒制后的青稞籽粒发生爆裂，呈现诱人的金黄色且散发出浓郁的麦香味。与未处理的青稞相比，短时间（4~8 min）炒制处理的青稞中蛋白质、脂质、淀粉、还原糖的含量基本不变，总膳食纤维含量略有降低，β-葡聚糖含量有不同程度的增加。炒制不仅使青稞的营养成分含量发生变化，也会影响其活性成分在模拟人体消化道环境中的释放行为。与未加工的青稞相比，经表面温度达到 100~120℃、炒制 5 min 处理的青稞，虽其总酚、总黄酮、游离氨基酸以及游离态阿魏酸的释放量均无显著影响，但总可溶性糖的含量降低了 23.8%，消化液清除 DPPH、ABTS[+] 自由基以及亚铁离子还原能力均有提高（龚凌霄，2013）。

传统的蒸煮加工多用于青稞酿酒的前处理过程，经适宜的蒸制条件（蒸制温度为 115℃，蒸制时间为 40 min，粉碎粒度 50 目）处理，主要营养成分的含量无显著变化（李明泽，2013）。将经过蒸制处理的青稞粉饲喂卵巢切除大鼠（卵巢切除后的大鼠由于内分泌失调可能会出现盲肠炎、血脂升高等疾病），与饲喂未经处理的青稞粉对照组相比，实验组大鼠盲肠内容物中短链脂肪酸和高密度脂蛋白含量增加，肠道 pH 值、肠内容物游离氨、血清总胆固醇、甘油三酯和低密度脂蛋白含量下降，这些变化均有利于降低肠道疾病和心血管疾病的发生（王倩倩等，2014）。

灭酶是青稞制粉的关键工序，其目的是钝化青稞粉中的各种酶活，特别是过氧化酶和脂肪酶，改善产品口感、延长货架期。常用的灭酶方式有蒸制和炒制，工艺简单，对设备要求较低，但存在加工时间长、耗能大的缺点。相比之下，微波加热能透入物料内部使整体均匀受热。采用蒸制、炒制和微波烘烤三种灭酶方式处理青稞，以原青稞作为对照，研究不同加热方式对青稞蛋白质功能性质的影响。蒸制和炒制后青稞蛋白质的溶解度、起泡性及泡沫稳定性、乳化性及乳化稳定性降低，蒸制后蛋白质持水力降低，而炒制后增加；微波烘烤后青稞蛋白质的溶解度、持水力、起泡性和泡沫稳定性保持相对稳定，乳化性和乳化稳定性增加；灭酶后青稞蛋白质凝胶硬度增加，以微波烘烤后最大，高于对照组 18%。这表明微波烘烤能提高青稞蛋白质功能性质，是灭酶的最佳方式，适合于青稞的加工应用（谭雁文等，2014）。

有研究分别采用湿热及干热处理方法调控青稞粉的消化性能，通过优化水分、处理时间和处理温度等条件获得抗消化性能最佳的热改性青稞粉。并在此基础上采用动物试验，系统考察热改性前后不同消化性能青稞粉对高脂膳食受试鼠生理生化指标及肠道菌群结构的影响。研究结果显示，在湿热处理过程中，当体系水分含量 35%，处理温度 100℃，反应时间 4h 时，得到的青稞粉抗消化成分含量高达 39.17%，比原青稞粉提高 50%；在干热处理过程中，当处理温度 160℃，处理时间 4h 时，得到的青稞粉抗消化成分含量为 34.08%，比原青稞粉提高 40%。通过高脂膳食诱导和原青稞粉、湿热处理青稞粉、干热处理青稞粉样品干预的动物实验结果显示，与模型组相比，采用热处理青稞粉进行膳食干预的大鼠的各项生理生化指标均有所改善，尤以干热处理青稞粉的效果最佳，食用后大鼠的体重得到有效控制，血糖、血脂（总胆固醇、总甘油三酯含量显著下降）、肝功能代谢水平（脂质过氧化物与丙二醛含量显著下降）以及血清氧化应激水平（谷胱甘肽过氧化物酶和总抗氧化水平显著升高）有明显改善。采用热处理前后青稞粉进行干预，大鼠肠道微生态得到改善，尤以湿热处理青稞粉的效果最佳，与模型组相比，其膳食干预后的大鼠肠道菌群的优势菌为双歧杆菌，且乳酸杆菌、*Fusicatenibacter* 属等能产短链脂肪酸的有益菌物种丰度明显高于其他各组，说明食用湿热处理青稞粉更能防止由高脂饮食引起的肠道微生态破坏。同时通过

KEGG 功能预测还发现，食用热处理后的青稞粉对心血管疾病以及一些代谢疾病有较好的干预效果。

3. 发酵对青稞营养素变化的影响

青稞的发酵加工主要是在青稞酒的酿造中的应用。传统青稞酒的生产方法是将青稞加水煮熟或炒熟再水煮后，摊凉加曲，保温糖化发酵 2～3 d 后，加水过滤可得淡黄混浊、酸甜爽净的青稞酒。在传统的青稞酒 72h 发酵过程中，发酵醪液表现出明显的 pH 值下降和总酸含量上升的变化，其 pH 值由 6.07 下降至 4.09，总酸含量在发酵 36h 时由最初的 0.18%显著升高到 0.80%，之后略有下降，发酵终点时为 0.73%；发酵品温先缓慢升高再降低，最高达 36.2℃；还原糖含量和糖化酶活力值均在 24 h 内增加后逐渐下降，整体过程总糖呈下降趋势，而酒精度显著增高，达到 6.53%。经过 72 h 发酵，醪液中蛋白质含量平均值高达 19.63%，总能量值与熟青稞差异不显著，矿物质成分含量增加，18 种游离氨基酸总含量达到 110.912 mg/100mL。通过感官评价确定发酵时间为 60～72h 时可获得风味良好的传统青稞酒（杜木英等，2007）。

发酵加工除用于青稞酒酿造外，还可采用特定的微生物如红曲霉来发酵青稞产生 γ-氨基丁酸，由此有效提高青稞的附加值。目前 γ-氨基丁酸主要通过三种方法获得，即化学合成法、植物富集法和微生物发酵法。红曲霉是亚洲一些国家常用的食品发酵微生物，γ-氨基丁酸是红曲霉的次生代谢产物。研究显示，固体培养基为青稞（48%）、玉米粉（10%）、黑豆粉（17%）、米粉（15%），在 30℃的环境下培养 8 d，γ-氨基丁酸产量约为（24.62±0.18 ）mg/100 g，赋予青稞更独特的营养功能（刘栋等，2018）。

Ma 等采用三种乳酸菌 Lactobacillus acidophilus （LAC）（ATCC 4356）、Lactobacillus reuteri （L. reuteri）（ATCC 23272）和 Enterococcus faecalis （E. faecalis）（CICC 20422）进行青稞籽粒的固态发酵，将青稞籽粒加水浸润，然后在 121℃下灭菌 30 min。在 37℃条件下，按照 6%接种 LAC 和 L. reuteri，分别培养 60 h 和 30 h；在 35℃条件下，10%接种量 E. faecalis，培养 42 h。发酵结束后，将青稞籽粒在 50℃下干燥 22 h，研磨后得到菌株发酵的三种青稞谷物粉。分析结果表明，除了固态发酵后的谷物更饱满、颜色更亮外，对外观没有太大影响。组织切片检查显示，发酵导致细胞形态发生改变，其中 β-葡聚糖复杂地嵌入在细胞壁外围的淀粉胚乳中，突出了其作为籽粒关键组分的重要性，这可能说明发酵导致细胞壁部分破坏，诱发 β-葡聚糖的迁移和聚集（图 2-7），因此，可观察到 β-葡聚糖的可染色含量增加。此外，胚乳中淀粉的绿色饱和度明显降低，表明淀粉含量减少，进一步说明发酵导致淀粉颗粒受损和破碎，伴随着细胞壁部分降解和结构崩溃。而未发酵的谷物结构清晰，细胞壁完整，β-葡聚糖紧密地包裹着淀粉颗粒（Ma et al.，2024）。

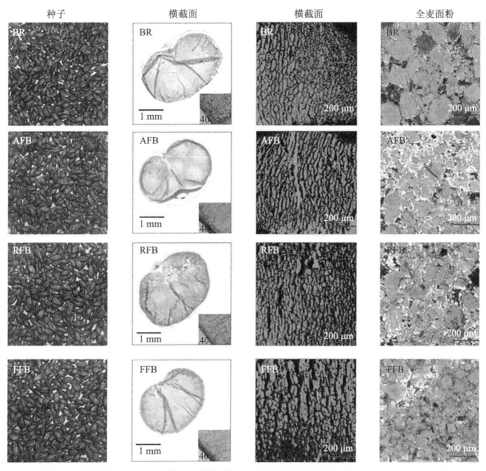

图 2-7　乳酸菌固态发酵前后青稞籽粒表面及内部结构的变化（Ma et al.，2024）

BR：未发酵组；AFB：LAC 发酵组；RFB：*L. reuteri* 发酵组；FFB：*E. faecalis* 发酵组。淀粉用鲜绿色表示，β-葡聚糖用深蓝色表示

4. 含青稞的速冻食品

部分品种青稞中支链淀粉含量较高，淀粉老化速度较慢，有较好的冻融稳定性，适用于速冻食品加工。研究表明，添加适量的青稞粉，可使速冻面条的蒸煮品质和冻融稳定性得到较明显改善。质构分析发现，随着青稞粉添加量的增加，速冻面条煮后的硬度、弹性和咀嚼性呈极显著变化（$P<0.01$），其硬度随青稞粉添加比例升高，呈现先下降后上升的趋势，弹性则呈现先上升后下降的趋势，咀嚼性呈线性上升趋势（$R^2>0.8$）；由感官评定结果可知，添加青稞粉使速冻面条韧性、黏性、耐煮性评分增加，但颜色、光滑性评分降低。试验结果最终认为，

青稞粉与小麦粉比例为 1∶6 制成的速冻面条的蒸煮特性、质构特性、冻裂率和感官品质总体效果最佳（丁捷等，2016）。

挤压型速冻青稞鱼面随速冻温度越低、冻结速度越快，所形成的冰晶越小，对面条内部面筋结构破坏程度越小，品质综合评价越佳；且加水量和速冻温度对面条品质影响显著（$P<0.05$），两者之间存在明显的协同作用，整体加水量对面条品质综合评分的影响大于速冻温度；而和面时间与静置时间对面条综合品质影响呈正相关，但不显著。通过试验获得挤压型速冻青稞鱼面最佳工艺参数为：加水量 18.84%、和面时间 12 min、静置时间 25 min、速冻温度–32℃（胡欣洁等，2017）。

将不同比例的青稞粉与高筋小麦粉复配，研发速冻青稞水饺。当青稞粉添加量为 20% 时，饺子皮速冻失水率为 7.54%，低于纯高筋小麦粉的 8.02%；青稞速冻水饺的蒸煮损失率为 4.34%，冻裂率为 4.92%，煮破率为 6.38%；表明添加 20% 的青稞粉能显著减少速冻水饺在冻藏过程中的开裂现象。但青稞粉的添加会降低饺子皮中面筋的含量与强度，故当青稞添加量大于 20% 时，速冻水饺容易出现口感差、破皮严重的现象（赵欣怡和童群义，2018）。

5. 挤压处理对青稞营养素变化的影响

挤压膨化是体系水分在高温高压条件下达到过热状态后，突然改变压力，由高压状态变成常压状态，过热水分急剧汽化喷射出来而产生强烈的爆炸，水分由液态变成气态，从而实现对青稞组织结构，甚至化学组分的改变（表 2-9）。

表 2-9　挤压膨化前后青稞粉主要成分含量变化（%）（张文会，2017）

	水分	灰分	脂肪	蛋白质	淀粉	非淀粉多糖	β-葡聚糖
挤压膨化前	10.67	1.82	2.16	11.87	63.92	6.92	2.64
挤压膨化后	5.32	1.83	1.56	10.49	59.85	18.76	2.18

在挤压膨化过程中经过高温高压的作用，大部分水分被瞬间蒸发；脂肪含量有所减少，可能是脂肪发生部分水解，生成甘油和游离脂肪酸；蛋白质含量略有下降，是由于挤压机内的高温、高压、高剪切力等综合作用，使青稞蛋白变性，甚至肽键断裂，另外，部分氨基酸与体系中的一些还原糖等化合物发生反应，造成氨基酸损失；淀粉含量减少，非淀粉多糖含量明显增加，主要原因是在挤压膨化过程中，部分淀粉降解生成还原糖；β-葡聚糖含量稍有减少，是因为 β-葡聚糖分子链断裂，分解为小分子的糖类物质（张文会，2017）。经过挤压膨化处理，青稞粉由颗粒状态变为海绵、多孔状态；黏度曲线发生显著变化，起糊温度降低、

峰值黏度升高，崩解值增大，糊稳定性变差（陈峰青等，2017）。

有学者采用双螺杆挤压技术，探讨螺杆转速、物料水分含量、挤压温度等工艺参数对青稞粉理化性质的影响。随着螺杆转速增加，青稞粉的膨化度增加，容重、吸水指数降低，碘呈色度呈先增加后降低的趋势，水溶性指数呈先降低后上升的趋势，当螺杆转速为240~280 r/min时，各项指标综合评价较好；青稞粉的碘呈色度、吸水性、膨化度等指标随着挤压温度的升高，均呈下降趋势，容重先缓慢上升再下降，在140~160℃时，各项指标综合评价较好；随着物料水分含量的增加，容重先缓慢上升再下降，膨化度先升高后降低，吸水指数增加，在含水量17%时，各项指标综合评价较好（孙志坚等，2014）。

有研究探讨了挤压膨化对青稞粉中活性物质的影响，结果表明，挤压膨化处理没有影响青稞总酚在体外消化液的释放效果，但能促进黄酮的释放（释放量提高了12.4%）；与对照相比，可使体外消化液中游离态和结合型的阿魏酸含量分别增加了79.9%和28.9%，游离氨基酸含量增加43.7%，但可溶性糖的含量基本没变化。可见，挤压膨化处理可使青稞全谷物消化液中的营养物质含量明显增加，致使其抗氧化性能明显提高（龚凌霄，2013）。

有研究者将挤压改性的青稞粉与青稞原粉、小麦粉复配制作青稞面条，采用响应面分析挤压工艺参数对青稞面条品质的影响，并探讨不同复配比例青稞面条品质的优劣。研究结果表明，在螺杆转速290 r/min，挤压温度155℃，物料水分含量18.5%的加工条件下获得挤压改性青稞粉，将其与青稞粉、小麦粉以3∶3∶4的比例复配，制作出的青稞面条口感好，有嚼劲，且烹煮后无断条，熟化时间短（孙志坚，2014）。

6. 蒸汽爆破对青稞营养素变化的影响

蒸汽爆破（steam explosion，SE）是将原料置于高温、高压环境中，利用过热饱和蒸汽对物料进行处理，使原料孔隙中充满蒸汽，然后瞬间解除高压（0.00875 s内），使得组织间隙中的过热蒸汽迅速汽化，体积急剧膨胀而发生爆破，细胞壁因此破裂而形成微孔，从而使小分子物质从细胞中释放出来。处理过程主要分为气相蒸煮和爆破两个阶段。在气相蒸煮阶段，物料在高温、高压蒸汽下蒸煮，蒸汽渗入物料内的空隙，在一定的作用时间下，部分物料发生类酸性水解和热降解反应，纤维连接强度下降，为下阶段的爆破提供选择性的机械分离；在爆破阶段，为接近绝热膨胀过程和热能转化为机械能过程，渗入物料内的高温蒸汽和由物料内的液态水汽化形成的蒸汽以气流的方式瞬间释放，物料的细胞壁结构受到破坏，软化的物料产生剪切变形运动并发生分离，纤维发生一定程度的机械断裂，包括纤维素大分子中的糖苷键和氢键断裂、无定形区及部分结晶区的破坏，由此达到对原料的结构和化学组成进行重构的效果。研究表明，以未处理的青稞麸皮作为对照样，对蒸汽爆破后的青稞麸皮中各物质进行提取。在高温蒸汽渗入青稞麸皮组织内和内部蒸汽瞬间释放的过程中，麸皮中酸类物质、半纤维素、纤维素、木质素中的酯键、醚键、糖苷键等发生部分水解，使总可溶性糖得率提高了 5 倍，总可溶性酚酸得率提高 9.83 倍；游离型和结合型阿魏酸得率分别增加 59.0 倍和 8.45 倍，游离型和结合型对香豆酸得率分别增加 47.6 倍和 7.25 倍；而且麸皮经蒸汽爆破处理后抗氧化能力的增强与总可溶性酚酸得率的增加密切相关。此外，蒸汽爆破处理能促进青稞全谷物中酚类和黄酮物质在体外消化液中的释放，释放量分别提高了 6.4% 和 30.5%；同样也有效促进阿魏酸的释放，其释放量为未处理样品的 3 倍以上，为挤压膨化处理样品的 2.3 倍；蒸汽爆破增加了消化液中游离氨基酸含量；增强青稞全谷物消化液清除 DPPH、ABTS$^+$ 自由基和亚铁离子还原能力（龚凌霄，2013）。

三、青稞食品开发

近年来，随着对青稞营养功能的不断认知和食品加工业的快速发展，青稞产业及应用也不断推进，形成了由简单加工逐步向精深加工发展的趋势。青稞被加工成珍珠米、挂面、麦精、麦片或经膨化处理后成为快餐或早餐食品等，如西藏圣谷青稞食品发展公司开发的青稞营养麦片系列、青海新绿康食品有限公司开发的青稞非油炸速食面、青海高原羚食品有限公司生产的青稞挂面等（邢玉晓，2017）。而美国也开发了青稞麦芽产品，如麦芽汁、糖浆及各种固体或液体、糖化或非糖化的麦芽，可应用于各种各样的食品中，以增强色泽、酶活性、口味、甜度和营养品质（Bhatty，1996）。青稞麸皮、麦芽磨碎后筛分得到的产品含有不溶性纤维，也可应用于快餐食品、高纤维食品、低能量烘焙食品等的制作中，提高食品的营养功能（吕远平等，2005）。青稞产业不断发展，促使青稞产品呈现出多样化和系列化。

1. 青稞饮料

为满足人们对营养健康的需求，市场上出现了品种众多的谷物饮料，既有可直接饮用的产品，也有半加工产品。青稞谷物饮料以较高的营养价值、独特的风味受到广大消费者的青睐。青稞奶、青稞酸奶、青稞奶茶、青稞茶以及以整颗青稞谷粒形式为原料的各种饮品大大丰富了青稞饮料的内涵，满足了消费者对饮品口感和营养健康的双重追求。

将青稞与牛奶混合调配制成风味独特的青稞牛奶饮品，如 80 目青稞粉 2%、蔗糖脂肪酸酯 0.06%、单硬脂酸甘油酯 0.08%、黄原胶 0.07% 在 30MPa 下均质，能够获得稳定性能良好的产品（李思宁等，2017）。有学者以青稞、鲜牛奶为主要原料研制青稞谷物酸奶，将青稞通过炒制、粉碎、糊化、液化后与鲜牛奶混合进行发酵，考察了青稞的液化工艺与酸奶制作工艺条件对青稞酸奶感官、理化性质、质构的影响。结果表明，优化的青稞液化条件为 α-淀粉酶添加量 20 U/g，液化时间 40 min，液化温度 70℃，青稞粒度 80 目；青稞谷物酸奶的最佳加工工艺为青稞 6%，稳定剂 1%，蔗糖 6 %，发酵时间 6 h，所制得的青稞酸奶黏度适中，组织状态稳定，风味独特，是一种新型营养健康的酸奶制品（刘欢等，2012）。

青稞中总膳食纤维含量 16.05%，其中不溶性膳食纤维占 9.68%，可溶性膳食纤维占 6.37%（张文会，2014）。膳食纤维具有清肠通便，清除体内毒素的良好功效，是人体消化系统的清道夫。以青藏高原优质有机青稞为主要原料，通过分段式焙炒技术得到青稞全籽粒麦茶，并与青藏高原出产的枸杞、绿萝花、雪菊、玫瑰花等营养食品进行复配，研发出具有不同保健功效的青稞袋泡茶系列产品。分段式焙炒即逐步升温的分段焙炒工艺如下：青稞茶先低温加热再经熟化，最后高温焙炒，焙炒熟化的青稞麦茶在高温下可进一步增香、上色。经研究青稞茶最优工艺条件为：第一阶段，150℃，15 min；第二阶段，180℃，20 min；第三阶段，200℃，5 min。青稞菊杞茶最优配比为：100g 青稞麦茶，其余辅料所占比例为枸杞 6%、昆仑雪菊 1.6%、玫瑰花 3%、柠檬草 0.4%；青稞绿萝茶最优配比为：100g 青稞麦茶，其余辅料所占比例为绿萝花 10%、七彩菊 30%（杜艳等，2016）。

2. 青稞馒头

除了我国的藏区，俄罗斯、北欧、北美、土耳其、伊拉克、伊朗、北非等高寒、干旱、盐碱地区的居民也以青稞作为主食，早在 17 世纪以前，西方便以青稞制作面包。青稞粉中的蛋白质无法形成面筋结构以及面团黏性极强，限制了其作为单一粉料在馒头制作中的应用。目前基本是将青稞粉与小麦粉复配使用，既可改善青稞粉的加工特性，也能增强馒头产品的营养功能。随着青稞粉用量的增加，馒头的硬度、黏着性、咀嚼性逐渐增大，柔软度、口感会变差，因此有必要对青稞馒头制作工艺进行研究。

在研究青稞粉及小麦粉流变学特性的基础上，设计了青稞馒头的制作配方，通过正交试验优化了青稞馒头的制作工艺条件：青稞粉最适添加量 20%，酵母添加量 0.75%，加水量 55%，改良剂配方为 3%海藻糖、50mg/kg 酶制剂以及 10%的谷朊粉，发酵时间为 2h。所得到的青稞馒头感官评分为 85.3 分，品质达到市售要求，且膳食纤维含量比普通馒头提高了 7 倍（路敏，2015）。

还有研究通过对比青稞粉与小麦粉的粉质和糊化特性差异，成功研制出青稞粉添加量 60%的高青稞含量馒头。虽然这种馒头感官评价低于小麦馒头，但仍有较好的整体接受度。与小麦馒头相比，青稞馒头的硬度、咀嚼性等指标显著增加，黏附性、回复性等指标则显著降低，其蛋白质和 β-葡聚糖含量显著提高，同时也提升抗消化淀粉含量，而快消化淀粉及血糖生成指数则相应降低（刘娟，2018）。

3. 青稞面条

面条同样也是我国主要传统主食之一，近年来，随着消费者对营养健康的需求，各种杂粮面条应运而生，弥补了小麦面条产品在营养健康方面的不足。由于青稞中能形成面筋的醇溶蛋白含量很低，故难以满足面条制作加工的要求，目前市售的青稞面条基本是青稞粉与小麦粉复配的产品，面条中青稞添加量大多小于30%。为获得品质优良的青稞面条制品，除掌握青稞粉与小麦粉的适合复配比例和两者之间的相互影响关系外，选择适合的改良方法和改良剂来提升青稞面条的品质也是非常重要的。添加谷朊粉是常用于改良面条品质的方法，当谷朊粉的添加量为12%时，改良效果最佳，生产的青稞面条自然断条率、熟断条率均能符合要求，且口感不黏，不浑汤，柔软爽口，色泽较白，能够满足消费要求（魏新虹，2017）。有研究表明，利用谷朊粉替代部分中筋小麦粉，使复配体系的面筋蛋白含量达到26%，可制得品质与普通小麦面条媲美的青稞粉含量为50%的面条产品（钟少文等，2018）。

除了谷朊粉，添加少量的其他食品添加剂也能改良青稞面条的品质。例如添加食用碱能使面团具有独特的韧性、弹性和滑爽性；添加食盐能增强湿面筋的弹性和延伸性，缩短和面时间，提高面团质量，同时能抑制某些细菌生长和酶的活性；添加黄原胶等增稠剂可以增加面筋网络与淀粉颗粒的结合，提高面条结构的致密度，进而改善面条的蒸煮特性，使面汤不浑浊（张慧娟等，2017）；添加复合磷酸盐，随添加量增加，青稞面条的蒸煮损失率呈先下降后上升的趋势，而蒸煮吸水率变化趋势则相反。复合磷酸盐对面条的弹性、黏附性和咀嚼性显著改善，硬度和感官评分也随复合磷酸盐的添加呈先增大后减小的趋势。这是由于复合磷酸盐会减少可溶性淀粉的溶出，增加淀粉的吸水能力，同时促进面团面筋网络的形成，增加面团的持水性、弹性和韧性。

4. 青稞酥饼

酥饼是深受欢迎的青稞食品之一，其特点是皮酥，瓤有异香而不腻。青稞酥饼主要依靠起酥油包裹空气，焙烤中空气遇热流散，膨胀形成多孔结构，从而产生酥松口感，且起酥油能在淀粉或蛋白质颗粒周围形成一层油膜，使得生坯不易粘模，花纹清晰。青稞酥饼的制作经过润麦、炒制、磨粉和焙烤4个主要加工工序。具体的青稞酥饼制作最佳配方如下：主料为青稞粉与豌豆粉的复配粉（6∶4），其余辅料为（占主料质量的百分比）芝麻粉20%，花生粒10%，起酥油30%，白砂糖粉40%，水10%；最优焙烤工艺参数为：烘烤阶段，底火115℃，30 min；上色阶段，底火120℃，面火150℃，5 min（农彦彦等，2018）。

有研究表明,酥饼的加工过程会影响青稞中功能成分可溶性 β-葡聚糖的含量。研究结果显示, 润麦、炒制及焙烤工序对可溶性 β-葡聚糖含量基本不产生影响;而在磨粉工序, 青稞经粉碎磨粉或水磨磨粉时, 在较强机械力 (如挤压、剪切等) 作用后, 多糖间的弱作用力受到破坏, 部分糖苷键发生断裂, 增加了 β-葡聚糖的可溶性, 可溶性 β-葡聚糖的含量分别增加了 16.0%和 29.5%, 使青稞的营养价值更高 (农彦彦等, 2018)。

5. 青稞酒

用青稞酿酒距今已有 2000 多年的历史, 青藏高原海拔高, 气候寒冷, 青稞酒早已成为青藏高原的特色产品。以青稞为主要原料酿造的青稞酒属清香型白酒, 具有清雅纯正、绵甜爽净的特点, 而今在青海、西藏和四川等地已形成了较大规模的青稞酒产业。青稞酒的种类多种多样, 目前以青稞为主要原料酿造的酒品主要包括青稞干酒、青稞白酒、青稞营养酒和新型的青稞啤酒等。青稞酒又大致分为非蒸馏型的传统坛装和新型瓶装青稞咂酒, 蒸馏型的高酒精度青稞白酒和低酒精度青稞烤酒, 以及添加其他成分的调配青稞酒 (如在青稞酒中加入各种藏药材或者蔬菜花果等)。传统的青稞咂酒属于非蒸馏青稞酒, 以煮熟的青稞等为原料配以酒曲预糖化后装坛密封发酵而成;瓶装青稞咂酒属于低度青稞酒, 是在坛装青稞咂酒的基础上, 经过压滤澄清调配后精滤装瓶密封而得;青稞烤酒是一种酒精度为 10°~20°的以青稞为主要原料酿造而成的一种蒸馏酒, 是在装有酿造好的青稞咂酒的坛口上装上冷凝装置, 以明火加热, 在冷凝装置出酒口直接得到低酒精度的青稞烤酒;青稞白酒则是以青藏高原的特产青稞为原料, 由青稞和豌豆所制取的大曲为糖化发酵剂酿造而成 (刘清斌等, 2002)。

青稞麦芽中 β-葡聚糖含量很高, 具有降血脂、降胆固醇、调节血糖等功能 (Newman R K and Newman C W, 1991), 但过高的 β-葡聚糖含量会导致啤酒麦汁黏度过高, 过滤困难, 并容易引起啤酒浑浊, 影响啤酒的稳定性, 而过低的 β-葡聚糖又会造成啤酒口感淡薄, 影响感官评价。因此, β-葡聚糖含量是青稞啤酒生产工艺中的重要参数, 通常需要添加适量的 β-葡聚糖酶来控制品质 (吴贺标和张顺红, 2003)。此外, 淀粉是影响出酒率的主要因素, 淀粉含量越高, 出酒率越高, 青稞淀粉中支链淀粉含量越高, 原料越易糊化, 微生物的利用难度越低, 越利于发酵生香。青稞原料还要求蛋白质含量适当, 适量的蛋白质含量是保证微生物生命活动的必要物质, 但过量会造成发酵副产物增多, 给酒体带来邪杂味, 影响产品质量 (金玮鋆等, 2018)。

6. 青稞麦片

青稞是裸粒大麦, 以其作为原料生产麦片时, 可省去如小麦等其他谷物生产麦片时所必需的脱壳工序。

青稞麦片的制作工艺如下：青稞原料→初选→精选→清洗→煮麦→润麦→烘麦→切粒→蒸麦→压片→干燥→筛分→包装。

青稞全麦片制备的最佳工艺为：常温下预煮 20 min，散热时间 10 min，汽蒸时间 30 min，待青稞籽粒水分质量分数 20%，蒸汽压力 393 kPa，压片机滚轴间距 0.3 mm，在该条件下青稞全麦片的成型性、熟化度达到最佳。该加工工艺较好地保持了青稞营养成分，所生产出的全麦片具有青稞特有的麦香，而且有良好的漂浮性（孟晶岩等，2014）。

青稞麦片具有很好的营养功能，有研究发现食用青稞麦片，有助于改善人体代谢功能，降低血糖血脂水平。采用随机对照法，将 100 例空腹血糖受损患者分为燕麦对照组和青稞试验组，膳食干预 3 个月，测定试验前后糖脂代谢相关的生化指标和酶类，以及口服葡萄糖耐量试验后血糖、胰岛素的曲线下面积（AUC）。与燕麦片组相比，青稞麦片组受试者的空腹血糖和胰岛素分别降低 9.26%（$P<0.001$）和 13.37%（$P=0.001$），总胆固醇（TC）和低密度脂蛋白胆固醇（LDL-C）分别降低 7.20%（$P<0.001$）和 9.42%（$P=0.002$），糖化血红蛋白（HbAlc）、胰岛素抵抗指数（HOMA-IR）、总甘油三酯（TG）、载脂蛋白 B（ApoB）、口服糖耐量试验后的血糖及胰岛素的 AUC 均有所降低（$P<0.01$），但各组间的高密度脂蛋白胆固醇（HDL-C）、载脂蛋白 A（ApoA）、碱性磷酸酶（ALP）和超氧化物歧化酶（SOD）水平差异无统计学意义。可见，青稞麦片有显著改善空腹血糖受损患者的糖脂代谢的效果（毕铭鑫等，2013）。

同样，饼干和蛋糕均是广受消费者喜爱的烘焙休闲食品，随着消化理念的不断变化，营养健康的饼干和蛋糕制品成为时尚追崇。开发不同品种的青稞饼干和蛋糕，赋予传统食品更丰富的营养功能，由此满足现代消费者对营养、健康、美味的需求。目前青稞产业仍局限于传统食品、传统技术、传统市场的"三传统"中，产业整体处于开发缓慢，深加工程度浅、附加值低的发展初期阶段，市面上可供消费者选择的青稞产品品种不丰富，缺乏创新及时尚产品，亟待于向专业化和多样化发展。

四、青稞产品营养特征

对西北不同地区的 13 个青稞样品进行成分分析，结果显示，青稞中水分含量 10.27%，灰分 1.92%，蛋白质 9.80%，脂肪 1.70%，而淀粉的含量在 60.00%～75.00% 之间（姚豪颖叶等，2015）。加拿大 Scout 种青稞主要营养物质（干基）分析表明，蛋白质含量为 19.9%，油脂含量为 2.0%，灰分含量为 2.2%，纤维含量为 2.2%，淀粉含量为 60.4%。青稞全谷物中的第一限制性氨基酸为苏氨酸，其氨基酸组成的化学评分为 58 分（与标准蛋白质相比），进行中等程度的研磨后，所得籽粒的氨基酸评分为 80 分，更细研磨会使评分降低至 73 分。

青稞中还含有生物活性物质，如多酚、矿物质、维生素、酚类物质、类黄酮和 β-葡聚糖。这些成分被报道具有抗炎、抗癌、抗糖尿病、抗菌、抗肥胖、抗疲劳、抗衰老和高脂血症等健康益处（图 2-8）。

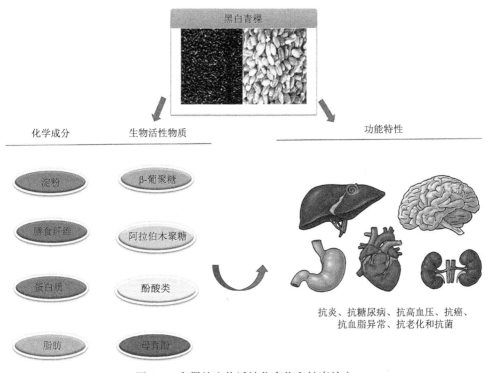

图 2-8　青稞的生物活性化合物和健康效应

1. 青稞淀粉的营养特征

如前所述，根据淀粉在体内的消化特性，可将其分为快消化淀粉（RDS）、慢消化淀粉（SDS）及抗消化淀粉（RS）。从营养学角度，长期摄入高血糖指数的食物易引起体内胰岛素抗性增加，进而影响人体血糖平衡以及扰乱餐后血糖向吸收阶段的转变；而高 SDS 含量食物的摄入，可使胃肠道中的消化吸收缓慢，产生较长时间的饱腹感，降低高胰岛素血症和胰岛素抵抗等代谢综合征的发生概率，进而有助于机体能量的控制。而 RS 不能被小肠内水解酶分解成葡萄糖，因此摄入含高 RS 食物可以降低能量的摄入。RS 还可在结肠中发酵产生短链脂肪酸（SCFA），SCFA 能酸化肠道内环境，降低大肠中的 pH 值，抑制有害菌的生长及繁殖，促进双歧杆菌的增殖，从而降低溃疡性结肠炎及结肠癌的发病率（王宏伟，2017）。

　　根据淀粉的来源（植物品种不同、生长环境不同等）及利用的改性方式（物理、化学、生物等），可调控淀粉的多尺度结构，如颗粒大小、片层结构、结晶结构、无定形结构、分子量大小及分布、直链/支链比例等。不同尺度结构的差异会显著影响淀粉的酶解性能，进而影响淀粉或淀粉基食物在人体中的消化、吸收和代谢，产生不同的营养功能。其中，湿热处理是常用的改变青稞淀粉结构的物理方式，有效的湿热处理可显著提升其 RS 的含量，研究结果显示，原青稞淀粉中 SDS 和 RS 的总量仅为 3.8%，在体系水分含量为 20% 的湿热处理后，SDS 和 RS 总量提高至 18% 左右（张天学，2016）。

　　2. 青稞蛋白质的营养功能

　　1）青稞蛋白质

　　青稞蛋白质因含有丰富的支链氨基酸，赋予其特定的营养功能。利用酶解技术将青稞蛋白酶解处理，可生成由几个到几十个氨基酸组成的具有一定生理活性的肽类物质，其不仅能显著降低血清胆固醇的含量，而且参与了人体代谢吸收过程中免疫调节、神经调节、降低血压、促进矿物质吸收等生理功能（Demonty et al.，2002；侯志强，2012）。水解度 6% 的酶处理可提升青稞蛋白的抗氧化活性，并表现出较强的螯合铁离子能力、总还原能力、DPPH 自由基清除能力和羟自由基清除能力（刘立品，2015）。

　　2）青稞活性肽

　　青稞活性肽被报道具有很好的生理功能，包括降血糖、抗病毒、抑菌等，相关部分研究进展列于表 2-10 中。

表 2-10　青稞活性肽生理功能的研究现状

生物活性多肽	青稞蛋白种类	生理功能	研究结果概要	参考文献
二肽基肽酶抑制肽	白蛋白和谷蛋白	抑制二肽基肽酶活性，降低血糖浓度，治疗 2 型糖尿病	水解青稞、燕麦和荞麦得到的活性多肽均具有对二肽基肽酶的体外抑制作用，其半抑制浓度 IC_{50} 值从 0.13 mg/mL（燕麦谷蛋白碱性蛋白酶消化）至 8.15 mg/mL（青稞白蛋白胰蛋白酶消化）。此外，在胃肠道，用碱性蛋白酶和胰蛋白酶进行消化制备的活性多肽，抑制二肽基肽酶的 IC_{50} 值分别是 0.99 mg/mL（燕麦粉）、0.13 mg/mL（燕麦谷蛋白）和 1.83 mg/mL（青稞谷蛋白）	Feng et al.，2015
抗血小板肽	白蛋白、球蛋白和谷蛋白	抑制血小板聚集	模拟体外胃肠道环境，利用胰蛋白酶和碱性蛋白酶消化释放青稞、燕麦和荞麦中的活性多肽，研究表明，所获得的活性多肽均显示出高的抗血小板活性，IC_{50} 值从 0.282 mg/mL（燕麦粉水解物）至 8.15 mg/mL（青稞谷蛋白胰蛋白酶水解物）。但相对于燕麦和荞麦，青稞中的抗血小板肽含量较少	Yu et al.，2016

生物活性多肽	青稞蛋白种类	生理功能	研究结果概要	参考文献
抗菌肽（barleycin）	蛋白质提取物	抗细菌和微生物	经过胰蛋白酶 4h 水解处理的青稞蛋白质溶液表现出很高的抗菌活性。抗菌肽具有 α-螺旋构象，其氨基酸序列为 Lys-Ile-Ile-Ile-Pro-Pro-Leu-Phe-His。研究显示，这种多肽对枯草芽孢杆菌、金黄色葡萄球菌、李斯特菌和大肠杆菌等均有抑制作用，其半数致死浓度为 4～16 μg/mL，经毒理学研究证明，此浓度范围内是安全的。其作用方式主要是通过改变细菌细胞膜的通透性并引起细胞质内容物的泄漏，甚至敏感细菌的死亡来实现	Pei et al.，2018

3. 青稞脂质的营养功能

青稞脂质中含有种类丰富的不饱和脂肪酸，尤其是富含亚油酸等人类必需脂肪酸。动物实验结果显示，3 周后，高脂模型组大鼠的血清 TC、TG、LDL-C 和动脉硬化指数（AI）四项指标均显著高于空白对照组，且 HDL-C/TC 值显著降低；而喂养青稞麸皮脂质组[7.5 g/（kgBW·d）]大鼠的血清 TC、TG、LDL-C 和 AI 均较高脂模型组出现了显著性降低，而 HDL-C/TC 指标则较高脂模型组显著升高，青稞麸皮脂质能表现出降血脂的主要原因之一是其亚油酸的含量高达 75.08%。n-6 多不饱和脂肪酸能够有效降低血清 TC 和 LDL-C（Kris-Etherton et al.，2001）。

进一步利用超临界 CO_2 萃取技术提取青稞麸皮油并探究其生理功能，麸皮油萃取得率为 18.53%，主要成分为亚油酸（59.57%）、十八碳烯酸（17.57%）、棕榈酸（15.07%）。通过饲喂高脂饲料建立高血脂症模型大鼠，然后用青稞麸皮油灌胃，三周后测定大鼠血清 TG、TC、LDL-C、HDL-C 和 AI 值。结果显示，食用青稞麸皮油能显著降低高血脂症大鼠 TG、TC 水平，且低剂量的青稞麸皮油降脂效果优于阳性药物脂必妥；此外，也显著降低了 AI 值，体现了其具有预防动脉粥样硬化的作用（朱颖秋等，2013）。

4. 青稞膳食纤维的营养功能

β-葡聚糖和阿拉伯木聚糖是青稞膳食纤维的主要组成部分，有研究表明 β-葡聚糖具有清肠、调节血糖、降低胆固醇、提高免疫力等生理作用，其中'藏青25'青稞的 β-葡聚糖含量高达 8.62%，是目前世界上含 β-葡聚糖较高的麦类作物之一，为小麦平均含量的 50 倍。正是青稞中营养物质丰富，赋予了青稞全谷物具有降血脂、调节胰岛素水平和抗癌等功能。

1）青稞 β-葡聚糖

在青稞含有的众多功能因子中，β-葡聚糖是近年来广受关注和热点研究的对象之一（吴晖等，2016）。β-葡聚糖可以增加肠道内容物的黏度，降低胆汁酸的吸收，从而诱导血浆胆固醇水平降低。这种生理作用与其分子量呈正相关，高分子量的 β-葡聚糖比低分子量的 β-葡聚糖能更好地降低血浆胆固醇水平。这主要是与低分子量 β-葡聚糖相比，高分子量 β-葡聚糖更能提高肠黏度和有效降低胆汁酸的重吸收。尽管有关 β-葡聚糖降低胆固醇的机制还不十分清晰，但相关实验均证实了 β-葡聚糖的摄入能够帮助高血脂人群降低其血液中低密度脂蛋白胆固醇水平（Kim et al.，2006）。分别用 5%青稞 β-葡聚糖和 5%燕麦 β-葡聚糖对高胆固醇血症的受试鼠进行膳食干预，与对照组相比，β-葡聚糖的摄入可以促进肠道中总脂质和胆固醇的排泄，显著地降低血浆低密度胆固醇浓度。这是因为其可增加肝脏中胆固醇 7-α-羟化酶（CYP7A1）的活性，从而促进胆固醇的排泄；此外，相对于燕麦 β-葡聚糖，青稞 β-葡聚糖还可以抑制调节胆固醇合成的限速酶 3-羟基-3-甲基戊二酰基辅酶 A（HMG-CoA）的活性，从而抑制胆固醇的合成。结果表明，除了脂质由粪便排泄增加外，青稞 β-葡聚糖可通过调节肝脏中的酶活性来促进胆汁盐的释放并抑制胆固醇合成，从而促进血管中胆固醇的去除（Tong et al.，2015）。

β-葡聚糖另一个功能是降血糖和改善胰岛素敏感性，与食用白面包和燕麦粥相比，富含 β-葡聚糖的食物更能明显降低 2 型糖尿病患者的血糖水平，且长期摄取高含量 β-葡聚糖能够改善高血糖个体的胰岛素敏感性（Bays et al.，2011），其降低餐后血糖和改善胰岛素敏感性的机制可能是减缓葡萄糖在小肠的吸收和促进其在结肠的发酵。因为 β-葡聚糖的存在增加了肠液黏度，会妨碍葡萄糖向肠黏膜移动及与消化酶接触，从而减缓葡萄糖的吸收，此外 β-葡聚糖在肠道的发酵会增加血清短链脂肪酸浓度，这对肝脏脂质代谢有利。还有研究表明青稞 β-葡聚糖能够抑制青稞淀粉消化，提高青稞淀粉的抗消化性，这可能是由于随青稞 β-葡聚糖浓度增加，消化液黏度增大，流动性降低，青稞 β-葡聚糖易形成凝胶部分覆盖在淀粉颗粒表面，阻碍 α-淀粉酶与淀粉颗粒接触，增加淀粉酶的酶解阻力，使青稞淀粉分解速率变慢。同一浓度下，青稞 β-葡聚糖分子量越大，溶液黏度越高，溶液黏滞阻力越大，对消化酶的屏障作用越强，抑制淀粉消化程度越显著。荧光猝灭动力学研究表明，β-葡聚糖对猪胰 α-淀粉酶的抑制作用机理主要是静态猝灭，两者之间形成了复合物；圆二色谱分析结果表明，β-葡聚糖改变了猪胰 α-淀粉酶的二级结构组成，随着 β-葡聚糖浓度增加，猪胰 α-淀粉酶的 α-螺旋比例增加，β-折叠比例降低，无规则卷曲比例减少；分子对接模拟表明，β-葡聚糖主要是通过与猪胰 α-淀粉酶的催化活性位点之一的 ASP300 结合形成氢键，使色氨酸残基所处的疏水微环境发生明显变化，从而部分抑制猪胰 α-淀粉酶的活性（张宇，2015）。

β-葡聚糖的免疫调节和抗癌作用是最值得探究的功效之一。β-葡聚糖通过活化巨噬细胞和自然杀伤细胞，促进淋巴细胞的分化和激活，激活白细胞，继而促进抗菌活性和细胞因子、趋化因子以及其他炎症性因子的产生，来调节体液和细胞的免疫能力，同时具有一定的抑制肿瘤功能（Brown and Gordon，2001）。

2）阿拉伯木聚糖

阿拉伯木聚糖是谷物中重要的非淀粉多糖，有研究表明，其加入白面包中可以显著延缓淀粉的水解，用富含纤维的青稞粉替换 20%的面粉，可使每份白面包中的阿拉伯木聚糖由 2.4 g 增加到 4.2 g，并且使 β-葡聚糖也有显著增加，对每日推荐摄入膳食纤维量有极大的贡献（Izydorczyk and Dexter，2008）。此外，阿拉伯木聚糖能被结肠中产生木聚糖酶和阿拉伯糖苷酶的微生物选择性水解成寡糖，具有益生功能（Mendis and Simsek，2014）。其他研究也表明，在为期 6 周的饮食中提供阿拉伯木聚糖，会使超重和肥胖的受试者粪便中短链脂肪酸含量升高，体现阿拉伯木聚糖具有益生元的性质（Salden et al.，2015）。阿拉伯木聚糖还能增强细胞免疫功能和细胞因子产生，在用 10～100 μg/mL 阿拉伯木聚糖干预后，小鼠淋巴瘤细胞（mouse lymphoma cells，YAC-1）的肿瘤细胞杀伤效应显著增强，其机理研究表明，阿拉伯木聚糖诱导激发了小鼠腹腔巨噬细胞的物质分泌（肿瘤坏死因子、白细胞介素-1 和白细胞介素-6）和抗癌效应（Choi et al.，2005）。

5. 青稞全谷物的营养价值

青稞是全谷物的重要代表之一。由于全谷物食品具有高膳食纤维、低饱和脂肪酸、富含多种活性化合物等，青稞全谷物日益受到关注，特别是其中丰富的次生代谢产物，赋予了青稞全谷物的营养特征。采用高脂高糖饲料喂养 SD 大鼠，建立代谢综合征模型以研究青稞全谷物的营养功能，结果发现，与精制小麦粉相比，青稞全谷物显著改善脂代谢紊乱、胰岛素敏感性和肝脏脂肪病变等症状，整体改善代谢综合征（龚凌霄，2013）。此外，长期高脂饮食会显著降低大鼠肠道菌群的多样性，尤其是抑制双歧杆菌属、乳酸杆菌属等有益菌的繁殖与生长，并且促使 Alloprevotella 属和 Bacteroides 属等与消化道、心血管疾病有关的致病菌生长，而青稞全谷物干预可明显改善并提高肠道菌群的物种丰度，使有益菌的比例明显提高，尤其是可提高双歧杆菌属、Fusicatenibacter 属等可产短链脂肪酸（丁酸）的菌群丰度。通过基因组功能预测，食用青稞全谷物可改善人体细胞的新陈代谢，对预防癌症、心血管疾病以及降低一些慢性代谢性疾病的发病率有积极作用。青稞全谷物的抗氧化，调节血糖、血脂水平，改善肠道菌群环境，预防代谢综合征等营养功能列于表 2-11。

表 2-11　青稞全谷物营养功能研究现状

青稞品种	生理功能	研究结果概要	参考文献
藏青 320	抗氧化、调节高脂膳食的肝脏蛋白表达和血脂平衡	青稞全谷物具有较高的总酚含量（259.90mg/100g）、总戊聚糖含量（10.74g/100g）和氧自由基清除能力[（418.05±5.65）μmol/g]。与高脂饮食大鼠相比，喂食青稞全谷物的大鼠表现出较低的肝脏脂质水平。通过肝脏蛋白质组学分析，检测到 7 个差异表达蛋白质，其与包括脂质代谢在内的 11 种途径相关。喂食青稞全谷物的大鼠还表现出热休克蛋白-60 和磷脂酰乙醇胺结合蛋白 1 的下调表达，烯酰辅酶 A 水合酶和过氧化物氧还蛋白 6 的上调表达，表明它们可能参与了对脂质的调节作用。此外，过氧化物氧还蛋白 6 的调控可能与青稞全谷物的抗氧化活性有关	Xia et al.，2018
藏青 320	调节高脂膳食大鼠的血脂水平和肠道菌群	考察不同剂量青稞全谷物干预对高脂饮食 SD 大鼠的血清脂质、肠道环境和微生物菌群的影响，发现大剂量的青稞全谷物可以显著降低 Lee's 指数（成年大鼠肥胖程度的有效指数）、血清总胆固醇、低密度脂蛋白胆固醇和非高密度脂蛋白胆固醇水平；随着剂量的增加，盲肠质量和多不饱和短链脂肪酸（包括乙酸、丙酸、丁酸和总多不饱和短链脂肪酸）的浓度增加；在喂食青稞全谷物的大鼠肠道中发现产生 SCFA 的细菌（*Prevotella* 和 *Anaerovibrio*）的数量增加	Xia et al.，2017
青稞全谷物	调节高脂膳食引起的代谢综合征	相比普通对照组，喂食精小麦粉的高脂饮食大鼠体重增加，出现高腹部脂肪沉积、高肝脏质量和肝脏脂肪沉积、高甘油三酯、高空腹血糖、高空腹胰岛素和胰岛素抵抗以及较高的低密度脂蛋白胆固醇水平。用青稞全谷物代替精小麦粉，会显著降低大鼠的代谢综合征程度	Gong et al.，2014
青稞全谷物	调节氨基酸和生物胺谱	胰岛素餐后状态与氨基酸代谢密切相关。对分别食用葡萄糖、大米和青稞的 50 名空腹血糖受损个体及 50 名健康个体，进行餐后 2h 氨基酸和生物胺谱的测量。结果显示，两组人群的空腹和餐后氨基酸及生物胺谱不相同，经口服葡萄糖耐量试验，大多数氨基酸及其代谢物水平下降，而空腹血糖受损个体的餐后 γ-氨基丁酸水平显著升高；亮氨酸、组氨酸和赖氨酸的 2h 餐后浓度变化与胰岛素浓度呈正相关，丙氨酸餐后浓度变化与胰岛素浓度呈负相关，与 2h 餐后血糖呈正相关；相比于食用葡萄糖和大米，食用青稞会使葡萄糖、胰岛素、赖氨酸和 γ-氨基丁酸水平显著减低。可见食用青稞可以产生较低的餐后葡萄糖和胰岛素反应，从而改变氨基酸代谢水平和生物胺谱，提高胰岛素的生物敏感性	Liu et al.，2015
青稞全谷物、青稞精粉（除麸皮）	调节肠道菌群	相对相同质量的青稞精粉，青稞全谷物具有更高的不溶性膳食纤维、酚类化合物、蛋白质和 β-葡聚糖。研究发现，青稞全谷物和青稞精粉均能显著促进肠道中双歧杆菌的生长，抑制 *Dorea*、*Escherichia* 和 *Oscillopira* 等病原菌的生长，特别是青稞全谷物发酵液中双歧杆菌的相对丰度高于青稞精粉发酵液的 78.5%。此外，两者均可被肠道微生物酵解，产生高浓度多不饱和短链脂肪酸	Gong et al.，2018

第四节　荞麦加工与营养特征

一、荞麦品种、产量及分布

1. 荞麦品种

《中国植物志》中提出了中国荞麦的种类是 10 个种和 1 个变种，描述了野生荞麦种的植物学特征，10 个种分别是栽培甜荞，栽培苦荞，野生荞麦：长柄野荞麦、线叶野荞麦、岩野荞麦、小野荞麦、金荞麦、硬枝野荞麦、抽葶野荞麦和尾叶野荞；1 个变种是小野荞麦的变种疏穗野荞麦（李安仁，1998）。

Chen（1999）报道了 3 个野生荞麦新种，分别是左贡野荞、大野荞和毛野荞。夏明忠等（2007）报道了在四川省汶川县发现的花叶野荞麦。Liu 等（2007）报道了采自四川省凉山彝族自治州的野生荞麦新种密毛野荞麦和皱叶野荞麦。

目前，已命名的中国荞麦属植物有 23 个种、3 个变种和 2 个亚种，其中栽培荞麦种有 2 个。

2. 荞麦产量及种植分布

荞麦在我国农业生产中占有重要的地位，分布极为广泛，从南到北，从东到西，从平原到山区，从亚热带到温带寒冷地区都有种植。海拔垂直分布自几十米的东海之滨到超过 4400 m 的青藏高原都有荞麦的踪迹。特别是山区、高寒冷凉地区，在不能种植水稻、小麦、玉米等大宗高产作物的地区，荞麦是该地区的重要农作物之一，因其抗逆性强、适应性广、耐瘠薄耐粗放等许多优点，成为生产条件较差的广大地区大量种植的作物。

国际植物遗传资源研究所（IPGRI）将荞麦归到"未被充分利用的作物"之列，苦荞由于独特的营养价值被认为是世界性的新兴作物。由于健康热潮，苦荞的需求也在增加。在人类未来的生活中，苦荞是"不断改善农民生计，提高人民健康水平"的作物。

中国苦荞的种植面积、产量均居世界第一位，栽培面积约为 4.5×10^5 hm^2，产量水平高于甜荞，一般 1.5 t/hm^2，总产约 6.7×10^5 t。苦荞是山区人民的主要粮食，食用占 70%，饲用占 10%，自留种子和贸易各占 10%。

苦荞能成为这些地区的主要栽培作物之一是因为：苦荞抗逆性和适应性强，栽培苦荞多分布在海拔 2000 m 以上的地区，高的可达 3500 m（云南），最高的西藏达 4400 m，野生苦荞可达 4900 m；耐粗放栽培。

中国是苦荞的出口大国，出口的国家主要有日本、韩国。近年来由于人们对苦荞营养药用价值的认识，苦荞出口的国家越来越多，如俄罗斯、美国、比利时、荷兰、以色列等。出口的产品主要有苦荞粉、熟化苦荞米、苦荞茶等，产品种类少、产品档次不高，苦荞系列产品的开发任重而道远，但前景光明。

甜荞属小宗作物，但分布较广，在欧洲和亚洲一些国家，特别是在食物构成中蛋白质匮缺的发展中国家和以素食为主的亚洲国家是重要的粮食作物。据联合国粮食及农业组织统计，目前全世界甜荞总面积约 700 万～800 万 hm²，总产量500 万～600 万 t。

甜荞主产国是俄罗斯、中国、乌克兰、波兰、法国、加拿大和美国等。法国和加拿大甜荞种植面积各约 10 万 hm²；美国种植面积约 5 万～6 万 hm²，平均产量约 800～900 kg/hm²，总产约 8.9 万～9 万 t；日本种植面积约 3 万 hm²，平均产量约 750 kg/hm²，总产约 2 万～3 万 t。

甜荞在我国分布极其广泛，主要分布在内蒙古、陕西、山西、甘肃、宁夏、云南等省份。我国甜荞常年种植面积约 70 万 hm²，总产量约 75 万 t，面积和产量居世界第二位。

二、荞麦关键组分与加工

1. 荞麦加工工艺研究

荞麦富含淀粉、蛋白质、脂肪、维生素、矿物质和微量元素等营养成分，以及糖醇、多肽、甾体、酚酸类、生物黄酮类等活性成分，具有较好的保健功能。其合理利用与深加工已成为普通及功能性食品研究的热点之一，主要体现在以下方面：①荞麦加工制品品种丰富与多样性；②荞麦加工制品工艺不断改进；③荞麦加工制品的功效性挖掘；④荞麦加工制品的品质与标准的研究等。这些针对性研究与产业开发积极推动荞麦产业的健康发展。

特别是近年来，营养与保健兼备的荞麦及其加工制品日益受到人们的喜爱。随着现代食品加工技术、装备的创新和提高，荞麦及其功能性产品的开发取得了较快发展，按产品特征，可归纳如下：一是荞麦米面类食品，如荞麦米、荞麦粉、荞麦挂面、荞麦蔬菜面、荞麦保湿面等；二是荞麦方便食品，如荞麦面包、荞麦蛋糕、荞麦饼干、荞麦沙琪玛、荞麦方便面、荞麦糊、荞麦羹、荞麦八宝粥等；三是饮品类，如荞麦米茶、荞麦花茶、荞麦奶茶、荞麦蛋白饮料、荞麦乳酸饮料等；四是荞麦酒类，如荞麦黄酒、荞麦青梅酒、荞麦啤酒、荞麦芽酒等；五是功能性食品配料，如荞麦多酚配料、荞麦黄酮配料、荞麦蛋白配料等；六是功能制剂类，如荞麦黄酮醋胶囊、荞麦颗粒冲剂、荞麦芦丁胶囊等；七是日用品类，如荞麦褥垫、荞麦枕、荞麦增白霜、荞麦沐浴露、荞麦护眼罩等。这些产品的开发与利用，有效提升荞麦精深加工技术水平。

2. 不同加工工艺对荞麦关键组分的影响

在满足消费者对食品口感、风味等需求的同时，最大限度地保留其活性成分及其对应的营养功效也是在设计加工工艺时需要考虑的。常见的荞麦加工工艺如下。

1）提高蛋白水平和改善蛋白消化率

荞麦富含优质蛋白质，并含有适量的必需氨基酸（即赖氨酸、甲硫氨酸、半胱氨酸、色氨酸）。高产、抗冻、增加蛋白质含量、减少致敏蛋白含量成为近年来荞麦育种开发的重要方向。特别是多重过敏的人在食用荞麦时也会发生过敏，这可能是由谷物胚胎中的低分子质量蛋白质（即18～29 kDa）引起的。然而，胚乳蛋白和糊粉中不同分子质量的蛋白的致敏机制还需要进一步深入研究。考虑到糊粉层是蛋白质含量较高的主要部位，选用大胚、厚糊粉层的苦荞和普通荞麦可提高籽粒蛋白质含量，胚胎大小的遗传变异对籽粒的化学成分有影响，因此，荞麦籽粒的显微分析可能成为一种筛选荞麦育种的方法（图2-9）。

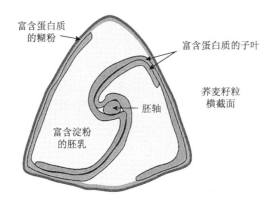

图2-9 荞麦籽粒的横截示意面（Luthar et al.，2021）

荞麦中的蛋白质消化率较低。其中籽粒中的多酚，包括芦丁和槲皮素的高含量共存，特别是多酚类物质与蛋白质结合，可能是降低蛋白质消化率的重要因素之一，如酚类物质对球蛋白的体外消化和胰腺消化表现出明显的抑制作用。而水热处理会导致多酚和蛋白质之间更为明显的相互作用。

尽管蛋白质和酚类物质之间的相互作用减缓了小肠和大肠中蛋白质的消化，然而，结肠中的微生物发酵可以提高水热处理荞麦中被多酚阻断的蛋白质的消化率。抗消化肽对类固醇的粪便排泄发挥重要作用，与大豆蛋白相比，荞麦蛋白对胆结石形成的预防效果更为显著，它还可能通过降低血清雌二醇来减缓乳腺癌的发生，以及通过减少细胞增殖来抑制结肠癌的发生（Luthar et al.，2021）。尽管通过选育低多酚含量的苦荞和普通荞麦，提高蛋白质的营养价值，然而这可能不利于多酚-蛋白复合物发挥预防疾病的有益作用。同时提升籽粒中的多酚和蛋白质含量的育种新途径可能成为开发荞麦新品种的未来挑战。

2）萌发对荞麦组分与营养功能的影响

荞麦从籽粒到幼芽形成的萌发过程中，营养成分及生物活性显著变化。对甜荞（'榆荞1号'）和苦荞（'榆6-21'）籽粒萌发过程中胰蛋白酶抑制剂活性及荞麦芽的营养成分进行分析评价，结果表明，萌发10 d后，荞麦芽中胰蛋白酶抑制剂活性消失或仅存痕量（陈鹏等，2003）。利用氨基酸比值系数法评价，荞麦芽的氨基酸较籽粒更为均衡。芽苗中芦丁含量较籽粒增加4～6倍，同时还含有丰富的维生素及有机酸；萌发10 d可以使苦荞和甜荞总黄酮含量较原籽粒分别增加1.76倍和2.33倍，芦丁含量较籽粒分别增加4.1倍和6.5倍，表儿茶素的含量增加到原来的7倍，但槲皮素的含量变化不显著（蔡马，2004；侯建霞，2007）。荞麦萌发诱导苯丙氨酸解氨酶（PAL）比活力提升，该趋势与总黄酮含量的变化具有正相关性，对荞麦进行萌发处理促进了苯丙烷类代谢途径增强，使得PAL活性增加，从而促进了黄酮类物质的合成（成少宁，2010），表明荞麦中总黄酮含量伴随着PLA活力的变化而变化，但有一定的滞后性，这是因为黄酮类化合物属于植物中的次生代谢物，植物中的黄酮类化合物主要是通过苯丙烷类代谢途径形成。苯丙烷类物质在苯丙氨酸解氨酶的作用下解氨生成反式肉桂酸，进一步转化为中间产物香豆酸、阿魏酸、芥子酸，这些酸可以形成CoA酯，再进一步转化为黄酮类。另一部分由肉桂醇脱氢酶（CDA）的作用转化为木质素，PLA是这个途径的关键酶，因此，苯丙氨酸解氨酶活力高低与黄酮类次生代谢物质的形成有密切的关系。

目前的品种分析表明，苦荞麦的苗和种子，以及其种子萌发后抗氧化酶活性均高于甜荞，对萌发苦荞的黄酮类物质的抑菌效果显示，苦荞萌芽后3 d和4 d时对4种供试菌（大肠杆菌、金黄色葡萄球菌、枯草芽孢杆菌、沙门菌）的抑制效果最明显，其中对沙门菌的抑菌效果较其他菌种显著。

除了这些次级代谢产物外，萌发对蛋白组分与分解也有显著影响，如山西甜荞和四川苦荞在萌发后总蛋白质含量均呈下降趋势，山西甜荞萌发前蛋白组分含量为：清蛋白＞球蛋白＞谷蛋白＞醇溶蛋白，萌发后为：清蛋白＞谷蛋白＞球蛋白＞醇溶蛋白；四川苦荞萌发前蛋白组分含量为：清蛋白＞谷蛋白＞球蛋白＞醇溶蛋白，萌发后为：谷蛋白＞清蛋白＞球蛋白＞醇溶蛋白（张美莉等，2004）。

苦荞氨基酸总量在萌发5 d后达到最高，为12.93%；甜荞氨基酸总量在萌发7 d时达到最高，为17.43%。苦荞的呈甜味氨基酸（甘氨酸、丙氨酸、脯氨酸、丝氨酸、苏氨酸、胱氨酸、甲硫氨酸）萌发5 d时达到最大值，为5.18%；呈苦味氨基酸（组氨酸、精氨酸、缬氨酸、异亮氨酸、亮氨酸、苯丙氨酸、赖氨酸）在萌发6 d时达到最大值，为5.46%，分别比原对应荞麦籽粒中的呈甜味氨基酸和呈苦味氨基酸含量增加了1.62和1.61倍（Choie et al.，2010）。这些研究表明，萌发不仅改变荞麦的关键组分，对其食用品质也有显著影响。

3）其他加工方式对荞麦关键组分的影响

挤压膨化、焙炒、生料煮制也是荞麦常用的加工方法，焙炒、煮制会造成较大的营养损失。挤压膨化的苦荞麦食用粉，其淀粉 α-化程度可达 95%以上，但营养成分随原料在挤压腔内停留时间延长，损失率增大，尤其是对粗脂肪和赖氨酸的损失较大；焙炒处理，其制品中的淀粉 α-化程度随焙炒时间延长而增加，同样造成营养成分大量损失，尤其是芦丁的损失，当焙炒 25 min 时，其损失高达 47.40%；当煮制时间在 15 min 时，芦丁的损失高达 21.75%。3 种加工方法相比，挤压膨化生产苦荞麦食用粉，营养成分损失较小，是目前工业化生产苦荞麦方便食品较为理想方法之一。

油炸也是中西饮食常用的烹饪方式，荞麦面粉加水调制成面团时，芦丁结构发生了变化，转化生成了槲皮素；传统荞麦制品中，槲皮素的含量显著高于芦丁的含量，不同加工方式所得的苦荞制品的甲醇提取物均具有一定的抗氧化能力，但发酵荞麦制品的抗氧化能力最强，而油炸荞麦制品的抗氧化能力最弱（宫风秋等，2007），因此，为了尽量保留荞麦制品中的活性物质，应避免采用高温、长时间烙制和油炸等方式。

3. 荞麦制品开发

1）荞麦主食化开发

荞麦主食化产品主要有荞麦面粉、荞麦面（挂面）、荞麦馒头、荞麦米糊等。

为推动荞麦主食化产业的健康发展，一是加大良种的选育和推广，培育出适合荞麦米、荞麦粉、荞麦茶等加工的专用品种，并实现高产集约化种植；二是加强主食化加工技术研究及装备开发，在加工过程中确保营养高存留，改善荞麦食品的风味、口感等食用品质，提高其商品价值；三是地方政府制订可持续荞麦产业发展规划，并进行有效实施。

2）荞麦功能性产品开发

荞麦作为一种营养保健兼备的药食同源植物资源，其生物类黄酮、γ-氨基丁酸、荞麦多酚等营养功能活性物质，是加工荞麦功能性产品的主要物质基础，同时也是进行荞麦功能性产品研发的基本依据和出发点。

为了生产出品质优异、功效明显、安全性高的荞麦功能制品，有必要健全荞麦及其加工制品的品质评价体系。一方面，在荞麦品种质量、种植生产方式等方面应完善其质量标准和相应的认证制度，以确保优质荞麦原料的来源。另一方面，在进行新型荞麦制品研制过程中，应对其进行相应的功能成分、健康功效及使用安全性等方面的评价研究，以确认其功能效果并制定相应标准工艺规程和质量标准规范，并推行相应的生产许可证制度，以稳定其产品质量。

三、荞麦产品营养特征

荞麦的保健功能在中国历代医书中多有阐述，现代科学研究也证明苦荞具有抗氧化、抗炎、降血糖、降胆固醇、抗癌等多种功能活性。

1. 抗氧化功能

荞麦中富含的多酚类物质如芦丁和槲皮素，是天然的抗氧化剂。在细胞水平上验证了苦荞麸皮中主要的抗氧化物质槲皮素和其代谢物槲皮素-3-O-葡萄糖醛酸的抗氧化活性，发现它们能显著抑制棕榈酸引起的活性氧的过量产生，并能恢复下降的线粒体膜电位，改善氧化应激（国旭丹，2013）。除黄酮类物质外，荞麦中的 D-手性肌醇也能够不同程度地提高血清和组织中 SOD 和 CAT 等抗氧化酶的活性，降低脂质过氧化物 MDA 的水平，提高总抗氧化力（张泽生等，2015）。此外，在体外抗氧化模型中（ABTS⁺、DPPH 和 ORAC 法），苦荞籽粒中的脂质成分也显示出了很强的自由基清除能力，这主要归因于脂质成分中含有的高抗氧化性成分，如不饱和脂肪酸、生育酚和类胡萝卜素等（Zhang et al., 2016）。

2. 抗炎功能

炎症反应是机体组织对致炎因子及局部损伤所发生的防御性反应，但慢性及过度炎症反应会对机体产生伤害，诱发相关疾病。荞麦丰富的多酚类物质是其发挥抗炎活性的重要物质基础。荞麦黄酮类化合物和酚酸类化合物能够降低 U937 细胞中脂多糖（LPS）诱发的 NF-κB 活性，从而发挥其抗炎活性（Hole et al., 2009），以及荞麦的乙醇提取物可显著降低乙醇和 CC14 处理造成的小鼠肝脏中 IL-6、IL-1β 和 TNF-α 水平的升高（Hu et al., 2015）。

尽管荞麦多酚类物质的抗炎活性机制仍需深入研究，但已证实荞麦中的酚酸和黄酮类化合物可以调节炎症基因表达，并赋予其潜在的抗炎作用，如国旭丹（2013）发现槲皮素及其代谢物槲皮素-3-O-葡萄糖醛酸能通过抑制棕榈酸诱导的 IKKβ/NF-κB 的激活，表现出针对 IKKβ/NF-κB 途径的抗炎活性，从而降低炎性因子 IL-6 和 TNF-α 蛋白的产生。NF-κB 在调节与炎症相关的基因（包括肿瘤坏死因子、IL-1β、IL-8、IL-6）和介质（诱导型一氧化氮合酶和环氧化酶-2）的表达中起着重要的作用，因此也是抗炎物质发挥作用的潜在靶点（Karki et al., 2013）。

3. 降血糖功能

荞麦具有降血糖和改善糖类物质代谢的功效，这已在体内外模型中得以验证。

荞麦麸皮提取物可以抑制 α-葡萄糖苷酶活性（Ramos-Romero et al., 2018）；进一步研究表明，苦荞中抑制 α-葡萄糖苷酶活性的主要成分可能主要源于芦丁和槲皮素（李云龙，2019）。如上所述，槲皮素及其体内代谢物槲皮素-3-O-葡萄糖醛酸通过抑制氧化应激，降低细胞炎性因子水平，从而对内皮细胞功能紊乱产生一定的保护作用，改善胰岛素抵抗（国旭丹，2013）。近年来，D-手性肌醇与糖尿病相关的调节机制也引起了研究者的关注，研究表明，口服含 D-手性肌醇（45～182 mg/kg）的荞麦麸皮提取物，可起到降低血糖、胰高血糖素的作用，改善葡萄糖耐量和胰岛素免疫反应性（Gao，2016）。体外实验表明荞麦可能是通过上调肝脏中葡萄糖转运蛋白 2（GLUT2）的表达水平，增强了葡萄糖的摄取，从而达到降血糖作用（Hu et al., 2016）。此外，D-荞麦碱作为肠糖苷酶抑制剂，其降血糖作用也受到了研究者的关注。D-荞麦碱可以有效调节餐后血糖浓度，同时在糖类肠道运输过程中起到了双重作用，一方面可以降低蔗糖的水解速度，有效控制餐后血糖浓度；另一方面可以选择性黏附肠杆菌（大肠杆菌、沙门菌），并促进益生菌对肠黏膜的黏附（Gomez et al., 2012）。此外，荞麦中的膳食纤维也被发现具有一定的降血糖功效。动物研究表明，苦荞麸皮可溶性膳食纤维可以降低糖尿病小鼠的空腹血糖水平，提高肝糖原和胰岛素水平（Wu et al., 2021）。因此，荞麦的降血糖和改善糖类物质代谢功效可能是通过荞麦中多个活性物质的多重通路作用的叠加效果来实现的。

4. 降脂作用

荞麦中的功能物质在调节脂质代谢中发挥作用。食用荞麦蛋白可降低大鼠血浆总胆固醇水平，提高粪便中胆汁酸的排泄量，抑制胆结石形成，这可能与荞麦蛋白低消化率的特性有关（Zhou et al., 2018）。经荞麦提取物处理后，Caco-2 细胞对胆固醇胶束的吸收率降低，其原因可能是荞麦提取物摄入后，肠道内容物运输时间减少，导致对胆固醇的吸收率降低（Lemmens et al., 2018）。进一步研究发现，荞麦能够降低血浆和肝脏中胆固醇的水平，诱导中性甾醇排泄增加，同时下调胆固醇酰基转移酶 2（ACAT2）和肠道胆固醇吸收关键转运蛋白 NPC1L1 的表达（Zhang et al., 2017），这两种肠道转运蛋白被认为在胆固醇吸收中起着关键作用。此外，荞麦油中的亚油酸和甾醇类物质均能有效抑制胆固醇吸收，从而防止动脉粥样硬化（王敏等，2004）；而荞麦中的多酚类和膳食纤维成分也被证明具有改善脂质代谢的功能（Wu et al., 2021），如原儿茶酸可通过调控 CD36/AMPK 信号通路，恢复抗氧化酶的活性，保护线粒体功能，改善高脂诱导的血管内皮氧化损伤（Han et al., 2019）。

5. 降低 DNA 损伤及预防癌症发生

DNA 氧化性损伤可诱导组织细胞病变的发生和发展,荞麦及其活性物质提取物的上述功能与其抗氧化活性有关。荞麦提取物除了可以保护 DNA,降低其受羟基自由基的双螺旋结构破坏外,还具有抑制癌症细胞增殖,诱导癌症细胞凋亡的作用(Li et al., 2017)。体内模型研究表明,荞麦通过降低血清雌二醇水平缓解乳腺肿瘤的发展(Jia et al., 2014)。荞麦多酚也表现出较强的抗氧化活性,并能抑制海拉癌细胞生长(Kawakita et al., 2017)。咖啡酸、没食子酸经甲基化、丙基化和辛基化后具有潜在的抗癌作用(Fiuza et al., 2004)。此外,荞麦种子中的核糖核酸酶还被发现具有抑制 HepG2(IC$_{50}$: 79.2 μmol/L)和 MCF-7(IC$_{50}$: 63.8 μmol/L)癌细胞的增殖活性的作用(Yuan et al., 2015)。

6. 抗菌功能

苦荞麦麸提取物还具有一定的抗菌活性,表现出对痤疮丙酸杆菌、表皮葡萄球菌和金黄色葡萄球菌的良好抗菌活性。其中,槲皮素的抗菌活性最高,可抑制细菌细胞 DNA 和 RNA 的合成,干扰细胞膜的完整性与活性(Wang et al., 2013)。苦荞种子中存在的大黄素,研究证实能够通过改变细胞膜的透过性,从而抑制金黄色葡萄球菌的活性(Li et al., 2021)。

7. 关键功能组分的药代动力学研究状况

利用自发性高血压大鼠研究发现,静脉注射槲皮素-3-葡萄糖苷酸的降压作用呈剂量依赖性,其在低至 0.2 mg/kg 的剂量下仍发挥作用;异鼠李素-3-葡萄糖醛酸的体内也发现有效作用,但其主要的第三种血浆代谢产物槲皮素-3'-硫酸盐则无该效果。这表明通过抑制糖内酯(葡萄糖二酸单内酯)的去偶联阻止槲皮素-3-葡萄糖苷酸的体内作用。进一步分析去偶联过程是否具有生理作用,发现糖内酯对 β-葡萄糖醛酸酶的抑制作用完全阻止了口服槲皮素的降压作用。这些结果表明糖内酯结合和随后的去结合对发挥口服槲皮素的作用至关重要。槲皮素在肠道中被部分吸收,它被广泛代谢为葡萄糖醛酸或硫代结合的代谢物,并在血液中循环;葡萄糖醛酸结合的代谢物,可以在血管内水解,产生糖苷元,然后在组织中积累,但硫代结合的代谢物则不能进行上面的水解与吸收(Perez-Vizcaino et al., 2012)。

结合是一个可逆的过程,结合-去结合循环是血管舒张和降压作用方面不可缺少的。葡萄糖醛酸化衍生物运输槲皮素,并通过去偶联原位递送游离苷元。去偶联的过程似乎比偶联过程慢。由于槲皮素更具亲脂性,它可能会被困在组织中,与细胞膜和亚细胞膜的磷脂双层相互作用,从组织中释放的任何槲皮素都可能在肝脏中再次结合,这解释了其在血浆水平较低的原因。去结合是否对类黄酮有其他重要作用,如抗动脉粥样硬化等,还需进一步验证。 同时,代谢产物的作用,特别是肠道微生物群产生的代谢产物，这些代谢产物也可能进入系统循环，其功能仍需进一步研究。

在分析体外结合代谢产物影响的研究中，所用细胞类型的β-葡萄糖醛酸酶的存在及其活性是至关重要的；另外，由于血管壁能够去共轭葡萄糖醛酸，这些代谢物必须穿过这一屏障才能到达任何组织，因此糖苷配基进入组织可能是以非依赖于组织中的非血管壁 β-葡萄糖醛酸酶活性来完成的。β-葡萄糖醛酸酶活性可能影响槲皮素的有效性，基因也是一个重要影响因素。例如，与表达 apoE4 的转基因小鼠相比，表达 apoE3 的转基因小鼠的 β-葡萄糖醛酸酶活性更高，这可能与具有 apoE3 基因型的槲皮素患者诱导的收缩压降低有关，而在 apoE4 组中未观察到显著影响。此外，槲皮素在炎症条件下可能更具活性，这可能是由于细菌内毒素增加了 β-葡萄糖醛酸酶的活性，在有动脉粥样硬化斑块的损伤人体主动脉中得到相关的验证。槲皮素的药代动力学总结在图 2-10 中。

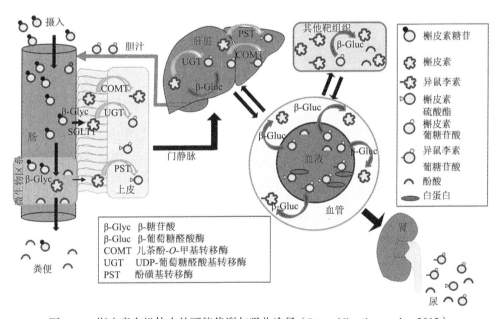

图 2-10 槲皮素在机体内的可能代谢与吸收途径（Perez-Vizcaino et al., 2012）

第五节 小麦加工与营养特征

一、小麦品种、产量及分布

1. 小麦品种

由于地域和气候的差异，小麦的品种呈现多样化。按播种季节的不同可分为冬小麦和春小麦，春小麦是指春季播种，当年夏或秋两季收割的小麦，常见的春小麦品种有'龙麦33'、'克春3号'、'克春11号'、'陇春31号'、'宁春44号'等；冬小麦是指秋、冬两季播种，第二年夏季收割的小麦，常见的冬小麦品种有'济麦22'、'周麦27'、'郑麦9023'、'百农207'、'山农28'等。

按照小麦籽粒皮色的不同，可将小麦分为红皮小麦和白皮小麦，简称红麦和白麦。红皮小麦（也称红粒小麦）籽粒的表皮为深红色或红褐色，常见的红小麦品种有'豫麦70-36'、'内红3号'、'川红麦1号'、'红芒6号'等；白皮小麦（也称白粒小麦）籽粒的表皮为黄白色或乳白色，常见的白皮小麦品种有'周麦18'、'周麦22'、'矮抗58'、'众信麦998'、'丰德存麦20号'等。红白小麦混在一起的叫作混合小麦。

按照籽粒粒质的不同，小麦又分为硬质小麦和软质小麦，简称硬麦和软麦。硬麦的胚乳结构相对紧密，呈半透明状，又称角质或玻璃质；软麦的胚乳结构相对疏松，呈石膏状，又称粉质。就小麦籽粒而言，当角质占其中部横截面 1/2 以上时，称为角质粒，为硬麦；而当角质不足 1/2 时，称为粉质粒，为软麦。对一批小麦而言，按中国标准，硬质小麦是指角质率不低于 70% 的小麦；软质小麦是指粉质率不低于 70% 的小麦。

2. 小麦产量及种植分布

小麦的产量仅次于玉米，全球约有 35%～45% 的人口以小麦为主要粮食。我国是世界上最大的小麦生产国和消费国，小麦产量占全球总产量的 17%。近几年来，我国小麦产量稳定在 1.4 亿 t 左右，其中制粉消费占 70%，工业消费占 12%，饲用消费占 10%，种子用粮及损耗各占 4%。

小麦因其适应性强而广泛分布于世界各地，从北极圈附近到赤道周围，从盆地到高原，均有小麦种植。但因其喜冷凉和湿润气候，因此主要在北纬 67° 至南纬 45° 之间，尤其在北半球的欧亚大陆和北美洲最多，其种植面积占世界小麦总面积的 90% 左右，而年降水量小于 230 mm 的地区和过于湿润的赤道附近种植较少。在世界小麦总种植面积中，冬小麦约占 75%，其余为春小麦。春小麦主要集中在俄罗斯、美国和加拿大等国家，占世界春小麦总面积的 90% 左右。小麦种植面积较大的国家主要有印度、俄罗斯、中国、美国、哈萨克斯坦、澳大利亚、加拿大、巴基斯坦和土耳其等，单产较高的国家主要集中在西欧。

中国小麦种植分布地域广泛，南界海南岛，北止漠河，西起新疆，东至海滨及台湾岛，遍及全国各地。从盆地到丘陵，从海拔 10 m 以下低平原至海拔 4000 m 以上的青藏高原，从北纬 53° 的严寒地带到北纬 18° 的热带区域，都有小麦种植。近年来面积稳定在 2400 万 hm²（3.6 亿亩）左右，居世界第 1 位。目前除海南省种植小麦极少，无官方统计其面积外，其他各省份均有小麦种植。由于各地自然条件、种植制度、品种类型和生产水平的差异，形成了明显的种植区域。

我国幅员辽阔，既能种植冬小麦又能种植春小麦，但以冬小麦（秋、冬播）为主，目前种植面积和总产量均占全国常年小麦总面积和总产的90%以上，其余为春（播）小麦。冬小麦平均单产高于春小麦。种植面积从高到低依次为：河南、山东、安徽、河北、江苏、四川、湖北、陕西、新疆、山西、甘肃等11个省份，约占全国冬小麦总面积的94.93%。

二、特色小麦关键组分与加工

1. 黑小麦加工与利用

一般把除了籽粒颜色是白色之外的各种颜色的小麦称为有色小麦，有红、蓝、紫、紫黑、黑色小麦等品种，而把籽粒为蓝、紫、蓝紫、紫黑、黑等颜色的小麦统称为黑小麦。目前，我国黑小麦主要有以下几个品种：'黑小麦76号'、'漯珍一号'、'河东乌麦526'、'山农紫麦1号'、'冀紫439'、'农大3753'、'新春36'等。育种技术的应用使得黑小麦品种多样化，在品质上也有不同，这也决定了黑小麦食品加工与利用的多样性。

目前，黑小麦的加工与利用主要集中在以下几个方面：①蒸煮食品。黑小麦因含有面筋蛋白且营养价值较高，已制成的黑小麦食品有馒头、包子、面条、花卷、饺子等，已成为一类重要的黑色食品品种。②焙烤食品。黑小麦制作的焙烤类食品如面包、曲奇饼干等已相继问世。③发酵类食品。发酵类食品如麦芽酿酒、酸奶、红曲醋、酱油等成为黑小麦利用的新方向。另外，黑小麦具有较高的淀粉酶和蛋白酶活性，且淀粉的糊化温度较低，在麦芽制造和酿造方面具有很大的潜力，是酿造发酵调味品和酒类的理想原料。④黑小麦天然色素的开发。黑小麦色素属花色苷类色素。黑小麦色素在酸性条件下呈红色，可作为果汁、饮料等酸性食品的天然食用色素进行开发利用。一些金属离子，如 Ca^{2+}、Ba^{2+}、K^+、Fe^{3+}、Al^{3+}、Cu^{2+}、Mg^{2+} 等，对黑小麦的色素有一定的增色作用；食盐、蔗糖、柠檬酸对黑小麦色素也有增色的作用。

2. 小麦副产物加工与利用

小麦制粉副产物是由小麦加工成可食用小麦粉后的其他一系列物质，包括小麦麸、次粉和胚芽三大类。小麦粉的制粉率为73%～80%，这取决于小麦品种、碾磨工艺等因素。小麦制粉副产物的得率和质量与加工装备及制粉工艺关系密切。因为产品类型、生产规模及质量要求不同，制粉工艺方法也不同。一般情况下，小麦胚芽占小麦籽粒质量的3%左右，而麦麸约占小麦籽粒质量的10%～15%。小麦制粉的副产品富含多种营养活性成分，具备综合开发利用价值，同时提升制粉部分的效益。

1）小麦胚芽加工与利用

目前，以小麦胚芽为辅料生产加工的产品包括含小麦胚芽的馒头、面条、面包、焙烤食品、植物蛋白饮料等，小麦胚芽的添加不仅提升产品的营养价值，还能改善产品色泽、口感、风味等食用品质；以小麦胚芽为主料生产加工的产品包括饮料、小麦胚芽片等休闲食品以及小麦胚芽油，这些产品营养价值极高，可满足消费者对健康饮食的追求。烘焙的小麦胚芽呈现出与咖啡相似的风味化合物，因此可作为咖啡替代品或与咖啡的混合品。

2）麦麸的加工与利用

麦麸是指小麦在制粉生产过程中，经过逐道研磨和筛理，除去打碎入粉的胚乳剩下的成分，约占小麦的15%，主要由果皮、种皮、糊粉层和少量胚芽组成。

麦麸在食品中的应用主要有：①加工成食用麦麸。虽然麦麸营养价值很高，但在口感、风味等方面不佳，还存在储藏不稳定等因素，可通过蒸煮、高温干燥、挤压处理、爆破等方式，提高麦麸的可食用性和储藏温度性；另外，在热处理前或过程中添加酸、糖等助剂进一步提升麦麸的食用品质。②制作高纤维食品。将麦麸磨碎到要求的细度，是生产高纤维低热量馒头、面条、饼干、面包的良好配料；甚至可添加于肉制品中，在提高其膳食纤维含量的同时，作为脂肪替代物减少了香肠中的脂肪相对比例，还可以提高制品的持水性能。③作为生产发酵制品的重要原辅料。不论固态发酵还是液态的微生物发酵模式，麦麸提供微生物生长所需的多种营养素，在改善发酵即物料容积率、气体迁移、生物呼吸、大分子降解与产物渗出等方面发挥重要作用，这在固态发酵中，如醋、酒的酿造中，其作用体现得更为突出。

3. 发酵面制品的加工

发酵面制品是以面粉为主要原料，经过和面—成型—醒发—熟制而成的一类食品。发酵面制品主要分为蒸制和焙烤两大类。中国传统发酵面制品主要为蒸制类，如馒头、包子、花卷、蒸糕等；而西方的焙烤类面制品则以面包为代表。

1）微生物对发酵面制品的影响

馒头作为传统发酵面制品的典型代表，在我国特别是北方地区日常生活中占有重要的地位。馒头的发酵剂大致分为两类，一类是传统的发酵剂，通常称为酵子、酵头、面肥、老肥、老面、面引子等，另一类是现代工业化生产的活性干酵母、鲜酵母等。

活性干酵母为单一酵母菌发酵，可显著提高面团的发酵速率，但因酶系比较单一，发酵面制品的风味平淡，香气不佳，总体感官品质不突出。酵子是多菌种的混合发酵体系，主要依靠酵母菌、霉菌、乳酸菌等微生物的呼吸作用等协同发酵，在发酵过程中能够产生丰富的代谢产物，使得馒头香味浓郁且风味独特，口感香醇可口。

在整个面团发酵过程中不但产生二氧化碳、乙醇等挥发性物质，还会协同进行糖化、酸化、酯化等反应，共同生成醇类、酯类、醛类、酮类和有机酸等多种风味物质，以及少量的风味辅助物质，最终形成了独特的香气和风味。其中，酵母菌最重要的活动为发酵产生有机酸，释放 CO_2，使面团蓬松。发酵过程中少量蛋白质的水解，有助于进一步合成挥发性风味物质。大量的乳酸菌在发酵过程中除产生乳酸外，还会生成醋酸、丙酸等有机酸，在赋予食品酸味的同时，与其他微生物菌群发酵中产生的醇、醛、酮等物质又相互作用，形成多种新的呈味物质。霉菌代谢中产生的蛋白酶、淀粉酶可将适量淀粉水解成小分子糖，将蛋白质水解为氨基酸，进一步丰富其他菌如酵母菌和细菌的营养，促进其生长、代谢；酵子中的复合菌群，特别是霉菌，又是纤维素酶的重要分泌源，纤维素酶可有效降低面团的加工强度，改善面团的流变性，并伴随着面团关键组分间（淀粉、蛋白质、脂肪）的相互作用，酵子中的主要微生物菌群及其作用总结于表 2-12 中。因此，采用酵子发酵的面团是以面团组分为营养素的，菌群间相互促进、协调发酵的生态链体系。

表 2-12 酵子中的主要微生物菌群及其作用

菌种	类型特点	生殖方式	发酵原理	作用
酵母菌	真菌、单细胞，有成形的细胞核	孢子生殖、出芽生殖	异养兼气型，发酵的基本菌种；在适宜的温度、有氧时将葡萄糖分解为二氧化碳和水，无氧时将葡萄糖分解为二氧化碳和酒精，产香	1. 提供各种酶系，缩短发酵时间 2. 产生多种芳香物质赋予产品独特香气 3. 产生大量气体使产品松软可口
乳酸菌	细菌、单细胞，无成形的细胞核	分裂生殖	异养厌氧型，广泛应用于乳酸发酵制品；在适宜的温度和无氧条件下，将葡萄糖分解为乳酸	1. 将可发酵糖生成乳酸，乳酸作为酸味剂赋予产品特有的风味 2. 对酵母菌的生长，产品品质的形成有重要作用
霉菌	丝状真菌、单细胞，有成形的细胞核	孢子生殖	异养需氧型，广泛应用于谷物、豆类发酵制品；在适宜的温度和有氧条件下，将淀粉糖化，将蛋白质水解为氨基酸和一些 B 族维生素等	1. 在边糖化边发酵的连锁反应下，代谢产生多种风味物质 2. 在其他微生物的共同作用下生成醇、酸、酯等特有的风味物质

中国地域辽阔，气候、环境、制作工艺等条件的差异，导致了不同地区老面酵子中微生物群落结构的多样性。以河北、山西、山东、云南为代表，比较我国

不同地区传统发酵剂老面酵子中菌群的多样性，发现四个地区老面酵子样品中鉴定到的细菌多样性大于真菌多样性。老面酵子中优势细菌菌门为厚壁菌门，真菌菌门为担子菌门。河北、山西和山东老面酵子样品以片球菌属为主，云南老面酵子样品以乳杆菌属为主。山西和山东样品的细菌多样性较低且最相近，云南和山东样品的真菌多样性较高且最相近。不同地区老面酵子样品丰度较大的细菌（属）和真菌（属）的种类差别较大，形成了特定的菌群结构（高静，2021）。

微生物菌群的差异导致其代谢产物的差异，进而表现在馒头的口感和风味不同。比较干酵母发酵馒头与上述四个不同地区老面酵子馒头的风味物质（表2-13），发现馒头的挥发性气味物质主要有醇类、烃类、醛类、酮类、酯类、芳香类等。其中醇类物质所占比例最大，其次是烃类和醛类。从物质种类上看，山西酵子馒头的风味物质最丰富，其次是山东、云南、河北，而干酵母发酵的馒头风味物质最少。从含量上看，老面酵子馒头的大部分风味物质的含量高于干酵母发酵馒头。

表 2-13　干酵母发酵馒头与老面酵子发酵馒头风味物质比较（高静，2021）

样品名称		醇类	烃类	醛类	酮类	酯类	芳香类	其他类	总计
干酵母	相对含量（%）	65.20	17.21	9.37	2.50	0.93	0.39	4.40	100.00
	种类	12	13	4	4	4	1	1	39
河北老面	相对含量（%）	45.09	28.50	9.59	2.67	3.97	2.75	7.43	100.00
	种类	12	11	7	4	8	2	1	45
山西老面	相对含量（%）	40.21	24.59	12.53	1.16	5.77	2.47	13.27	100.00
	种类	10	17	9	2	10	2	2	52
山东老面	相对含量（%）	44.77	24.95	12.24	1.98	3.25	2.81	9.99	100.00
	种类	12	14	9	4	8	2	1	50
云南老面	相对含量（%）	35.78	9.44	25.97	2.09	6.08	1.79	18.85	100.00
	种类	16	6	9	5	9	2	2	49

分析储藏期间干酵母馒头和四个地区老面酵子馒头风味物质、质构特性、淀粉重结晶和水分的变化，发现随着储藏时间的延长，老面酵子馒头和干酵母馒头的硬度和淀粉重结晶程度均呈现先逐渐增加再趋于平缓的现象。与干酵母馒头相比，老面酵子馒头的风味物质较多，硬度和淀粉重结晶程度较小，与水的结合力较强。由相同储藏条件对比试验发现，老面酵子馒头比干酵母馒头老化程度更低，

体现较好的抗老化性。

2）酶制剂对面团性质的影响

酶制剂作为面团体系结构的修饰因子，在面团的形成、加工中发挥重要作用。在制品中加入适宜品种和适量的酶制剂，通过改善面团的拉伸性、延伸性等指标，起到改善面团的加工与储藏稳定性等，进而改善面团后续的发酵性能和气孔的比例与分布性能等指标，这对增大制品体积，改善制品内部结构，甚至抑制制品的老化速率等方面发挥积极作用。目前，用于面制品品质改良的酶制剂主要有葡萄糖氧化酶、脂肪酶、转谷氨酰胺酶、木聚糖酶、漆酶、真菌 α-淀粉酶、葡甘聚糖酶等。不同酶制剂的理化性质归纳于表 2-14。

表 2-14 不同酶制剂的理化特性与作用模式

酶的种类	分子质量（kDa）	主要来源	作用底物	催化的反应
葡萄糖氧化酶	160	青霉等霉菌	β-D-葡萄糖	将葡萄糖氧化为葡萄糖酸内酯和过氧化氢
脂肪酶	100	含脂肪的动、植物及微生物组织	甘油三酯	将甘油三酯部分水解为甘油和脂肪酸，促进与淀粉的络合作用
转谷氨酰胺酶	38	动物的肾、胰、肝等组织	蛋白质或多肽	催化酰基转移反应，发生分子间与分子内交联
木聚糖酶	碱性蛋白：8～30 酸性蛋白：30～145	细菌、真菌	木聚糖	降解半纤维素木聚糖为低聚木糖和木糖
漆酶	120	高等植物、真菌、昆虫、细菌	酚类、芳胺类、芳香氨基苯等	催化氧化酚类、芳胺类、氨基苯类，生成相应的苯醌
α-淀粉酶	112	曲霉	淀粉	从淀粉分子内部切开 α-（1→4）糖苷键
葡甘聚糖酶	30～100	细菌	葡甘低聚糖	特异性水解葡甘聚糖中的 β-（1→4）糖苷键，释放出低聚糖

（1）葡萄糖氧化酶。

葡萄糖氧化酶（glucose oxidase，GOX，EC 1.1.2.3.4）在氧分子作为电子受体的情况下，将 D-葡萄糖氧化为 D-葡萄糖酸内酯和过氧化氢。而产生的过氧化氢作为一种强氧化剂，能将面筋蛋白中的巯基（—SH）氧化为二硫键（—S—S—），从而增强面筋蛋白的网络结构，提高面团的机械强度和稳定性。过氧化氢通过氧化巯基，形成二硫键、非二硫键（二酪氨酸）和蛋白质之间的交联键，产生更大的醇溶蛋白团聚体。过氧化氢也可以影响高分子量谷蛋白亚基的谷蛋白组分，表明交联的非二硫化物形成。过氧化氢通过氨基酸之间形成的交联增强了面筋的团聚，从而增加了麦谷蛋白大聚合体凝胶的粒度分布，增加了蛋白质机械加工性能。此外，过氧化氢可以增强面筋结构，改善面团和面包质量，重建受损的小麦面筋网络。过氧化氢改善面团/面包质地的另一个机制是过氧化物酶诱导的自由基交联反应。过氧化物酶天然存在于小麦粉中，将过氧化氢转化为自由基。这些自由基随后可以与蛋白质的还原半胱氨酸残基、面筋蛋白的酪氨酸残基（二酪氨酸交联）及阿魏酸和蛋白质酪氨酸残基形成网络。但过高 GOX 水平，会导致麦谷蛋白大聚合体凝胶解聚，弱化面筋的功能。

（2）脂肪酶。

脂肪酶（lipase，EC 3.1.3.3）催化三酰甘油转化为甘油、游离脂肪酸或/和单甘油或甘油二酯等。将脂肪酶应用于烘焙产品可能会改善其性能，并产生拉伸良好、色泽更白、品质更好的面包屑结构，增强孔隙均匀性。在烘焙产品中添加脂肪酶增加了面包屑的柔软度，这是由于极性脂质和可溶性蛋白质之间的相互作用形成了薄的液体薄片。相反，在一些研究中，由于面筋蛋白和极性脂质之间的相互作用，脂肪酶通过增加弹性和降低黏性来提高面团的稠度和硬度，并增强面团的处理和流变特性。脂肪酶还可以延长烘焙产品的保质期。这种现象与非极性脂质（三酰甘油）水解为极性（单酰基甘油）和游离脂肪酸有关。脂肪酶可能通过不同的机制影响面筋网络：①脂肪酶产生的极性脂质与面筋蛋白相互作用，并由于其两亲性和离子相互作用而产生脂-面筋复合物。研究表明，脂肪酶产生水解产物（极性脂质）可以与面筋蛋白相互作用，并通过醇溶蛋白与亲水基团和谷蛋白与疏水基团的结合来增强面筋的形成。因此，由于与极性脂质的反应，面筋聚合物之间的静电排斥作用降低，面筋网络的强度和聚集性增强。②脂肪酶修饰内源性脂质含量来影响面筋蛋白的聚合。面团强度和延展性的提高可归因于外源脂肪酶作为氧化反应活化剂的作用。在混合过程中，脂肪分解释放的多不饱和脂肪酸作为面粉中内源性脂氧合酶的底物，通过脂氧合酶催化不饱和脂肪酸的过氧化，产生的 H_2O_2 在面筋蛋白中形成二硫键交联，从而改善面筋网络。③脂肪酶产生的极性脂质和面团水相中的可溶性蛋白质形成薄的液体薄片，从而稳定面筋。④表面活性化合物可以通过降低面筋蛋白的表面疏水性和面团延展性来提高面团强度，这可能是因为通过亲水键与醇溶蛋白的优先脂质结合而适度弱化了面筋网络中的强疏水相互作用。在面包制作过程中，由于"脂质结合"机制，部分游离脂质部分转移到结合脂质部分。淀粉颗粒上超过 50%的表面相关极性脂质与面筋蛋白网络结合。

另外，单甘酯对直链淀粉有较强的形成复合物的能力，其复合物的形成能够抑制淀粉颗粒的溶胀，阻止淀粉的老化；同时，该复合物还体现出较强的抗消化性，在小肠中部分没有消化的复合物，可进入大肠，然后被大肠菌群利用，该部分没有在小肠消化的淀粉被定义为 V 型抗性淀粉。

　　脂肪酶的添加对谷物制品还具有一定的增白作用，这是因为面粉的颜色取决于面粉中胚乳外层比例，以及叶黄素和叶红素的含量等因素，脂肪酶通过适度水解脂肪，有助于脂溶性色素与氧气接触，色素被氧化褪色，达到一定增白作用。

　　（3）转谷氨酰胺酶。

　　转谷氨酰胺酶（transglutaminase，TG，EC 2.3.2.13）可能分两步催化酰基转移反应（图 2-11）。在第一步中，肽结合的谷氨酰胺残基（酰基供体底物）的 γ-羧酰胺基通过亲核体与酶的催化半胱氨酸残基（活性硫酯）相互作用，生成共价酰基酶中间体（中间产物硫酯）并释放氨[图 2-11（a）]。在第二步中，硫醇盐通过酰基受体底物的亲核攻击而还原。该中间体硫酯与第二底物酰基受体反应。底物几乎可以是多种胺的任何伯氨基，主要是赖氨酸（Lys）残基的氨基[图 2-11（b）]和小的生物胺或多胺[图 2-11（c）]；反应的目的是通过游离酶的再生，分别产生 ε-（γ-谷氨酰）赖氨酸异肽键（交联）和 ε-（β-谷氨酰基胺）产物（伯胺结合）。通过交联反应及异肽键产生，即分子内和分子间交联作用稳定蛋白质网络。TG 可以在小麦面筋蛋白之间产生交联，因为它们的谷氨酰胺含量很高（约 35%～40%）。然而，面筋中赖氨酰残基的缺乏（约 1%）减少了可以与酶反应的位点；因此，TG 可用于谷氨酰胺聚合和赖氨酸从另一来源（如大豆）来获得。在不存在伯胺的情况下，水充当酰基受体底物[图 2-11（d）]。在这种情况下，酰基酶中间体被水解并形成谷氨酸（脱酰胺）。醇溶蛋白中大量的谷氨酰胺残基使该部分成为脱酰胺的合适底物。脱酰胺反应在醇溶蛋白肽中产生带负电荷的残基，在高浓度的转谷氨酰胺酶和不存在胺底物的情况下：①谷氨酰胺转化为谷氨酸；②链的负电荷增加；③链之间的距离由于所产生的排斥力而增加。蛋白质脱酰胺是一种改善食品系统中蛋白质功能的方法。根据傅里叶红外光谱特征，脱酰胺面筋中的分子间和分子内 β-折叠均被还原。基于十二烷基硫酸钠-聚丙烯酰胺凝胶电泳分析，脱酰胺谷蛋白中的蛋白带显示上移，这可能是由于：①十二烷基硫酸钠与带负电的脱酰胺分子的结合受到一定程度抑制；②由于羧基增加，分子内的静电排斥力增强，产生无法通过凝胶基质迁移的膨胀分子。

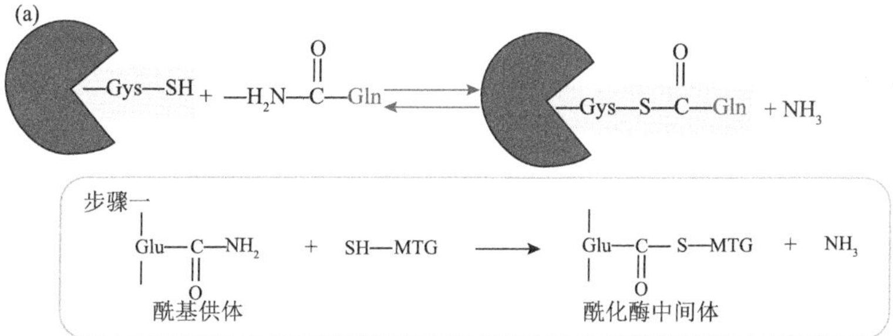

(a)

步骤一

酰基供体　　　　　　　　　　　　　　　酰化酶中间体

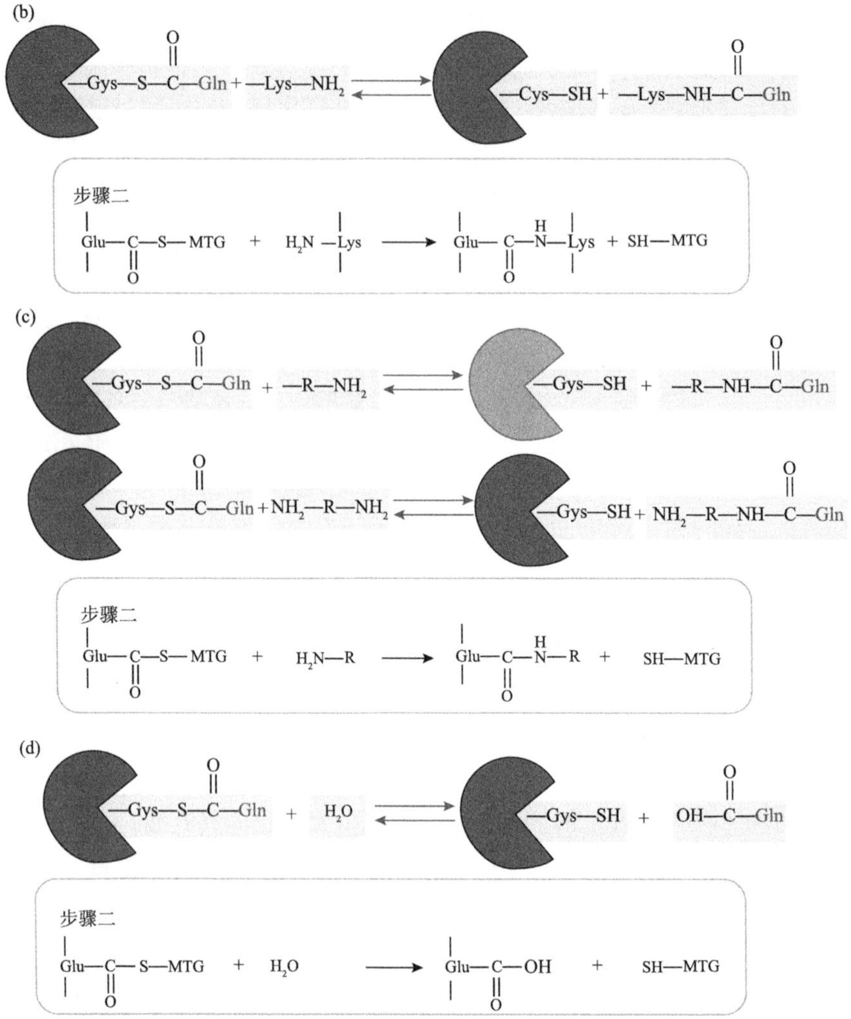

(b)

$$\text{—Gys—S—C(=O)—Gln} + \text{—Lys—NH}_2 \rightleftharpoons \text{—Cys—SH} + \text{—Lys—NH—C(=O)—Gln}$$

步骤二

$$\text{Glu—C(S—MTG)(=O)} + \text{H}_2\text{N—Lys} \rightarrow \text{Glu—C(N—H—Lys)(=O)} + \text{SH—MTG}$$

(c)

$$\text{—Gys—S—C(=O)—Gln} + \text{—R—NH}_2 \rightleftharpoons \text{—Gys—SH} + \text{—R—NH—C(=O)—Gln}$$

$$\text{—Gys—S—C(=O)—Gln} + \text{NH}_2\text{—R—NH}_2 \rightarrow \text{—Gys—SH} + \text{NH}_2\text{—R—NH—C(=O)—Gln}$$

步骤二

$$\text{Glu—C(S—MTG)(=O)} + \text{H}_2\text{N—R} \rightarrow \text{Glu—C(N—H—R)(=O)} + \text{SH—MTG}$$

(d)

$$\text{—Gys—S—C(=O)—Gln} + \text{H}_2\text{O} \rightleftharpoons \text{—Gys—SH} + \text{OH—C(=O)—Gln}$$

步骤二

$$\text{Glu—C(S—MTG)(=O)} + \text{H}_2\text{O} \rightarrow \text{Glu—C—OH(=O)} + \text{SH—MTG}$$

图 2-11　转谷氨酰胺酶作用机制（Pourmohammadi and Abedi，2021）

（a）肽结合谷氨酰胺残基的 γ-羧酰胺基与酶的催化半胱氨酸残基（活性硫酯）相互作用，产生共价酰基酶中间体（中间产物硫酯）并释放氨；（b）活性硫酯与赖氨酸之间的相互作用、ε-（γ-谷氨酰）赖氨酸异肽键的产生，（c）活性硫酯与单胺和多胺之间的相互作用；（d）在没有伯胺的情况下，水作为酰基受体底物进行反应

（4）漆酶。

漆酶（laccase，LAC，EC 1.10.3.2）是一种糖蛋白，由肽链、糖配基和 Cu^{2+} 组成，属蓝色多铜氧化酶家族。作为一种活性位点含有四个铜原子的含铜离子酶，漆酶通过去除一个电子来氧化各种酚类化合物，产生活性酚自由基。据报道，漆酶可氧化许多酚类化合物，如二胺、芳香胺、酪氨酸、色氨酸、小麦蛋白中的酚类化合物（如阿魏酸等）、不同的取代酚类和含硫醇的化合物。与阿拉伯木聚糖和蛋白质中酪氨酸残基相连的阿魏酸酯是该酶的主要底物。LAC 催化的酪氨酸和含酪氨酸的

肽的氧化导致面筋的聚合。此外，苯氧自由基被置换成硫醇基（—SH）基团，产生 SH 自由基；因此，LAC 可以通过硫醇基/二硫键（SH/SS）交换发挥作用。LAC 在烘焙方面也很独特，因为它们能够通过形成二芥酸来交联面粉中存在的阿拉伯木聚糖，从而形成强大的网络。尽管有些研究表明，在 LAC 的氧化作用的面筋/水体系中没有检测到蛋白质-阿拉伯木聚糖复合物，但有些研究通过面筋指数的提高，仍假设 LAC 的存在可诱导阿拉伯木聚糖和面筋基质之间的异质交联。漆酶聚合戊聚糖，有利于戊聚糖干扰谷蛋白的聚集，从而降低谷蛋白大分子在蛋白质中的比例。

另外，漆酶还能改善面团在冻藏过程中的流变学特性，提高面筋网络结构的连续性，增强面筋的强度，提高面团的稳定性（潘志琴，2019）。将漆酶用于馒头的制作中，发现漆酶能增大馒头的硬度和咀嚼性。同时，漆酶能够形成有较高持水能力的凝胶，在馒头的储藏过程中能截留内部的水分，延长馒头的保质期。

（5）酪氨酸酶。

酪氨酸酶（tyrosinase，TYR，EC 1.14.18.1）是一种天然存在于小麦中的含铜酶（两个 3 型铜原子）。酪氨酸酶通过两步反应产生醌。在反应的第一步，单酚（酪氨酸）的邻位羟基被催化为邻位二酚。此后，TYR 作为多酚氧化酶，将邻位二酚氧化为邻位醌。随后，高活性的邻醌与存在于蛋白质和氨基酸结构和/或伯氨基中的 SH 基团和胺非酶促反应。邻醌与 SH 基团的反应导致酪氨酸和半胱氨酸残基之间形成共价交联。此外，酪氨酸、赖氨酰、组氨酸和半胱氨酰部分被揭示与酪氨酸酶氧化的酪氨酸残基进一步反应。在小麦粉中，酪氨酸酶氧化了除阿魏酸和阿拉伯木聚糖结合的阿魏酸之外的所有酚酸（L-酪氨酸、对香豆酸和咖啡酸），这是由于阿魏酸的酚羟基旁边的甲氧基侧基与阿拉伯木聚糖结合，防止了氧化前底物的羟基化。通过在面团中添加 TYR，在面筋网络中形成 5-S-半胱氨酰-3，4-二羟基苯丙氨酸和 3，4-二羟基丙氨酸。此外，小麦醇溶蛋白中酪氨酸和半胱氨酰基残基形成 5-S-半胱氨酸多巴，从而形成蛋白质的分子内和分子间连接。将纯化的 TYR 添加到未发酵的面团中的实验表明，TYR 对蛋白质交联有积极影响；研究还表明，与从蘑菇中提取的 TYR 相比，真菌来源的酪氨酸酶在蛋白质交联方面更有效。一些研究报告表明，用 TYR 处理的面团的面包质量得到了改善，因为酪氨酸-还原半胱氨酸键通过促进链内和链间 SH/SS 交换、醇溶蛋白和谷蛋白的交联、醇溶蛋白质残基的交联、蛋白质-碳水化合物键的形成、将酪氨酰残基转化为邻醌，与半胱氨酸 SH、赖氨酸氨基或其他氨基酸侧链结合，导致更多的蛋白质聚集，且 SDS-PAGE 分析表明产生更高分子量的蛋白质。

（6）过氧化氢酶。

过氧化氢酶（catalase，CAT，EC 1.11.1.6）催化甲酸、酚、醇和甲醛的过氧化以及 H_2O_2 分解为 O_2 和 H_2O。过氧化氢酶通常是一组结构中含有血红素的酶。酪氨酸或氨基酸残基等化合物能够作为 CAT 反应的氢供体，影响面团形成中的蛋白质聚合。CAT 反应产生的 O_2 通过三种机制影响面筋蛋白：①O_2 作为有利于面包制作质量的酶（如抗坏血酸氧化酶）的底物；②CAT 产生的分子氧通过半胱氨酸残基之间形成二硫键促进面筋的交联，从而增强面团结构；③在通过 CAT 分解 H_2O_2 的过程中，形成活性中间体卟啉阳离子自由基。卟啉阳离子自由基氧化有机还原物质，如存在于面团中的半胱氨酸残基和酪氨酸残基。通过添加 CAT，谷蛋白大分子聚合物增加，SDS 可溶性谷蛋白含量降低。谷蛋白大分子聚合物含量增加，增强了蛋白质交联，可以预期更连续的面筋网络形成。这些氧化反应可能促进二硫键或二酪氨酸交联的形成，从而改善面筋网络和面团的形成。

几种酶的作用机理见图 2-12。

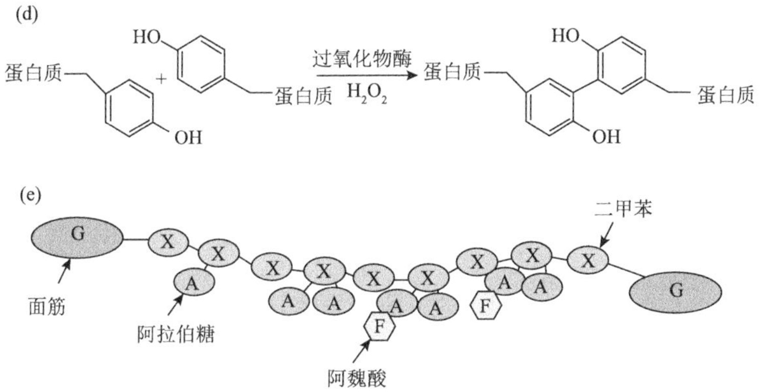

图 2-12　面团关键用酶的作用机理（Pourmohammadi and Abedi，2021）

（a）漆酶反应；（b）SS/SH 反应上的葡萄糖氧化酶；（c）酪氨酸酶催化单酚的邻羟基化，然后将邻二酚氧化为邻醌；（d）过氧化物酶反应；（e）通过双阿魏酸形成的阿魏酰化阿拉伯木聚糖

（7）淀粉酶。

面粉中的淀粉酶主要是 α-淀粉酶和 β-淀粉酶两种。从面团的加工角度而言，其内源型 β-淀粉酶的活力已能满足其加工需求，而 α-淀粉酶则不足。在发酵面制品的制作过程中，酵母需要足够的糖原作为营养物质，以保证正常发酵的进行。因此，在面粉中补充一定量的 α-淀粉酶可以改善发酵面制品的表皮颜色、内部结构，以及制品如馒头的比容等。根据来源不同，α-淀粉酶分为真菌 α-淀粉酶、麦芽糖 α-淀粉酶和细菌 α-淀粉酶三种。真菌 α-淀粉酶是一种传统的酶制剂，最适作用温度为 $55^{\circ}\!\mathrm{C}$，超过 $60^{\circ}\!\mathrm{C}$ 开始失活；其水解产物主要为麦芽糖，以及少量的低聚糖、葡萄糖。麦芽糖 α-淀粉酶是最近兴起的一种酶制剂，可通过细菌发酵重组 DNA 技术制得，在面制品中食用，其抗老化效果显著优于真菌 α-淀粉酶。细菌 α-淀粉酶是一种耐高温的淀粉酶，能够在 $95\sim100^{\circ}\!\mathrm{C}$ 下保持活性；其水解的主要产物是糊精，其在面制品中的应用也表现出良好的抗老化性能。

（8）木聚糖酶。

木聚糖酶是一种内切木聚糖酶（endoxylanase，EC 3.2.1.8），它可以随机破坏阿拉伯木聚糖的木聚糖主链中的糖苷键，降低底物的聚合度，释放出一些较小的分子片段。面团中含有丰富的木聚糖，约占面粉的 1.5%～3%，根据其结构和性质不同，可分为水溶性和水不溶性阿拉伯木聚糖。普遍认为，水溶性阿拉伯木聚糖对面团性能和面包品质有积极影响，可以稳定气孔细胞，有利于柔软面团的形成，从而导致更大的面包体积和改善的面包质构；而水不溶性阿拉伯木聚糖则相反。水溶性阿拉伯木聚糖和水不溶性阿拉伯木聚糖分别可以吸收其质量的 4.4 倍和 9.9 倍的水，水不溶性阿拉伯木聚糖强大的保水能力会对面包体积产生负面影响（Leys et al.，2020）。木聚糖酶可以将水不溶性阿拉伯木聚糖部分转化为水溶性阿拉伯木聚糖，并减弱水不溶性阿拉伯木聚糖对面团的负面影响（Courtin et al.，2001）。在添加了木聚糖酶的面团中，由于增强了水分子从聚糖分子向蛋白质的转移，面筋水化更完全，因此提升面团加工性能以及后续面团的发酵品质。木聚糖酶处理影响面包面团中蛋白质的二级结构，增加了 β-转角的比例（Jiang et al.，2018），展示了更高的面筋网络的水合程度。在适当的用量下，木聚糖酶有助于改善全麦面团的理化性质，增加馒头的比容，降低馒头的硬度（Liu et al.，2018）。木聚糖酶对面团的拉伸性能的影响呈现剂量关系（表 2-15）。

表 2-15　木聚糖酶对面团拉伸特性的影响

木聚糖酶添加量 （mg/kg）	保温 45 min			保温 90 min			保温 135 min		
	E(mm)	R_m(BU)	A(cm^2)	E(mm)	R_m(BU)	A(cm^2)	E(mm)	R_m(BU)	A(cm^2)
0	142^c	361^a	91^a	132^b	441^a	76^a	125^d	417^a	67^a
50	147^c	323^b	87^{ab}	137^b	357^b	72^{ab}	131^{bc}	390^b	64^{ab}
100	153^b	312^c	83^b	145^a	337^c	67^{bc}	139^b	376^c	59^{bc}
150	160^a	297^d	75^c	151^a	317^d	63^c	145^a	345^d	55^c

注：E 为延伸度；R_m 为拉伸阻力；A 为拉伸曲线面积。同一列不同字母代表有显著差异。

　　在小麦面团加工体系中，经常是内源型或外添加多酶共存状态，一种酶作用的中间体或产物又会影响到另外一种甚至多种酶间的互作，面团性质是多酶作用的最终反映，如面团体系中加入（内切）木聚糖酶[图 2-13（a）]、葡萄糖氧化酶[图 2-13（b）]或两者[图 2-13（c）]所引起的分子变化（Dai and Tyl，2021）。

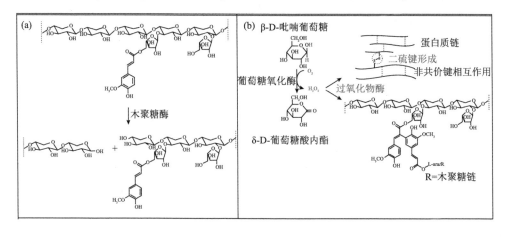

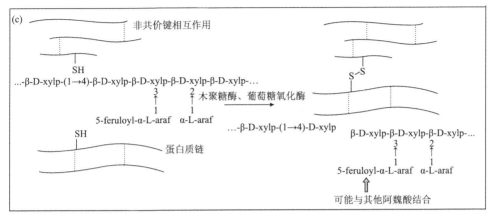

图 2-13 向小麦面团添加（内切）木聚糖酶（a）、葡萄糖氧化酶（b）或两者（c）引起的分子变化（Dai and Tyl，2021）

（a）木聚糖酶对阿拉伯木聚糖的水解发生在骨架的未取代区域内，导致持水能力和黏度降低；（b）葡萄糖氧化酶氧化 β-D-吡喃葡萄糖氧化后产生的过氧化氢可用于将巯基转化为二硫键或通过脱氢二阿魏酸盐形成诱导阿拉伯木聚糖中的交联；（c）阿拉伯木聚糖的水解促进了葡萄糖氧化酶诱导的网络形成。虽然这种水解也可能导致阿拉伯木聚糖片段的交联，但这些反应产物可能足够少，不会干扰蛋白质聚集。（b）和（c）中蛋白质链之间的虚线键表示肽残基之间的非共价相互作用

3）淀粉与蛋白质的相互作用对面包烘焙过程的影响

淀粉相和蛋白质相之间的相互作用在很大程度上决定了最终烘焙产品的品质。淀粉和蛋白质受热引起的变化可使聚合物在烘焙过程中重新排列，在糊化初期，面筋在淀粉颗粒周围形成屏障，阻止水化，从而推迟了糊化的开始。同样，在蛋白质存在的情况下，淀粉的糊化起始温度升高。在水分减少的环境中，水分从淀粉向蛋白质迁移，限制了淀粉糊化所需的水分，因此峰值温度较高。此外，由于淀粉颗粒在糊化过程中受到破坏，蛋白质会吸附在淀粉上。谷蛋白中含量丰富的谷氨酰胺的氨基与葡萄糖分子中容易获得的羟基形成氢键，从而产生淀粉与蛋白质之间的相互作用。水合谷蛋白结构和部分糊化的淀粉颗粒形成了半硬质的复合物。

Yang 等（2022）认为，面包中淀粉与蛋白质之间的相互作用主要由嵌入淀粉颗粒的面筋蛋白网络组成，而淀粉颗粒则被麦胶蛋白所包围。他们观察到面筋聚合物的类型会在加热过程中影响淀粉的结构和理化性质。在含有弱面筋和淀粉的模型中，淀粉的长程分子顺序很容易被打破，随后观察到更多的直链淀粉降解，因为与中/高面筋质量的聚合物相比，水合的竞争性较弱。因此，观察到更多的面筋-淀粉相互作用。考虑面筋、淀粉和水相的相互作用，烘焙过程中面包面团气孔壁打开，气孔壁是围绕着相互连接的细胞网络的组织，获得最佳的面包发酵和焙烤效果，表明掌控细胞壁打开的时间非常重要（Grenier et al.，2021）。在理想情

况下，面筋结构应具有良好的伸展能力，淀粉颗粒应在烘焙过程中尽早软化，但不应融合在一起，这样在烘焙过程中，气体细胞壁结构就能在晚些时候打开（Rooyen et al., 2023）。

4）淀粉与脂质的相互作用对面包烘焙过程的影响

脂质在面团的塑化过程中发挥着重要作用，并通过围绕气泡排列来稳定气孔。通常，在开始糊化后，溶解的直链淀粉分子会与脂质相互作用，由于直链淀粉的单螺旋取向，直链淀粉与脂质发生复合，形成 V 型晶体结构，并在 XRD 谱图中体现出特征吸收峰值（2θ 处）。表面活性剂、单酰甘油和二元甘油具有良好的淀粉复合物形成能力，有助于降低面包的硬度，当将面团加热至 70℃或 80℃时，Nivelle 等（2019）观察到，与加热至 60℃和 98℃的面团相比，析出的碳水化合物量有所减少。碳水化合物析出量的减少与直链淀粉和脂质之间的相互作用高度关联，但当温度升高时，复合物发生部分解聚。在面包中用直链淀粉-脂质复合物（ALC）可替代部分起酥油，ALC 可降低淀粉在水中的膨胀力和溶解度，并提高凝胶化温度。氢键、范德华力和巯基相互作用在很大程度上促进了 ALC 的形成和稳定。脂质链的长度和不饱和程度也会影响复合物。随着链长和不饱和度的增加，形成的复合物会减少，脂质双键可能会在直链淀粉螺旋中形成一个扭结，阻止脂质与直链淀粉相互作用增加（Oyeyinka et al., 2021）。 在面团和面包体系中，在一定条件下也会形成淀粉、脂类和蛋白质间的三元复合物，蛋白质和具有短链的饱和脂肪酸通过疏水和静电作用结合在一起，从而产生乳化效果，有利于形成三元结构，促进淀粉与脂质的相互作用。与 A 型颗粒相比，B 型淀粉颗粒含有更多的脂质，有利于复合物的形成，从而改变小麦粉的功能特性（Zhang et al., 2021）。

三、特色小麦产品营养特征

1. 黑小麦营养特征

黑小麦的色素含量显著高于白粒和红粒小麦，另外，维生素 B、维生素 C、维生素 E、类胡萝卜素及可溶性氨基酸、微量元素（如 Ca、K、Zn、Fe、Mn）等含量均显著高于白粒和红粒小麦。普通小麦的蛋白质含量一般在 12%～14%，而黑小麦的蛋白质含量可高达 17%。黑小麦的蛋白质中氨基酸比较齐全，各种氨基酸的比例也优于普通小麦，其中，赖氨酸增幅高达 60%。与普通小麦相比，黑小麦的脂肪中含有较多的不饱和脂肪酸，其中人体必需脂肪酸亚油酸和亚麻酸的含量占总脂肪酸的 20%～30%，有"脑黄金"之称的二十碳五烯酸（EPA）和二十二碳六烯酸（DHA）约占 10%。黑小麦中的矿质元素、常量和微量元素都高于普通小麦。黑小麦中硒、铁、磷、碘、钾的含量分别高出普通小麦 110%、81%、80%、

80%、72%。黑小麦中矿物质含量高，同时分解植酸的酶活力也较高，更有利于矿物质的吸收和利用。同时，黑小麦是理想的膳食纤维新资源。黑小麦所含的膳食纤维高达 2.4%。黑小麦中维生素的含量也很丰富，水溶性和脂溶性维生素较普通小麦分别高出 70%和 35%。此外，黑小麦的黑色素中花色苷类物质含量较高，在清除体内自由基、提高免疫力、维持血管正常的渗透压、改良心肌营养等方面发挥重要生理作用。

2. 小麦加工副产物营养特征

1）小麦胚芽的营养特征

胚芽占小麦籽粒的 3%左右，主要由胚轴和盾片两部分组成，其含有丰富的蛋白质、不饱和脂肪酸、矿质元素、维生素 E、膳食纤维、必需氨基酸、黄酮、植物甾醇等营养素，有"天然营养宝库"之称，是小麦制粉加工业中主要的营养副产物。

小麦胚芽中含有 8%～11%的脂肪，其中人体不能合成的亚油酸约占 42%～59%（Ghafoor et al.，2016）。小麦胚芽油富含磷（约 1.4 g/kg）、维生素 B 和维生素 E（500 ppm），是一种理想的营养补充剂，具有抗动脉粥样硬化作用。采用 CO_2 超临界流体等方法来提取小麦胚芽油，可以提高油的营养与品质。小麦胚芽油广泛应用于医药、化妆品以及维生素的生产。目前，小麦胚芽油以瓶装或胶囊的形式出售。

小麦胚芽蛋白质约占麦胚质量的 20%～30%（Ru et al.，2015），含人体必需的八种氨基酸，其必需氨基酸的组成比例与 FAO/WHO 推荐的理想模式值以及与大豆、牛肉、鸡蛋的氨基酸构成比例基本接近，是一种近完全蛋白。麦胚蛋白具有良好的氮溶解性、起泡性、乳化性以及保水性，可作为优良的添加剂用于功能食品的开发。麦胚蛋白中还富含谷胱甘肽，其具有提高人体免疫力、清除自由基等功效。通过酶解、微生物发酵等技术，还可得到具有血管紧张素转换酶抑制活性、抗氧化、抗炎、促进矿物质吸收的活性肽，进一步提升小麦胚芽蛋白的功能特性。

小麦胚芽中其他主要组分为碳水化合物，占麦胚质量的 45%左右，主要为小分子糖与多糖，如蔗糖、戊聚糖等，保证了其易消化性和营养性。

小麦胚芽不仅含有上述丰富的宏量和微量营养素，还含有多酚类化合物、黄酮类化合物、小麦胚芽凝集素、植物甾醇、谷维素等多种生物活性物质。

2）麦麸的营养特征

麦麸除含有丰富的膳食纤维、蛋白质、矿物质、维生素等营养成分外，还含有阿魏酸、阿拉伯木聚糖、植酸等多种植物活性物质，是功能性食品的优良原料。其中，麦麸的膳食纤维含量占干物质成分的 35%～50%，粗蛋白质含量为 12%～18%，粗脂肪含量为 3%～5%。B 族维生素、维生素 E 含量均较高；矿质元素中钙含量较低，磷含量较高且多以植酸磷形式存在。通过提取麦麸的营养成分，实现小麦麸皮的综合利用，已成为粮食加工企业研究开发的热点。

麦麸中还含有阿魏酸、β-葡聚糖、阿拉伯木聚糖等多种生物活性物质。其中，阿魏酸是小麦麦麸中含量最高的酚酸，占麦麸总酚酸的90%以上，为麦麸总量的0.4%～1.0%（Joanna et al.，2006），具有抗氧化、抗血栓、降血脂、抗动脉粥样硬化、抗菌消炎等功能（王萍等，2008），被广泛应用于医药、食品、化妆品、饲料等行业。种皮中的烷基间苯二酚具有抗氧化、抗诱变和抗菌活性，但在肠道中仅少部分被代谢，通常可作为全谷物摄入的生物标志物。β-葡聚糖主要存在于糊粉层，欧洲食品安全局允许宣称"β-葡聚糖有助于维持正常的血液胆固醇浓度和降低餐后血糖反应"（Hemery et al.，2007）。阿拉伯木聚糖在麦麸中含量较高，约占20%～26%，具有益生功能，同时在降血糖和血脂、提高免疫力等方面也发挥一定的作用。阿拉伯木聚糖具有较大的分子量和较多的分支结构，持水力强，溶液黏度高，也是具备特定流变性能的多糖。

同时，麦麸富含膳食纤维，但因其颗粒较大，直接在食品中添加或预处理效果不理想会影响食品的品质，如在面条中过量添加会造成面条断条率升高、口感粗糙、感官品质下降。一般可通过挤压膨化、电磁场、高静压、超声波、化学酸解、酶处理、微生物发酵等技术对麦麸进行改性处理，提升麦麸物化性质、风味特征，甚至营养价值，使麦麸更适用于食品的配料与加工中。

第六节　藜麦加工与营养特征

一、藜麦品种、产量及分布

1. 藜麦品种

藜麦原产于南美洲安第斯山脉，是原住民的主要传统食物，约有5000～7000年的食用和种植历史。目前其品种有1000多种。藜麦在我国的种植地区主要集中在西北部地区，主要品种如下。

1）'陇藜1号'

'陇藜1号'属中熟品种，显序期顶端叶芽呈紫色，成熟期茎秆红色，植株呈扫帚状，株高181.2～223.6 cm，序状花序，主梢和侧枝都结籽，自花授粉。种子为圆形药片状，直径1.5～2.2 mm，千粒重2.4～3.46 g。生育期在永靖县三塬镇136 d，平均亩产133.8kg，甘肃省应在4月中旬～5月下旬播种。该品种适宜在甘肃省无霜期大于120 d、降水量250 mm以上、海拔1500～3000 m的山地、川地及灌溉区种植。

2）'陇藜 2 号'

'陇藜 2 号'属晚熟品种,显穗期顶端叶芽呈绿色,植株呈扫帚状,株高 198.0～243.5 cm,序状花序,主梢和侧枝都结籽,自花授粉。种子为圆形药片状,直径 1.6～2.4 mm,千粒重 2.94～3.32g,粗蛋白含量 16.51%,脂肪含量 5.2%,全磷含量 0.56%。平均产量为 179.9kg/亩,4 月中旬～5 月上旬播种。

3）'陇藜 3 号'

'陇藜 3 号'属早熟品种,植株呈扫帚状,成熟期茎秆及穗呈金黄色,株高 110.4～162.7 cm,序状花序,主梢和侧枝都结籽,自花授粉。种子棕黄色,圆形药片状,直径 1.4～2.1 mm,千粒重 2.26～2.72 g,含粗蛋白 16.69%,粗脂肪含量为 6.02%,全磷含量为 0.66%。生育期 96～116 d,平均亩产 159.2kg,4 月中旬～5 月上旬播种。

4）'陇藜 4 号'

'陇藜 4 号'属早熟品种,显序期顶端叶芽呈紫色,成熟期茎秆黄色,植株呈扫帚状,株高 138.6～176.8 cm,序状花序,主梢和侧枝都结籽,自花授粉。种子圆形药片状,直径 1.4～2.2 mm,千粒重 2.97～3.34 g,粗蛋白含量为 17.03%,粗脂肪含量 6.40%,全磷含量 0.59%。生育期 108～121 d,平均亩产 194.2kg,4 月中旬～5 月上旬播种。

按颜色可分为白藜麦、红藜麦、黑藜麦、黄藜麦。

白藜麦:白色藜麦籽粒较大,口感柔软,易于烹饪,适合作为日常食用粮。在全球范围内,白色藜麦的种植面积最广,产量也最高。

红藜麦:红色藜麦具有鲜艳的色泽和独特的口感,营养价值也较高。由于其独特的颜色,红色藜麦在食品工业中常被用于制作各种色彩鲜艳的食品,如彩色面包、彩色面条等。

黑藜麦:黑色藜麦的营养价值极高,富含蛋白质、矿物质和维生素。其独特的口感和颜色也使得黑色藜麦在食品工业中具有独特的应用领域。但黑色藜麦产量较低,导致其价格较高。

黄藜麦:黄色藜麦的口感和营养价值介于白色和黑色藜麦之间。其籽粒较小,颜色鲜亮,适合用于制作各种小吃和点心。

2. 藜麦产量及分布

藜麦在南美洲地区的种植面积较广,主要集中在秘鲁、玻利维亚、厄瓜多尔、阿根廷和智利等地,产量占全世界藜麦总产量的 90%。从 20 世纪下半叶开始,藜麦成为一种国际新兴的粮食作物,种植国家从 80 年代的 8 个上升到 2015 年的 95 个,还有许多国家正在积极进行引种实验。藜麦在全球范围内得到大力推广种植主要有两个阶段,第一阶段是美国、加拿大及欧洲等藜麦进口地区,根据本地区的生态环境选育适宜本地区种植的藜麦品种；第二阶段是中国、印度、越南、巴基斯坦、澳大利亚以及地中海地区，利用藜麦的强抗逆性作为替代物在干旱、盐碱等地区进行种植。西藏自治区农牧科学院于 1987 年首次引入藜麦进行种植，历经 5 年的研究，引种成功后进行了小面积试种，但是直到 2008 年才开始在山西省进行大面积种植和推广。特别是自 2015 年中国作物学会藜麦专业委员会成立以来，藜麦已在我国 20 余个省份推广种植。截至 2022 年，种植面积较大的省份有内蒙古、甘肃、河北、山西、青海、云南等地。全国藜麦种植总面积近 31.6 万亩，总产量约 3 万 t，仅次于秘鲁和玻利维亚，在世界排名第三位。

二、藜麦关键组分与加工

近年来，研究者对藜麦的加工与营养的研究取得许多技术突破，不同加工方式对藜麦制品的加工品质与营养品质都有很大的影响。

1. 不同加工方式对藜麦关键组分的影响

1）蒸煮

蒸煮是常用的谷物烹调方法，在保留谷物中原有营养成分的同时，还可以提升其营养素在人体中的吸收水平。延莎等（2018）对比了常压蒸煮、高压蒸煮、微波蒸煮 3 种不同方式对藜麦营养特性的影响，认为常压蒸煮是一种较适用于藜麦的蒸煮方式。可将藜麦米蒸煮成粥，也可以在炖汤、炖菜、杂粮粥中添加等，还可将藜麦研磨成粉添加到面条、馒头等食品中。

2）焙烤

Brady 等（2007）研究发现，焙烤过程会减少藜麦中皂苷的含量。目前国内外已用藜麦粉制作藜麦饼干、藜麦面包和藜麦蛋糕等焙烤食品，还开发了藜麦与其他杂粮、薯类混合的焙烤制品，如玉米藜麦饼干、紫薯藜麦饼干、青稞藜麦饼干、人参藜麦饼干、藜麦杂粮面包等。在印度，斋戒期间藜麦可用作谷物的替代品。Rizzello 等（2017）以含有质量分数 20%藜麦粉的酸面团为原料制成小麦面包，并与不含藜麦粉的面包进行比较，发现藜麦的使用改进了面包的营养成分、质地和感官特征，表现出更好的食品品质。Schumacher 等（2010）研制了一种添加藜麦的黑巧克力，焙烤藜麦加入黑巧克力中，不仅提高了巧克力中蛋白质和必需氨基酸的含量，而且 92%的感官评定员认为藜麦的加入提升了产品的独特性，更易受到人们的青睐。

3）挤压膨化

考虑到藜麦中纤维含量较高，直接挤压膨化效果不佳，范金旭（2023）将藜麦原料提前进行淀粉酶预处理，然后进行挤压，研究了酶促挤压加工对藜麦物化性质的影响，研究表明，藜麦经挤压处理后，粒径中 D_{50} 从 25.90 μm 上升至 226.73 μm；

淀粉短程有序性从 0.85 下降至 0.77；RVA 分析表明其峰值黏度下降。与传统挤压相比，酶促挤压处理后粒径中 D_{50} 和淀粉短程有序性较低，分别是 144.77 μm 和 0.67。RVA 峰值黏度继续下降。糊化程度提升。同时酶的预处理对藜麦中酚类物质有保护作用，经传统挤压后总酚含量从原籽粒的 0.46 mg GAE/100mg DW 下降至 0.31 mg GAE/100mg DW，而酶促挤压处理后总酚含量较高，为 0.44 mg GAE/100mg DW。酚酸变化趋势与总酚一致，其中阿魏酸和没食子酸经传统挤压后分别从原籽粒的 13.20 mg/100 g 和 16.38 mg/100 g 下降至 2.62 mg/100 g 和 4.94 mg/100 g，而酶促挤压处理后阿魏酸和没食子酸含量较高，分别是 5.50 mg/100 g 和 43.08 mg/100 g。

4）发芽

发芽被认为是增强藜麦综合品质及营养价值最有效的非热加工方法之一。尽管原藜麦种子中活性酶较低，且多为结合态，但在发芽过程中，因细胞活力增加，内源酶活性被激活，种子中的各种底物通过酶促反应发生分解和转化。其中，藜麦蛋白质含量在发芽 72 h 后从 15.31% 显著下降到 13.50%；大于 24 kDa 藜麦蛋白组分发生降解，并伴随着可溶性氮增加。蛋白质被降解为更小的肽和氨基酸，有利于提高藜麦的蛋白质消化率。萌发诱导 α-淀粉酶活性比原种子提高近 27 倍；同时，萌发过程中淀粉酶从胚向淀粉质逐渐迁移，导致总淀粉含量显著降低，其含量在发芽 0～72 h 内从 60.6% 下降到 50.7%。淀粉被降解成小分子糖用于种子新陈代谢。萌发初始阶段 β-淀粉酶活性增加，随之趋于稳定。初始阶段 β-淀粉酶活性增加主要原因是细胞内蛋白酶释放一些游离 β-淀粉酶，表明不同类型的酶活力之间的交互作用。

在藜麦种子萌发过程中，脂质被认为是重要的能量来源。在 22℃ 发芽 72 h，藜麦的粗脂肪含量从 15.2% 下降到 7.6%，表明其是维持种子呼吸活性及能量的重要来源。发芽时间在 48 h 以内，有利于增加藜麦中多不饱和脂肪酸并降低单不饱和脂肪酸，改善 ω-6 与 ω-3 脂肪酸的比例。然而，当发芽时间增加到 72 h 时，藜麦中 ω-3 和 ω-6 脂肪酸的浓度显著降低，而单不饱和油酸的水平急剧增加。尽管单体生育酚含量和比例与藜麦品种有关，随着发芽的进展（0～72 h），藜麦中总生育酚、α-生育酚、β-生育酚和 δ-生育酚含量增加，而 γ-生育酚含量则降低（Pachari et al.，2019）。目前的研究表明，至少五种酶，包括对羟基苯基丙酮酸双加氧酶（HPPD）、尿黑酸异戊二烯基转移酶（HPT）、生育酚环化酶（TC）、2-甲基-6-植酰基-1,4-苯醌甲基转移酶（MPBQ-MT）和 γ-生育酚甲基转移酶（γ-TMT），在萌发过程中通过调控生物合成相关基因表达来增加种子中总生育酚水平（Vilcacundo and Hernandez-Ledesma，2017）。因此，发芽是提高藜麦脂溶性维生素水平的有效方法。

藜麦含有多酚、类黄酮、皂苷和其他功能成分（图 2-14），体现出对活性氧和自由基的强大的清除作用，并具有抗氧化、抗肿瘤、抗菌和抗高血压的作用。

其中，γ-氨基丁酸是一种四个碳原子的非蛋白质氨基酸，具有多种生理功能，包括调节血压和心率、减轻疼痛和焦虑以及增加胰腺胰岛素分泌。藜麦种子在26℃萌发63 h时γ-氨基丁酸含量达到122.32 mg/100 g，是原种子籽粒的5倍以上。另外，与其他谷物相类似，藜麦含有丰富的结合和游离形式的多酚，包括酚酸和类黄酮，其中以结合态为主。藜麦中总酚含量范围为39.29～782.15 mg/100 g（Ariel et al.，2016），主要的酚酸化合物是香草酸、阿魏酸、对香豆酸、水杨酸、苯甲酸和藜芦酸，而主要的类黄酮化合物是槲皮素、山奈酚、芦丁、柚皮苷和杨梅素。最近研究表明，适度发芽可以显著增加藜麦的多酚含量，这可归因于结合酚的释放以及发芽过程中发生的从头生物合成和转化。72～82 h发芽处理最有利于多酚的富集，特别是单体酚类化合物，如对香豆酸、香草酸、阿魏酸、对羟基苯甲酸、槲皮素、香豆酸、儿茶素、山奈酚苷和山奈酚-脱氧己糖醇。然而，当发芽时间延长至96 h时，酚类含量通常会降低（Ariel et al.，2016）。藜麦籽粒中多酚在发芽藜麦籽粒中的分子生理变化/合成途径见图2-15。

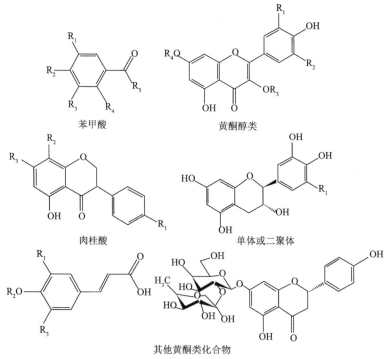

苯甲酸　　　　　　　　黄酮醇类

肉桂酸　　　　　　　　单体或二聚体

其他黄酮类化合物

图2-14　藜麦籽粒中代表性酚类化合物群（Tang et al.，2015）

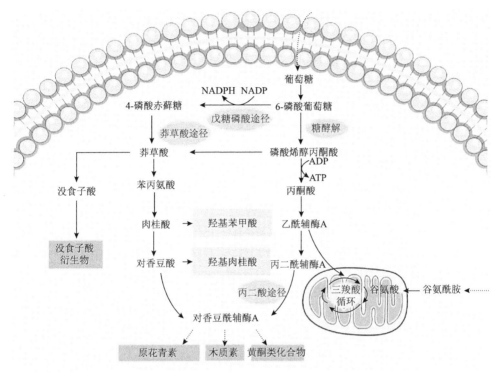

图 2-15　发芽诱导的藜麦籽粒中多酚的分子合成机制（Lan, et al., 2023）

　　藜麦籽粒营养组分的另外一个重要特征是其含有极高的皂苷，皂苷含量范围可高达 0.22～15.04 mg/g，包括齐墩果酸、常春藤素和植物内酰酸的衍生物。尽管藜麦皂苷具有广泛的生物活性，包括抗真菌、抗炎、抗癌、利尿、抗血栓、降胆固醇和降血糖特性（Ding et al., 2021；Xie et al., 2020），但在原始结构状态下，藜麦皂苷含量高的特征反而导致种子和面粉苦味显著。此外，皂苷容易与铁和锌等矿物质形成不溶性复合物，从而降低矿物质的生物利用度。研究表明，发芽 96 h后，白藜麦和黑藜麦的皂苷含量分别下降了 42.94%和 58.26%。白藜麦皂苷含量在萌发 48 h 和 72 h 时有所增加。萌发中期皂苷含量增加的可能原因主要有两种可能，一是萌发诱导多个酶系的活化，进一步促进了皂苷的合成；二是萌发导致种子结构软化，提高溶剂萃取率。

2. 藜麦食品开发

　　目前藜麦在食品中的应用已步入精细化阶段，除了大众化产品形式外，即食藜麦冲剂、藜麦富营养提取物、藜麦（发酵）营养乳、藜麦啤酒等系列藜麦新产品也在不断涌现。

1）藜麦在大众化食品形式中的开发

目前，藜麦在各色藜麦粉、藜麦片、膨化藜麦米、藜麦粥制品方面已有成熟的开发技术；另外，添加藜麦的饼干、面包和蛋糕等焙烤食品，以及含藜麦面条、馒头等主食产品也已产业化。加工对藜麦的营养组分在含量与结构上产生显著的影响，如研究发现，焙烤过程会减少藜麦中皂苷的含量（Brady et al.，2007），因此，合理、科学与适度的加工在维持与改善藜麦的颜色、口感、营养等方面至关重要。

2）藜麦在保健食品领域的开发

藜麦富含多酚类、黄酮类和皂苷类物质，可进行组分有效提取，也直接将其加入粥中进行营养强化。藜麦中的多酚类物质具有降低高山病的作用，其皂苷类化合物具有抗炎、抗菌的效果。同时，藜麦粥也具有辅助降血糖的作用。此外，藜麦粥中的不饱和脂肪酸对前列腺素调节、大脑发育、预防脾虚胃病和抗风湿感冒等均具有较好的效果。

3）藜麦在谷物冲调粉中的开发

以藜麦为主要原料，通过添加奇亚籽粉、玉米粉、燕麦粉、糯米粉等，对配方进行优化得到更具营养、食用品质得到进一步改良的冲调粉，具有食用方便、品种多样化选择等优势。

总之，作为具备全营养素特征的藜麦在食品中的应用越来越广泛，以发芽藜麦为例，其可广泛地应用于焙烤、谷物饮料、谷物发酵食品等，其应用领域简述见图 2-16。

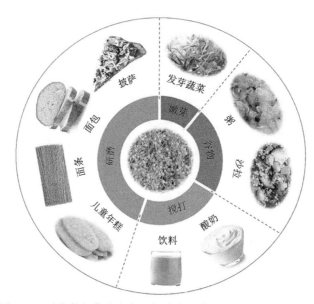

图 2-16　（发芽）藜麦在食品领域中的应用（Lan et al.，2023）

三、藜麦产品营养特征

藜麦含有大量对人体健康有益的活性物质，且不含麸质，所以藜麦非常适合儿童、老人及其他正常人群日常食用；另外，藜麦也是肥胖、糖尿病以及乳糜泻患者对谷物品种的一种优良的选择。

1. 抗氧化

藜麦中的多种活性物质已被证实具有抗氧化能力。通过铁还原抗氧化能力法对藜麦的黄酮提取物进行测定，发现提取物有较高的抗氧化能力（Jin et al.，2017）。此外，藜麦中的多糖与多肽也具有抗氧化能力，用胰蛋白酶水解产生的多肽具有清除 DPPH 自由基的能力（Daliri et al.，2021）。藜麦碱提多糖具有较高的自由基清除能力（如 DPPH、ABTS$^+$、羟基自由基、超氧自由基）和 Fe^{3+}还原能力（Teng et al.，2021）。将藜麦添加到喂养果糖的大鼠饮食中，发现含有藜麦的饮食降低了大鼠的血浆、肾脏、肝脏和肺部的氧化应激，抑制了血浆脂质过氧化，并降低了血浆中丙二醛的浓度（Pasko et al.，2010）。藜麦提取物在肉制品与水产品中也发挥作用，如可显著抑制大西洋鲭鱼中脂质的氧化和水解，延长了产品的货架期（Miranda et al.，2018）。但不同加工方式会对藜麦的抗氧化能力产生影响，将藜麦研磨后总酚含量以及总黄酮含量分别下降 31.5%和 41.4%，采用氧自由基吸收能力和铁还原抗氧化能力法进行抗氧化能力测定发现，研磨后抗氧化能力分别下降 39.6%和 40.7%（Han et al.，2019），因此，研究不同加工方式与过程对维持藜麦的抗氧化能力意义显著。

2. 抗肿瘤作用

目前，绝大多数藜麦及其提取物的抗肿瘤能力的研究均集中在细胞与动物实验上，将藜麦提取物用于 MCF-7 乳腺癌细胞和 SMMC7721 人肝癌细胞中，结果表明藜麦提取物可以抑制癌细胞并且不会抑制人体正常细胞的生长（Hu et al.，2017）。藜麦的胚轴中含有大量对癌细胞有抑制作用的活性物质，如苋菜红素和芹菜素 II 等，对 Puno 和 Titicaca 两个品种藜麦检测发现它们含有 13 种酚类化合物，并发现藜麦提取物对人结肠癌细胞 HCT-116 具有明显的抑制作用（Stiki et al.，2020）。另有研究发现，藜麦叶提取物可抑制前列腺癌细胞的体外增殖，并且在氧化应激和 ROS 依赖性细胞中发挥化学预防作用。随着研究的不断深入，藜麦在健康领域会有很好的前景。

3. 缓解糖尿病

先前的研究已经证实，α-葡萄糖苷酶和 α-淀粉酶通过水解作用参与糖代谢。因此可以通过抑制 α-葡萄糖苷酶和 α-淀粉酶的活性达到降血糖的作用。使用双歧乳杆菌发酵藜麦，显著提高了藜麦的 α-葡萄糖苷酶的抑制作用（Ayyash et al.，2018）。用藜麦喂养果糖饮食的大鼠，在显著降低大鼠血清总胆固醇含量和低密度脂蛋白含量的同时，也起到辅助降血糖的效果。

4. 其他功能特性

藜麦还具有其他生物活性功能，如研究表明藜麦中的总蛋白和蛋白水解物可以抑制 NO 的释放并具有抗炎的作用（Shi et al.，2019）。藜麦的乙醇提取物可使瘦素和脂联素激素水平恢复正常，对高血脂大鼠表现出降血脂的作用，并改善其生长性能（Hashem et al.，2021）。

在以前的研究中已经报道了藜麦通过增加血红蛋白水平和通过增加胰岛素样生长因子（IGF-1）的血浆水平来预防儿童营养不良的抗贫血作用（Amaro-Terrazos et al.，2019）。最近研究发现，补充 10% 的藜麦芽可以恢复体质量、器官质量、血清中蛋白质、铁蛋白、铁和锌含量、血细胞计数（红细胞、白细胞、血红蛋白和血小板）和红细胞指数（血细胞比容、平均红细胞体积及平均红细胞血红蛋白、缺铁性贫血诱导的白化大鼠体内的平均红细胞血红蛋白浓度），这与藜麦萌发引起的抗氧化特性、维生素和矿物质生物利用度的增加以及抗营养因子的减少密切相关（Darwish et al.，2020），特别是发芽藜麦作为治疗贫血的新型营养补充剂具有巨大的发展潜力。

第七节　高粱加工与营养特征

一、高粱品种、产量及分布

1. 高粱品种

高粱作为世界第五大粮食作物，全球有多个品种栽培。高粱起源于非洲，公元前 2000 年已传到埃及、印度，后入中国栽培。主产国有美国、阿根廷、墨西哥、苏丹、尼日利亚、印度和中国。按生长期分为：早熟品种、中熟品种、晚熟品种；按种子来源又分为：常规品种、杂交品种；口感有常规的、甜的、黏的；株型有高秆的、中高秆的、多穗等；按性状及用途可分为食用高粱、糖用高粱、帚用高粱等。高粱属有 40 余种，分布于东半球热带及亚热带地区。

经过培育和选择形成许多变种和品种。按其用途和花序、籽粒的形态不同分为 4 类：粒用高粱、糖用高粱、饲用高粱和帚用高粱。粒用高粱的籽粒外露，品质好，有卡佛尔变种，具大而扁的颖果。都拉变种，有紧密下垂的果穗。中国高粱有直立的长果穗和近圆形的颖果。糖用高粱-芦粟秆节间长、髓具甜汁，含糖量

10%~19%。帚用高粱茎皮柔韧，编织用，花序分枝长，帚用。饲用高粱分蘖多，生长旺，籽粒较长，有苏丹草、约翰逊草等。粒用高粱的颖果含淀粉（60%~70%）、蛋白质、脂肪、钙、铁、维生素 B 和烟酸等。中国主要种植区为西北、东北和华北，播种面积约占全国高粱总面积的 2/3，主用作酿造。由于种皮含单宁，带涩味，又易与蛋白质结合，难消化，因此极少用作主食。美欧各国多用于畜牧业。根据单宁含量还可将高粱分为：低单宁型（<0.2%）、中低单宁型（0.2%~0.5%）、中高单宁型（0.5%~1%）和高单宁型（>1%）。

2. 高粱产量及分布

我国高粱按生态区域划分主要有四个产区，即东北粳高粱优势区、西北和华北高粱优势区、西南糯高粱优势区、长江及黄河流域中下游高粱优势区。东北粳高粱优势区包括黑龙江省、吉林省和辽宁省大部及内蒙古部分区域，主要种植粳高粱品种，用作粮食、饲料或酿酒原料。西北和华北高粱优势区包括河北省和山西省大部及陕西省、内蒙古、宁夏和甘肃部分区域，以种植杂交粳高粱为主，主要作为酿造和饲用原料使用。西南糯高粱优势区包括贵州和四川大部以及湖南部分区域，以种植糯高粱品种为主，大部分用作酿酒原料。长江及黄河流域中下游高粱优势区则包括河南、山东、安徽、湖北等省份部分区域，适宜多种类型高粱的种植，也是发展多用途高粱的潜在区域。

从种植规模上看，全球高粱产量在 6500 万 t，而中国的产量仅 500 万 t 左右，需求量却近 1000 万 t，一半以上需要进口。2015 年全国高粱产量前十的省份依次为吉林、四川、内蒙古、辽宁、贵州、黑龙江、重庆、山西、甘肃、河北，产量之和约占全国高粱总产量的 95%。

在全球范围内，美国是高粱的主要出口国家，然后是澳大利亚；而中国是高粱的主要进口国家，然后是日本。

二、高粱关键组分与加工

1. 高粱食品的加工现状

尽管高粱营养价值较高，但由于其自身抗营养因子如单宁含量高、赖氨酸缺乏、蛋白质品质不佳以及食味性较差等原因，高粱在食品加工中的应用受到限制。在世界范围内，饲用高粱占比高达 48%，人类食用仅占 12%，其余用于酿造、酒精生产或其他用途。相比于其他粮食作物，高粱加工技术的研究远远滞后。

1）传统高粱食品

长时间以来，世界严寒和干旱气候地区人们多以高粱为主食。由于地区条件和饮食习惯的差异，食用方式有所不同，在非洲和中美洲部分地区，高粱主要用于制作粥类、面饼、高粱米饭以及高粱啤酒等。在我国北方部分地区，高粱主要用于制作高粱米饭、饺子、切面、馒头、发糕等蒸煮食品。

2）新兴高粱食品

随着对高粱籽粒特征、化学组分及营养特性的深入了解，以及新技术的不断涌现，国外不少研究者开始将高粱取代部分或全部其他谷物用于制作烘焙食品、休闲型食品、早餐谷物食品等，以 5%～50%的高粱粉取代小麦粉制作具有品质更好的饼干。研究发芽对高粱性质的影响及其在无麸质饼干、蛋糕中的应用等，将高粱进行浸泡、发芽、发酵、蒸煮等处理后，用于制作无麸质高粱饼干；添加 30%的发芽高粱粉制作高粱-小麦复合面包。在国内，高粱仍以酿造或饲用为主，在食品方面的应用还停留于一些传统食品，产品口感粗糙、品质不佳，制约了高粱在食品行业的发展。

2. 不同加工方式对高粱关键组分的影响

1）发芽

在发芽过程中，高粱籽粒中淀粉酶被激活，淀粉发生降解，还原糖含量增加，高粱籽粒组分与生理状态发生显著性变化，如将高粱分别在 25℃、30℃、35℃条件下发芽不同时间，其淀粉含量均不断下降，还原糖含量增加（Singh et al.，2019）；有资料表明，发芽处理使高粱蛋白质的含量略有增加，氨基酸含量随发芽时间的延长而逐渐增加，也有研究发现高粱发芽过程中蛋白质和氨基酸含量也并不都是一直在增加，蛋白质含量在发芽后的不同时期也会出现下降。研究表明发芽可使高粱蛋白质含量由 8.00%增加到 8.53%，氨基酸总量由 7.18 g/100 g 增加到 8.18 g/100 g（易翠平等，2015）；而另一项研究发现，发芽后白高粱总蛋白含量从 9.68%降至 9.17%，红高粱从 8.20%降至 7.79%，游离氨基酸含量增加（Yi et al.，2017）。发芽也是提升蛋白质消化率的有效方法之一。

在植物体内，多酚和黄酮广泛存在，其具有独特的生理和药理活性。研究发现，总酚和总黄酮含量均随发芽时间的延长而增加，这可能是因为在发芽过程中，水解酶活性提升导致多聚体解离，从而释放出更多游离的活性化合物（Singh et al.，2019）。研究还发现，25℃条件下，总游离酚类化合物在第 2 天到第 3 天这个时间段增加极为显著，并且在发芽第 3 天高粱的抗氧化活性最高。研究发现，经过 3 天发芽，总酚含量从 233.95 mg/g 增至 492.47 mg/g（干重），总黄酮含量从 70.80mg/g 增至 124.80 mg/g（干重），发芽高粱被认为是类黄酮的良好饮食来源。

除了营养成分的变化外，发芽可显著降低高粱中植酸和单宁等抗营养因子水平。将高粱发芽 3 天，与未发芽高粱相比，单宁和植酸含量显著下降，虽然 3～5 天的进一步发芽仍会导致单宁含量下降，但呈不显著变化趋势（Claver et al.，2011）。

2）挤压加工

挤压技术也被应用于高粱的加工中，考虑到挤压效果，一般是将高粱与其他谷物混合后再进行挤压处理。以高粱、玉米、大豆为复合原料挤压生产多谷物片，是方便早餐谷物的良好的选择；也有研究者用高粱、粟类为原料，添加绿豆和脱脂奶粉，挤压生产断奶食品。另外，湿热处理诱导蛋白质高级结构的破坏，甚至一级结构中肽键的断裂，因此，挤压处理也是提升蛋白质的消化率的方法之一。

3）其他加工方式

其他热处理及非热处理也是改变高粱物理和化学性质的可选方法，通过改善高粱粉的加工特性，提高高粱在焙烤等食品中的加工性能及食用品质，如湿热处理的高粱粉可应用于蛋糕中，提升蛋糕在消费者中的可接受度。

3. 高粱食品开发

随着高粱加工的研究进展，高粱已被应用于酿制白酒、陈醋等发酵制品，以及生产休闲食品、早餐谷物食品等。

1）高粱液体食品

（1）高粱白酒和啤酒。

以高粱为原料酿造的白酒以其色、香、味俱佳而受到世界人民的喜爱；另外，还可以使用发芽高粱作为啤酒酿造原料，代替大米和部分大麦芽，获得不失啤酒风味和特色的饮品。

（2）高粱茶。

高粱中富含原花青素等多酚类物质，是开发天然保健食品的理想资源。吴丽等（2012）以脱壳高粱为原料，研究不同加工工艺对高粱茶的外观、风味和色泽的影响，确定制作高粱茶的最佳工艺条件为：选用除杂的脱壳红高粱在室温下浸泡 60 min（料水比为 1∶8），沥掉籽粒表面水分，均匀平铺在纱布上，在蒸屉上蒸煮 20 min，将蒸煮过的高粱米在 150℃条件下烘焙 60 min，得到具有清新谷物风味、色泽光亮的高粱茶。

（3）高粱醋。

同样，利用高粱中的高淀粉含量特征，特别是丰富原花青素等多酚类物质的存在，其也是酿造食醋的优质原料。李艺璇等（2013）以带壳高粱、带皮高粱、高粱米为原料，采用液态深层发酵工艺酿制不同的高粱食醋，并分析不同原料发酵得到食醋的品质，以及抗氧化活性，发现在获得优质的食醋产品的同时，高粱醋也体现出较强的抗氧化能力。

2）高粱固体食品

（1）高粱粉。

高粱粉是以高粱籽粒为原料，进行加工生产的初步产品，按加工细度，将高梁籽粒制成粗粉或精粉。但在研磨过程中，物理、加热处理等因素，会对高粱的物化及营养素产生一定的影响。除了常态化的物理研磨外，制备的高粱粉通常也可以再进行挤压膨化处理，从而获得淀粉糊化程度较高的加工产品。高粱粉经过挤压加工，产品的吸水性、水溶性及蛋白质消化率显著增加，而单宁酸含量降低50%以上（刘艳香，2009）。

（2）高粱面条。

由于高粱蛋白中醇溶蛋白含量较低，在加工过程中不易形成面筋，形成的面团缺乏延伸性，所以高粱粉一般以辅料形式添加于小麦粉中来制作不同风味的面条。目前，市面上的高粱面条中高粱粉的添加量大都低于10%，若单独使用高粱粉或大比例添加高粱粉制作面条，制得的面条品质较差，断条率和蒸煮损失率过大，制约了高含量高粱面条的发展。

3）其他高粱食品

将适量的高粱粉添加到小麦粉中制作高粱面包，既可以充分发挥高粱的营养特色，又不改变面包的烘焙风味；在糕点制作当中加入适量的高粱粉，通过添加合适的品质改良剂，仍然可以生产出口感好、适合不同消费群体的新糕点品种；将适量的高粱粉与小麦粉复合制作高粱-小麦复配饼干；用爆粒高粱籽粒制作的爆米花，也是非常好的休闲食品；利用高粱淀粉的糊化与回生特征，还可以生产全高粱粉条，经蒸煮后，是极具特色的高粱产品。

三、高粱产品营养特征

高粱富含蛋白质、不饱和脂肪、膳食纤维、钾、磷、钙、镁、铁、锌；还含有大量的维生素 B_1、维生素 B_2、维生素 E、硒。高粱中维生素 B_1、钾、磷、铁是大米的 3 倍，镁是大米的 4 倍，钙是大米的 2 倍。丰富的维生素、矿物质有利于减少慢性病的患病风险，提高身体免疫力。充足的钙、镁有利于舒缓神经、缓解焦虑、预防骨质疏松。充足的膳食纤维有利于预防胆结石和便秘、降血脂、控制体重、平稳血糖、调节肠道菌群平衡、预防肠癌。高粱的烟酸含量不如玉米多，却能为人体高效吸收，以高粱为主食的地区很少发生"癞皮病"。特别是与玉米、大米、小麦等其他谷物相比较，高粱中的抗性淀粉含量要高得多，因此，科学合理的加工能够使其作为糖尿病患者和肥胖患者的健康食品。

高粱中含有多种植物化合物，如酚类化合物、植物甾醇等，它们是植物次生代谢产物或细胞内不可或缺的成分。由于其抗氧化活性、降胆固醇特性和其他潜在的健康益处，植物化学素越来越受到人们的关注。高粱中的酚类物质主要分为两大类：酚酸和类黄酮。酚酸是苯甲酸或肉桂酸的衍生物，而黄酮类化合物包括单宁酸和花青素，它们是迄今为止从高粱中分离出来的最重要的成分。现代流行病学证据表明，与其他谷物相比，食用高粱可以降低人类患某些类型癌症的风险。高粱中高浓度的植物化学素或许是部分原因。多数研究证实含有单宁酸的高粱会降低热量的利用率，这一特性可能有助于减少人类的肥胖。

　　高粱中酚类物质在结构上可分为酚酸、类黄酮、原花青素和苯乙烯类。酚酸是最重要的酚类化合物，在高粱籽粒中鉴定出的主要酚酸包括咖啡酸、对香豆酸、阿魏酸、辛酸、绿原酸、原儿茶酸、对羟基苯甲酸、香草酸、水杨酸、没食子酸和丁香酸等[图 2-17（a，b）]。黄酮类化合物主要存在于籽粒外层，黄酮类化合物的种类、浓度和分布与果皮的颜色和厚度有关。黄酮、黄酮醇、黄烷醇、二氢黄酮醇、花青素和异黄酮先前已在高粱中发现。花青素占总黄酮含量的 79%，属于 3-脱氧花青素类。值得注意的是，3-脱氧花青素几乎只存在于高粱中，很少存在于其他食用植物中。与其他花青素相比，3-脱氧花青素在溶液中是稳定的。高粱中主要的 3-脱氧花青素为非甲氧基形式，有木犀草素、芹菜素、5-甲氧基木犀草素、7-甲氧基芹菜素、木犀草素-5-葡萄糖苷、7-甲氧基-芹菜素-5-葡萄糖苷、芹菜素-5-葡萄糖苷[图 2-17（c）]。此外，高粱中的缩合单宁[图 2-17（d）]是一类特殊的酚类化合物，其水平和分子量高于其他谷物单宁。

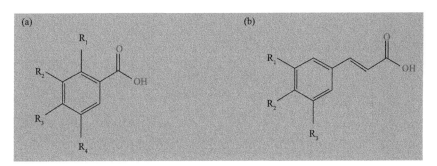

氢苯甲酸	R_1	R_2	R_3	R_4
没食子酸	H	OH	H	OH
原儿茶酸	H	OH	OH	H
龙胆酸	OH	H	H	OH
水杨酸	OH	H	H	H
对羟基苯甲酸	H	H	OH	H
香草酸	H	OCH₃	OH	H
丁香酸	H	OCH₃	OH	OCH₃

氢肉桂酸	R_1	R_2	R_3
肉桂酸	H	H	H
咖啡酸	OH	OH	H
对香豆酸	H	OH	H
阿魏酸	OCH₃	OH	H
芥子酸	OCH₃	OH	OCH₃

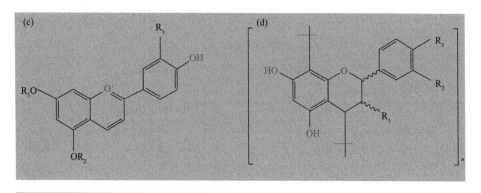

3-脱氧花青素	R₁	R₂	R₃
芹菜素	H	H	H
木犀草素	OH	H	H
芹菜素-5-葡萄糖苷	H	Glu	H
木犀草素-5-葡萄糖苷	OH	Glu	H
7-甲氧基-芹菜素	H	H	CH₃
7-甲氧基-木犀草素	OH	H	CH₃
5-甲氧基-木犀草素	H	CH₃	H
7-甲氧基-芹菜素-5-葡萄糖苷	H	Glu	CH₃
7-甲氧基-木犀草素-5-葡萄糖苷	OH	Glu	CH₃
5-甲氧基-木犀草素-7-葡萄糖苷	OH	CH₃	Glu

原花青素	R₁	R₂	R₃
原芹菜素	H	H	OH
原木犀草素	H	OH	OH
原花青素	OH	OH	OH

图 2-17　高粱籽粒中特征活性化合物结构（Li et al.，2022）
（a）氢苯甲酸；（b）氢肉桂酸；（c）3-脱氧花青素；（d）原花青素

第八节　玉米加工与营养特征

一、玉米品种、产量及分布

　　玉米原产于美洲，目前广泛分布于美国、中国、巴西等国家，是世界上重要的粮食作物。中美两国玉米产量占全球玉米产量的半壁江山，2021 年达 54.75%（图 2-18）。美国是世界上最大的玉米生产国，产地主要集中在五大湖沿岸，五大湖的西部及南部地区是世界上面积最大、产量最高的玉米产区。中国的玉米种植地区主要有黑龙江、吉林、辽宁、内蒙古、河北、山东、河南、四川、云南等。

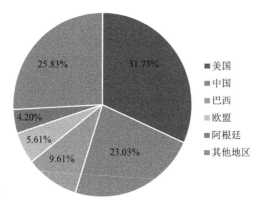

图 2-18　全球玉米主要种植国

根据其形态、胚乳的结构，一般可将玉米分为 8 种类型，常见的 6 种玉米籽粒形态见图 2-19。

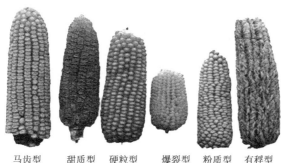

马齿型　甜质型　硬粒型　爆裂型　粉质型　有稃型

图 2-19　常见的 6 种玉米籽粒形态

马齿型：又称马牙型。籽粒扁平呈长方形。由于粉质的顶部比两侧角质干燥得快，所以顶部的中间下凹，形似马齿。籽粒表皮皱纹粗糙不透明，多为黄、白色，少数呈紫或红色。食用品质较差。它是我国及世界上栽培最多的一种类型，适宜制造淀粉和乙醇或作饲料。

半马齿型：也称中间型。它是由硬粒型和马齿型玉米杂交而来。籽粒顶端凹陷较马齿型浅，有的不凹陷仅呈白色斑点状。顶部的粉质胚乳较马齿型少但比硬粒型多，品质较马齿型好，在我国栽培较多。

甜质型：又称甜玉米。胚乳多为角质，含糖分多，含淀粉较低，因成熟时水分蒸发使籽粒表面皱缩，呈半透明状。多做蔬菜用，近年来在我国的种植面积不断扩大。

硬粒型：也称燧石型。籽粒多为方圆形，顶部及四周胚乳都是角质，仅中心近胚部分为粉质，故外表半透明有光泽、坚硬饱满。粒色多为黄色，间或有白、红、紫等色。

爆裂型：籽粒较小，米粒形或珍珠形，胚乳几乎全部为角质，质地坚硬透明，种皮多为白色或红色，尤其适宜加工爆米花等膨化食品，我国有零星栽培。

粉质型：又名软质型。胚乳全部为粉质，籽粒乳白色，无光泽。只能作为制取淀粉的原料，在我国很少栽培。

有稃型：籽粒被较长的稃壳包裹，籽粒坚硬，难脱粒，是一种原始类型，栽培价值较低。

蜡质型：又名糯质型。籽粒胚乳全部为角质但不透明而且呈蜡状，胚乳几乎全部由支链淀粉所组成。食性似糯米，黏柔适口，在我国的种植面积呈逐年增长趋势。

二、玉米关键组分与加工

玉米除了可以作为主食的配料之外，可被加工成多种食品和工业产品，包括淀粉、蛋白粉、玉米胚芽油、发酵酒精、多种微生物发酵衍生物等。

根据玉米原料加工程度的不同，玉米加工可分为副产品的初级加工和深加工。玉米淀粉的提取是最典型的初始加工，其工艺包括清洁、浸泡、压碎、分离和脱水。从单一的玉米初级产品到越来越多的玉米衍生物及其副产品的生产，玉米加工品种不断丰富，玉米副产品加工多样化，产业链进一步延伸。

1. 玉米膳食纤维

玉米膳食纤维是谷物中膳食纤维最重要的来源之一，由纤维素和半纤维素组成。根据玉米膳食纤维的溶解性，其又分为可溶性玉米膳食纤维和不溶性玉米膳食纤维。目前，膳食纤维提取主要基于化学法、酶法和微生物发酵法等。玉米膳食纤维含有许多潜在应用价值，在食品功能配料和改善食品质构等方面发挥作用。也可根据其分子结构进行衍生化获得不同结构与性能的新产品。

2. 玉米醇溶蛋白结构修饰与应用

玉米籽粒中富含醇溶蛋白。玉米醇溶蛋白是一种安全、无毒、可再生、天然、生物相容、可降解的蛋白质，由四种组分（α、β、γ和δ）组成，具有不同的肽链、分子大小和溶解度。玉米醇溶蛋白可溶于 60%～95%乙醇、丙酮和 pH≥11.5 的碱性水溶液中，提取的玉米醇溶蛋白是以 α-玉米醇溶蛋白为主。玉米醇溶蛋白含有疏水性和亲水性基团，所以具有良好的两亲性（Tan et al., 2022）。玉米醇溶蛋白具有独特的氨基酸组成，其中含有高比例的疏水性氨基酸和较多的含硫氨基酸，但缺乏带电的酸性、碱性和极性氨基酸。

目前随着环保意识的提高，对可生物降解包装材料的需求越来越大，导致对具有成膜性能的生物高分子材料的极大关注。玉米醇溶蛋白独特的氨基酸组成使其具有良好的成膜性能，其成膜作用力主要是疏水键、氢键和蛋白质之间的二硫键（Xie et al.，2021）。

　　虽然玉米醇溶蛋白的 55%的非极性氨基酸有助于提高其疏水性，但同时也限制了其在一些食品中的应用；另外，利用其疏水性进行结构修饰，提升其应用性能及开拓其应用领域成为当前玉米醇溶蛋白的重要研究方向。而酶的结构修饰因其对底物的专一性成为重要选择，其中转谷氨酰胺酶可用来进行玉米醇溶蛋白的结构修饰。其活性取决于蛋白质中谷氨酰胺和赖氨酸残基（或其他伯胺）的可及性，因此可能发生交联[图 2-20（a）]或脱酰胺[图 2-20（b）]（Gerrard，2006）。交联或共价键是肽结合谷氨酰胺残基的 γ-羧酰胺基与赖氨酸残基或任何其他伯胺之间的酰基转移反应的结果（Motoki and Seguro，1998）。在不存在伯胺的情况下，水成为酰基受体，而转谷氨酰胺酶水解谷氨酰胺残基的 γ-羧酰胺基团，导致谷氨酰胺脱酰胺的发生（Gerrard，2006；Hamada，1994）。

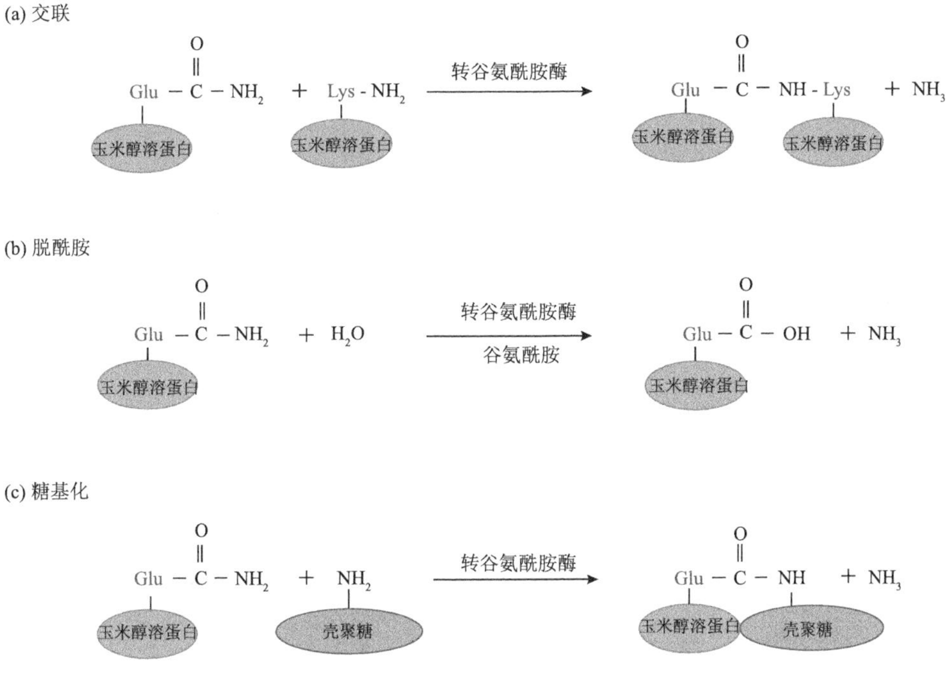

(a) 交联

$$Glu - \overset{\overset{\displaystyle O}{\|}}{C} - NH_2 \; (玉米醇溶蛋白) \; + \; Lys - NH_2 \; (玉米醇溶蛋白) \; \xrightarrow{\text{转谷氨酰胺酶}} \; Glu - \overset{\overset{\displaystyle O}{\|}}{C} - NH - Lys \; (玉米醇溶蛋白 \quad 玉米醇溶蛋白) \; + \; NH_3$$

(b) 脱酰胺

$$Glu - \overset{\overset{\displaystyle O}{\|}}{C} - NH_2 \; (玉米醇溶蛋白) \; + \; H_2O \; \xrightarrow[\text{谷氨酰胺}]{\text{转谷氨酰胺酶}} \; Glu - \overset{\overset{\displaystyle O}{\|}}{C} - OH \; (玉米醇溶蛋白) \; + \; NH_3$$

(c) 糖基化

$$Glu - \overset{\overset{\displaystyle O}{\|}}{C} - NH_2 \; (玉米醇溶蛋白) \; + \; NH_2 \; (壳聚糖) \; \xrightarrow{\text{转谷氨酰胺酶}} \; Glu - \overset{\overset{\displaystyle O}{\|}}{C} - NH \; (玉米醇溶蛋白 \quad 壳聚糖) \; + \; NH_3$$

图 2-20　转谷氨酰胺酶催化的反应（Glusac and Fishman，2021）

　　同时，转谷氨酰胺酶催化酶促糖基化，由于玉米醇溶蛋白中缺乏赖氨酸，酶促糖基化反应可以发生在玉米醇溶蛋白的谷氨酰胺残基和具有反应性伯氨基的糖之间[图 2-20（c）]（Wang et al.，2017）。转谷氨酰胺酶催化玉米醇溶蛋白与壳聚糖的糖基化,提高了玉米醇溶蛋白可溶性和体外抗氧化活性,同时降低了表面疏水性。

玉米醇溶蛋白在食品领域中的应用在不断扩展,如应用于食品包埋剂、食品乳化剂、无麸质食品、食品包装材料等。玉米醇溶蛋白作为麸质蛋白的替代品具有出色的黏弹性。玉米醇溶蛋白还可以封装脂溶性功能活性物质、色素或风味成分。通过对中心活性物质进行封装和保护,可有效提高活性成分的稳定性和部分功能特性。同时,玉米醇溶蛋白的黏附可以延长药物在肠黏膜表面的停留时间,实现中枢物质的肠道释放,促进中枢物质的吸收利用。

玉米醇溶蛋白经化学、酶技术进行结构修饰,进一步开拓其在食品中的应用范围和应用效果(图 2-21)。

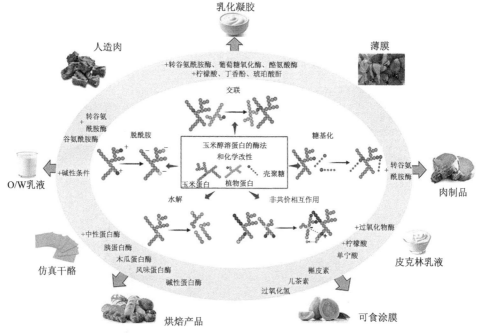

图 2-21　玉米醇溶蛋白经酶和化学修饰后的潜在应用(Glusac and Fishman,2021)

3. 玉米黄素

玉米黄素是一种重要的类胡萝卜素衍生物,最早在玉米中发现。在玉米的深加工中,玉米黄素通常浓缩在麸质粉中,其含量约为 0.20~0.37 mg/g。利用玉米黄素溶解在有机溶剂中的特性,通常可以有机溶剂进行提取,其中乙醇是提取玉米黄素的常用溶剂。同时,通过提升超声振荡、机械效应、热效应等作用,改变麸质粉的内部结构和状态,增加有机溶剂对细胞壁的渗透,提高提取效率。

玉米黄素具有很强的抗氧化和蓝光吸收特性,常作为功能性食品添加剂添加到饮料、肉类和蛋制品中,用于预防和治疗老年性黄斑变性和白内障等眼部疾病。

此外，玉米黄素的分子结构存在 11 个共轭双键，使其能够阻断自由基的链传输，从而具有很强的抗氧化活性。

4. 玉米胚芽

玉米胚芽是玉米生长发育的开始，其质量占玉米的 10%～13%左右，其营养价值非常丰富，浓缩了整个玉米中 80%以上的脂肪和矿质元素、60%的糖和 20%的蛋白质，还含有磷脂、甾醇和其他营养成分。玉米胚芽主要加工成玉米胚芽油和玉米胚芽蛋白等高端营养食品。玉米胚芽油含有 80%～85%的不饱和脂肪酸，主要有油酸、亚油酸和 α-亚麻酸等，亚油酸含量高达 56%，是优质的烹饪油和食品工业用油。

5. 高直链玉米

淀粉由两种类型的葡萄糖聚合物组成，即直链淀粉和支链淀粉。当淀粉样品中直链淀粉的含量超过 50%时，这种淀粉样品被称为"高直链淀粉"。1942 年 Schoch（1942）发表了直链淀粉和支链淀粉的分离技术后，人们开始关注高直链淀粉玉米。人们发现直链淀粉具有特殊的物理化学性质，应用范围广泛，具有很强的开发潜力。然而，从普通淀粉中提取直链淀粉的生产和提取方法较低，成本较高，限制了这一资源的开发。因此，科学家们将目光转向了直链淀粉产量高的天然植物，希望直接获得直链淀粉含量高的淀粉原料。1953 年，首次发现了一种玉米突变基因，可以使普通玉米淀粉具有更高的直链淀粉含量。dususu2 三隐性基因纯合子的直链淀粉含量高达 77%，但也发现带有这种突变体的玉米品种。Vineyard 等（1958）在普通玉米的遗传物质中发现了一个使直链淀粉含量增加一倍的单隐性基因，后来将 ae（amylose extender）符号作为 5 号染色体上基因的永久符号。已经发现，在玉米基因库中，影响玉米籽粒直链淀粉含量的突变基因主要有直链淀粉扩展基因（ae）、钝基因（du）、糖基因-2（su2）和蜡基因（wx）四种。这些突变体均能增加玉米籽粒中直链淀粉含量，其中 ae 基因的作用最为显著。ae 基因可使玉米籽粒直链淀粉含量提高 55%，最高可达 80%，并没有显著降低玉米籽粒总淀粉含量。但是，含有 ae 基因的玉米在不同背景下对直链淀粉产量的影响是不同的。在某些遗传背景下，含有 ae 基因的玉米籽粒表现出不同程度的收缩，主要是由于糖向淀粉的转化不足。在 ae 基因纯合的情况下，不同自交系对直链淀粉含量的改善存在较大差异，说明遗传背景与 ae 基因之间存在一定的相互作用，或者不同自交系中存在不同数量的修饰基因。在一些修饰基因的作用下，ae 突变基因可进一步提高玉米淀粉的直链淀粉含量，玉米淀粉的直链淀粉含量最高可达 50%～70%。胚乳中单个基因影响玉米淀粉中直链淀粉与支链淀粉比例的潜力可能因来源和品种之间的遗传变异而有所不同。此后，人们发现了一些可以轻微改变直链淀粉与支链淀粉比例的突变基因。在20世纪80年代初，Custom Farm Seed 完成了对 *ae* 玉米及其修饰基因的使用，通过循环选择培育出直链淀粉含量高达80%的玉米（Obadi et al.，2023）。

三、玉米产品营养特征

玉米中除含有碳水化合物、蛋白质和脂肪等基本营养组分外，还富含多种维生素和矿物质，维生素 B_1、维生素 B_2、维生素 E、胡萝卜素、烟酸和微量元素硒、镁等含量丰富，能够起到抗氧化、延缓衰老、调节神经和内分泌功能的作用。玉米中的纤维素能够促进消化，抑制饭后血糖升高和脂肪吸收。玉米油脂多为不饱和脂肪酸，且富含维生素 E、维生素 A、卵磷脂等，具有降低血清胆固醇，防止血管硬化的作用。玉米中含有多种酚类化合物，其总酚含量显著高于小麦、燕麦和大米。玉米须具有抗氧化、抗高血脂、降血糖的特性，经常用于治疗肥胖症、糖尿病和泌尿疾病（Zhao et al.，2012）。

玉米醇溶蛋白有高含量的支链氨基酸和中性氨基酸，可用于制备低分子量、高活性的功能肽，如高 F 值寡肽、抗氧化肽等，可用于生物医药和功能保健品。玉米寡肽富含疏水氨基酸，可促进胰高血糖素的分泌，使得玉米蛋白在治疗糖尿病方面具有积极作用，玉米醇溶蛋白水解物可以促进小鼠体内胰高血糖素样肽（GLP-1)的释放，GLP-1 可以使糖尿病动物中的 β 细胞质量增加并抑制 β 细胞凋亡；同时，内源性 GLP-1 可以增强糖尿病患者胰岛素的再生和存活。研究发现玉米和小麦肽的口服混合物能够延迟 1 型糖尿病发病并降低发病率（Sun et al.，2019）。

玉米寡肽也可用于制作运动饮料等功能型产品。玉米肽中亮氨酸和丙氨酸的含量较高，在抗疲劳中起着关键作用，因此，在运动食品中添加了玉米肽以提高肌肉对疲劳的抵抗力，市场上有将玉米肽与其他生物活性物质结合的功能性食品，以及由复合物制成的具有抗疲劳的功能性食品。由于玉米肽中丙氨酸和亮氨酸的比例很高，血液中丙氨酸和亮氨酸的浓度增加，可以增强肝脏中的醇脱氢酶。脱氢酶的活性促进乙醇在体内的分解代谢，具有醒酒的功能。因此，玉米肽已被广泛开发为具有抗酒精和肝脏保护等功能的食品和饮料。除功能作用外，在益生菌和乳酸菌发酵的鲜奶中添加玉米肽，还可以显著改善鲜奶的黏度、风味和口感等食品的食用品质。

第九节　全谷物加工与营养特征

一、全谷物的定义

谷物是任何一种为获取其谷物的可食用成分（植物学上称为颖果的一种果实）

而种植的草，由胚乳、胚芽和麸皮组成。1999年，美国谷物化学家协会（AACC）为全谷物拟定了一个简单定义：包括完整的以及经碾碎、破碎和制成薄片的颖果，其重要组成部分（淀粉胚乳、胚芽和麸皮）所占比例应与完整颖果相同。2006年，美国FDA对全谷物的说明与AACC的定义相近：全谷物粒是完整的，经研磨、破碎或制成薄片的谷物果实，其主要成分淀粉胚乳、胚芽和麸皮的相对比例与天然谷粒相同（图2-22）。

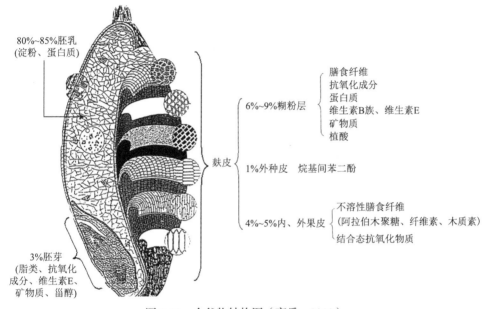

图2-22　全谷物结构图（高岳，2019）

谷物是人类饮食中非常重要的组成部分，《中国居民膳食指南（2022）》中推荐成年人要做到食物多样，合理搭配，坚持谷类为主的平衡膳食模式，每日谷类食物摄入量为200～300 g，其中包含全谷物和杂豆类50～150 g以及薯类50～100 g。对于亚健康人群和代谢综合征人群，全谷物在主食占比中至少要达到1/4～1/3，一般人群每天全谷物在主食中的占比可以不超过1/2。然而《中国居民营养与健康状况调查报告》显示：目前我国约有80.3%的成年人谷类食物摄入量低于50 g/d。全谷物饮食，不仅对国家的粮食安全有着重要意义，对大众的身体健康也发挥着重要作用。国家卫生健康委办公厅印发的《成人高脂血症食养指南（2023年版）》、《成人高血压食养指南（2023年版）》、《成人糖尿病食养指南（2023年版）》、《儿童青少年生长迟缓食养指南（2023年版）》四项食养指南，均推荐吃全谷物。主食全谷化包含三层含义，第一层含义是"主食"，它为我们机体提供营养素，最主要的是碳水化合物；第二层含义是"全谷"，保留了谷皮、糊粉层、胚乳、胚芽的相对比例，同时含有更多营养素；第三层含义就是"主食全谷化"，把平时所吃的精米、白面类主食部分替换为全谷类食物。主食全谷化对健康的意义重大，可为人体提供更多的营养素，包括 B 族维生素、膳食纤维、矿物质以及多种植物化学元素等，对于绝大多数人群有益处，尤其是对患有高血糖、高血脂、高血压、高血尿酸、肥胖等代谢性疾病的人群意义更大。

在全谷物及全谷物食品中，小麦是谷物的代表，也是全麦消费品种的主力军。小麦是一种复杂的食物，是由多个外层包围的单种子果实，它含有多种对健康有益处的营养素，如膳食纤维、酚酸、黄酮类、类胡萝卜素、植物甾醇、木质素、矿质元素镁和硒、生育酚和 B 族复合维生素等，为人体营养需求提供重要保障。小麦籽粒不同部位/层的营养素分布见表 2-16。

表 2-16 关键活性营养素在小麦籽粒不同部位的分布（Dalton et al., 2012）

小麦组成	整粒小麦	麸皮/胚芽	胚乳
总酚酸（μmol/100 g）	709.9～859.96	2867～3120	176～195
植物甾醇（mg/100 g）	69～70	麸皮：197～200，胚芽：344	28
类胡萝卜素（μg/100 g）	叶黄素：26.41～143.46，玉米黄素：8.70～27.08，β-隐黄质：1.12～13.28	叶黄素：164.1～191.7，玉米黄素：19.36～26.15，β-隐黄质：8.91～10.03	叶黄素：36.9～70.7，玉米黄素：1.58～2.71，β-隐黄质：3.48～4.41
维生素 E（mg/100 g）	0.8	麸皮：1.1，胚芽：11.96	0.62
烷基间苯二酚（μg/g）	123.18～587.67	麸皮：2369.78	11.93～41.19
木酚素（μg/100 g）	210	麸皮：3629.5～7046.5	27
黄酮类（μmol/100 g）	105.85～148.93	740～940	60～80
膳食纤维（g/100 g）	11.3	麸皮：44.7，胚芽：18.3	3.8
叶酸（μg/100 g）	47	麸皮：252，胚芽：356	17
镁（mg/100 g）	103	麸皮：490，胚芽：276	34
硒（μg/100 g）	15	麸皮：21，胚芽：24.9	13

二、全麦粉及全谷物食品的开发

传统的制粉方法是将小麦籽粒中的外层部分去除，包括皮层、糊粉层、胚芽等，只保留小麦的胚乳，并将其加工成面粉用来食用，但是在加工过程中不可避免地会在小麦粉中混入一部分麸皮。小麦粉中的麸皮含量越少，加工精度越高，小麦粉的质量等级越高。随着现代制粉技术水平的提高，小麦粉的加工精度越来越高。高加工精度小麦粉碳水化合物的含量较高，色泽、面团加工性和面制品的口感较好，但其营养价值随着加工精度的提高而降低。而低加工精度小麦粉的膳食纤维、维生素和矿物质等含量较高。但是，小麦粉加工精度的降低，对小麦粉的品质以及面团的发酵特性及制品的食用品质均造成负面影响（宋琛琛等，2017）。

全麦粉的营养特性：小麦皮层含有丰富的膳食纤维、优质蛋白质、维生素、矿质元素、糖类、生物酶、多酚类和黄酮类等营养物质；小麦胚芽中则包含蛋白质、纤维素、维生素、脂肪、矿质元素、亚油酸、甾醇、二十八碳醇、谷胱甘肽、植酸等营养物质。在小麦的加工过程中，随着胚芽和麸皮的不断剥离，小麦籽粒中的营养物质大量流失，而全麦粉包含了小麦麸皮和小麦胚芽中丰富的营养物质。

小麦全粉的粒径过大或过小均会对其营养及加工特性产生不利影响。一般来讲，随着小麦全粉粒径的减小，小麦全粉的黏度、持水性、持油性、溶解性、膨胀度和冻融稳定性提高。根据加工需求来合理调整加工精度，得到一定粒径范围的小麦全粉，可在保证小麦制品营养的同时提高其加工品质。

全麦食品是全谷物食品中的重要组成之一。在美国，全谷物食品占谷物食品总量的40%以上。此外，加拿大、日本等国还成立了全谷物国家网络组织来促进大家对全谷物食品的消费。我国全麦食品的发展相对较晚，我国全麦粉产量仅占小麦粉总产量的5%左右。为推动我国全麦粉在健康主食产业的发展，2015年，我国首次发布了全麦粉的行业标准LS/T 3244—2015《全麦粉》，该标准对全麦粉的定义是：以整粒小麦为原料，经制粉工艺制成的，且小麦胚乳、胚芽与麸皮的相对比例与天然完整颖果基本一致的小麦粉。同时，我国在《粮食加工业发展规划（2011—2020年）》中明确指出，"推进全谷物健康食品的开发"，"鼓励增加全谷物营养健康食品的摄入，促进粮食科学健康消费"。

随着消费者对全麦粉营养特性的不断了解，国际谷物协会公布的数据显示，国际上通过认可的全谷物食品种数共计8600多种，其中以全麦馒头、面条、烘焙食品（全麦面包、麦麸饼干）以及休闲食品（如早餐麦片、杂粮膨化食品）等为主体。

虽然全麦粉具有较高的营养价值，但在全麦粉及全麦食品的加工利用中还存在一些加工上或品质上的问题，第一是全麦粉的保质期较短。全麦粉中含有脂肪含量较高的麦胚部分，并伴有较高活性的脂肪酶，导致全麦粉在储藏过程中易酸败变质，为提高全麦粉的稳定性，通常会对麸皮和胚芽进行微波和蒸汽加热、挤压膨化、热风干燥等处理来提高全麦粉的稳定性（Wilhelm et al.，2003）；第二是全麦粉的食品加工性能较差，高纤维的存在，会影响面团中面筋的形成、面筋网络结构的完整性与稳定性，最终影响到面团的加工性能。全麦粉加工中式蒸煮类主食时，在挂面的断条率、面条的烹调特性以及馒头的醒发性质甚至老化等方面很难达到精面粉制品的加工与品质要求，这也是我国全麦食品种类较少、市场消费量不显著的主要原因。近年来，为了提高全麦粉的加工品质，全麦粉的制粉工艺和面粉改良技术不断提升，如利用超微粉碎对麸皮进行处理再回添到正常小麦粉等可在一定程度上改善面团的持气能力，保证面包的蓬松性和内部质构的均匀性。除了从制粉工艺上改善全麦粉的加工品质外，在全麦粉中使用改良剂如酶制剂、谷朊粉、乳化剂及亲水胶体等，通过改善淀粉和面筋蛋白的交互作用，来提高全麦粉加工品质。另外，考虑到全麦粉中粗纤维含量较高、全麦食品的适口性较差等缺陷，可通过物理、化学、酶的方法，特别是微生物发酵的方法改善麦麸的口感与风味是当前推广全麦粉，以及全麦食品的重点研究方向。

三、全谷物营养特征

1. 降低全因死亡的发生风险

与低摄入人群相比，全谷物高摄入人群全因死亡风险下降 12%，且呈明显的剂量效应关系，每增加 30 g/d 全谷物摄入，可降低全因死亡风险 8%；摄入量达到每天 100 g 左右时，风险降低 25%。

2. 降低心血管疾病的发病风险

研究表明，全谷物在血脂、血糖、炎症方面的作用都可能在减缓心血管疾病的进展中发挥作用。用全谷物替代精制谷物能降低血液中总胆固醇、低密度胆固醇和甘油三酯水平（Barrett et al., 2019）。联合国粮食及农业组织/世界卫生组织（Nishida et al., 2007）、中国营养学会（2016）及欧美多个专业机构（Zong et al., 2016; Arnett et al., 2019; Piepoli et al., 2016）均认为，摄入全谷物能降低心血管疾病风险。与不吃或少吃全谷物（食品）人群相比，每天摄入 3 份全谷物食品或 48~80 g 全谷物，心血管疾病发病相对风险可降低 21%。全谷物的摄入对预防心血管疾病的作用可归因于一些营养素的保护成分，如镁、维生素 E 和植物化学素等（Slavin, 2003）。

3. 降低 2 型糖尿病发病风险

全谷物摄入与 2 型糖尿病发病率存在负线性相关，每天全谷物摄入达到 2 份（相当于 60 g）以上，可以获得较大的健康效益；和很少食用全谷物的人群相比，摄入 48~80 g/d 全谷物可使 2 型糖尿病发病风险降低 26%。食用全谷物可以改善碳水化合物的代谢，降低餐后血糖反应，改善胰岛素敏感性，以及空腹胰岛素水平，从而降低糖尿病患病风险（Liese et al., 2003）。

4. 降低结直肠癌发病风险

在我国，结直肠癌死亡率居恶性肿瘤死亡率的第三位（Wild et al., 2020），摄入更多的全谷物已被证明具有保护作用（Tabung et al., 2017）。全谷物摄入降低结直肠癌发病风险可能的原因是全谷物可促进排便，减少粪便中致癌物质在消化道的停留时间，且其中的膳食纤维在肠道中发酵可产生有益的短链脂肪酸等代谢产物，从而降低肠道癌症的发生风险。

5. 在体重控制中发挥作用

肥胖通常是由脂质代谢紊乱引起的，脂质代谢紊乱也会导致其他疾病的发生与发展，如诱发心脑血管疾病、糖尿病、癌症等。尽管肥胖和超重的原因是多因素的，但来自流行病学研究的证据表明，较高的全谷物摄入量与体重指标的改善有关。全谷物摄入量≥48 g/d 的人群与摄入量<8g/d 的人群相比，其 BMI 降低 0.63 kg/m²，腰围减少 2.7cm，腰臀比降低 0.023。对于 13 岁以上的青少年和成人而言，增加全谷物摄入会使体重增长的风险降低 17%。摄入更多的全谷物与较低的体重、BMI、腰围、腹部肥胖和体重增加有关，但目前的证据还不能清楚地证明全谷物摄入可以帮助减肥，而不是依赖于低热量饮食（Thielecke and Jonnalagadda，2014）。全谷物摄入量与低体重相关可能原因为全谷物食物营养丰富、体积大、高纤维和低能量密度，全谷物可能通过较低的总能量摄入来增强饱腹感，减少其他食物的摄入。另外，全谷物中丰富的植物化学素可显著提升机体的抗氧化能力和减少血浆及其他组织中的脂质过氧化来保护身体免受氧化应激。研究发现，全谷物（藜麦）可通过微生物群-肠道-大脑-肝脏相互作用模式显著减少高脂肪饮食引起的肥胖（Lan et al.，2023）。

第十节　高直链淀粉谷物加工与营养特征

一、高直链淀粉的定义

此前膳食纤维被认为是植物细胞壁的不可消化成分，科学家在 20 世纪后期发现，某些形式的淀粉在通过小肠时未被消化，因此在膳食纤维的定义中增加了"抗性淀粉"一词。抗性淀粉不受 α-淀粉酶和其他胰酶的影响而通过人类小肠。抗性淀粉主要根据其结构特性分为五种类型。1 型抗性淀粉通常存在于全谷物中，由于存在麸皮和胚芽层，酶在物理上无法接触到这种淀粉，因此抗消化。2 型抗性淀粉由于未糊化的淀粉颗粒，因其淀粉分子高度排列，消化酶对其作用能力大幅度降低，导致有机会逃离小肠内酶的消化而进入大肠，成为抗性淀粉；3 型抗性淀粉是淀粉糊化再回生，因分子重新排列而体现出的抗消化部分；4 型抗性淀粉是通过淀粉的化学改性产生的，官能团的引入在空间位置上阻碍了消化酶的接触而产生抗消化性；5 型抗性淀粉包括直链淀粉和脂类的复合物，它们可以在天然淀粉颗粒中存在，也可以通过湿热处理诱导淀粉分子与脂质体的复合，形成 V 型直链淀粉的单螺旋结构。

淀粉的分子结构分析表明，直链淀粉含量越高的淀粉，其在小肠中的消化速率越低，并且抗消化的部分含量越高，因此，科学界试图在淀粉光合作用过程中通过调控直链淀粉与直链淀粉的比例，来获得不同消化水平和抗性淀粉含量的谷物品种。依直链淀粉比例不同，可将谷物分为低直链淀粉谷物（直链淀粉 0%～5%，又称蜡质谷物品种）、中直链淀粉谷物（直链淀粉 18%～25%，又称普通型谷物品种）、中高直链淀粉谷物（直链淀粉 30%～50%）、高直链淀粉谷物（直链淀粉 65%～85%，一般多为低 GI 谷物）。近年来，低 GI 谷物的开发日益受到人们关注，这是因为全球范围内代谢综合征发病率逐年上升，高直链淀粉谷物将在健康领域发挥重要作用。

二、高直链淀粉的形成机制

1. 高直链淀粉的合成机制

淀粉合成是通过谷物胚乳内的一系列生化反应进行的。由于光合作用或碳水化合物的循环，蔗糖被输送到发育中胚乳的细胞质中，并激活淀粉合成途径。蔗糖在细胞质中经酶降解后最终产生 1-磷酸葡萄糖，通过磷酸己糖转运体转运到发育中的胚乳淀粉质中。葡萄糖焦磷酸化酶（ADP）和腺苷三磷酸（ATP）共同作用，分解 1-磷酸葡萄糖，形成 ADP-葡萄糖，多种酶利用 ADP-葡萄糖延长葡萄糖聚合物，从而启动直链淀粉和支链淀粉的合成。直链淀粉主要由颗粒结合淀粉合成酶（GBSS）催化合成，GBSS 通过与 ADP-葡萄糖底物结合并添加额外的葡萄糖残基来形成直链淀粉。支链淀粉的合成则主要由可溶性淀粉合成酶（SSS）、淀粉分支酶（SBE）和淀粉脱支酶（DBE）三种酶参与。SS 是一种葡萄糖转移酶，催化 ADP-葡萄糖的葡萄糖基转移至 α-（1→4）葡聚糖的非还原末端，不断增加寡聚糖链的葡萄糖单位；SBE 能够断开淀粉分子链的 α-（1→4）糖苷键，并催化受体链形成 α-（1→6）糖苷键，将断下的短链连接在受体链上，形成新的分子链；DBE 的功能是去除一些不规则的分支，从而使链能有序地排列组织，最终形成淀粉的晶体结构。

现代育种技术的发展促进了新谷物品种的开发，通过淀粉合成途径的改变，促进直链淀粉的合成，从而产生 2 型抗性淀粉。提高谷物直链淀粉含量的机制有多个途径，其中效果较为明显的途径是抑制或降低 SBE 酶的活性，这可使直链淀粉含量增加 50%或更多。除了直链淀粉的增加外，淀粉合成途径的改变还同时产生了高聚合度（DP＞20）的直链淀粉结构，这种结构形成稳定的双螺旋，可抵抗酶的消化，从而增加了抗性淀粉的含量。表 2-17 总结了不同谷物中直链淀粉的形成机制及直链淀粉含量。

表 2-17　通过改变谷物淀粉合成途径产生的高直链淀粉谷物及其直链淀粉含量（Harris，2019）

谷物	淀粉中的原直链淀粉含量	淀粉合成途径的改变	高直链淀粉中的直链淀粉含量
小麦	约 25%	GBSS 过表达	30%
小麦	约 25%	抑制 SSIIa	37%
小麦	约 25%	SBEIIa 和 SBEIIb 都减少	65%～85%
大米	约 20%	抑制 SBEIIb	28%
大米	约 20%	抑制 SSIIIa	30%
大米	约 20%	抑制 SSIIIa+ SBEIIb	45%
大米	约 20%	抑制 SBEI+SBEIIb	65%
玉米	约 30%	抑制 SBEIa	无影响
玉米	约 30%	抑制 SBEIIb	＞60%
玉米	约 30%	抑制 SBEIIb，添加修饰基因	＞80%
大麦	约 25%	抑制 SBEIIa 或 SBEIIb	30%～40%
大麦	约 25%	抑制 amo1 基因，负调控 GBSS、SS 和 SBE	50%
大麦	约 25%	减少 SBEIIa 和 SBEIIb	＞70%
大麦	约 25%	抑制 SSIIa	＞71%

2. 淀粉结构及其对抗性淀粉的影响

直链淀粉和支链淀粉是构成淀粉的两种葡萄糖聚合物，两者的 α-1，4 和 α-1，6 键的水平与单个葡聚糖链的长度不同。支链淀粉具有高度分支，约 6% 的 α-1，6 键和更大的聚合物，聚合度（DP 值）为 5000～100000，而直链淀粉具有很少的分支（＜1%）和较小的聚合物，DP＜5000。直链淀粉的分支明显更长，平均 DP 为 10^3～10^4（Gilbert et al.，2013）。单链、分支结构、半结晶排列（Bertoft et al.，2008；Jane et al.，1999；Jenkins and Donald，1995）、年轮和颗粒结构（Perez and Bertoft，2010）均有助于形成多层构象，这种构象支配着含淀粉材料的许多功能特性（Gilbert et al.，2013）。直链淀粉与支链淀粉的比例是淀粉多层次结构和功能特征的主要决定因素，影响加工过程中的结构变化以及淀粉的消化率。淀粉的结构拓扑往往随着直链淀粉含量的增加而变化，高直链淀粉表现出复杂的拓扑结构，这是由直链淀粉、支链淀粉和具有与直链淀粉相似的大小和与支链淀粉相似的分支模式的中间成分的组合产生的（Vilaplana et al.，2014）。

与支链淀粉相比，直链淀粉不易被消化，由此产生的葡萄糖进入血液的速度较慢。此外，小肠对直链淀粉的消化更有可能是不完整的，因此含有更多直链淀粉的抗性淀粉含量更高（Regina et al.，2015）。对于直链淀粉含量较高的谷物，淀粉消化的速度和程度较低（Behal and Hallfrisch，1988）。高直链淀粉的酶消化抗性所涉及的机制主要是：①由于直链淀粉在支链淀粉晶体之间相互缠绕，淀粉颗粒保持完整；②由于直链淀粉-脂复合物形成的概率增加，加热时淀粉颗粒的膨胀受到限制；③在淀粉糊化与回生过程中，直链淀粉和较长的支链淀粉分支重新聚合为高度有序的晶体结构（Gilbert et al.，2013；Hasjim et al.，2010）。

三、高直链淀粉营养特征

越来越多的证据表明，抗性淀粉在预防常见的饮食相关代谢性疾病方面具有预防潜力。抗性淀粉的健康益处主要是通过肠道微生物群发酵的最终产物介导的，特别是短链脂肪酸。这些产物不仅是肠道健康不可或缺的一部分，而且还影响周围组织的代谢，包括骨骼肌、脂肪组织和肝脏等。最近的证据也发现其在调节和加强免疫系统功能和对感染的反应方面起到积极作用。

抗性淀粉的饮食的长期摄入被认为有利于宿主肠道有益微生物种群的增殖和代谢活动，同时也抑制致病菌的生长（Wang et al.，2023）。抗性淀粉在结肠中的代谢诱导肠道环境生化变化，包括丁酸盐水平升高，对维持肠道正常功能至关重要；同时还起到对不健康饮食引起的 DNA 损伤的保护，尤其是丁酸盐在该功能方面表现出显著效果（Conlon et al.，2009）。越来越多的证据表明，丁酸盐的合成不足是结直肠癌和其他疾病的重要诱因之一（Fung et al.，2012；Humphreys et al.，2014），因为它是结肠细胞能量稳态和上皮完整性的重要调节剂，同时还刺激结肠黏液产生，以及在肠道屏障功能中发挥着关键作用，其在结肠中的合成能力是表征肠道健康的重要指标，也是结直肠癌发生与发展重要的生物标志物之一（Higgins and Brown，2013）。

长期食用高血糖指数饮食会增加患心脏病和 2 型糖尿病等代谢性疾病的风险（Blaak，2016）。抗性淀粉降低疾病风险的机制从根本上与胃肠道的淀粉代谢特征有关。用抗性淀粉替代传统的（可消化的）淀粉，通过刺激外周组织的胰岛素敏感性和其他相互关联的生理过程，有效地抑制餐后高血糖，改善血糖代谢（Behall et al.，2006；Robertson，2012）。另外，抗性淀粉也被证明可以促进饱腹感，减少食物摄入，调节餐后能量分配，因此可能有利于预防和控制体重（Keenan et al.，2015）。抗性淀粉对全身健康的益处也与它们在大肠中的肠道作用有关，即由常驻微生物群发酵成短链脂肪酸，这些最终产物触发肠内分泌细胞释放肠道肽，如 PYY 和 GLP-1，它们通过促进饱腹感和抑制饥饿的调节反馈机制参与能量稳态（Si et al.，2018）。对于超重和肥胖的人，特别是他们的饮食富含脂肪，可能需要更多抗性淀粉摄入，以获得这种可发酵纤维提供的益处。

四、高直链淀粉小麦的开发

小麦类食品在全球人类饮食中发挥着重要作用。小麦粉被用来制作独特而多样的产品，如中式馒头面条、西式主食面包、意大利面等。多数面制品都需要强大的蛋白质（面筋）网络。然而，在传统面粉中添加高直链淀粉以增加食物中的膳食纤维在一定程度上影响面粉的加工性能，例如面筋稀释和吸水率不同而导致的面团质地劣变，因此直接获得含高直链淀粉的小麦可在一定程度上解决这些问题，并为以小麦为基础的健康主食的开发创造新的机会，这些主食在不添加非传统成分的情况下具有更高的营养价值。

1. 高直链淀粉小麦的遗传选育

通过操纵淀粉生物合成的两种不同机制来显著提高小麦直链淀粉含量：一种是 SSⅡa 抑制葡聚糖延伸步骤，同时减少支链淀粉的合成；另一种是 SBEⅡa 或 SBEⅡa 和 SBEⅡb 联合抑制淀粉分支组分的合成。这两种机制的影响在直链淀粉提高水平、所产生的淀粉成分的结构和功能以及受影响的小麦籽粒的形态和组成方面存在很大差异。Yamamori 等（2000）报道了第一个 SSⅡa 介导的高直链淀粉小麦，他们将小麦三个基因组中的单个 SSⅡa 零突变体组合在一起，产生一个三重零突变体，导致直链淀粉含量适度提高到淀粉的 40%～50%。通过 RNAi 基因沉默处理，首次获得了抑制 SBEⅡa 表达，小麦直链淀粉含量提高到 70% 以上的水平（Regina et al., 2006）。一种结合功能等位基因缺失和单核苷酸多态性（SNP）缺失的遗传策略使 SBEⅡa 和 SBEⅡb 基因型不同程度降低，并在某些基因型中将直链淀粉含量提高到 85%（Regina et al., 2015）。淀粉光合成途径及调控直链与支链淀粉含量的关键酶简述于图 2-23。

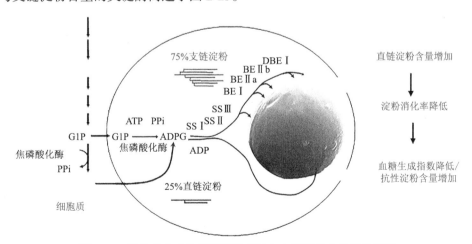

图 2-23　淀粉光合成途径及调控直链与支链淀粉含量的关键酶

　　高直链淀粉的产生机制决定着它们的分子特征和功能特性。SS Ⅱ a 和 SBE Ⅱ a 的调控影响淀粉链长分布和糊化温度等特性。SS Ⅱ a 下调提高支链淀粉的 DP 6～10 比例，DP 11～25 长链比例相应减少，糊化温度较低（Konik-Rose et al., 2007；Shimbata et al., 2012）。相反，SBE Ⅱ a 突变显著降低高直链淀粉 DP 9～13 的比例，增加大于 24 DP 的链段，其他链段的模式取决于 SBE Ⅱ b 在这些基因型中的表达改变的程度（Regina et al., 2015）。上述两种机制生产的高直链淀粉的优良特性无疑会对最终产品的食用质量和其他属性产生重要影响。不同调控机制下获得淀粉颗粒的蒸煮特征见图 2-24。

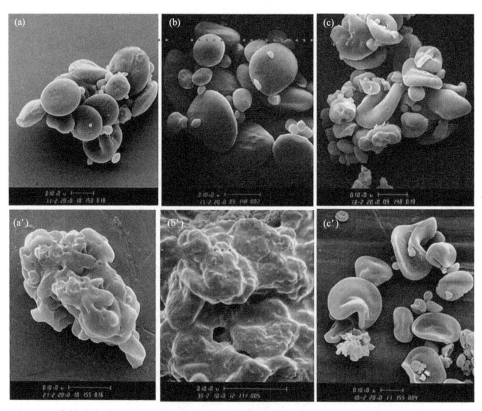

图 2-24　淀粉分支酶 SBE Ⅱ a 和 SBE Ⅱ b 下调对小麦淀粉颗粒形态及其蒸煮性质的影响（Zhou et al., 2015）

（a）（a′）正常小麦淀粉对照组；（b）（b′）SBE Ⅱ a 下调组；（c）（c′）SBE Ⅱ b 下调组

2. 高直链淀粉小麦的营养特征

　　通过选择性抑制胚乳中淀粉生物合成途径中关键的分支酶的表达，开发出直链淀粉含量显著升高的新型小麦品种（Regina et al., 2015），研究证实，这种小麦新品种的抗性淀粉含量是原小麦品种的 10 倍。体内实验表明高直链淀粉小麦的摄入有利于维持肠道健康和控制血糖。动物和人类饮食干预研究已证实，与对照面粉相比，全麦和精制高直链淀粉面粉及其加工食品能够向大肠输送更多的抗性淀粉。研究还揭示，饮食中添加高直链淀粉小麦（作为全麦面粉）能够促进大肠内的物理化学变化，这对于维护肠黏膜健康至关重要，特别是通过增加短链脂肪酸的生成，降低结肠 pH 值，抑制病原菌的增殖。在大鼠中进行的为期三个月的喂养试验也表明，高直链淀粉小麦的积极作用是持续的，其效果与高直链玉米淀粉的健康效果相当（Conlon et al.，2012），小麦和玉米来源的高直链淀粉在消除大鼠因西方饮食引起的结肠 DNA 损伤方面同样有效，尽管其受益机制（包括维持基因组稳态）因饮食抗性淀粉来源的不同而有所差异。

在健康志愿者和大鼠模型中的初步研究也表明，含有高直链淀粉小麦的精制和全麦食品引起的餐后血糖反应明显低于由传统小麦粉制成的同类产品。高直链淀粉小麦食品摄入后，血糖浓度的上升速度相对较慢且变化幅度较小，这导致增量葡萄糖浓度曲线（iAUC）下的区域较小。这意味着与其他食物相比，高直链淀粉小麦食品在人体内释放葡萄糖的速度较慢，有助于控制血糖水平。这种特性使得高直链淀粉小麦食品成为糖尿病患者或需要控制血糖的人群的理想选择。此外，大规模的人类饮食干预研究正在进行，以进一步研究高直链淀粉小麦介导的消化和代谢健康指数对一系列加工食品和饮料产品的影响。

参 考 文 献

巴桑玉珍, 强小林. 2004. 西藏青稞育种的成就与经验分析. 西藏农业科技, 26(1): 26-36

毕铭鑫, 牛玉存, 李雪, 等. 2013. 稞麦片对空腹血糖受损患者糖脂代谢的影响. 卫生研究, 42(5): 719-723

卜宇, 陈秋桂, 牛倩文, 等. 2017. 淀粉老化调控对燕麦全粉挤压面条蒸煮品质的影响. 麦类作物学报, 37(10): 1327-1333

蔡马. 2004. 萌发对荞麦营养成分的影响研究. 西北农业学报, 13(3): 18-21

蔡明孝, 俄日格力, 韩建琪. 2016. 青海省青稞产业现状与发展对策. 中国种业, (3): 8-9

曹汝鸽, 林钦, 任长忠, 等. 2010. 不同灭酶处理对燕麦气味和品质的影响. 农业工程学报, 26(12): 378-382

陈峰青, 汪建明, 陈前, 等. 2017. 挤压工艺对青稞粉产品特性的影响. 粮食与油脂, 30(10): 75-79

陈鹏, 李玉红, 刘春梅, 等. 2003. 荞麦芽菜营养成分分析评价. 园艺学报, 80(6): 739-741

成少宁. 2010. 萌发荞麦抗氧化活性及抑菌效果研究. 上海: 上海师范大学硕士学位论文

迟德钊. 2018. 青海省麦类产业主导品种与主推技术名录. 西宁: 青海省农牧厅办公室

丁捷, 唐艳, 黄益前, 等. 2016. 青稞粉对速冻面条品质的影响. 粮油食品科技, 24(4): 27-32

杜木英, 伍怡郦, 阚建全, 等. 2007. 传统青稞酒发酵过程中化学成分动态变化的研究. 食品工业科技, 28(9): 94-98

杜艳, 梁锋, 郝静, 等. 2016. 青藏高原特色青稞花草保健袋泡茶研发. 粮食与食品工业, 23(6): 64-67

范金旭. 2023. 酶促挤压改善藜麦性质研究及其谷物饮料开发. 天津: 天津科技大学硕士学位论文

冯西博. 2016. 西藏高原生态条件下青稞营养成分的分析. 福建农业学报, 31(12): 1312-1317

高静. 2021. 不同地区老面的菌群多样性及其对馒头特性影响的研究. 天津: 天津科技大学硕士学位论文

高岳. 2019. 糙米全谷物酚类物质降血糖活性及作用机制研究. 广州: 华南理工大学博士学位论文

宫风秋, 张莉, 李志西, 等. 2007. 加工方式对传统荞麦制品芦丁含量及功能特性的影响. 西北农林科技大学学报, 35(9): 179-183

龚凌霄. 2013. 青稞全谷物及其防治代谢综合征的作用研究. 杭州: 浙江大学学士学位论文

顾军强, 钟葵, 周素梅, 等. 2014. 微波处理对燕麦片品质的影响. 现代食品科技, (9): 241-245

国旭丹. 2013. 苦荞多酚及其改善内皮胰岛素抵抗的研究. 咸阳: 西北农林科技大学博士学位论文

侯建霞. 2007. 苦荞麦中活性成分及其在萌发过程中变化的研究. 无锡: 江南大学硕士学位论文

侯志强. 2012. 青稞麦谷蛋白特异性分析及其基因克隆. 西宁: 青海大学硕士学位论文

胡欣洁, 赵雪梅, 丁捷, 等. 2017. 基于模糊综合评价法优化挤压型速冻青稞鱼面关键工艺. 食品与机械, 33(4): 164-170

胡新中, 任长忠. 2014. 燕麦加工与功能. 北京: 科学出版社

华劲松, 夏明忠, 戴红燕, 等. 2007. 攀枝花市野生荞麦种质资源考察研究. 现代农业科技, (9): 136-138

吉梦莹, 周星杰, 栾广忠, 等. 2017. 添加挤压膨化燕麦粉对小麦面团性质及面包品质的影响. 食品工业, (11): 91-95

贾娟琪, 李先德. 2016. 青海省青稞产业发展现状、问题和政策建议. 中国食物与营养, 22(11): 21-24

贾梦. 2022. 大米理化性质和风味的分布特征及其多酚体外发酵特性的研究. 天津: 天津科技大学硕士学位论文

金玮鋆, 张晓蒙, 郝建秦, 等. 2018. 不同产区青稞原料成分差异性与酿造适用性的分析. 食品与发酵工业, (1): 121-125

李安仁. 1998. 中国植物志. 北京: 科学出版社

李利霞, 方凯, 李巨秀, 等. 2012. 制麦工艺对燕麦麦芽营养品质的影响. 食品科学, 33(22): 33-38

李明泽. 2013. 不同加工方式对青稞中 β-葡聚糖含量及其生理功效的影响. 西南大学硕士学位论文

李思宁, 张筱蕾, 唐善虎, 等. 2017. 青稞牛奶谷物饮品制作工艺参数优化的研究. 西南民族大学学报(自然科学版), 43(6): 573-579

李伟丽, 伍小宇, 王庆慧, 等. 2018. 发芽青稞的营养加工特性及电子鼻快速识别. 食品与发酵工业, 44(6): 195-199

李艺璇. 2013. 高粱醋功能性研究. 咸阳: 西北农林科技大学硕士学位论文

李云龙, 韩林, 王敏, 等. 2019. 基于超滤技术的苦荞提取物抑制 α-葡萄糖苷酶活性研究. 中国粮油学报, 34(5): 22-26

林津, 洛桑仁青, 周陶鸿, 等. 2016. 西藏山南隆子县黑青稞与白青稞的营养成分及生理活性物质的比较分析. 食品科技, 41(10): 88-92

刘栋, 王萍, 周智伟, 等. 2018. 红曲霉发酵青稞中添加辅料对 γ-氨基丁酸含量的影响. 粮油食品科技, 26(1): 68-72

刘欢, 梁琪, 毕阳, 等. 2012. 青稞酸奶的加工技术研究. 甘肃农业大学学报, 47(2): 135-140

刘娟. 2018. 青稞全麦馒头的营养、质构及体外淀粉水解特性. 应用与环境生物学报, 24(5): 1073-1080

刘立品. 2015. 青稞蛋白质结构与功能特性的研究. 咸阳: 西北农林科技大学硕士学位论文

刘清斌, 刘达玉, 冯治平, 等. 2002. 青稞酒及其生产技术. 食品研究与开发, 23(4): 45-47

刘廷辉, 杨开俊, 谢世刚, 等. 2017. 青稞新品种康青 10 号的特征特性及高产栽培技术. 大麦与谷类科学, 34(1): 61-62

刘艳香. 2009. 高粱挤压加工特性及高粱-蚕豆复配营养早餐粉的研究. 哈尔滨: 东北农业大学硕士学位论文

路敏. 2015. 高膳食纤维杂粮馒头粉的研究. 天津: 天津科技大学硕士学位论文

栾运芳, 赵惠芬. 2008. 冯西博, 等. 西藏春青稞种质资源的特色及利用研究. 中国农学通报, 24(7): 55-59

罗艳平, 袁娟, 卫娜, 等. 2016. 燕麦发芽过程中营养物质的变化研究. 食品与发酵科技, 52(3): 52-55

吕远平, 熊荣君, 贾利蓉, 等. 2005. 青稞特性及在食品中的应用. 食品科学, 26(7): 266-270

马寿福, 刁治民, 吴保锋. 2006. 青海青稞生产及发展前景. 安徽农业科学, 34(12): 2661-2662

孟凡磊, 强小林, 佘奎军, 等. 2007. 西藏主要农区青稞品种的遗传多样性分析. 作物学报, 33(11): 1910-1914

孟晶岩, 刘森, 栗红瑜, 等. 2014. 青稞全麦片生产工艺研究. 农产品加工(学刊), (24): 33-35

尼玛扎西, 禹代林, 边巴, 等. 2015. "藏青 2000" 青稞新品种简介及栽培技术要点. 西藏科技, (3): 12-13

农彦彦, 冯才敏, 吴子瑜, 等. 2018. 青稞酥饼加工工艺及其对 β-葡聚糖的影响. 粮油食品科技, 26(2): 6-10

农业部小宗粮豆专家指导组. 2017. 2017 年青稞生产技术指导意见. 农业部新闻办公室

潘志琴. 2019. 漆酶协同阿魏酸对小麦面团微观结构剂冻藏稳定性的影响机制. 广州: 华南理工大学硕士学位论文

彭婧. 2017. 截至 2016 年青稞品种 "藏青 2000" 种植面积突破 100 万亩. (2017-1-9)[2024-8-12]. 中国西藏新闻网

强小林. 1988. 西藏青稞主要品种系谱再析. 西南农业学报, (3): 47-55

强小林, 刘顺华, 罗布卓玛. 1997. 西藏大麦地方品种群体的主要性状特征. 西南农业学报, (1): 41-48

任长忠, 胡新中. 2016. 中国燕麦荞麦产业 "十二五" 发展报告(2011—2015). 西安: 陕西科学技术出版社

任长忠, 胡跃高. 2013. 中国燕麦学, 中国农业出版社

任清, 郭项雨, 张晓. 2014. 高温处理对裸燕麦 β-葡聚糖特性的影响. 中国食品学报, 14(6): 62-67

任又成. 2010. 高 β-葡聚糖青稞新品种昆仑 13 号的选育及特征特性. 作物杂志, (2): 113

尚晓花. 2018. 甘南州青稞生产的新思路. 江西农业, (4): 77

申瑞玲, 王珍, 董吉林. 2016. 不同热处理对燕麦全谷营养品质及消化性的影响. 食品工业, (7): 188-191

沈娜, 黄楠楠, 周选围. 2017. 发芽青稞面包加工工艺优化. 粮油食品科技, 25(1): 11-14

舒恒. 2016. 双螺杆挤压对全燕麦 β-葡聚糖及小麦面粉麸质蛋白的影响. 南昌: 南昌大学硕士学位论文

宋琛琛, 韩小贤, 田小慧, 等. 2017. 加工精度对小麦粉品质及面团特性的影响. 食品科技, 7: 159-164

孙志坚. 2014. 青稞挤压改性粉加工特性研究及其在食品中的应用. 哈尔滨: 东北农业大学硕士学位论文

孙志坚, 张敏, 刘明, 等. 2014. 青稞挤压糊化粉的研制. 食品科学技术学报, 32(1): 27-33

谭大明, 谭海运, 刘国一, 等. 2018. 西藏不同黑青稞品种的农艺性状和营养品质分析. 麦类作物学报, 38(2): 142-147

谭雁文, 汪莉莎, 张甫生, 等. 2014. 不同灭酶处理对青稞的营养价值和蛋白质功能性质的影响. 食品工业科技, 35(15): 147-151

王宏伟. 2017. 湿热处理和脂肪酸复合作用调控大米淀粉消化性能及营养功能的研究. 广州: 华南理工大学硕士学位论文

王建林, 栾运芳, 大次卓嘎, 等. 2006. 西藏栽培大麦变种组成和分布规律研究. 中国农业科学, 39(11): 2163-2169

王建林, 钟志明, 冯西博, 等. 2017. 青藏高原青稞蛋白质含量空间分异规律及其与环境因子的关系. 中国农业科学, 50(6): 969-977

王敏, 魏益民, 高锦明. 2004. 荞麦油中脂肪酸和不皂化物的成分分析. 营养学报, (1): 40-44

王萍, 葛丽花, 夏德安. 2008. 酶解麦麸制备阿魏酸低聚糖的研究. 中国粮油学报, (1): 152-156

王倩倩, 李明泽, 陆红佳, 等. 2014. 不同加工方式对青稞降脂益肠功效的影响. 食品科学, 35(13): 276-280

魏新虹. 2017. 谷朊粉的添加量对青稞面条品质的影响. 粮食加工, 42(2): 66-67

魏益民, 蒋长兴, 张波. 2005. 挤压膨化工艺参数对产品质量影响概述. 中国粮油学报, 20(2): 33-36

吴贺标, 张顺红. 2003. 麦汁、啤酒中 β-葡聚糖的测定. 啤酒科技, (10): 39-40

吴晖, 何平伟, 赖富饶, 等. 2016. 谷物可溶性(1→3)(1→4)-β-D-葡聚糖结构与生理活性的研究进展. 现代食品科技, (7): 283-294

吴昆仑, 迟德钊. 2011. 青海青稞产业发展及技术需求. 西藏农业科技, 33(1): 4-9

吴丽. 2012. 加工过程对高粱功效成分与功能活性的影响. 北京: 中国农业科学院

邢玉晓. 2017. 不同品种青稞的抗氧化活性及抗氧化作用的研究. 重庆: 西南大学硕士学位论文

徐建国. 2012. 燕麦发芽过程中游离氨基酸及体外消化率的变化. 陕西农业科学, 58(1): 3-5

徐托明, 田斌强, 孙智达, 等. 2011. 燕麦发芽过程中三大营养素的变化. 天然产物研究与开发, 23(3): 534-537

延莎, 毛晓慧, 杨莉榕, 等. 2018. 不同蒸煮方式对藜麦营养特性及风味的影响. 中国粮油学报, 33(4): 20-26

姚豪颖叶, 聂少平, 鄢为唯, 等. 2015. 不同产地青稞原料中的营养成分分析. 南昌大学学报(工科版), (1): 11-15

易翠平, 李艳, 姚辰, 等. 2015. 发芽红高粱营养成分分析及其在蛋糕中的应用. 食品科学, 36(08): 145-149

佚名. 2014. 迪庆州明确青稞产业发展目标. 致富天地, (9): 19

于晓妮, 李素芬, 刘建福, 等. 2015. 发芽对燕麦物理化学特性及化学组成的影响. 食品工业科技, 36(6): 135-137

原红军, 曾兴权, 徐其君, 等. 2018. 青稞种质资源遗传多样性分析与核心种质群体的构建. 麦类作物学报, (8): 922-928

张峰, 杨勇, 赵国华, 等. 2003. 青稞 β-葡聚糖研究进展. 粮食与油脂, (12): 3-5

张慧娟, 黄莲燕, 张小爽, 等. 2017. 青稞面条品质改良的研究. 食品研究与开发, 38(13): 75-81

张美莉, 赵广华, 胡小松, 等. 2004. 萌发荞麦种子蛋白质组分含量变化的研究. 中国粮油学报, (4): 35-45

张帅, 吴昆仑, 姚晓华, 等. 2017. 不同粒色青稞营养品质与抗氧化活性物质差异性分析. 青海大学学报(自然科学版), (2): 19-27

张天学. 2016. 热处理对青稞淀粉结构和性质的影响. 广州: 华南理工大学硕士学位论文

张文会. 2017. 青稞面粉挤压膨化前后成分变化分析. 粮食加工, 42(4): 72-73

张伊迪, 周选围. 青稞籽粒中 β-葡聚糖在发芽过程中的变化. 中国农学通报, 2014, 30(24): 294-298

张宇. 2015. 燕麦 β-葡聚糖对淀粉消化吸收和血糖的影响. 无锡: 江南大学硕士学位论文

张玉瑶. 2022. 稻米不同粒层理化性质和挥发性特征研究. 天津: 天津科技大学硕士学位论文

张泽生, 梁辰, 刁琢, 等. 2015. 肌醇与 D-手性肌醇抗氧化作用的研究. 中国食品添加剂, (5): 110-113

张哲学, 胡新中, 李小平, 等. 2015. 燕麦籽粒挤压工艺的优化. 麦类作物学报, 35(10): 1450-1455

赵欣怡, 童群义. 2018. 几种杂粮粉对速冻水饺品质的影响. 食品工业科技, 39(9): 72-77

郑殿升. 2010. 中国燕麦种质资源研究现状及展望. 燕麦和荞麦研究与发展: 第一届和第二届全国燕麦荞麦学术研讨会论文集. 北京: 中国农业科学技术出版社

钟少文, 郑波, 李晓玺, 等. 2018. 不同消化性能青稞全粉与中筋小麦粉复配体系的流变特性分析. 现代食品科技, 34(4): 75-80

周文元. 2018. 西藏青稞年产量连续三年破 70 万吨保证民众口粮安全. (2018-3-12)[2024-8-12]. 中新网

朱颖秋, 蒋思萍, 包善飞, 等. 2013. 超临界 CO_2 萃取青稞麸皮油对高血脂症大鼠降脂作用研究. 四川动物, 32(2): 272-275

卓玛次力. 2018. 青稞发芽糙米的生产工艺及其抗氧化活性的研究. 食品与发酵科技, 54(1): 90-95

Mohamed F M. 2013. 发芽高粱及其与小麦混合粉面包的功能特性. 南京: 南京农业大学博士学位论文

Abubakar B, Yakasai H M, Zawawi N , et al. 2018. Compositional analyses of white, brown and germinated forms of popular Malaysian rice to offer insight into the growing diet-related diseases. Journal of Food and Drug Analysis, 26(2): 706-715

Amaro-Terrazos J Z, Iparraguirre M E, Jimenez-Soria A. 2019. Effect of quinoa extract consumption on iron deficiency-induced anemia in mice. Revista de Salud Pública, 21(2): 232-235

Anttila H, Sontag-Strohm T, Salovaara H. 2008. Viscosity of beta-glucan in oat products. Agricultural and Food Science, 13(1-2): 80-87

Ariel C R, Dimitrov K, Galván D'Alessandro L. 2016. Effect of malting conditions on phenolic content, Maillard reaction products formation, and antioxidant activity of quinoa seeds. Journal of Food Science and Technology, 53(11): 3978–3985

Arnett D K, Blumenthal R S, Albert M A, et al. 2019. ACC AHA guideline on the primary prevention of cardiovascular disease: A report of the American College of Cardiology American Heart Association Task Force on clinical practice guidelines. Circulation, 140(11): 596-646

Ayyash M, Johnson S K, Liu S Q, et al. 2018. Cytotoxicity, antihypertensive, antidiabetic and antioxidant activities of solid-state fermented lupin, quinoa and wheat by *Bifidobacterium* species: *In-vitro* investigations. LWT-Food Science And Technology, 95: 295-302

Baker P G, Read A E. 1976. Oats and barley toxicity in celiac patients. Postgraduate Medical Journal, 52: 264-268

Barrett E M, Batterham M J, Ray S, et al. 2019. Whole grain, bran and cereal fibre consumption and CVD: A systematic review. British Journal of Nutrition, 121(8):914-937

Bays H, Frestedt J L, Bell M, et al. 2011. Reduced viscosity barley β-glucan versus placebo: A randomized controlled trial of the effects on insulin sensitivity for individuals at risk for diabetes mellitus. Nutrition & Metabolism, 8(1): 58

Behall K M, Scholfield D J, Canary J. 1988. Effect of starch structure on glucose and insulin responses in adults. The American Journal of Clinical Nutrition, 47: 428-432

Behall K M, Scholfield D J, Hallfrisch J G, et al. 2006. Consumption of both resistant starch and beta-glucan improves postprandial plasma glucose and insulin in women. Diabetes Care, 29: 976-981

Bertoft E, Piyachomkwan K, Chatakanonda P, et al. 2008. Internal unit chain composition in amylopectins. Carbohydrate Polymers, 74: 527-543

Bhatty R S. 1996. Production of food malt from hull-less barley. Cereal Chemistry, 73(1): 75-80

Blaak E E. 2016. Carbohydratre quantity and quality and cardio-metabolic risk. Current Opinion in Clinical Nutrition And Metabolic Care, 19: 289-293

Blancquaert D, Van Daele J, Strobbe S, et al. 2015. Improving folate (vitamin B9) stability in biofortified rice through metabolic engineering. Nat Biotechnol, 2015, 33:1076–1078

Brady K, Ho C T, Rosen R T, et al. 2007. Effects of processing on the nutraceutical profile of quinoa. Food Chemistry, 100(3): 1209-1216

Brown G, Gordon S. 2001. A new receptor for β-glucans. Nature, 413(6851): 36-37

Bruechert L J, Zhang Y, Huang T C, et al. 1998. Contribution of lipids to volatiles generation in extruded corn-based model systems. Journal of Food Science, 53: 1444-1447

Capurso L. 2019. Thirty years of lactobacillus rhamnosus GG: A Review. Journal of Clinical Gastroenterology, 53: S1-S41

Chen Q F. 1999. A study of resources of *Fagopyrum*(Polygonaceae) native to China.Botanical Journal of the Linnean Society, 130(1): 53-64

Cho D H, Lim S T. 2018. Changes in phenolic acid composition and associated enzyme activity in shoot and kernel fractions of brown rice during germination. Food Chemistry, 256: 163-170

Choi E M, Kim A J, Hwang J K. 2005. Enhanced immune cell functions and cytokine production after vitro stimulation with arabinoxylans fraction from rice bran. Food Science & Biotechnology, 14(4): 479-486

Choie J S, Kwon S O, Nam J, et al. 2010. Different distribution and utilization of free amino acids in two buckwheats: Fagopyrum esculenturn and fagopyrum tataricum. Processings of the 11th International Symposium on Buckwheat, (10): 259-262

Claver I P, Zhou H M, Zhang H H, et al. 2011. The effect of soaking with wooden ash and malting upon some nutritional properties of sorghum flour used for impeke, a traditional Burundian malt-based sorghum beverage. Agricultural Sciences in China, 10(11): 1801-1811

Conlon M A, Kerr C A, McSweeney C S, et al. 2012. Resistant starches protect against colonic DNA damage and alter microbiota and gene expression in rats fed a western diet. Journal of Nutrition, 142: 832-840

Conlon M A, Topping D L, Toden S, et al. 2009. Resistant starch opposes colonic DNA damage induced by dairy and non-dairy dietary protein. Australian Journal of Dairy Technology, 64: 110-112

Courtin C M, Gelders G G, Delcour J A. 2001. Use of two endoxylanases with different substrate selectivity for understanding arabinoxylan functionality in wheat flour breadmaking. Cereal chemistry, 78(5): 564-571

Dai Y, Tyl C.2021. A review on mechanistic aspects of individual versus combined uses of enzymes as clean label-friendly dough conditioners in breads. Journal of Food Science, 86(5): 1583-1598

Daliri H, Ahmadi R, Pezeshki A, et al. 2021. Quinoa bioactive protein hydrolysate produced by pancreatin enzyme- functional and antioxidant properties. LWT-Food Science And Technology, 150: 111853

Dalton S M C, Tapsell L C, Probst Y. 2012. Potential health benefits of whole grain wheat components. Nutrition Today, 47(4): 163-174

Daou C, Zhang H. 2012. Oat beta-glucan: Its role in health promotion and prevention of diseases. Comprehensive Reviews in Food Science and Food Safety, 11(4): 355-365

Darwish A M G, Al-Jumayi H A O, Elhendy H A. 2020. Effect of germination on the nutritional profile of quinoa (*Cheopodium quinoa* Willd.) seeds and its antianemic potential in Sprague-Dawley male albino rats. Cereal Chemistry, 98(2): 315-327.

Demonty I, Deshaies Y, Lamarche B, et al. 2002. Interaction between dietary protein and fat in triglyceride metabolism in the rat: Effects of soy protein and menhaden oil. Lipids, 37(7): 693-699

Ding L, Yang Q, Zhang E, et al. 2021. Notoginsenoside Ft1 acts as a TGR5 agonist but FXR antagonist to alleviate high fat diet-induced obesity and insulin resistance in mice. Acta Pharmaceutica Sinica B, 11(6): 1541-1554

Dissanayake A S, Truelove S C, Whitehead R. 1974. Lack of harmful effect of oats on small-intestinal mucosa in celiac disease. British Medical Journal, 4:189-191

Elena B, Domenico R, Tesema T H, et al. 2010. Adaptation and diversity along an altitudinal gradient in Ethiopian barley (*Hordeum vulgare* L.) landraces revealed by molecular analysis. Bmc Plant Biology, 10(1): 121

Feng W, Guoyong Y, Yanyan Z, et al. 2015. Dipeptidyl peptidase Ⅳ inhibitory peptides derived from oat (*Avena sativa* L.), Buckwheat (*Fagopyrum esculentum*), and highland barley (*Hordeum vulgare trifurcatum* (L.) Trofim) proteins. Journal of Agricultural & Food Chemistry, 63(43): 9543-9549

Fiuza S M, Gomes C, Teixeira L J, et al. 2004. Phenolic acid derivatives with potential anticancer properties-a structure-activity relationship study. Part 1: Methyl, propyl and octyl esters of caffeic and gallic acids. Bioorganic and Medicinal Chemistry, 12(13):3581-3589

Fors S M, Schlich P. 1989. Flavor composition of oil obtained from crude and roasted oats//Parliament T H, McGorrin R J, Ho C T. Thermal Generation of Aromas. Washington D C: American Chemical Society :121-131

Fung K Y C, Cosgrove L, Lockett T, et al. 2012. A review of the potential mechanisms for the lowering of colorectal oncogenesis by butyrate. British Journal of Nutrition, 108:820-831

Gansmann W, Vorwerck K. 1995. Oat milling, processing and storage//Welch R W.The Oat Crop. London:Chapman and Hall:369–408

Gao Y F, Zhang M N, Wang T X. 2016. Hypoglycemic effect of D-chiro-inositol in type 2 diabetes mellitus rats through the PI3K/Akt signaling pathway. Molecular And Cellular Endocrinology, 2016, 433(C): 26-34

Gerrard J A,Cottam J R . 2006. Protein cross-linking in food-Structure, applications, implications for health and food safety. Food Biochemistry and Food Processing: 223-240

Ghafoor K, OZcan M, Juhaimi F Y A, et al. 2016. Nutritional composition, extraction and utilization of wheat germ oil: A review. European Journal of Lipid Science and Technology, 119: 1600160

Gilbert R G, Wu A C, Sullivan M A, et al. 2013. Improving human health through understanding the complex structure of glucose polymers. Analytical And Bioanalytical Chemistry, 405: 8969-8980

Glusac J, Fishman A. 2021. Enzymatic and chemical modification of zein for food application. Trends in Food Science & Technology, 112: 507-517

Gomez L, Molinar T E, Calvo T M A. 2012. D-fagomine lowers postprandial blood glucose and modulates bacterial adhesion. British Journal of Nutrition, 107(12): 1739-1746

Gong L, Cao W, Gao J, et al. 2018. Whole Tibetan hull-less barley exhibit stronger effect on promoting growth of genus bifidobacterium than refined barley *in vitro*. Journal of Food Science, 83(4): 1116-1124

Gong L, Gong L, Zhang Y. 2014. Intake of Tibetan hull-Less barley is associated with a reduced risk of metabolic related syndrome in rats fed high-fat-sucrose diets. Nutrients, 6(4): 1635-1648

Grenier D, Rondeau-Mouro C, Dedey K B, et al. 2021. Gas cell opening in bread dough during baking. Trends in Food Science & Technology, 109: 482-498

Hallfrisch J, Scholfield D J, Behall K M. 1997. Diets containing soluble oat extracts reduce urinary malondialdehyde in moderately hypercholesterolemic men and women. Journal of Nutritional Biochemistry, 1997, 8: 497-501

Hamada J S. 1994. Deamidation of food proteins to improve functionality. Critical Reviews in Food Science and Nutrition, 34 (3): 283-292

Han L, Yang Q, Li J, et al. 2019. Protocatechuic acid-ameliorated eEndothelial oxidative stress through regulating acetylation level via CD36/AMPK pathway. Journal of Agricultural and Food Chemistry, 67(25): 7060-7072

Harris K F. 2019. An introductory review of resistant starch type 2 from high-amylose cereal grains and its effect on glucose and insulin homeostasis. Nutrition Reviews, 77(11): 748-764

Hashem M A, Mahmoud E A, Abd-Allah N A. 2021. Hypolipidemic activity of an ethanolic extract of quinoa seeds in Triton X-100-induced hyperlipidemic rats. Comparative Clinical Pathology, 30(3): 473-482

Hasjim J, Lee S O, Hendrich S, et al. 2010. Characterization of a novel resistant-starch and its effects on postprandial plasma-glucose and insulin responses. Cereal Chemistry, 87: 257-262

Hayakawa K, Kimura M, KamataK. 2002. Mechanism underlying γ-aminobutyric acid-induced antihypertensive effect in spontaneously hypertensive rats. European Journal of Pharmacology, 438(1-2): 107-113

Heinio R L, Lehtinen P, Oksama-Caldentey K M, et al. 2002. Differences between sensory profiles and development of rancidity during long-term storage of native and processed oat. Cereal Chemistry, 79: 367-375

Heinio R L, Oksama-Caldentey K M, Latva-Kala K, et al. 2001. Effect of drying treatment conditions on sensory profile of germinated oat. Cereal Chemistry, 78: 707-714

Hemery Y, Rouau X, Lullien-pellerin V, et al. 2007. Dry processes to develop wheat fractions and products with enhanced nutritional quality. Journal of Cereal Science, 46(3): 327-347

Heydanek M G, McGorrin R J. 1981. Gas chromatography-mass spectroscopy identification of volatiles from rancid oat groats. Journal of Agricultural and Food Chemistry, 29: 1093–1095

Heydanek M G, McGorrin R J. 1986. Oat flavor chemistry: Principles and prospects//Webster F H. Oats: Chemistry and Technology. St Paul:American Association of Cereal Chemists:335–369

Higgins J A, Brown I L. 2013. Resistant starch: A promising dietary agent for the prevention/treatment of inflammatory bowel disease and bowel cancer. Current Opinion In Gastroenterology, 29: 190-194

Hoffenberg E J, Haas J, Drescher A, et al. 2000. A trial of oats in children with newly diagnosed celiac disease. Journal of Pediatrics, 137: 361-366

Hogberg L, Laurin P, Falth-Magnusson K, et al. 2004. Oats to children with newly diagnosed coeliac disease: A randomised double blind study. Gut, 53: 649-654

Hole A S, Grimmer S, Naterstad K. 2009. Activation and inhibition of nuclear factor kappa B activity by cereal extracts: role of dietary phenolic acids. Journal of Agricultural and Food Chemistry, 57(20): 9481-9488

Holm K, Maki M, Vuolteenaho N, et al. 2006. Kaukinen K. Oats in the treatment of childhood celiac disease: A 2-year controlled trial and a long-term clinical followup study. Alimentary Pharmacology & Therapeutics, 23: 1463–1472

Hsueh C W, Chia H H, Jeng D H, et al. 2011. Inhibitory effect of whole oat on aberrant crypt foci formation and colon tumor growth in ICR and BALB/c mice. Journal of Cereal Science, 53: 73–77

Hu Y, Hou Z, Liu D. 2016. Tartary buckwheat flavonoids protect hepatic cells against high glucose-induced oxidative stress and insulin resistance via MAPK signaling pathways. Food & Function, 7(3): 1523-1536

Hu Y, Zhang J, Zou L, et al. 2017. Chemical characterization, antioxidant, immune-regulating and anticancer activities of a novel bioactive polysaccharide from Chenopodium quinoa seeds. International Journal of Biological Macromolecules, 99: 622-629

Hu Y, Zhao Y, Yuan L. 2015. Protective effects of tartary buckwheat flavonoids on high TMAO diet-induced vascular dysfunction and liver injury in mice. Food & Function, 6(10): 3359-3372

Huang T C, Bruechert L J, Hartman T G, et al. 1987. The effect of lipids and carbohydrates on thermal generation of volatiles from commercial zein. Journal of Agricultural and Food Chemistry, 35: 985–990

Humphreys K J, Conlon M A, Young G P, et al. 2014. Dietary manipulation of oncogenic microRNA expression in human rectal mucosa: A randomized trial. Cancer Prevention Research, 7: 786-795

Izydorczyk M S, Dexter J E. 2008. Barley β-glucans and arabinoxylans: Molecular structure, physicochemical properties, and uses in food products — A review. Food Research International, 41(9): 850-868

Jane J, Chen Y Y, Lee L F, et al. 1999. Effects of amylopectin branch chain length and amylose content on the gelatinization and pasting properties of starch. Cereal Chemistry, 76: 629-637

Jenkins P J, Donald A M. 1995. The influence of amylose on starch granule structure. International Journal of Biological Macromolecules, 17: 315-321

Jia Q J, Cui X D, Wang Z H. 2014. TBL inhibits the growth of colon cancer cell probably by down regulating the expression of several microRNAs. The Chinese Society of Biochemistry and Molecular Biology: 2

Jiang Z, Liu L, Yang W, et al. 2018. Improving the physicochemical properties of whole wheat model dough by modifying the water-unextractable solids. Food Chemistry, 259: 18-24

Joanna K, Lucja F. 2006. Ferulic acid and its position among the phenolic compounds of wheat. Food Science and Nutrition, (8): 639-647

Kanerva P M, Sontag-Strohm T S, Ryoppy P H, et al. 2006. Analysis of barley contamination in oats using R5 and ω-gliadin antibodies. Journal of Cereal Science, 44: 347–352

Karki R, Park C H, Kim D W. 2013. Extract of buckwheat sprouts scavenges oxidation and inhibits pro-inflammatory mediators in lipopolysaccharide-stimulated macrophages (RAW264.7). Journal of Integrative Medicine, 11(4): 246-252

Kawakita D, Lee Y, Turati F, et al. 2017. Dietary fiber intake and head and neck cancer risk: A pooled analysis in the International Head and Neck Cancer Epidemiology consortium.

International Journal of Cancer, 141（9）: 1811-1821

Keenan M J, Zhou J, Hegsted M, et al. 2015. Role of resistant starch in improving gut health, adiposity, and insulin resistance. Advances in Nutrition, 6: 198-205

Kim S Y, Song H J, Lee Y Y, et al. 2006. Biomedical issues of dietary fiber β-glucan. Journal of Korean Medical Science, 21（5）: 781-789

Konik-Rose C, Thistleton J, Chanvrier H, et al. 2007. Effects of starch synthase Ⅱa gene dosage on grain, protein and starch in endosperm of wheat. Theoretical and Applied Genetics, 115: 1053-1065

Kris-Etherton P, Daniels S R, Eckel R H, et al. 2001. Summary of the scientific conference on dietary fatty acids and cardiovascular health: COnference summary from the nutrition committee of the American Heart Association. Circulation, 103（7）: 1034

Lan Y, Zhang W, Liu F, et al. 2023. Recent advances in physiochemical changes, nutritional value, bioactivities, and food applications of germinated quinoa: A comprehensive review. Food Chemistry, 426: 136390

Lee K H, Woo K S, Yong H I, et al. 2018. Assessment of microbial safety and quality changes of brown and white cooked rice treated with atmospheric pressure plasma. Food Science and Biotechnology, 27: 661-667

Lemmens E, De B N, Spiers K M. 2018. The impact of steeping, germination and hydrothermal processing of wheat （Triticum aestivum L.） grains on phytate hydrolysis and the distribution, speciation and bio-accessibility of iron and zinc elements. Food Chemistry, 264: 367-376

Leys S, De B Y, Bosmans G, et al. 2020. Assessing the impact of xylanase activity on the water distribution in wheat dough: A ^{1}H NMR study. Food Chemistry, 325: 126828

Li F, Zhang X, Li Y. 2017. Phenolics extracted from tartary （Fagopyrum tartaricum L. Gaerth） buckwheat bran exhibit antioxidant activity, and an antiproliferative effect on human breast cancer MDA-MB-231 cells through the p38/MAP kinase pathway. Food & Function, 8（1）: 177-188

Li T, Lu Y, Zhang H, et al. 2021. Antibacterial activity and membrane-targeting mechanism of aloe-emodin against staphylococcus epidermidis. Frontiers in Microbiology, 12: 1-14

Li Z, Zhao X, Zhang X, et al. 2022. The effects of processing on bioactive compounds and biological activities of sorghum grains. Molecules, 27: 3246

Liese A D, Roach A K, Sparks K C, et al. 2003. Whole-grain intake and insulin sensitivity: The insulin resistance atherosclerosis study. American Journal of Clinical Nutrition, 78: 965-971

Lin T C, Huang S H, Ng L T. 2015. Effects of cooking conditions on the concentrations of extractable tocopherols, tocotrienols and γ-oryzanol in brown rice: Longer cooking time increases the levels of extractable bioactive components. European Journal of Lipid Science and Technology, 117（3）: 349-354

Liu J,Tang Y, Xia M, et al. 2007. Morphological characteristics and the habitats of three new species of the Fagopyrum （Polygonaceae） in Panxi Area of Sichuan,China.Rroceedings of the10th International Symposium on Buckwheat. Advancesin Buckwheat Research:46-49

Liu L, Wang X, Ying L, et al. 2015. Postprandial differences in the amino acid and biogenic amines profiles of impaired fasting glucose individuals after intake of highland barley. Nutrients, 7(7): 5556-5571

Liu L, Yang W, Cui S W, et al. 2018. Effects of pentosanase and glucose oxidase on the composition, rheology and microstructure of whole wheat dough. Food Hydrocolloids, 84: 545-551

Long X, Liu Q, Chan M, et al. 2013. Metabolic engineering and profiling of rice with increased lysine. Plant Biotechnology Journal, 11: 490-501

Luthar Z, Zhou M, Golob A, et al. 2021. Breeding buckwheat for increased levels and improved quality of protein. Plants, 10(1): 14

Ma S, Dong J, Li J, et al. Effect of solid-state fermentation on the nutritional composition and physicochemical properties of whole-grain highland barley and the application in digestive cookies. Food Bioscience, 59: 104088

Mauron J. 1981. The Maillard reaction in food: A critical review from the nutritional standpoint. Polish Journal of Food and Nutrition Sciences, 5: 5-35

Mendis M, Simsek S. 2014. Arabinoxylans and human health. Food Hydrocolloids, 42: 239-243

Miranda J M ,Carrera M,Pastén A, et al. 2018. The impact of quinoa (*Chenopodium quinoa* Willd.) ethanolic extracts in the icing medium on quality loss of Atlantic chub mackerel (*Scomber colias*) under chilling storage. European Journal of Lipid Science and Technology,120(12): 201800280

Moltenberg E L, Magnus E M, Bjorge J M, Nilsson A. 1986. Sensory and chemical studies of lipid oxidation in raw and heat treated oat flours. Cereal Chemistry, 73: 579-587

Motoki M, Seguro K. 1998. Transglutaminase and its use for food processing. Trends in Food Science & Technology, 9 (5): 204-210

Nakurte I, Kirhnere I, Namniece J, et al. 2013. Detection of the lunasin peptide in oats (*Avena sativa* L). Journal Cereal Sciences, 57(3): 319-324

Newman R K, Newman C W. 1991. Barley as a food grain. Cereal Foods World, 36(9): 800-805

Nishida C, Nocito M F. 2007. FAO/WHO scientific update on carbohydrates in human nutrition: Introduction. European Journal of Clinical Nutrition: 61

Nivelle M A, Beghin A S, Bosmans G M, et al. 2019. Molecular dynamics of starch and water during bread making monitored with temperature-controlled time domain ^{1}H NMR. Food Research International, 119: 675-682

Obadi M, Qi Y, Xu B. 2023. High-amylose maize starch: Structure, properties, modifications and industrial applications. Carbohydrate Polymers, 299: 120185

Oyeyinka S A, Akintayo O A, Adebo O A, et al. 2021. A review on the physicochemical properties of starches modified by microwave alone and in combination with other methods. International Journal of Biological Macromolecules, 176: 87-95

Pachari V E, Alca J J, Rondon S G, et al. 2019. Comparison of the lipid profile and tocopherol content of four Peruvian quinoa (*Chenopodium quinoa* Willd.) cultivars ('Amarilla de Maranganí', 'Blanca de Juli', INIA 415 'Roja Pasankalla', INIA 420 'Negra Collana') during germination. Journal of Cereal Science, 88: 132-137

Paine J A, Shipton C A, Chaggar S, et al. 2005. Improving the nutritional value of Golden Rice through increased pro-vitamin A content. Nat Biotechnol,23: 482-487

第二章 谷物加工与产品营养特征197

Pandey M, Wagner C, Friedt W, et al. 2004. Genetic Diversity of Hull-less Barley (Hordeum vulgare L.) Landraces in the Highlands of Central Nepal as Revealed by SSRs. Genetic Variation for Plant Breeding. Proceedings of the Eucarpia General Congress, Tulln:8-11

Park J H, Lee Y J, Kim Y H, et al. 2017. Antioxidant and antimicrobial activities of quinoa (Chenopodium quinoa Willd.) seeds cultivated in Korea. Preventive Nutrition and Food Science, 22(3): 195-202

Pasko P, Barton H, Zagrodzki P, et al. 2010. Effect of diet supplemented with quinoa seeds on oxidative status in plasma and selected tissues of high fructose-fed rats. Plant Foods for Human Nutrition, 65(2): 146-151

Pei J, Feng Z, Ren T, et al. 2018. Selectively screen the antibacterial peptide from the hydrolysates of highland barley. Engineering in Life Sciences, 18(1): 48-54

Pérez S, Bertoft E. 2010. The molecular structures of starch components and their contribution to the architecture of starch granules: A comprehensive review. Starch-Stärke, 62: 389-420

Perez-Vizcaino F, Duarte J, Santos-Buelga C. 2012. The flavonoid paradox: Conjugation and deconjugation as key steps for the biological activity of flavonoids. Journal of the Science of Food and Agriculture, 92(9): 1822-1825

Piepoli M F, Hoes A W, Agewall S, et al. 2016. European guidelines on cardiovascular disease prevention in clinical practice: The sixth joint task force of the European society of cardiology and other societies on cardiovascular disease prevention in clinical practice(constituted by representatives of 10 societies and by invited experts) developed with the special contribution of the European Association for Cardiovascular Prevention & Rehabilitation (EACPR) . European Heart Journal, 37(29): 2315-2381

Pourmohammadi K, Abedi E. 2021. Enzymatic modifications of gluten protein: Oxidative enzymes. Food Chemistry, 356: 129679

Ramos-romero S, Hereu M, Atienza L. 2018. Functional effects of the buckwheat iminosugar D-Fagomine on rats with diet-induced prediabetes. Molecular Nutrition & Food Research, 62(16): 1800373

Regina A, Berbezy P, Kosar-Hashemi B, et al. 2015. A genetic strategy generating wheat with very high amylose content. Plant Biotechnology Journal, 13: 1276-1286

Regina A, Bird A, Topping D, et al. 2006. High-amylose wheat generated by RNA interference improves indices of large-bowel health in rats. Proceedings of the National Academy of Sciences of the United States of America, 103: 3546-3551

Rizzello C G, Lorusso A, Russo V, et al. 2017. Improving the antioxidant properties of quinoa flour through fermentation with selected autochthonous lactic acid bacteria. International Journal of Food Microbiology, 241: 252-261

Robertson M D. 2012. Dietary-resistant starch and glucose metabolism. Current Opinion in Clinical Nutrition and Metabolic Care, 15: 362-367

Roediger W E W. 1982. Utilization of nutrients by isolated epithelial cells of rat colon. Gastroenterology, 83: 424-429

Rooyen J, Simsek S, Oyeyinka S A, et al. 2023. Wheat starch structure-function relationship in breadmaking: A review. Comprehensive Reviews in Food Science and Food Safety, 22(3): 2292-2309

Ru S, Zhang Z, Hu X, et al. 2015. Effect of wheat germ flour addition on wheat flour, dough and Chinese steamed bread properties. Journal of Cereal Science, 64: 153-158

Ryan L, Thondre P S, Henry C J K. 2011. Oat-based breakfast cereals are a rich source of polyphenols and high in antioxidant potential. Journal of Food Composition and Analysis. 24: 929-934

Salden B, Troost F, Wilms E, et al. 2015. Arabinoxylans show distinct prebiotic properties and may affect intestinal barrier function. Gastroenterology, 148(4): S197-S197

Saleh A S M, Wang P, Wang N, et al. 2019. Brown rice versus white rice: Nutritional quality, potential health benefits, development of food products, and preservation technologies. Comprehensive Reviews in Food Science and Food Safety, 18(4): 1070-1096

Schoch T J. 1942. Fractionation of starch by selective precipitation with butanol. Journal of the American Chemical Society, 64(12): 2957-2961

Schuh C, Schieberle P. 2005. Characterization of (E, E, Z)-2,4,6-nonatrienal as a character impact compound of oat flakes. Journal of Agricultural and Food Chemistry, 53: 8699-8705

Schumacher A B, Brandelli A, Macedo F C, et al. 2010. Chemical and sensory evaluation of dark chocolate with addition of quinoa (Willd). Journal of Food Science and Technology-Mysore, 47(2): 202-206

Shi Z, Hao Y, Teng C, et al. 2019. Functional properties and adipogenesis inhibitory activity of protein hydrolysates from quinoa (Chenopodium quinoa Willd.). Food Science & Nutrition, 7(7): 2103-2112

Shimajiri Y, Oonishi T, Ozaki K, et al. 2013. Genetic manipulation of the gamma-aminobutyric acid (GABA) shunt in rice: overexpression of truncated glutamate decarboxylase (GAD2) and knockdown of gamma-aminobutyric acid transaminase (GABA-T) lead to sustained and high levels of GABA accumulation in rice kernels. Plant Biotechnology Journal, 11: 594-604

Shimbata T, Ai Y F, Fujita M, et al. 2012. Effects of homoeologous wheat starch synthase Ⅱa genes on starch properties. Journal of Agricultural and Food Chemistry, 60: 12004-12010

Si X, Shang W, Zhou Z, et al. 2018. Gama-aminobutyric acid enriched rice bran diet attenuates insulin resistance and balances energy expenditure via modification of gut microbiota and SCFAs. Journal of Agriculture and Food Chemistry, 66(4): 881-890

Sides A, Robards K, Helliwell S, et al. 2001. Changes in the volatile profile of oats induced by processing. Journal of Agricultural and Food Chemistry, 49: 2125-2130

Singh A, Sharma S, Singh B, et al. 2019. In vitro nutrient digestibility and antioxidative properties of flour prepared from sorghum germinated at different conditions. Journal of Food Science and Technology-Mysore, 56(6): 3077-3089

Slavin J. 2003. Why whole grains are protective: Biological mechanisms. Proceedings of the Nutrition society, 62(1): 129-134

Stiki R I, Milini D D, Kosti A, et al. 2020. Polyphenolic profiles, antioxidant and in vitro anticancer activities of the seeds of Puno and Titicaca quinoa cultivars. Cereal Chemistry, 97(3): 626-633

Sun S L, Zhang G W, Mu H Y, et al. 2019. The mixture of corn and wheat peptide prevent diabetes in NOD mice. Journal of Functional Foods, 56: 163-170

Tabung F K, Brown L S, Fung T T. 2017. Dietary patterns and colorectal cancer risk: a review of 17 years of evidence (2000–2016). Current Colorectal Cancer Reports, 13 (6): 440-454

Tan H X, Zhou H Y, Guo T, et al. 2022. Zein structure and its hidden zearalenone: Effect of zein extraction methods. Food Chemistry, 374: 131563

Tang Y, Li X, Zhang, B, et al. 2015. Characterisation of phenolics, betanins and antioxidant activities in seeds of three *Chenopodium quinoa* Willd genotypes. Food Chemistry, 166: 380-388

Teng C, Qin P, Shi Z, et al. 2021. Structural characterization and antioxidant activity of alkali-extracted polysaccharides from quinoa. Food Hydrocolloids, 113: 106392

Thielecke F, Jonnalagadda S S. 2014. Can whole grain help in weight management?. Journal of Clinical Gastroenterology, 48: S70-S77

Tong L T, Zhong K, Liu L, et al. 2015. Effects of dietary hull-less barley β-glucan on the cholesterol metabolism of hypercholesterolemic hamsters. Food Chemistry, 169: 344-349

Trijatmiko K R, Duenas C, Tsakirpaloglou N, et al. 2016. Biofortified indica rice attains iron and zinc nutrition dietary targets in the field. Scientific Reports,6: 19792

Vilaplana F, Meng D, Hasjim J, et al. 2014. Two-dimensional macromolecular distributions reveal detailed architectural features in high-amylose starches. Carbohydrate Polymers, 113: 539-551

Vilcacundo R, Hernández-Ledesma B. 2017. Nutritional and biological value of quinoa (*Chenopodium quinoa* Willd.). Current Opinion in Food Science, 14: 1-6

Vineyard M L , Bear R P, MacMasters M M , et al. 1958. Development of "amylomaize"—corn hybrids with high amylose starch: I. Genetic considerations. Agronomy Journal, 50 (10): 595-598

Wang A, Guo T, An R, et al. 2023. Long-term consumption of resistant starch induced changes in gut microbiota, metabolites and energy homeostasis in a high-fat diet. Journal of Agricultural and Food Chemistry. 71 (22): 8448-8457

Wang L, Yang X, Qin P. 2013. Flavonoid composition, antibacterial and antioxidant properties of tartary buckwheat bran extract. Industrial Crops and Products, 49: 312-317

Wang X J , Zheng X Q , Liu X L, et al. 2017. Preparation of glycosylated zein and retarding effect on lipid oxidation of ground pork. Food Chemistry, 227: 335-341

Wild C P, Weiderpass E, Stewart B W. 2020. World Cancer Report. International Agency for Research on Cancer

Wilhelm C L, Adrianson T M, Gannon D L, et al. 2003. Method of stabilizing graham flour, and cracker produced from said flour. US: 6616957

Wu W, Li Z, Qin F, et al. 2021. Anti-diabetic effects of the soluble dietary fiber from tartary buckwheat bran in diabetic mice and their potential mechanisms. Food & Nutrition Research, 65: 4998

Xia Q, Li Y. 2018. Ultra-high pressure effects on color, volatile organic compounds and antioxidants of wholegrain brown rice (*Oryza sativa* L.) during storage: A comparative study with high-intensity ultrasound and germination pretreatments. Innovative Food Science & Emerging Technologies, 45: 390-400

Xia X, Li G, Ding Y, et al. 2017. Effect of ehole grain qingke (Tibetan *Hordeum vulgare* L. Zangqing 320) on the serum lipid levels and intestinal microbiota of rats under High-fat Diet. Journal of Agricultural & Food Chemistry, 65(13): 2686-2693

Xia X, Li G, Xing Y, et al. 2018. Antioxidant activity of whole grain highland hull-less barley and its effect on liver protein expression profiles in rats fed with high-fat diets. European Journal of Nutrition, 57(6): 2201-2208

Xie H J, Liu C Z, Gao J, et al. 2021. Fabrication of zein-lecithin-EGCG complex nanoparticles: Characterization, controlled release in simulated gastrointestinal digestion. Food Chemistry, 365: 130542

Xie Z, Jiang H, Liu W, et al. 2020. The triterpenoid sapogenin (2α-OH-Protopanoxadiol) ameliorates metabolic syndrome via the intestinal FXR/GLP-1 axis through gut microbiota remodelling. Cell Death & Disease, 11(9): 770

Yamamori M, Fujita S, Hayakawa K, et al. 2000. Genetic elimination of a starch granule protein, SGP-1, of wheat generates an altered starch with apparent high amylose. Theoretical And Applied Genetics, 101: 21-29

Yanagisawa T, Sugiura M, Takayama T, et al. 2007. Breeding of a new hullless barley [Hordeum vulgare] cultivar 'Toyonokaze' with high yield and good pearling character. Bulletin of the National Agricultural Research Center for Western Region, (6): 153-165

Yang T, Wang P, Zhou Q, et al. 2022. Effects of different gluten proteins on starch's structural and physicochemical properties during heating and their molecular interactions. International Journal of Molecular Sciences, 23(15): 8523

Yi C P, Li Y, Ping J A. 2017. Germination of sorghum grain results in significant changes in paste and texture properties. Journal of Texture Studies, 48(5): 386-391

Yu G, Wang F, Zhang B, et al. 2016. *In vitro* inhibition of platelet aggregation by peptides derived from oat (*Avena sativa* L.), highland barley (*Hordeum vulgare* Linn. var. *nudum* Hook. f.), and buckwheat (*Fagopyrum esculentum* Moench) proteins. Food Chemistry, 194: 577-586

Yuan S S, Wu Z J, Yan J, et al. 2015. Isolation of a ribonuclease with antiproliferative and HIV-1 reverse transcriptase inhibitory activities from Japanese large brown buckwheat seeds. Applied Biochemistry and Biotechnology, 175(5): 2456-2467

Zhang C, Zhang R, Li Y M. 2017. Cholesterol-lowering activity of tartary buckwheat protein. Journal of Agricultural and Food Chemistry, 65(9): 1900-1906

Zhang K, Zhao D, Huang H, et al. 2021. Physicochemical, structural properties and *in vitro* digestibility of A- and B-type granules isolated from green wheat and mature wheat starch. Starch-Stärke, 73(9-10): 2100065

Zhang Z, He C, Zhu R, et al. 2016. Seed oils of five black Tartary buckwheat cultivars with biochemical characterization and antioxidant properties. Journal of the American Oil Chemists' Society, 93(8): 1127-1136

Zhao M C, LinY J, Chen H. 2020. Improving nutritional quality of rice for human health. Theoretical and Applied Genetics, 133: 1397–1413

Zhao W, Yin Y, Yu Z, et al. 2012. Comparison of anti-diabetic effects of olysaccharides from corn silk on normal and hyperglycemia rats. International Journal of Biological Macromolecules, 50: 1133-1137

Zhou X L, Yan B B, Xiao Y, et al. 2018. Tartary buckwheat protein prevented dyslipidemia in high-fat diet-fed mice associated with gut microbiota changes. Food and Chemical Toxicology, 119: 296-301

Zhou Z, Zhang Y, Chen X, et al. 2015. Multi-scale structural and digestion properties of wheat starches with different amylose contents. International Journal of Food Science & Technology, 49(12): 2619-2627

Zhu L, Gu M, Meng X, et al. 2012. High-amylose rice improves indices of animal health in normal and diabetic rats. Plant Biotechnology Journal, 10: 353-362

Zhu Q, Yu S, Zeng D, et al. 2017. Development of "Purple Endosperm Rice" by engineering anthocyanin biosynthesis in the endosperm with a high-efficiency transgene stacking system. Mol Plant, 10: 918–929

Zong G, Gao A, Hu F B, et al. 2016. Whole grain intake and mortality from all causes, cardiovascular disease, and cancer: A meta-analysis of prospective cohort studies. Circulation, 133(24): 2370-2380

第三章　发酵谷物食品

谷物发酵制品是谷物食物的重要分类之一，通常以粮食为主要原料，经过微生物发酵而成。谷物发酵制品品种及制备工艺等关键技术，随着近年来在食品科学、营养学和微生物学等领域的快速发展，也取得了显著进展。

对于发酵谷物食品来说，发酵工艺和微生物学特性是影响其感官指标、营养特性，以及产品综合指标的关键因素。近年来，研究人员通过分离和鉴定一些特色微生物，并将其应用于发酵谷物食品中，极大丰富了微生物资源和产品的多样性；在挖掘发酵谷物食品中的微生物种群的同时，对发酵过程中微生物的生长、代谢和与底物的相互作用机制也进行了一定的研究，为提升发酵谷物食品的品质积累了有效的基础与应用性研究工作。另外，随着食品安全问题的日益突出，发酵谷物食品的安全和质量控制也成为研究的热点。研究人员通过食品微生物学、食品化学和食品毒理学等方法，对发酵谷物食品中的微生物污染物、化学污染物和加工过程污染物进行了评估和检测，开发了一些新的质量控制技术和方法，如生物传感器技术、基因芯片技术等，以提高发酵谷物食品的安全性和质量控制水平。

对谷物发酵食品的研究将有助于深入了解谷物发酵食品在加工过程中食品体系的生化变化、品质和安全性，为其产业的健康发展提供理论和技术支持。未来，随着人们对健康饮食和食品安全需求的不断提高，谷物发酵食品的研究和应用前景将更加广阔。

第一节　酵母菌和乳酸菌在谷物发酵食品中的研究进展

一、酵母菌种类、分离与筛选

酵母是人类应用较早，也是应用最广泛的微生物之一，它在食品生物技术中，特别是在发酵产品中，起着至关重要的作用。人们经常利用酵母菌的发酵作用制造各种发酵面食品和酿酒。随着酵母菌生物技术的应用越来越广泛，不仅可以利用它生产面包、啤酒、葡萄酒和其他酒精性饮料，在乙醇燃料、酵母提取物、色素、益生菌、食品、饲料及药品的生产中也有广泛的用途。酵母作为一种单细胞真菌，属于子囊菌门下的酵母纲、酵母目及酵母科。细胞形态包含椭圆形、卵圆形、圆球或腊肠形，尺寸为（1~10）μm×（5~30）μm。

酵母菌的分离与筛选是微生物学研究中的一项重要任务，它依赖于多种分类鉴定方法以确保准确性和高效性。这些方法涵盖了形态学、生理特征、化学特性以及分子生物学等多个层面。形态特征分类鉴定是初步筛选的基础，通过观察酵母菌的菌落特性、细胞形态、繁殖方式（如出芽生殖）及孢子形态，能够初步区分不同种类。然而，形态学鉴定易受培养条件影响，存在一定局限性。生理特征分类鉴定则进一步细化分类，依据酵母菌在不同环境条件下的代谢能力，如特定糖类发酵、碳氮源利用、耐高温能力以及对放线菌酮的抗性等，进行更细致的区分。这些生理特性为酵母菌种间的鉴别提供了丰富的信息。化学特征分类鉴定采用化学分析方法，如辅酶 Q 类型、细胞壁成分及同工酶电泳图谱等，为酵母菌分类提供了更为深入的视角。辅酶 Q 类型因其属内专一性，成为区分酵母菌类群的重要依据（白逢彦等，2000）。细胞壁成分分析虽操作烦琐，但能提供关于酵母菌分类群间差异的重要线索。同工酶电泳图谱则反映了菌株间的遗传差异，为分类鉴定提供了有力支持（张晓云和韦一能，1998；魏艳敏，1998）。随着分子生物学技术的飞速发展，分子生物学分类鉴定逐渐成为主流。DNA 中的 G+C 含量分析、DNA 序列比对、DNA 杂交技术，以及基于 DNA 分离的 PFGE 核型分析、DNA 同源性测定与 rDNA 序列分析等方法的应用，极大地提高了酵母菌分类鉴定的准确性和稳定性（周春艳等，2006；郭冬琴，2012；毛志群等，2002）。特别是 rDNA 及其转录间区序列的广泛应用，使得酵母菌的分类鉴定更加便捷和高效。通过与国际核酸序列数据库的比对，科研人员能够迅速确定酵母菌的种类归属和遗传关系。

二、酵母菌代谢特征及在谷物类食品中的应用

1. 酵母菌的代谢研究

酵母菌的新陈代谢类型是兼性厌氧型，氧气充足时，酵母菌进行有氧呼吸，氧气不足，就会进行无氧呼吸。其主要发酵途径共分为三型，I 型发酵为酒精发酵，II型、III型发酵为甘油发酵。

I 型酒精发酵：葡萄糖经 EMP 途径放能和还原力（NADH），分解为两个丙酮酸，丙酮酸脱羧又被还原为乙醇。酵母菌乙醇发酵的主要产物是乙醇和 CO_2，但也伴随 40 多种副产物（包括甘油和杂醇油）。

在有氧的情况下，己糖激酶被 6-磷酸葡萄糖（G-6-P）和磷酸烯醇丙酮酸（PEP）抑制，磷酸果糖激酶（PFK）受高水平的 ATP 和柠檬酸、脂肪酸所抑制，能被 AMP、ADP 活化，丙酮酸激酶受高水平的 ATP 抑制，被果糖-1,6-二磷酸（FDP）

激活，葡萄糖的消耗速度减慢，乙醇产量大大下降。

II型甘油发酵：发酵液中加入亚硫酸氢钠，它结合乙醛，乙醛失去受氢能力，由磷酸二羟丙酮作为受氢体，一步步被还原为甘油。其实质是阻遏乙醇的生物合成。

III型甘油发酵：存在于酒精酵母，产物复杂。酵母的第III型发酵在碱性（pH 7.6 以上）下，两分子乙醛发生歧化反应后会形成一分子乙酸和一分子乙醇。

2. 酵母菌在发酵谷物制品的应用

一般来讲，发酵谷物制品大多是由酵母菌和乳酸菌共同作用完成的，微好氧发酵和厌氧发酵都起着重要的作用，其中酵母菌的种类和数量除了受到酵母菌本身特性的影响外，还受到含水量、含氧量、发酵温度，尤其是谷物类型的影响。

1）发酵主食

早期，传统发酵剂如"老肥"发酵的面团中，酵母菌、乳酸菌及醋酸菌起着关键作用。随着酵母技术发展，市售酵母分活性干酵母、鲜酵母和快速活性干酵母三种类型。根据面团中含糖量的差异，酵母被分为高糖型、低糖型和无糖型。低糖型适于馒头、包子，含糖量约为 7%；高糖型则用于面包、饼干等制品的发酵，含糖量约为16%。酵母发酵面制品的方法亦称膨松法，酵母在发酵中会利用糖产生二氧化碳，二氧化碳被包围在面筋网络中，使得面团出现蜂窝组织结构，并变得膨胀松软。生成物中除了 CO_2，还包括乙醇及其他少量醇类、酸类、酯类等，产生一定酒香味和酸味，赋予发酵面制品独特风味。

（1）黏豆包。

黏豆包流行于我国北方地区，距今已有上千年历史。黏豆包多以黄米或江米为原料，辅以黏大米、黏玉米，放入缸中自然发酵，是北方地区居民家庭餐桌上的经典美味。

借助聚合酶链式反应-变性梯度凝胶电泳技术，鉴定黏豆包酸面团中的酵母菌，发现在面团中含有酿酒酵母、异常毕赤酵母和扣囊覆膜酵母三种酵母菌，其中，酿酒酵母为优势菌株（姚笛等，2015）。从整体上分析，黏豆包酸面团中含有酵母菌和乳酸菌为主的多种微生物，这些微生物展现出紧密的协同作用与共生关系（陶东娅和金银旗，2016）。

（2）馕。

馕拥有 3000 多年的悠久历史，目前，馕已在我国新疆及中亚、南亚、西亚、中东和东南欧地区广为流传。

面团发酵是馕制作过程中的重要环节，通常使用馕面团发酵法来制作馕，即采用上次打馕留下来的发酵面团作发酵剂。发酵菌种的不同会直接影响到馕的风味、成色和质量。对乌鲁木齐、喀什、阿尔泰、伊犁、阿克苏及和田地区的馕饼酸面团进行微生物多样性分析，发现和田的馕面团发酵酵母菌多样性最高，阿克苏的囊面团总分离菌株最多，多样性仅次于和田，伊犁地区馕面团发酵酵母菌多样性最低，表明气候和地理环境差异下，微生物有较大的生存和选择空间（玛依古丽·库尔班等，2015）。选择优良的酵母菌是保证馕风味的关键环节，当pH<5时，酵母发酵速度慢、发酵能力弱（玛依古丽·库尔班等，2015）。采用坎儿井饮用水制造的馕面团中优势菌是解淀粉芽孢杆菌，其次为乳酸杆菌、食窦魏斯氏菌、嗜热解淀粉杆菌和枯草芽孢杆菌，并且发现没有酵母菌的酸面团风味物质仍然存在，主要是一些高级烷烃等化合物（阿尔菲娅·安尼瓦尔，2017）。

2）发酵调味品

早在3000多年前，中国古代人民就开始利用谷物制作发酵调味品，如面酱、食醋、酱油、腐乳等。发酵谷物调味品的制作过程中，多种微生物共同发酵。微生物能将谷物中的高分子物质分解为可溶性的小分子物质，从而提高发酵制品的营养价值和口感。微生物中的蛋白酶能将蛋白质分解为氨基酸，进一步提高B族维生素的利用率。酶能够分解谷物中的植酸，并释放出与之结合的铁、锌、镁和蛋白质等物质，提升发酵调味品的营养价值。此外，发酵过程中还会产生乙酸、丁酸等挥发性物质，赋予发酵调味品独特的风味。

（1）食醋。

淀粉酶将淀粉分解为葡萄糖，酵母菌通过糖酵解途径进一步将葡萄糖转化为乙醇和二氧化碳，其中乙醇是醋酸发酵必不可少的原料。此外，酵母菌发酵还可生成甘油、高级醇、酯类等物质。酵母菌本身含有蛋白质和维生素等营养物质，乙醇发酵后残留的酵母菌可作为醋酸菌生长的营养因子。研究发现，100 份葡萄糖能转化为 51.11 份乙醇和 48.89 份 CO_2，而且约 5.17% 的葡萄糖被用来酵母的生长增殖及形成其他产物，因此，只有 94.83% 左右的葡萄糖用于产生乙醇。在氧气存在的情况下，酵母菌会同时进行有氧呼吸和无氧呼吸，此时乙醇生成率下降，糖的消耗速率减慢。

（2）面酱。

面酱以小麦粉和水为原料，以曲粉为发酵剂，是一种利用微生物发酵蒸熟的原料制作而成的黑褐色稠状调味品。面酱中含有一些小分子肽和多种氨基酸，其中谷氨酸是构成面酱鲜味的重要成分。此外，发酵过程中产生的酯类、酸类和醇类物质，形成面酱独特的香味。

在面酱发酵过程中，产香酵母能产生醇、酸、含硫化合物等风味物质，使面酱具有独特的香气，实际发酵过程中，甜面酱酱醅的温度可达到45～50℃，因此应用于面酱生产中的生香酵母菌必须具有一定的耐高温性。石娇娇等（2014）在发酵7个月的甜面酱样品中筛选出耐高温生香酵母6株，其中有一半是汉逊酵母，酿酒酵母占 2 株, 红酵母占 1 株。利用顶空固相微萃取-气质联用技术检测了生香酵母高温发酵代谢产物的差异, 确定了不同菌株高温下的产香气成分, 其中 2 株汉逊酵母最主要的香气成分为己酸乙酯, 而其余菌株最主要的香气成分均为辛酸乙酯。汉逊酵母不仅可以促进面酱特征香味物质的生成, 而且还参与异丙醇、异戊醇等高级醇、糠醛、苯甲醛等醛类物质的生成, 从而影响面酱中的香气平衡。此外, 红酵母还参与丙氨酸、谷氨酸、甲硫氨酸等鲜味物质生成, 赋予面酱独特的口感。在面酱的高温发酵中, 红酵母可产生辛酸乙酯等阈值极低的挥发性香气成分, 以及己酸乙酯、3-羟基-2-丁酮和 2-戊基呋喃等常见的香气成分。刘琨等（2016）在面酱中发现鲁氏酵母和球拟酵母等生香酵母。在面酱发酵过程中, 这两种酵母不仅能通过糖酵解途径将糖类物质转化为乙醇, 还能通过 Ehrlich 途径将氨基酸转化成一些杂醇, 如 3-甲基-1-丁醇、2-甲基-1-丙醇等, 这些物质是面酱的风味成分。

三、乳酸菌种类、分离与筛选

乳酸菌（lactic acid bacteria, LAB）是一类能够利用可发酵碳水化合物产生大量乳酸的细菌。这类细菌广泛分布于自然界, 具有多样性, 不仅在学术研究领域具有重要价值, 而且在与人类生活息息相关的领域有广泛应用。

近年来, 随着细菌分类研究的发展, 利用 16S rRNA 序列分析和化学分类指征, 以及其他基因型和系统发育型的分子生物学特征分析, 乳酸细菌的分类得到了进一步的明确。这些研究不仅在系统发育中确定了乳酸细菌的位置, 重新分类和组合了既有的属种, 还发现了更多的新属和新种。在伯杰氏系统细菌分类学上, 目前已发现的乳酸菌, 至少分布于乳杆菌属、链球菌属、明串珠菌属、乳球菌属等 19 个属的微生物中。其中, 乳杆菌属、双歧杆菌属、链球菌属、肠球菌属、乳球菌属、片球菌属和明串珠菌属等七个属在食品、医药等领域应用较多。研究表明, 乳酸菌作为益生菌的主要类型之一, 在调节宿主肠道微生态平衡、调节免疫系统和疾病防治中发挥着重要作用。

乳酸菌作为细菌的一部分, 其分类鉴定方法与一般细菌的分类鉴定有着相似之处。然而, 乳酸菌因其特定的生理生化特征和分子遗传学特性, 在分类鉴定过程中需要结合多种类型的技术方法。在当前的细菌分类研究中, 主要依赖于传统常规的鉴定技术和分子生物学技术, 以获取细菌的相关特征信息, 进而在不同的分类水平上研究细菌的分类问题。

传统常规鉴定技术主要依赖于表型特征观察和化学性状分析（凌代文, 1998）。在表型特征鉴定中, 科研人员通过观察乳酸菌在特定培养基上的菌落形态、色素产生、细胞形态、运动性, 以及通过生理生化测试评估其对温度、pH、氧气需求、代谢产物的特异性，如碳水化合物产酸情况和抗生素抗性等，进行初步分类。然而，这些方法受限于重现率低和辨识能力有限，难以满足现代微生物学研究的精准需求。化学性状鉴定则侧重于分析乳酸菌细胞壁组分和乳酸的旋光性，虽能提供一定的分类依据，但仍存在局限性。随着对乳酸菌基因组结构及系统发生关系的了解，分子生物学技术越来越多地被用于检测鉴定工作中。早期，16S～23S rRNA 测序、脉冲场凝胶电泳、变性梯度凝胶电泳、DNA-DNA 杂交（DDH）及扩增核糖体脱氧核酸限制性分析（ARDRA）等方法被广泛应用，但各有其局限性，如 DDH 法虽准确但耗时较长（Barnett，1976；Boudergue et al.，2009；Broadbent et al.，2011）。近年来，新型快速鉴定技术不断涌现，显著提升了乳酸菌鉴定的效率和准确性。实时荧光定量聚合酶链式反应（Q-PCR）法通过实时监控 PCR 过程中的荧光信号，实现了对乳酸菌的定量分析，具有速度快、设备价格合理、污染风险低等优点。MALDI-TOF-MS 法则利用生物特定的蛋白质组学特征，通过质谱分析实现菌种及菌株的精准鉴定，但成本较高。SNPs 微量测序分析法凭借其高通量、自动化的特点，在乳酸菌鉴定中展现出巨大潜力。此外，全基因组测序法，特别是结合第二代测序技术，为乳酸菌鉴定带来了革命性变化。它不仅能够获取乳酸菌的完整基因组信息，还能通过从头测序和重测序等手段，揭示物种间的遗传差异和进化关系（汤回花等，2021）。这一技术不仅提升了乳酸菌分类的精确度，也为乳酸菌的功能研究和应用开发提供了宝贵的遗传资源。

四、乳酸菌代谢特征及在谷物类食品中的应用

1. 乳酸菌的代谢特征

与其他细菌相比，乳酸菌对营养的要求比较严格，除了要供给适量的水分、充足的碳源、氮源和无机盐类外，还需要加入维生素、氨基酸和肽等生长因子。乳酸菌除能利用一定的糖类产生乳酸外，其在柠檬酸、蛋白质利用等方面的研究也较广泛。在微生物细胞中，不同微生物由于酶系有差异，其代谢途径、代谢底物以及代谢产物可能存在差异。

1）糖代谢

乳酸菌在生长过程中，以糖类为主要碳源和能量来源。这些碳水化合物通过不同的转运系统被乳酸菌吸收，其中包括磷酸烯醇式丙酮酸-磷酸转移酶系统（phosphoenolpyruvate-dependent phosphotransferase system，PEP-PTS）、腺苷三磷酸（adenosine triphosphate，ATP）结合盒式转运系统以及糖苷-戊糖苷-己糖苷转运蛋白系统。葡萄糖是乳酸菌的首选碳源，但不同的乳酸菌对其他糖类的代谢能力各有差异，葡萄糖代谢途径见图 3-1。

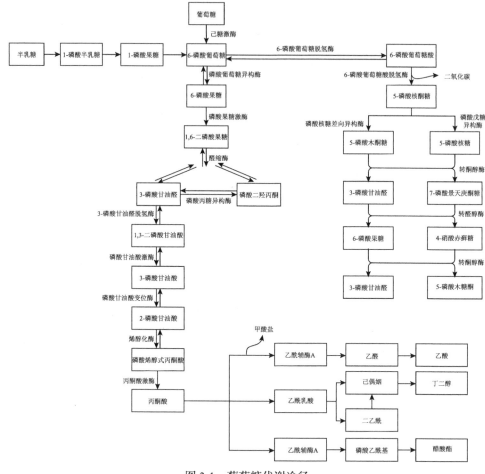

图 3-1 葡萄糖代谢途径

细胞结合或由二糖水解释放到细胞质中的单糖会以 6-磷酸葡萄糖的形式进入糖酵解或 Leloir 途径进行代谢。在乳酸乳球菌中，由 PEP-PTS 转运的乳糖被水解成 6-磷酸半乳糖，通过塔格糖（T6P）途径转化，然后以磷酸丙糖形式进入糖酵解。然而，在一些其他的乳酸菌中，只有乳糖代谢产生的葡萄糖被利用，而半乳糖被排出，导致基质中半乳糖积累，从而对乳制品的品质带来不良影响。另外，半乳糖可以通过非 PTS 半乳糖渗透酶系统吸收，并通过 Leloir 途径代谢；半乳糖也可以通过 PTSLac 系统吸收，并通过 T6P 途径进一步代谢为磷酸丙酯（Neves et al.，2010）；研究也发现了另一条半乳糖吸收代谢途径，即半乳糖通过 PEP-PTS 途径进行易位，6-磷酸半乳糖去磷酸化变为乳糖，其可通过 Leloir 途径进一步代谢，此途径已被用于基因工程，从而提高菌株对半乳糖的利用（焦晶凯，2020）。

乳酸菌代谢单糖和二糖的途径已经被广泛研究。然而，对寡糖代谢的研究数据仍然相对有限。寡糖在谷物、牛乳、水果和动物肠道中非常丰富。大量研究已经对寡糖基团的代谢过程有了较详尽的报道，这主要包括：淀粉（麦芽糖、糊精和异麦芽低聚糖）、低聚果糖、β-半乳寡糖（β-galactooligosaccharides，β-GOS）、棉子糖家族寡糖和 α-GOS 等（Gänzle and Follador，2012）。

2）乳酸菌的柠檬酸代谢

研究表明，部分乳酸菌还可代谢柠檬酸等非糖类物质，这进一步为乳酸菌发酵的应用拓宽了思路，提供了新的方向。

（1）柠檬酸转运。

在大多数乳酸菌中，柠檬酸盐是通过 2-羟基羧酸盐转运蛋白（2-HCT）进行运输的。这种转运蛋白能够运输二羧酸和三羧酸。来自乳酸乳球菌、明串珠菌和魏斯氏菌的 CitP 转运蛋白就属于这一类（Connell and Strauss，1974）。CitP 是一种特殊的逆向转运蛋白，能够在柠檬酸二价盐和乳酸一价盐之间进行交换，从而产生膜电位（图3-2）。在乳酸乳球菌乳亚种丁二酮变种中，CitP 基因是由位于柠檬酸盐质粒上的 citQRP 操纵子进行编码的。这个操纵子的启动子在低 pH 值条件下被激活，这是一种微生物适应酸性环境的应激反应。这一现象已经在乳酸乳球菌乳亚种丁二酮变种在牛乳和干酪中生长的转录组学分析中得到证实（焦晶凯，2020）。

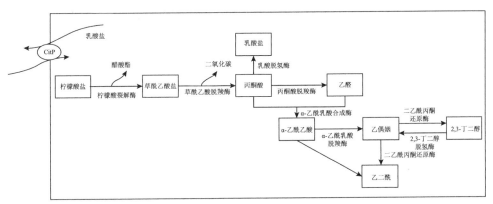

图 3-2　乳酸乳球菌、明串珠菌和魏斯氏菌中的柠檬酸盐代谢

此外，类肠球菌和干酪乳杆菌中分别有 CitM 和 CitH 转运蛋白负责运输柠檬酸盐，这两种蛋白都属于柠檬酸盐-金属同源物（CitMHS）家族，能够以 Ca^{2+}、Mn^{2+} 和 Fe^{3+} 复合物的形式运输柠檬酸盐（Lensbouer and Doyle，2010）。在植物乳杆菌、酒类酒球菌及非典型野生乳酸乳球菌乳亚种丁二酮变种中也鉴定出了其他类型的柠檬酸盐转运蛋白（Passerini et al.，2013）。

（2）柠檬酸盐在胞内的代谢。

进入细胞后，柠檬酸盐在柠檬酸裂合酶（citrate lyase，CL）的催化下，转化为乙酰辅酶 A 和草酰乙酸，最终生成醋酸和草酰乙酸。然后，草酰乙酸在草酰乙酸脱羧酶（oxaloacetate decarboxylase，OAD）的作用下脱羧，生成丙酮酸和二氧化碳（图 3-2）。关于 OAD 在乳酸菌中的生理作用，目前了解较少。与柠檬酸转运酶和柠檬酸裂合酶不同，一些不代谢柠檬酸的乳酸菌也可能含有草酰乙酸脱羧酶。最后，丙酮酸的代谢可以产生不同的终产物，包括乳酸、乙醛及重要的芳香化合物乙二酰、乙偶姻和 2,3-丁二醇等。

（3）柠檬酸盐和琥珀酸盐的转化。

有些乳酸菌菌种不能将柠檬酸转化为丙酮酸，而是利用 CitT 转运蛋白通过苹果酸和富马酸生成琥珀酸。此外，近年来有学者使用计算机模拟分析在干酪乳杆菌中鉴定了完整的三羧酸循环途径。在过量和有限碳水化合物环境下，乳酸菌柠檬酸循环的代谢产物主要为乙酸和 L-乳酸，并伴随有少量的 D-乳酸、乙偶姻、甲酸、乙醇和二乙酰，此时可以检测到 OAD 活性。然而，当生成琥珀酸、苹果酸和丁二醇时，却没有检测到 OAD 活性（Mortera et al.，2013）。

3）蛋白质水解系统

蛋白质水解是乳酸菌重要的生理性状之一。利用蛋白质水解系统，乳酸菌能将蛋白质水解成生长所需的游离氨基酸，为细胞的生长和代谢提供原料。而依赖蛋白质水解系统获得的氨基酸，也可用于合成多肽、蛋白质及其他生物分子。蛋白质水解系统主要包括蛋白质降解、肽转运、肽降解过程。

（1）蛋白质降解。

乳酸菌中蛋白质降解的最初研究集中在酪蛋白降解，乳酸菌对酪蛋白利用的第一步是通过 CEPs 实现的。目前已经对来源于乳酸菌的五种蛋白水解酶进行了克隆和研究，包括来源于乳酸乳球菌和干酪乳杆菌的 PrtP，来源于瑞士乳杆菌的 PrtH，来源于鼠李糖乳杆菌的 PrtR，来源于嗜热链球菌的 PrtS，以及来源于保加利亚乳杆菌的 PrtB。在乳酸乳球菌中，PrtP 可由质粒或基因组编码，然而乳酸杆菌的蛋白水解酶只由基因组编码。大多乳酸菌只编码一种蛋白水解酶，只有瑞士乳杆菌和保加利亚乳杆菌编码两种或两种以上的蛋白水解酶，其中，在瑞士乳杆菌 CNRZ32 中鉴定出 4 种 CEP 编码基因，分别为 prtH、prtH2、prtH3 和 prtH4，在所有被鉴定的瑞士乳杆菌中，prtH2 基因比较常见（Jensen et al.，2009）。

（2）肽吸收系统。

蛋白质利用的第二步是将二肽、三肽和寡肽转运到细胞中。目前在乳酸菌中已经发现 3 种转运系统，分别为寡肽、二肽和三肽转运系统（分别为 Opp、Dpp 和 DtpT），嗜酸乳杆菌、短乳杆菌、干酪乳杆菌、鼠李糖乳杆菌和乳酸乳球菌均具有这 3 种肽转运系统，一些瑞士乳杆菌菌株（瑞士乳杆菌 DPC4571 等）也具有这 3 种肽转运系统，但个别瑞士乳杆菌仅有 2 种肽转运系统，分别为寡肽和三肽转运系统。这些结果表明，不同菌株之间蛋白质水解系统不同。

Opp 蛋白属于高度保守的 ATP 结合盒式运载蛋白的超家族中的一员，调节酪蛋白来源的肽的吸收。在乳酸乳球菌 MG1363 中编码寡肽结合蛋白（OppA）、两个嵌膜蛋白（OppB 和 OppC）、核苷酸结合蛋白（OppD 和 OppF）的基因存在于一个操纵子上。乳酸乳球菌的 Opp 系统转运的寡肽可达到 18 个氨基酸残基，这些肽的结构影响着转运动力学，其他乳酸菌的 Opp 系统还没有广泛的研究。乳酸乳球菌 MG1363 和 IL1403 菌株中的肽转运体还包括质子动力势（PMF）的二肽/三肽（DtpT）及 ATP-驱动的 Dpp 系统。Dpp 能够转运含有疏水性支链氨基酸的二肽、三肽和四肽，并且对三肽有着较高的亲和性。DtpT 对亲水的和带电荷的三肽的亲和性较高。瑞士乳杆菌含有能够编码 PMF 驱动的 DtpT 基因，它的转运特异性同乳球菌中对应物类似。

（3）肽酶。

肽酶是乳酸菌中蛋白质水解系统的重要组成部分，它们能够催化肽的水解反应，释放氨基酸，为细胞的生长和代谢提供原料。根据作用位点的不同，肽酶主要分为内肽酶和外肽酶两大类。

内肽酶：内肽酶主要负责水解寡肽的内部肽键。到目前为止，已经发现了多种乳酸菌的内肽酶，包括内肽酶 O（PepO）、PepF、PepG 和 PepE 等。这些内肽酶主要作用于 N 末端寡肽底物。PepO 由 pepO、pepO2 和 pepO3 3 个旁系同源基因编码，在瑞士乳杆菌中，这些基因是相同的；由于基因功能的丧失或序列多态性，可能会观察到菌株差异性，这可能会影响单个肽酶的特异性或活性；PepF 由 pepF、pepF1 和 pepF2 3 个旁系同源基因编码，在乳酸乳球菌中，pepF1 基因位于染色体上，而 pepF2 基因位于质粒上，pepF2 基因的位置解释了不同乳球菌菌株之间该基因的可变性（Broadbent et al., 2011）。

外肽酶：外肽酶则主要作用于寡肽的末端，以产生更小的肽或氨基酸。这些外肽酶包括氨肽酶、二肽酶、三肽酶和脯氨酸特异性肽酶等。根据其特异性，外肽酶可以分为以下四类。

（i）氨肽酶：氨肽酶能够水解来自 N 末端寡肽的单个氨基酸。根据作用底物类型，氨肽酶又可以分为一般氨肽酶或特异性氨肽酶。一般氨肽酶存在于所有基因组中，而特异性氨肽酶则根据水解的残基类型进行分类。例如，PepS 对芳香族残基具有特异性，而 PepA 则对 Glu 和 Asp 残基具有特异性。

（ii）二肽酶：二肽酶是针对二肽的特异性外肽酶。在乳酸菌中，存在 PepD 和 PepV 两种二肽酶家族。这些二肽酶对多种二肽具有广泛特异性。

（iii）三肽酶：三肽酶从三肽的 N 末端释放氨基酸。目前乳酸菌中唯一鉴定出的三肽酶是 PepT，它具有广泛特异性，优先靶向水解疏水性肽，但不水解脯氨酸残基。

（iv）脯氨酸特异性肽酶：这类酶可以从肽 N 末端水解脯氨酸残基。目前已知的脯氨酸特异性肽酶包括脯氨酸亚氨肽酶和 PepR。其中，PepR 对二肽具有广泛特异性（焦晶凯，2020）。

2. 乳酸菌在谷物类食品中的应用

乳酸菌已经在食品工业中被广泛应用，在谷物类食品中，经乳酸菌发酵，不仅口味得以改善，还提高其营养价值。下面将总结归纳乳酸菌在谷物中的应用以及在改善食品品质方面的作用。

1）乳酸菌与淀粉类主食

（1）馒头。

作为传统主食之一的馒头，通常是以小麦粉为主要原料，添加发酵剂混合后，在一定的温度和湿度下经发酵、成型、蒸制而成。与单一商用发酵剂（酵母）相比，馒头制作中传统发酵剂的使用可以赋予馒头更加细腻的口感和更为丰富的风味。传统发酵剂一般为多菌种混合作用体系，除了使用酵母外，通常还含有乳酸菌、醋酸菌、霉菌等多种微生物。在发酵过程中，各菌种相互作用，使制成的馒头口感细腻、后味丰富且更有嚼劲。资料表明，乳酸菌除在发酵乳行业应用广泛外也是传统馒头发酵剂中的常见菌种。

（i）乳酸菌对馒头比容的影响。

比容是表征馒头品质的重要参数，其代表了馒头的松软度，比容较大，产品质构较柔软，比容增大是微生物产气和面团面筋强度共同作用的结果。虽然比容的大小受工艺的影响较大，如和面次数、面团大小、醒发时间等，但研究表明乳酸菌的添加对馒头的比容也具有重要作用。

乳酸菌纯种发酵对小麦粉馒头比容的改善效果优于酵母。利用植物乳杆菌 ZS3-11 和旧金山乳杆菌 XD1-4 纯种发酵馒头，比容分别为 2.7 mL/g 和 2.8 mL/g；植物乳杆菌 Biogreen300、短乳杆菌 ZL6 和植物乳杆菌 XL3 发酵，比容分别为 2.42 mL/g、2.59 mL/g 和 2.46 mL/g；利用植物乳杆菌发酵馒头，比容为 2.1 mL/g。上述乳酸菌纯种发酵的馒头的比容均大于相应的酵母发酵对照品。

（ii）乳酸菌对馒头感官品质的影响。

淀粉老化问题是影响馒头储藏稳定性和感官品质的主要问题之一。淀粉的老化过程主要是直链淀粉双螺旋结构快速形成和支链淀粉侧链缓慢结晶的过程。馒头老化的主要表现有硬度增加、老化焓值增加和水分迁移等。研究表明，乳酸菌发酵可以延缓馒头的老化速度。随着储存时间的延长，所有馒头老化焓值均增大，但是乳酸菌发酵馒头焓值变化速率较慢；乳酸菌发酵对馒头水分的迁移影响不明显，但硬化速率明显降低。

馒头风味物质的来源主要有：原料本身带有的风味物质，如小麦粉中的氨基酸、糖类等；微生物发酵产生的醇、酸、酯、醛和酮等，这些物质在馒头制作过程中，通过微生物的作用，形成了馒头独特的风味；馒头蒸制过程中，醇类和有机酸反应生成的酯类芳香物质，这些物质在高温下发生反应，形成了馒头特有的香气；蛋白质降解生成风味前体物质，经微生物代谢转化为挥发性风味的氨基酸，这些氨基酸和其他风味物质相互作用，进一步丰富馒头独特的风味。

经过乳酸菌发酵的馒头，其挥发性风味物质的丰度比普通馒头高出 1.60～1.85 倍，并且种类也显著增多。其中包括一些独特的挥发性物质，如 2-乙基己醇、棕榈酸、乙酸己酯、4-庚烯醛等。当乳酸菌与酵母协同发酵时，馒头的风味物质含量和感官评分均高于酵母单独发酵。研究表明，融合魏斯氏菌和异常威克汉姆酵母混合发酵馒头的风味强度明显高于酵母单独发酵，使馒头酒香和果香更浓郁。

不同发酵类型的乳酸菌对馒头风味的影响不同。异型发酵的短乳杆菌、罗伊氏乳杆菌、干酪乳杆菌和鼠李糖乳杆菌等比同型发酵的格氏乳杆菌、戊糖片球菌和乳糖乳球菌更有助于馒头风味的形成与改善，前者有更强的麦芽味、水果气味、酒味和乳酸味，主要风味物质是乙醇、醋酸和酯类，而后者主要是壬醛和 2,3-丁二酮等醛类和酮类。

（2）面包。

近年来，烘焙食品作为主食或代餐食品在食品工业中的地位日益重要。传统烘焙食品通常使用干酵母作为主发酵剂，但由于其菌群单一，难以产生丰富的风味物质，以及储存过程中容易出现老化等问题。以乳酸菌为代表的混合发酵剂在工业应用中的使用逐渐增加。乳酸菌和酵母的协同作用可以促进面团发酵、增加营养物质的含量，并在发酵过程中抑制其他有害微生物的生长。同时，它们还可以产生有机酸、多糖和酶等物质，显著改善面包的质量和口感。因此，利用不同种类的乳酸菌开发新型酸面团发酵剂已成为当前国内外的研究热点。乳酸菌在面包中的作用主要体现在以下几个方面。

（i）乳酸菌对面包比容的影响。

乳酸菌发酵和酸处理均能提高面包的比容，但乳酸菌发酵的效果更为显著。利用植物乳杆菌发酵的玉米面包比容为 2.3 mL/g，大于利用 pH 为 3.4 的酸面团（由乳酸、玉米粉和水制成）制作的玉米面包（1.9 mL/g）。利用植物乳杆菌 FST1.7 和旧金山乳杆菌 LTH2581 发酵的面包比容分别为 4.02 mL/g 和 3.54 mL/g，明显高于使用 0.433%乳酸：醋酸混合液（4：1，体积比）制成的酸处理小麦粉面包的比容（3.04 mL/g）。

面包的比容还与乳酸菌的种类和添加量有关。利用植物乳杆菌、短乳杆菌和旧金山乳杆菌发酵大麦粉面包，测得比容大小各异。将保加利亚乳杆菌、嗜热链球菌、干酪乳杆菌接种到 10%乳粉溶液中制成发酵剂，将其添加到面包中，在 0%～

40%的范围内，比容随添加量的增加而增大。但如果乳酸菌发酵产生过多的酸，则会水解面筋蛋白，导致面团面筋网络变弱，使面包比容变小。

（ii）乳酸菌对面包感官品质的影响。

乳酸菌发酵能够对面包的色、香、味产生积极的影响。食窦魏斯氏菌和肠膜明串珠菌发酵的面包相较于传统酸面包具有更大的甜度和更小的酸味。另外，植物乳杆菌和红乳杆菌的混合发酵可以改善藜麦面包的色泽等感官特性。植物乳杆菌发酵的大豆面包能够消除豆腥味，并且在外观、色泽、风味和口感等方面都获得了比酵母发酵更高的感官评分。植物乳杆菌、短乳杆菌和肠膜明串珠菌发酵的玉米面包在表观、质构、口感和总体可接受性评分上都高于单一菌发酵的产品。近年来，利用各种乳酸菌开发新型酸面团发酵剂已成为国内外研究的热点。

另外，常见的酸面团发酵菌还有乳酸短乳杆菌、植物乳杆菌、罗伊氏乳杆菌、干酪乳杆菌、乳球菌、假丝酵母、肠球菌，它们常与传统面包酵母混合作为面包发酵剂。一般认为，酸面团应含有代谢活性的乳酸菌（$10^8 \sim 10^9$ CFU/g）和酵母（$10^6 \sim 10^7$ CFU/g），乳酸菌与酵母的比例为 100∶1 时具有较优的活性，并产生较多的风味复合物。由乳酸菌参与的发酵过程，产生的氨基酸多以游离状态存在，具有改变风味的作用，特别是鸟氨酸。充分利用乳酸菌在发酵面包产生的丰富风味化合物，是当前乳酸菌面包发展趋势之一。

（3）面条。

面条作为我国的传统主食之一，因其烹调方便、储藏时间长等优点深受人们喜欢。传统的制面配料简单，主要是面粉、水，有的添加少量的碱，面条的生产工艺与设备也已成熟，根据干燥工序的有无，可分为湿面和干面。

乳酸菌作为面团的生物改良剂，近年来在面条加工中的应用越来越受到重视。一定程度的发酵作用不仅能够提高面制品的风味，而且对面团的流变特性、面团延伸性能有一定改善作用。例如，贵州绥阳的空心面，在制作的过程中经过了多次发酵、多次醒发的过程，持续的发酵作用使面条形成了中空的细孔，由这种方法制作的空心面往往能够被拉至数米长。这是由于适度发酵有利于沿长度方向上面筋网络的形成，增加了面团的延伸性。但这方面的研究较少，尤其是对于发酵菌种和发酵条件的控制没有较深入研究。

不同类型与种类的乳酸菌发酵对面条品种的影响是不同的，植物乳杆菌发酵面条的色泽、外观、适口性、韧性、黏性和光滑性的得分均比未发酵的得分高。与未经乳酸菌发酵的对照品相比，其发酵面条的硬度和弹性增加。保加利亚乳杆菌、植物乳杆菌、短乳杆菌和旧金山乳杆菌发酵 12 h，可增加燕麦面条的硬度，且耐咀嚼性提高，蒸煮损失率降低，其中，植物乳杆菌的改善效果最佳。发酵使支链淀粉平均链长增加，分支密度下降，使得其对长链的空间阻碍作用减弱；直链淀粉含量增加可促进交联缠绕，利于形成更强的凝胶，从而提高面条品质。

酵母菌也是面条制备的关键生物发酵剂的重要选择,发酵过程中分泌的活性复合酶对改善面团组分加工性能的改善至关重要,同时,酵母菌的产气作用使得面团的柔韧性和面筋的延伸性也产生积极的影响。酵母菌与乳酸菌的复合发酵对开发高品质,具有独特组织结构、口感及风味的面条制品的影响成为当前行业研究的极大兴趣之一。

2)乳酸菌谷物类饮料

我国谷物饮料发展较晚,2008年,佛山市广粮饮料食品有限公司相继推出"粗粮系列谷物饮料",包括燕麦浓浆、小米红枣浓浆、红豆浓浆等。近年来,中粮的"粗粮"、维维的"维维谷物饮料"、伊利的"谷物多"、蒙牛的"谷物牛奶"等众多谷物饮料品牌不断涌现。据报道,亚太地区的谷物早餐规模已达到16亿美元,其中中国市场成长最为迅速,每年增幅达7%。

发酵型谷物饮料是一种以谷物为主要原料,通过酶降解和发酵工程等技术调配而成的饮料,能够满足消费者对不同谷物食品的需求。在世界范围内,用于传统谷物发酵饮料的微生物主要有肠膜明串珠菌属、乳杆菌属、链球菌属、小球菌属等;真菌则有曲霉菌属、拟青霉属、青霉属和单端孢。土耳其的 Boza 是由小麦、黑麦、玉米和其他谷物混合并加入蔗糖,在30℃条件下,经长时间发酵加工制作而成的。它主要由旧金山乳杆菌、类肠膜明串珠菌、肠膜明串珠菌、棒状乳杆菌、葡聚糖明串珠菌、发酵乳杆菌、酒明串珠菌、葡萄汁酵母、酿酒酵母构成。

两次发酵工艺可用来制备独特风味和口感的全燕麦饮料,首先,使用乳酸菌进行第一次发酵,接种量为3%,发酵温度控制在42℃,发酵时间为9.15 h;接着,进行第二次发酵,使用酵母,接种量为0.13%,发酵温度调整为33℃,发酵时间为1.5 h。黑大麦浸出物浓度17%,乳酸菌接种3%~5%,42℃发酵8 h,以黑大麦、牛乳为原料,可制成营养丰富、酸甜适口的黑大麦乳酸菌饮料。不同乳酸菌在谷物发酵产品中的发酵特征也不同,如以糖化的大米为底物,对多株乳酸菌的发酵性能测试中,以嗜酸乳杆菌产酸最高,产酸速度最快。嗜酸乳杆菌、乳明串珠菌和两歧双歧杆菌进行菌种组合,表明多菌种混合发酵比单一的菌种发酵谷物的效果更好;以嫩玉米为主要原料进行乳酸菌发酵,嗜热链球菌与干酪乳杆菌以1:1比例混合发酵时产品具有酸甜可口、风味独特、色泽宜人、营养丰富等特点。

第二节 发酵面制品

发酵面制品种类繁多,是人们重要的主食与辅食,除了传统的馒头外,酸面团及其蒸制品日益受到人们的喜爱。酸面团是由多种微生物共同作用形成的复杂的生物生态系统。这些微生物在发酵过程中交互作用，产生各种化合物，如肽类、氨基酸、寡糖、小分子风味物质等。这些化合物不仅改善了面团的结构，还提高了其营养价值，增加了面制品的风味，并延长了保质期。在酸面团中，酵母菌和乳酸菌是最主要的微生物，它们之间的代谢生长存在密切关系。在发酵面制品中，酸面团馒头和酸面团面包是两种最具代表性发酵食品。

一、酸面团馒头

酸面团馒头是一种具有悠久历史的传统面食，以其独特的酸味和独特的制作工艺而闻名。它的历史渊源可以追溯到古代黄河流域的北方人民，经过千百年的流传和发展，酸面团馒头已经成为中国面食文化的重要组成部分。

酸面团馒头的发酵主要涉及酵母菌、乳酸菌等微生物的生长繁殖和发酵作用。这些微生物在适宜的温度、湿度、氧气等条件下，利用面团中的糖类（主要是葡萄糖）作为营养物质，产生二氧化碳、乳酸等代谢产物，使面团发生一系列生物化学变化，最终形成具有特定风味和营养价值的酸面团馒头。

1. 酸面团对馒头质构的影响

酸面团发酵可以改善馒头的比容和质构，增加馒头柔软度，且乳酸菌的种类对比容和质构也有不同影响。

在酸面团中，通过乳酸菌发酵产生乙酸和乳酸而诱发谷蛋白的蛋白大分子少量解聚和淀粉适度水解，并伴有 pH 降低。酸性介质的存在会导致面筋蛋白溶胀和溶解度增强，由于分子内力增加会导致蛋白质聚集体解离，从而导致其疏水部分暴露更多，产生更稳定的小聚集体，可能会使面团体现出较大的延展性。因此，发酵剂在酸面团中的使用比例、发酵程度的控制等因素是影响面筋延伸性的重要因素。

除了改变面筋的性能外，一些乳酸菌还产生胞外多糖，这是一种高分子量的聚糖，通过影响面团中水分分布特征，来影响面团的质构和加工性能。用接种产生胞外多糖的食窦魏斯氏菌和植物乳酸杆菌的酸面团发酵产品的比体积增加20%，并伴随着硬度显著性降低（Di Cagno et al.，2006）。

2. 酸面团对馒头风味物质的影响

食品的感官特征中，香气分布特征对消费者的接受程度起着重要作用。酸面团和其他面制品的香气是体系自身及其在加工和热处理过程中产生的，同时，微生物的分泌合成也是重要贡献者，如代谢产生的有机酸和挥发性化合物，如醇、醛、酮、酯和硫化物等，它们代表了酸面团制品的香味。乙醇、己醇、戊醇和异戊醇是酒精化学类的主要挥发性化合物，分别是酒精、草药、香脂和酒精/麦芽气味的来源。面粉中淀粉和蛋白质的种类以及发酵过程中的微生物群都会影响酸面团制品的香气。

相对于酸面团面包而言,酸面团馒头特征风味的研究较少。馒头和面包的主要发酵原料相同,二者所含有的挥发性风味物质存在很多相同点。例如,馒头和面包中均含有 3-甲基-1-丁醇、2-甲基-1-丙醇、己醛、戊醇等挥发性风味物质(王榕,2022)。酸面团馒头具有比普通酵母发酵馒头更为丰富的香气成分。其主要香气成分包括醛类和醇类,例如(E)-2-壬烯醛和 1-辛烯-3-醇,这两种物质的相对气味活度值更高,更容易被人类感知。此外,酸面团馒头的挥发性风味物质含量也高于普通馒头,这种挥发性风味物质的含量和种类与乳酸菌种类和酸面团发酵类型有关。例如,经过植物乳杆菌亚种发酵的馒头,其风味物质含量显著增多,并产生了少见的乙酸-2-苯乙基酯、6-甲基-5-庚烯-2-酮和 2-乙基己醇等风味物质(Wu et al.,2012)。同时,在酸面团发酵过程中,产生了咸味氨基酸或小分子肽,以及经乳酸菌代谢生成的乳酸和其他有机酸,这些物质明显增强了酸面团馒头的咸味和酸味(Zhao et al.,2016)。

3. 酸面团对馒头营养特性和消化率的影响

有机酸的产生使得酸面团拥有较低的 pH 值,乳酸菌的代谢使得面团中矿质元素的生物有效性增加;另外,一些乳酸菌和酵母菌可以产生植酸酶,将酵母菌和乳酸菌联合发酵会增加阳离子元素的生物利用度(Chaoui et al.,2003)。酵母菌的生长会增加酸面团中叶酸的含量,Kariluoto 等(2004)研究了酸面团中酵母菌(酿酒酵母、德尔布有孢圆酵母和假丝酵母)和乳酸菌在酸面团发酵过程中对叶酸代谢的能力,特别是,当乳酸菌发酵黑麦面粉面团时,酸面团中的叶酸含量增加显著。

由于酸面团长时间发酵和微生物群的关系,酸面团馒头的消化率通常低于酵母馒头。在发酵过程中,复杂的碳水化合物被微生物分解成利于消化的单糖,将蛋白质部分分解为氨基酸或肽,部分淀粉被代谢成有机酸、乳酸、乙醇和 CO_2,因此,剩余淀粉的可利用性降低,最终会适度降低产品的血糖指数。乙酸和丙酸使得胃排空率增加,酸面团的发酵在一定的条件下会促进抗性淀粉的形成。

4. 酸面团对馒头货架期的影响

馒头在储存过程中会发生一系列的化学和物理变化,馒头柔软性降低、硬度提升,导致其感官品质变差。尽管这种机制尚未完全了解,但直链淀粉的回生、支链淀粉长链的短程有序增加,淀粉分子与面筋蛋白之间的相互作用以及水在产物中的重新分布被认为是发生这些改变的主要原因。此外,乳酸菌分泌的关键代谢物对馒头产品的质地、硬度和新鲜度也有显著影响,其中包括有机酸、胞外多糖、酶以及具有抗菌功能的化合物。有研究证实了枯草芽孢杆菌和地衣芽孢杆菌被植物乳酸杆菌和戊糖片球菌抑制，当两个菌株可以相互作用时也可以产生抗真菌化合物，这种相互作用被称为联合抗真菌作用。例如，产生 1,2-丙二醇的布氏乳杆菌和将 1,2-丙二醇转化为丙酸的食二酸乳杆菌共发酵中显示了这一点，丙酸是具有抗真菌作用的有机酸（Katina et al.，2002）。

二、酸面团面包

在许多国家和地区，酸面团面包的制作技艺被列入了非物质文化遗产名录，成为当地文化和传统的重要组成部分。同时，酸面团面包也在一些地区成为了重要的节庆食品和仪式用品，例如在德国的啤酒节和奥地利的婚礼中，酸面团面包是必不可少的食品之一。

根据生产工艺的不同，酸面团发酵剂可分为Ⅰ型（传统酵母）、Ⅱ型（发酵剂发酵酵母）、Ⅲ型（干酵母）和Ⅳ型（混合干酵母）。酸面团发酵剂作为一种天然的生物改良剂，其在改善发酵面制品的质构、增强风味、延长货架期及提高营养价值等方面有着广阔的应用前景。乳酸菌增加蛋白质水解和水解面粉生物聚合物（面筋和淀粉），从而改善质地，延长烘焙产品的保质期。酵母通过产生二氧化碳和乙醇来改善面包的体积和香气。此外，酵母菌合成生物活性化合物和一些维生素，以增加矿物质的生物利用度（图 3-3）。

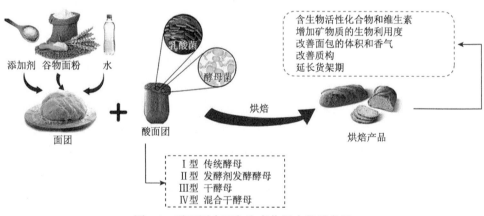

图 3-3　酸面团在面包生产作用中的示意图

1. 酸面团对面包风味的影响

酸面团的添加对于提升面包风味具有积极作用。风味的构成主要分为非挥发性风味化合物和挥发性风味化合物。其中，挥发性风味化合物与我们所感知到的气味紧密相关，而非挥发性风味化合物则直接成为我们感知到的风味，或是作为形成新风味所需的前体物质。形成酸面团面包独特风味的途径主要有酸面团发酵、美拉德反应以及脂质氧化。在酸面团中，风味的特性主要受到微生物发酵活性的影响，包括有机酸的产生、风味化合物前体物质的形成以及风味化合物的合成。

非挥发性风味物质主要包括乳酸菌代谢自身合成，以及酸面团组分因微生物作用导致结构变化的影响集成，如游离脂肪酸、脂质、酚类化合物、氨基酸、寡肽、游离糖和有机酸等物质的生成与变化。此外，微生物发酵诱导的低 pH 值也有助于丰富面包的风味。异型发酵乳酸菌利用葡萄糖生成乳酸和乙酸，适量浓度的乙酸有助于改善面包的风味，但浓度过高则会对风味产生不良影响。同型发酵乳酸菌则主要将己糖转化为乳酸。

挥发性风味物质以酮类、酯类、醛类、酸类和醇类为主。同样，微生物合成的有机酸降低面团 pH 值的同时，激活基质中的内源蛋白酶，促进蛋白质的降解。同时，乳酸菌自身的肽酶可以进行二次蛋白水解，释放出游离氨基酸和小分子肽，这些氨基酸是形成面包重要风味的前体物质。此外，乳酸菌还可以通过脱羧反应和转氨作用代谢氨基酸，这些途径合成了面包的重要挥发性风味化合物，如酮类、酯类、醛类、酸类和醇类等。

不同发酵类型的菌株在酸面团制备过程中会对面包特征风味产生不同影响，如异型乳酸菌发酵代谢所产生的风味化合物以酯类、乙醛和特定的醇类为主，而大多同型乳酸菌发酵代谢则产生醛类、酮类化合物和双乙酰。另外，酸面团体系中酵母的生长与代谢对特征风味的影响也不容忽略，酵母可将面团中的可发酵糖转化为乙醇和二氧化碳，还可以生成一些短链醇类、脂肪酸和酯类等次级代谢产物（Pires et al.，2014）。另外，氨基酸可以通过酵母的 Ehrlich 代谢途径转化为相应的醇和酸等风味物质。例如，亮氨酸、缬氨酸、苯丙氨酸和甲硫氨酸通过 Ehrlich 途径转化形成的发酵代谢产物以 3-甲基-1-丁醇、2-甲基-1-丙醇等醇类化合物为主。

总体来说，酸面团在面包风味的提升方面发挥着重要作用。混合菌的发酵在酸面团的制备中越来越流行，特别是异型乳酸菌和同型乳酸菌与酵母菌在面包制作过程中具有协同作用，在风味化合物的品种与丰度等方面均会有显著性提升。

2. 酸面团对面包老化特性的影响

面包在完成烘烤后进入储藏阶段，会出现老化现象，这种现象的主要表现包括面包整体收缩、组织结构变得密集、内外部水分流失、面包芯硬化易散落掉渣，以及面包风味劣变等。造成这些现象的原因主要有两点：一是直链淀粉的长期回生作用，因为直链淀粉在产品烘焙加热完成开始冷却后，便开始淀粉回生作用，冷却完成也意味着直链淀粉的短期回生过程的完成；二是水分迁移，面包在储藏过程中水分会逐渐从面包芯迁移到面包表皮，导致水分流失，进而引发面包组织硬化。

　　然而，随着酸面团发酵技术研究的深入，人们发现乳酸菌发酵酸面团对产品抗老化特性有重要作用。长时间发酵过程中，乳酸菌代谢产生的乳酸能影响淀粉结晶区的比例，导致大分子支链淀粉断链与脱支，使直链淀粉含量升高。此外，部分来源于酸面团的乳酸菌可原位合成产生胞外多糖，这些多糖具有良好的亲水特性，可以降低产品在储藏过程中水分的迁移速率，有效提高产品的抗老化特性（Gänzle et al.，2008）。另外，酸性环境还会抑制酸面团内部分淀粉酶的活性（Gänzle，2014），如黑麦面团中的 α-淀粉酶。这种酶过量会导致面包硬度增加、结构粗糙、比容降低，因此酸面团发酵可以抑制其活性，改善黑麦面包的烘焙特性和老化特性。

3. 酸面团对面包营养的影响

　　酸面团发酵时，其中的有机酸能够激活发酵基质里的内源蛋白酶，加速蛋白质的水解过程。乳酸菌的内源性肽酶进一步分解这类多肽，产生小分子肽和游离氨基酸，从而显著提高面包中的游离氨基酸含量（Koistinen et al.，2018）。这不仅增强了面包的风味，还有助于人体更好地代谢和吸收这些蛋白质。此外，酸面团发酵能有效降低小麦面团面包的淀粉体外消化率，进而降低其血糖指数。这是因为在发酵过程中，有机酸的形成会延缓淀粉的消化，而乳酸和乙酸则有助于降低餐后的血糖和胰岛素反应，从而减缓血糖指数上升的速度（Mutlu et al.，2022）。

　　酸面团还能通过三种方式提高面包的抗氧化活性：一是通过发酵破坏植物细胞壁的完整性，释放出原本结合在细胞壁上的酚类化合物，这些游离的可溶性酚类化合物具有更强的抗氧化活性；二是乳酸菌转化某些物质为酚类化合物；三是乳酸菌产生具有抗氧化特性的酶和物质，如超氧化物歧化酶和胞外多糖。

　　此外，酸面团发酵可以弥补因盐含量降低而对面包风味造成的影响。在发酵过程中，酸面团合成的风味游离氨基酸和氨基酸衍生物对盐的减少起到了补偿作用。同时，乳酸菌还可能合成具有降血压作用的血管紧张素转换酶抑制肽和抗氧化肽。

第三节　青稞发酵食品

　　青稞是一种具有高蛋白质、高膳食纤维素，以及含有多种维生素、矿质元素的谷物类作物。青稞发酵食品的研究近年来日益受到关注，特别是通过微生物的发酵技术，可以进一步提升青稞的营养成分及功能。通过对发酵过程中微生物学特征的研究，可以深入了解青稞发酵食品的发酵机理、营养素变化、产品品质调控等科学与技术问题，为其健康功能的开发和利用提供理论和实践依据。

一、青稞发酵的微生物学特征

青稞发酵过程涉及多种微生物的相互作用，包括酵母菌、乳酸菌、醋酸菌等，通过代谢产生有机酸、醇类、酯类、小分子肽等物质，并促进其他物质的转化，赋予青稞发酵食品独特的风味、口感和营养。酵母菌是青稞发酵过程中的主要微生物之一，它通过发酵作用将青稞中的葡萄糖转化为乙醇和二氧化碳，产生特有的发酵香气。同时，酵母菌还能产生多种酶类，如淀粉酶、蛋白酶等，促进青稞中淀粉和蛋白质的分解。乳酸菌在青稞发酵过程中通过乳酸等有机酸的合成，降低面团的 pH 值，抑制有害微生物的生长，同时赋予其他功能成分的合成与转化，如乳酸菌还能产生细菌素、胞外多糖等具有生物活性的物质，对食品品质和安全性具有积极的影响。除了酵母菌和乳酸菌外，醋酸菌等其他微生物也在青稞发酵过程中发挥着一定的作用，它们通过代谢产生醋酸等有机酸，进一步丰富青稞发酵食品的风味和口感。

微生物对青稞发酵的影响不仅限于改善风味，更在于提升营养价值。例如，特定乳酸菌的使用能够合成 B 族维生素和维生素 K，增加产品中维生素的含量与品种。同时，微生物在发酵过程中通过代谢途径分解抗营养因子，提高青稞营养素的消化与吸收。

二、青稞发酵食品的种类与加工工艺

青稞发酵食品种类丰富，主要有青稞酸奶、青稞酵素、青稞纳豆、青稞醋。下面将介绍这些发酵食品的加工工艺。

1. 青稞酸奶

青稞酸奶是在传统酸奶加工工艺的基础上，添加青稞制备出的口感独特、风味优良、功能性好的产品。青稞酸奶因在制作中添加的复配物料和发酵菌种的不同，可以分为原味青稞酸奶、青稞黑米酸奶、青稞燕麦酸奶以及青稞红曲酸奶等不同品种。例如，青稞黑米酸奶就是将发酵后的酸奶添加熟青稞、熟黑米等辅料，搅拌均匀后罐装后熟，具有口感柔和、质地嫩滑、米香浓郁等特色。

1）原料

熟青稞、牛奶、熟黑米、白砂糖、青稞酶解液、稳定剂、菌种（保加利亚乳杆菌、嗜热链球菌）。

2）工艺流程

青稞酸奶的加工工艺流程见图 3-4。

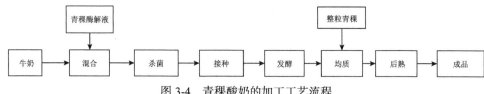

图 3-4　青稞酸奶的加工工艺流程

3）操作要点

（1）牛奶：新鲜牛奶进行质量与安全检测，合格后使用。

（2）青稞酶解液：将除杂的整粒青稞清洗后炒至有 50%裂开，粉碎后过 200目筛，加水调成糊状，在沸水浴中糊化，冷却后加入淀粉酶水解，然后加热灭酶，制得青稞酶解液，备用。

（3）青稞：取除杂后的整粒青稞，用开水浸泡 4h，然后煮 1h，再蒸 40 min，得到整粒熟青稞，备用。

（4）原料混合、杀菌：将牛奶与青稞酶解液混合，加 9%白砂糖，进行巴氏灭菌，冷却至 40℃。

（5）接种、发酵：加入总量 6%的菌种和总量 0.15%的稳定剂，在 38～40℃培养发酵 3～5 h，发酵成熟后放入 4～6℃保存，制成搅拌型青稞酸奶基料备用。

（6）原料混合与后熟：取整粒青稞与青稞酸奶基料混匀，后熟，控制酸度。

2. 青稞酵素

青稞酵素是以青稞为主原料，经红曲霉等微生物深层固态发酵而制备。根据青稞的品种不同，可制备青稞红曲酵素，以及以黑青稞为原料发酵而来的高花青素青稞酵素。红曲霉是重要的药食两用真菌，经发酵可合成 γ-氨基丁酸等活性成分，具有降血脂、降血压等广泛的生理功能。青稞红曲酵素作为二者结合的发酵产物，不仅积聚了二者营养特征，在降压、降脂、镇静、催眠、抗惊厥等方面的功效会得到进一步提升。

1）原料

青稞、麦麸、豆粕、红曲菌、营养液等。

2）工艺流程

（1）制备青稞红曲。

原料处理：青稞原料去杂、清理，将筛选好的青稞粗粉碎。

青稞发酵基质处理如下。

（i）原料混合：将挑选好的青稞转入配料池，加入麸皮、豆粕，混合均匀。

（ii）配料：加入配制好的营养液并进行配料，先将物料吸水 0.5h，确保营养液分布均匀。

（iii）灭菌：将配料好的青稞原料放入高压锅中灭菌，灭菌后冷却，制得青稞发酵基质。

（iv）接种、发酵：将红曲菌悬浮液接种到青稞发酵基质，混匀，在 32℃条件下发酵 15～20 d，取出烘干，制得青稞红曲。

（2）制备酵素初始液：选取新鲜无腐烂的果蔬、食用菌等放入清洗机中清洗、消毒处理，放入打浆机中打浆，装入已消毒的发酵缸中，加入糖源、青稞红曲，室温密封发酵 6～12 个月，制得酵素初始液。

（3）酵素初始液的精制：过滤去除不溶物，得清澈液体，罐装，低温储存。

3. 青稞纳豆

纳豆是一种有着几千年食用历史的传统发酵食品，具有溶血栓、抗氧化、抗菌、降血压等多种保健功能。青稞纳豆是将液体菌种接入大豆中进行发酵，将发酵物再接入青稞发酵体系进一步发酵得到青稞纳豆产品。此工艺有效保留了纳豆激酶活性，还体现出青稞谷物特色。

1）原料

大豆、枯草芽孢杆菌、青稞等。

2）工艺流程

青稞纳豆加工工艺流程见图 3-5。

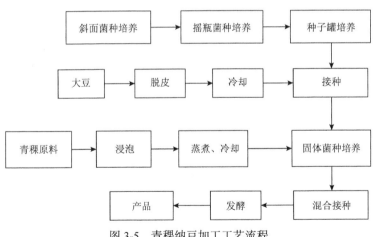

图 3-5　青稞纳豆加工工艺流程

3）操作要点

（1）摇瓶种子液制备：　以 1%牛肉膏和 0.5%蛋白等为基料进行种子液制备，121℃灭菌 30 min，冷却后接种斜面菌种，每支斜面接种 2 瓶，接种后 30～35℃

旋转摇床培养 12～18 h，获得菌体在 600 nm 吸光值 1.0 以上的种子液。

（2）种子罐菌种培养：以 1%～1.5%葡萄糖、1.5%～2%酵母提取物、0.5%大豆蛋白胨、0.5%氯化钠、0.16%磷酸氢二钾、0.05%聚醚类消泡剂的混合物为培养基，调节 pH 为 7.0，灭菌、冷却至 35～37℃，按摇瓶种子液 2%的接种量接入种子罐，在 37℃下通风搅拌发酵 10 h，菌液 600 nm 吸光度值大于 2.0 得到菌液待用。

（3）大豆浸泡：选用小粒大豆，经过除杂、气流分选后破碎成 1/4 粒到半粒大小，在浸泡罐里加水浸泡 12～15 h。

（4）大豆蒸煮：浸泡后的大豆，用筛网沥水后放入蒸箱，每层厚度小于 5 cm，用蒸汽蒸制 15～20 min。

（5）大豆冷却：蒸煮后用净化水喷淋，物料中心温度小于 40℃。

（6）接种：将冷却后的大豆混入 10%的菌液接种，混匀。

（7）固体发酵：将接种后的大豆分装于发酵盘中，移入发酵箱，培养 24 h 完成固体菌种培养。

（8）青稞蒸制：浸泡后的青稞，沥水后放入蒸箱蒸 30 min，每层厚度不超过 5 cm。

（9）冷却：蒸煮后用净化水喷淋至物料中心温度<40℃。

（10）固体菌种接种：上述制备的菌种接种，接种量为 10%，混合均匀后发酵培养。

（11）发酵：在 38～42℃、相对湿度为 70%～80%条件下发酵培养 22～24h，得发酵产品。

4. 青稞醋

青稞醋在发酵过程中添加不同辅料（红景天、党参、枸杞、甘草、枸杞子、红曲菌）可制备出青稞保健醋、青稞枸杞醋和青稞红曲醋等不同的种类。

1）原料

青稞、雪灵芝、绿萝花、葛根、麸皮、酵母、谷糠、小麦、高粱、食盐等。

2）工艺流程

青稞醋加工工艺流程见图 3-6。

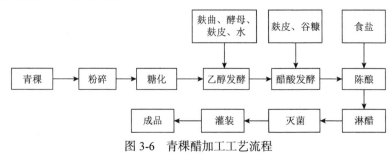

图 3-6 青稞醋加工工艺流程

3）操作要点

（1）原辅料预处理：将辅料加水熬煮，得到辅料液；将青稞粉、小麦粉、小米粉、高粱粉等主料分别进行清理、混合，得到主料混合物。

（2）糖化：将主料混合物加水，调乳液，高温淀粉酶喷射液化，冷却加入糖化酶进行糖化。

（3）将干酵母进行酵母活化后得到酵母液。

（4）发酵：在糖化后得到的料液中加入麸曲及酵母液进行乙醇发酵，然后加入醋酸菌进行醋酸发酵。

（5）发酵液的精制处理：将得到的含醋发酵液过滤、调配后即得青稞醋。

三、发酵青稞产品的营养特征

发酵过程中，青稞关键组分的营养特征主要包括以下几方面。

1. 大分子的降解

青稞中的淀粉和蛋白质等主要组分得到转化，其中淀粉在发酵过程中被部分分解为低聚糖和单糖，这有助于提高其消化率和生物利用率；蛋白质在发酵过程中也发生部分水解，产生小分子肽和氨基酸，使其更易于人体吸收。

2. 抗氧化性

发酵青稞产品中还含有一些具有生物活性的物质从结合态转化为游离态，提升其抗氧化能力；另外，微生物代谢产物，如乳酸菌产生的乳酸、醋酸菌产生的醋酸等也有利于提升其营养价值，发挥一定的抗菌、抗炎和抗氧化作用。

3. 血糖与体重管理

青稞中的β-葡聚糖等膳食纤维成分在发酵过程中能更好地发挥作用，这些成分可减缓食物中的糖分在肠道内的吸收速度，避免餐后血糖水平急剧升高，对于糖尿病患者的血糖管理有积极影响。除了青稞的高膳食纤维含量能增加饱腹感，有助于控制体重外，发酵过程可能产生部分短链脂肪酸，有助于脂肪的代谢。

4. 增强免疫功能

除了发酵青稞自身含有的丰富维生素和矿物质外，发酵过程中微生物的代谢也产生丰富的维生素，这些成分可增强人体对自由基的清除能力，降低氧化应激，预防多种慢性疾病。

综上所述，发酵青稞产品具有独特的营养特征，包括通过发酵菌株、发酵工艺的科学选择与优化，可获得修饰淀粉与蛋白质结构，提升关键微量元素的品种与含量，改变活性物质的化学结构等优势，这些特征使得发酵青稞产品成为一种健康食品的选择。

第四节　玉米发酵食品

一、玉米发酵的微生物学特征

1. 微生物发酵降低玉米的抗营养因子水平

玉米含有抗营养因子，如植酸盐、α-淀粉酶和胰蛋白酶抑制剂。这些因素会干扰食物组分的消化和吸收，降低各种谷类食品的营养价值。谷类食品发酵过程中的微生物活动可能有助于减少这些抗营养因子，改善食品的营养特性。酿酒酵母多年来一直用于食品和饮料产品的加工，Vilela 等（2020）研究不同的本土酿酒酵母菌株的发酵特征，开发可能用于发酵玉米饮料生产的关键菌株，通过评估不同食物来源中分离的 81 个菌株，发现大约 31%的菌株表现出植酸酶活性，这是它们在谷物饮料生产中应用的一个重要特征。

2. 益生菌发酵降低被污染玉米中的毒素水平

谷物极易受到黄曲霉毒素的污染，特别是在高湿高温储存条件下，诱导真菌的快速增殖及毒素的分泌。据报道，在肯尼亚和乌干达，玉米等谷物中的黄曲霉毒素污染分别高达 46 mg/kg 和 19 mg/kg，特别是在撒哈拉以南非洲地区，已报告急性和大多数慢性黄曲霉毒素中毒的案例，这与乌干达肝癌病的高发生率呈高度一致（男性和女性每年每 100000 人中分别有 6.5 例和 5.5 例发病），大约 3/4 的家庭样本检测呈阳性。黄曲霉毒素通过显著降低穿孔素、穿孔素表达和颗粒酶 A 表达 CD^{8+} T 细胞的水平来抑制人体免疫系统的活性，从而导致 CD^{8+} T 细胞受损，进而影响细胞免疫（Wacoo et al.，2019）。黄曲霉毒素还通过改变肠道完整性影响营养吸收，从而影响儿童的生长和发育。出于对人类健康、食品安全和经济损失等方面的考虑，迫切需要降低黄曲霉毒素的风险。其有效手段之一是采用微生物发酵方法，其被认为是降低谷类食品中黄曲霉毒素浓度的一种方法，应用特定乳酸菌发酵剂可以提供一种简单、廉价的方法，以控制和消除食品中的黄曲霉毒素。

二、发酵玉米产品的加工与营养特征

发酵玉米产品的制备方法如下：使用 700 g 干玉米（玉蜀黍）为制备基质，首先，将玉米颗粒浸泡在水中 30 min，将浸软的玉米籽粒制成粉，将得到的玉米粉与 3 L 水混合, 过筛以除去果皮。将混合物放入不锈钢锅中煮约 1 h, 每隔 10 min 搅拌一次, 直到淀粉完全糊化。当其冷却后, 接种菌液, 并在 28℃发酵 48 h。通过气相色谱-质谱联用仪在选定的酿酒酵母菌株发酵液中检测到 65 种挥发性化合物, 包括醇、酮和醛、烷烃、酯、酚类化合物、酸和其他化合物。

益生菌菌株降低黄曲霉毒素风险的潜力已在体外和体内进行了多项研究, 益生菌不仅可以缓解黄曲霉毒素, 还可以向消费者传递其他健康益处, 如利用鼠李糖乳杆菌 yoba 和嗜热链球菌 C106 发酵玉米粉, 获得一种含益生菌的 Kwete 产品, 研究发酵过程对黄曲霉毒素的清除水平, 结果表明, 在用鼠李糖乳杆菌 yoba 发酵培养 24h 期间, Kwete 产品中的黄曲霉毒素 B1、B2、G1 和 G2 的含量显著减少。检测 $t = 0$h、12h 和 24 h 时免疫亲和纯化的水溶性部分中黄曲霉毒素的浓度。经过 12 h 的发酵后, 黄曲霉毒素 B1、G1、B2 和 G2 的浓度显著下降, 分别为 92%±0.1%、91.4%±0.2%、91.8%±0.2%和 90.9%±0.2%。然而, 发酵 24h 后, 样品中未残留可检测的黄曲霉毒素水平, 表明鼠李糖乳杆菌 yoba 发酵剂培养有效去除了所有四种主要类型的黄曲霉毒素（图 3-7）。

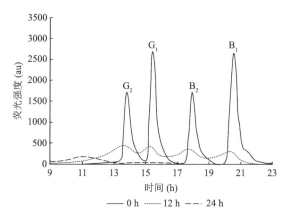

图 3-7　不同发酵时间对传统玉米中黄曲霉毒素含量的影响

第五节　燕麦发酵食品

燕麦中富含各种结构的膳食纤维, 如混合交联阿拉伯木聚糖、纤维素和 β-葡聚糖等。除此之外, 燕麦还含有丰富的蛋白质、不饱和脂肪酸、钙、铁、磷、维生素和酚类化合物, 其功能成分含量相对于其他谷物较高, 具有广阔的发展前景。西方食品中, 燕麦主要以谷物早餐类形式出现, 另外有燕麦面包、蛋糕、饼干以及饮料等燕麦类烘焙、休闲等产品。我国燕麦大部分直接制粉后再加工成传统的莜面制品, 近年来也不断涌现一些现代燕麦食品, 如燕麦方便面、燕麦挂面、燕麦休闲膨化食品和燕麦饮料等新型燕麦制品，燕麦食品加工进入了新的快速发展时期。

近年来，随着对燕麦营养价值和保健功能的深入研究，燕麦及燕麦产品的消费量日益增加。因此研制和开发燕麦食品，特别是燕麦发酵食品，对改善人们的饮食结构，提高健康水平具有显著意义。

一、燕麦发酵的微生物学特征

乳酸菌通常用作发酵食品的发酵剂。众所周知，乳酸菌能通过脂肪分解和蛋白质水解产生不同的芳香化合物，从而使发酵产品具有令人愉悦的感官特性。其中，植物乳杆菌在大量植物发酵食品（如酸菜、泡菜和豆酱）中很容易分离获得。作为研究最广泛的乳酸菌种之一，植物乳杆菌可增强肠道完整性、肠道细胞的代谢活性并刺激免疫反应。植物乳杆菌的基因组是目前发现的乳酸菌中最大的基因组之一，其复杂的基因组导致了其多功能代谢、对各种环境的高度适应性以及在酚类化合物含量高的植物材料上的高生长能力。

除植物乳杆菌外，双歧杆菌、鼠李糖乳杆菌和嗜热链球菌也被证明能很好地适应燕麦基质。乳双歧杆菌属于双歧杆菌，是一种兼性厌氧微生物，自然存在于哺乳动物和人类的口腔和肠道中。以燕麦麸皮为原料，用乳双歧杆菌 BB-12 发酵了一种非乳制品益生菌饮料，并研究了不同浓度的燕麦麸皮提取物和二氧化碳储存 21 d 对饮料中 BB-12 益生菌活性的影响。结果表明，随着二氧化碳浓度、燕麦麸提取物浓度和储存时间的增加，细菌活力在前 14 天显著增加（Asadzadeh et al.，2020）。鼠李糖乳杆菌 LGG 主要存在于人类和动物的肠道中，细菌分类属于乳酸杆菌，不能利用乳糖，但能发酵多种单糖（葡萄糖、阿拉伯糖、麦芽糖等）。鼠李糖乳杆菌 LGG 在胃酸和胆汁中表现突出，容易进入人体肠道，在发酵乳制品中具有很高的应用价值和发展前景（Capurso，2019）。其他乳酸菌如发酵乳杆菌、副干酪乳杆菌、嗜酸乳杆菌等也被证明可用于发酵燕麦饮料。用植物乳杆菌、嗜酸乳杆菌、干酪乳杆菌、嗜热乳杆菌和保加利亚乳杆菌发酵燕麦基质，发现在发酵的前 12 h，由于对碳源和氮源的利用以及对基质的适应性不同，五种菌株的生长活性存在显著差异（Peyer et al.，2015）。

酵母主要用于烘焙和酿造（葡萄酒、啤酒、面包发酵），在许多含乙醇食品发酵的微生物组成中占主导地位。一般来说，乳酸菌利用各种糖类作为碳源，而酵母菌则可以利用糖类和脂类。酿酒酵母，尤其是脂解酵母 *C. lipolytica* 和 *Y. lipolytica*，是脂肪酶和蛋白酶的有效生产者，可使蛋白质和脂质更快地被水解为氨基酸和脂肪酸。对酿酒酵母发酵在增加麦麸和燕麦麸的酚酸含量和组成以及抗氧化活性方面的潜力进行评估，结果表明，酿酒酵母通过富集麦麸和燕麦麸皮中的酚酸来提高其抗氧化活性（Cǎlinoiu et al.，2019）。

二、燕麦发酵食品的种类与加工工艺

燕麦是富含可溶性纤维的谷物之一，不同的预处理方法和条件可获得不同的可发酵糖，这也导致燕麦中的生物活性物质以及酶水解过程中酶的数量和组成不同。关于发酵燕麦饮料前处理方法的研究很多，如外源酶水解、发芽、研磨、超微粉碎等。燕麦含有淀粉、蛋白质、脂类、膳食纤维、矿物质和维生素，其中淀粉含量最高。淀粉颗粒的形状、大小和成分会影响淀粉的溶解度和膨胀力，从而影响燕麦发酵饮料的稳定性。因此，加入淀粉酶和蛋白酶水解燕麦中的淀粉和蛋白，可将其中一些转化为葡萄糖、麦芽糖和氨基酸等易于吸收的营养物质。另外，细胞壁水解酶，如纤维素酶、半纤维素酶和果胶酶，在软化籽粒组织、有利于燕麦乳加工的同时，纤维素酶可以水解酚类物质与燕麦细胞壁结构之间的键，并将不溶性酚类物质释放为可溶性酚类物质，从而提高燕麦的抗氧化活性。

燕麦发酵食品种类多样，其中一个例子是 Zoe 有机发酵燕麦粥，由 Lithuania 的 UABProBIOduktai 生产和销售。该产品以浓缩形式销售，以中温性乳酸菌作为其发酵剂。Oatly 集团是一家瑞典食品公司，生产和销售系列含有活性菌的发酵燕麦产品，如乳杆菌、链球菌、保加利亚乳杆菌和双歧杆菌的发酵制品。瑞典的 ProbiAB 和 SkaneDiary 也利用嗜酸乳杆菌 299v 发酵生产，以及来自瑞典的 AdavenaM40 非乳制品发酵燕麦产品，含有嗜酸乳杆菌。芬兰 Fazer 公司生产的 Yosa 燕麦块，是一种由嗜酸乳杆菌 LA5 和乳双歧杆菌 BB-12 等益生菌菌株制成的发酵燕麦产品。

美国的 Nancy's 品牌，生产燕麦乳酸奶，由发酵燕麦和双歧杆菌、乳双歧杆菌 BB-12、嗜酸乳杆菌和鼠李糖乳杆菌等活菌发酵制成；Grainfield 全麦液体奶是美国的另一种产品，由有机麦芽燕麦、大米、玉米、薏米、苜蓿、亚麻籽、小麦、小米和黑麦谷物制成，并使用嗜酸乳杆菌、德尔布鲁氏乳杆菌、布拉氏酵母菌和酿酒酵母菌等菌种发酵而成。Bakery on Main 是一家以生产益生菌燕麦产品而闻名的公司，他们的益生菌燕麦产品使用特定的发酵剂，如乳杆菌和双歧杆菌，生产系列的杯装益生菌燕麦。Life-way 燕麦是美国农业部认证的有机燕麦饮料，其菌落单位从 250 亿到 300 亿 CFU 不等，使用的菌剂包括嗜酸乳杆菌、两歧双歧杆菌、动物双歧杆菌亚种等。此外，在 2018 年，百事可乐旗下的桂格燕麦公司（Quaker Oats）申请了一项将燕麦粉和乳制品混合发酵的专利（Collins et al.，2022）。以不同乳酸菌为发酵剂的燕麦发酵产品特征简述于图 3-8。

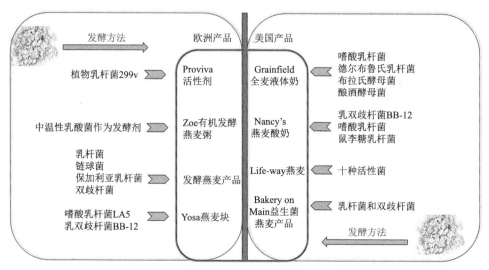

图 3-8　多菌株为发酵剂的燕麦发酵产品

三、发酵对燕麦组分的影响

发酵会导致碳水化合物以及一些不可消化的多聚糖和低聚糖水平降低，后者可减少腹胀和胀气等副作用。发酵过程中淀粉消化率的提高可归因于发酵微生物群的酶促特性，起到进一步分解淀粉和低聚糖的作用。

乳酸菌发酵谷物通过蛋白质水解和/或代谢增加了游离氨基酸及其衍生物的含量，从而会适度地降低蛋白质大分子的含量，发酵已被证明可以提高燕麦和其他谷物（如小麦、水稻和玉米）的氨基酸含量（赖氨酸、甲硫氨酸和色氨酸）。

在发酵过程中，脂解酶（如脂肪酶）促进脂肪水解成甘油和各种脂肪酸，包括乳酸、乙酸、丁酸、甲酸和丙酸。因此，参与燕麦发酵的微生物的代谢活动可以潜在地降低燕麦中的脂肪含量。

在维生素合成领域，乳酸菌能够促进维生素 B_2、B_9、B_{11} 和 B_{12} 的产生。Das 等（2017）研究发现，利用嗜酸乳杆菌发酵燕麦产生了大量的 B 族维生素（包括 B_1、B_2、B_3、B_5、B_6、B_7 和 B_9），以及维生素 E。

在燕麦发酵过程中，微生物的代谢活动可导致某些矿物质的转化和生物利用度的提高，多项研究表明，发酵促进了植酸的水解，在发酵过程诱导的植酸盐含量降低的同时，可以显著增强铁、锌和钙的溶解度。

燕麦富含系列植物化学物质，如 C 型燕麦生物碱（C 型 AVAs）、A 型燕麦生物碱（A 型 AVAs）、三萜皂苷、甾体皂苷、酚酸和类黄酮。大多数酚酸和一些类黄酮以结合态的形式存在于燕麦中。在发酵过程中，微生物会产生系列酶，包括淀粉酶、糖苷水解酶、β-葡萄糖苷酶、纤维素或木聚糖降解酶和酯酶。这些酶可将麸皮中存在的结合酚释放为自由态,从而增强其生物可利用度和生物活性。有些乳酸菌菌株还具有分泌高活性阿魏酸酯酶的功能,阿魏酸酯酶有助于在发酵过程中将结合的酚酸释放为游离形式,从而进一步提升发酵燕麦产品的抗氧化能力。发酵还通过软化籽粒结构和释放各种生物活性化合物,促进谷物细胞壁的分解。研究表明,发酵燕麦中总酚酸、单个酚酸、类黄酮和 C 型 AVAs 含量增加。然而,发酵对其他燕麦植物化学物质的影响,如 A 型 AVAs、类固醇皂苷和三萜皂苷,相关研究较少(Djorgbenoo et al.,2023)。

酚酸是燕麦的主要成分,主要集中在麸皮中,分为两大类:羟基苯甲酸和羟基肉桂酸。燕麦含有原儿茶酸、丁香酸、香草酸、对羟基苯甲酸、没食子酸等羟基苯甲酸类型;以及羟基肉桂酸类型,包括阿魏酸、对香豆酸、邻香豆酸、咖啡酸和辛酸(图 3-9)。

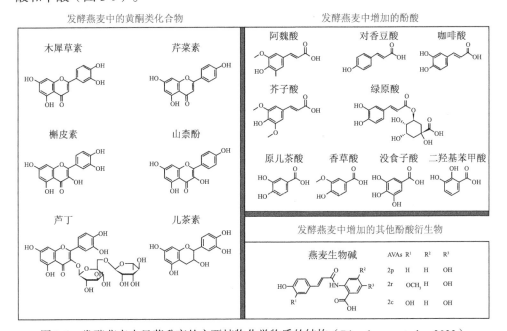

图 3-9　发酵燕麦中显著升高的主要植物化学物质的结构(Djorgbenoo et al.,2023)

其中,阿魏酸是燕麦中主要的酚酸,占总酚酸的 90%,以游离和结合两种形态存在,其中结合态阿魏酸为主体。有多项研究显示发酵燕麦的游离酚类成分中特定酚酸的含量显著增加,如发酵处理可诱导没食子酸、绿原酸、香草酸和阿魏酸分别增加 13.05 倍、47.31 倍、18.64 倍和 28.22 倍,绿原酸含量增加了近 100 倍(Soycan et al.,2019)。

虽然谷物中类黄酮化合物含量较少,但其在健康益处中起着重要作用。如图 3-9 所示,发酵燕麦中报道的六种主要黄酮类化合物是芹菜素、木犀草素、儿茶素、芦丁、槲皮素和山柰酚。这些化合物部分以结合形式存在于燕麦中，并且在发酵过程中发生解离。用不同真菌发酵的燕麦中总黄酮的含量分析表明，如米曲霉和黑曲霉发酵燕麦，其类黄酮值显著增加。发酵对燕麦关键组分的结构和功能影响见图 3-10。

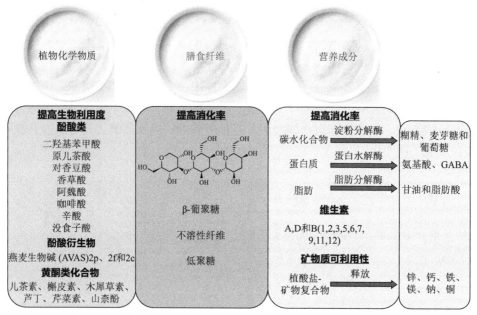

图 3-10　发酵对燕麦植物化学物质、膳食纤维和其他营养成分的影响

四、燕麦发酵产品的营养特征

1. 发酵菌株与产品功能间的关系

考虑到燕麦含有大量非消化低聚糖，以及其他营养素，如肽和氨基酸等，燕麦可作为微生物生长、繁殖和保持生物活性的良好培养基。利用干酪乳杆菌可开发一种发酵可溶性燕麦提取物饮料，即将燕麦提取物和干酪乳杆菌结合发酵，生产新型益生菌发酵乳饮料，这已被证明对消费者的健康有益。此外，燕麦中的主要膳食纤维成分 β-葡聚糖已被证明是一种益生元，可促进有益微生物群的生长。体内外发酵法均证明研究燕麦葡聚糖对肠道菌群和肠道代谢产物有益。这些特征均赋予了发酵燕麦产品的市场活力。

如上所述，现有的关于发酵燕麦饮料的研究中，主要发酵菌为乳酸菌（包括乳酸杆菌、双歧杆菌、干酪杆菌、链球菌等），主要发酵真菌为酵母菌和念珠菌。Yu 等（2023）对近年来用不同菌株进行燕麦发酵，以及产物可能具备的功能进行了综述，这些菌株的发酵可提高发酵燕麦（饮料）的营养功能、消化率和感官品质等指标（表 3-1）。

表 3-1 燕麦为底物的微生物发酵改善燕麦物化及营养特征的进展

菌种	发酵底物	描述	功能
鼠李糖乳杆菌 GG	将燕麦与水混合煮沸	发酵产品在低温储存期，其代谢活动仍在继续	抗炎
嗜热链球菌 TKM3 KKP 2030p	燕麦-香蕉基质	在冷藏的 4 周内获得了可接受的感官品质和大量的乳酸细菌的增殖	加速底物发酵
植物乳杆菌 B28	燕麦泥	植物乳杆菌 B28 菌株的产酸最为强烈，6 h 后燕麦培养基的 pH 值低于 4.5。在植物乳杆菌 B28 和副干酪乳杆菌 B29 中，酸的形成和细胞数量之间达到了良好的平衡	降低胆固醇
副干酪乳杆菌 B29	燕麦泥		降低胆固醇
皱褶假丝酵母 Y28	燕麦泥	发酵结束时，植物乳杆菌 B28 和皱褶假丝酵母获得最高的细胞数，其对数值分别为 2.81 和 2.7	
热带念珠菌 Y30	燕麦泥	菌株 Y30 10 h 可完成发酵	
罗伊氏乳杆菌 NCIMB 11951	燕麦麸和全麦	菌种在 1%～3% 脱壳部分、全粒和麸皮中生长良好	免疫调节，抗炎
植物乳杆菌 NCIMB 8826			
嗜酸乳杆菌 NCIMB 8821		该菌株在谷物培养基中生长受限	
鼠李糖乳杆菌 LGG	燕麦浓缩液	乙偶姻含量增加，乙醛含量减少。在发酵样品中添加鼠李糖对流变行为没有明显影响。鼠李糖大幅提高发酵风味酸味、柠檬味和水果味。缩短发酵时间	改善质构和风味
乳双歧杆菌	燕麦麸提取物	在 pH=4.2 时，益生菌的活力可达 10^9 CFU/mL，而降低 pH 至 4.0，活力降至 10^7 CFU/mL。存活率良好	抗糖尿病
发酵乳杆菌 PC1	添加蜂蜜的燕麦	没食子酸、儿茶素、香草酸、咖啡酸、对香豆酸和阿魏酸的增加超过 50%。在发酵和储存过程中，未发现 β-葡聚糖含量明显下降	抗炎
干酪乳杆菌 431	发芽燕麦和麦芽燕麦基质	在发芽燕麦培养基中，干酪乳杆菌的生长量最为旺盛，显示其高适应性。干酪乳杆菌可以产生更多典型的风味化合物，如 2-丁二酮、2-庚酮、乙酰脲和 2-壬酮	改善口感和风味
嗜酸乳杆菌 LA-5、鼠李糖乳杆菌 HN001	发芽燕麦和麦芽燕麦基质	燕麦基质可以支持乳酸菌的生长。嗜酸乳杆菌、干酪乳杆菌和鼠李糖乳杆菌在燕麦基质的益生菌水平与在传统乳制品基质中相当	调节肠道菌群
鼠李糖乳杆菌 IMC 501®、副干酪乳杆菌 IMC 502®	燕麦麸	证明乳酸菌对麦麸的益生潜力	加速底物发酵
植物乳杆菌 LP09	燕麦片	以植物乳杆菌 LP09 发酵，对所有感官属性具有改良作用，同时发挥对各指标的平衡效果	改善口感和风味

续表

菌种	发酵底物	描述	功能
植物乳杆菌 M-13	燕麦粉	在模拟胃肠道条件下显示出出色的存活率，并具有多种理想的功能特性，如黏附、自动聚集和共聚集潜力，以及细胞外酶产生、抗菌活性和抗生素敏感性	抗菌活性和抗生素敏感性
植物乳杆菌 WCFS1	发芽燕麦粉	发芽燕麦粉是一种支持植物乳杆菌 WCFS1 菌株快速生长和高活性的合适基质	抗炎

2. 发酵燕麦的体内外营养研究

1）发酵燕麦改善高血糖和高血脂作用

利用链脲佐菌素诱导的糖尿病大鼠模型，研究了用植物乳杆菌株发酵的燕麦提取物的潜在抗糖尿病作用；研究结果表明，食用发酵燕麦具有显著的抗糖尿病和降血脂作用，这种作用可能与植物乳杆菌产生的 GABA 有关，并呈现时间依赖性，因为 GABA 在刺激胰腺细胞分泌胰岛素、促进抗糖尿病活性等方面发挥作用（Algonaiman et al., 2022）。同样，研究者也评估了发酵燕麦产品对降低血脂的作用，发现食用发酵燕麦糊状产品的志愿者的胆固醇水平降低 6%（$p = 0.022$）（Mårtensson et al., 2005）。

同样，在未发酵和发酵燕麦乳对四氧胺诱导的糖尿病大鼠的潜在抗糖尿病和降血脂作用的实验中发现，大鼠治疗 4 周，并给予 5mL 添加乳清浓缩蛋白的发酵燕麦乳（FOM），FOM 的饮食干预降低了血糖水平（降低了 28.3%），改善了血脂，此外，它还导致肝酶活性降低和肠道微生物群组成改变，并伴随着乳酸杆菌和双歧杆菌的数量增加。

2）发酵燕麦的抗肥胖作用

胰脂肪酶在人类胃肠道中将甘油三酯分解为生物可利用的甘油和脂肪酸，因此，通过抑制饮食中甘油三酯的消化和吸收来降低甘油三酯的消化与吸收可能是治疗肥胖的有效策略，通过研究未发酵和发酵燕麦对胰脂肪酶的抑制作用发现，真菌发酵产生的酚酸含量增加，发酵燕麦表现出更强的脂肪酶抑制作用，并提出香豆酸、咖啡酸和阿魏酸是抑制脂肪酶的主要化合物，并且这些酚酸表现出浓度依赖性效应，对香豆酸和阿魏酸表现出比咖啡酸更有效的抑制作用，以及协同作用，但在低浓度（50μg/mL）下发生加性效应（Cai et al., 2012）。

如上所述，发酵燕麦具有广泛的健康益处，因为它们改善了营养物质的生物利用度，增加了有益化合物的水平。这些优势包括加强血糖调节，帮助体重管理，有助于改善心血管健康的胆固醇水平，降低特定类型癌症发生的风险，以及在乳糜泻治疗中较好的治疗效果。发酵燕麦的生理学功能总结于图 3-11（Yu et al., 2023）。

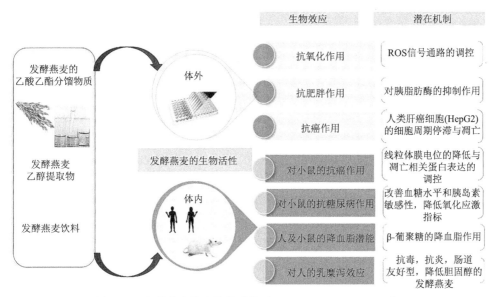

图 3-11　发酵燕麦的生物学功能（Djorgbenoo et al.，2023）

第六节　荞麦发酵食品

荞麦是被誉为"药食兼用"的粮食珍品。荞麦不仅含有较为丰富的淀粉、蛋白质、维生素、微量元素和膳食纤维等营养物质，还含有大量的植物化学成分，如多酚、糖醇、生物碱、肽及蒽醌类等物质。这些植物化学成分赋予了荞麦抗氧化、降血糖、降血压等多种生理功能特性，尤其是荞麦中所含有的生物黄酮类活性成分对脑缺血等心脑血管疾病有缓解和预防作用。

荞麦被加工成各种食品，在中国有荞麦面条、烙饼、凉粉、荞米、胶团、麻食等；在西欧主要有西式荞麦面条、荞麦米、荞麦粉等；在日本主要荞麦食品有荞麦面食、通心粉等。尽管这些传统荞麦食品营养与保健功能明显，但普遍加工程度低，口感粗糙，略具苦涩味，且营养物质消化吸收率低，其主要原因是荞麦中含有较多的蛋白酶抑制剂、单宁、纤维素和植酸等营养抑制因子，直接影响肠胃对荞麦关键组分的消化吸收；而采用生物发酵技术提升荞麦食品综合品质是有效的策略，因为荞麦发酵可使荞麦中的复杂成分（淀粉、蛋白质、脂肪和非淀粉多糖）在微生物的作用下分解成简单物质（单糖、有机酸类、氨基酸类、醇类、核酸类、生物活性物质等），会极大提高荞麦营养物质的消化吸收，同时改善荞麦食品的适口性。

一、荞麦发酵的微生物学特征

研究发现嗜热链球菌、保加利亚乳杆菌、嗜酸乳杆菌、动物双歧杆菌乳酸亚种可作为发酵荞麦的发酵菌种（Kowalska and Ziarno，2020）。Coman 等（2013）将荞麦粉（2%、4%和6%，质量浓度）与牛奶共同发酵，荞麦粉体现出益生元潜力，鼠李糖乳杆菌和副干酪乳杆菌的菌株在 24 d 内保持活力（计数高于 10^9 CFU/mL）。与对照组相比，添加荞麦粉提高了益生菌数量（$P<0.05$）。Matej 等（2018）利用乳酸球菌 Fresco DVS 1010 和人源性植物乳杆菌 HM1 对荞麦进行发酵，制备了 12 种植物性潜在益生菌乳液。分别在 30℃ 和（37±0.5）℃（5% CO_2）条件下发酵 8h，然后储存 21 d，储存温度为（6±0.5）℃，研究了单菌和混菌发酵的效果。虽然牛奶是乳酸菌（LAB）的典型生长介质，但 Fresco 的活菌数可能达到 $10^8 \sim 10^9$ CFU/mL（特定生长率为 1.07～1.40 hr^{-1}），混菌发酵中细菌数量较高（13%），呈差异显著性（$P<0.05$）。储藏后，乳中乳酸含量为 194～4700 mg/kg，混菌培养后乳酸含量显著提高（11%～96%），发酵后乳获得令人满意的感官评价分数。

二、荞麦发酵食品的种类与加工工艺

常见的荞麦发酵类食品主要有荞麦醋、荞麦白酒、苦荞乳饮品、苦荞面包和蛋糕、苦荞酱油、荞麦豆酱、苦荞啤酒等。苦荞酒和苦荞醋是在传统的发酵工艺基础上以苦荞粉为原料，添加麸曲、麸皮、醋酸菌种子以及酒精酵母、红曲菌等经过不同的酿造工艺酿制而成的；以苦荞麦、奶粉、山药为主原料，应用保加利亚乳杆菌和嗜热链球菌作为发酵菌种得到荞麦酸乳饮料。

1. 发酵荞麦乳

1）纯植物发酵荞麦乳

称重 200 g 生荞麦，在 3000 mL 水中煮沸 25 min。因淀粉糊化，乳液形成较为黏稠的状态。随后，通过纱布去除大的颗粒，将荞麦乳泥倒入罐中，在 121℃下消毒 20 min。将装有荞麦乳的玻璃罐保持在 37℃，然后加入相应的发酵剂（每 1000 mL 乳饮料加入 0.06 g 发酵剂）。随后，将饮料置于 37℃培养箱中保存 5 h，之后于 6℃保存 28 d。

2）与牛奶共发酵的荞麦乳

配料：荞麦粉、鲜牛奶、蔗糖、稳定剂（羧甲基纤维素钠、果胶、卡拉胶、黄原胶等），嗜热链球菌、保加利亚乳杆菌。优质新鲜牛奶（不含抗生素）、荞麦淀粉、优质白糖、乳酸菌种。

工艺流程：荞麦粉→烘焙→制备荞麦浆→调配（加鲜牛奶、蔗糖）→预热→均质→杀菌→接种发酵→冷藏→无菌灌装→成品。

特点：制品色泽呈暗白，体系均匀一致；外观分布均匀，无分层，无气泡及沉淀现象，具有良好的荞麦烘炒香味和乳酸菌发酵酸奶风味，酸甜适口。

2. 荞麦醋

配料：荞麦、麸皮、麸曲、酒母、谷糠、醋酸菌种、水、食盐。

工艺流程：原料处理→浸泡→蒸料→冷却→糖化（加麸曲、酒母）→酒精发酵→醋酸发酵（加麸皮、醋酸菌）→后熟→淋醋→陈酿及澄清→灭菌→成品。

有研究以荞麦为主要原料，采用生料发酵和传统老陈醋生产工艺相结合，突破传统发酵过程中荞麦特有功能物质无法充分利用的技术瓶颈，开发出富含GABA 和 D-手性肌醇功能因子的荞麦营养保健醋。在保留原有品质的基础上，更增添了荞麦特有的营养保健功效。充分挖掘利用荞麦中各种活性成分的理化性质、药用功效、营养价值等，研制不同人群食用的功能性食品和保健食品，满足不同人群的多层次需求。

3. 荞麦酒

配料：苦荞麦、玉米糁、红曲菌、酒精酵母、产酯酵曲。

工艺流程：原料→筛选→粉碎→混蒸→接种（曲、酵母）→发酵→过滤→离心→调配→装瓶→灭菌。

将多种功能元素与荞麦结合，极大丰富了产品种类。荞麦酒制作的原理是将荞麦原料中的营养和保健成分溶解于酒产品中，因其富含醇溶性黄酮类化合物，故其有效成分极易溶于酒中，加上酒的发酵过程，可以将荞麦中的复合成分分解成单体物质，进一步提高荞麦组分的吸收性和适口性。

4. 发酵荞麦酱

将荞麦作为一种发酵原料，添加到小麦酱的制作过程中，丰富现有酱类品种，且为荞麦的利用开辟新途径。在工艺方面，改变传统的自然发酵，采用米曲霉As3.042、根霉 Q303 作为发酵剂进行双菌发酵，将根霉与米曲霉分开培养再混合制曲的方式进行制醅，能够提高体系中蛋白酶、淀粉酶的量，使蛋白质、淀粉分解更彻底，缩短制曲时间，弥补米曲霉单菌发酵的不足，优化制曲工艺。

三、发酵对燕麦组分及营养特征的影响

利用益生菌对天然植物的发酵，可以提高营养成分和功能活性成分的种类和含量，如采用乳酸菌和真菌 *Rhizopus oligosporus* 2740 发酵荞麦粉可提高 D-手性肌醇的生物利用度；乳酸菌对荞麦的发酵处理均可提升活性化合物（GABA、酪氨酸）和降压肽含量，并体现出发酵苦荞的良好抗氧化和降糖活性。Ren 等（2021）

研究了发酵黑苦荞（FBTB）对高脂饮食（HFD）诱导的高脂血症大鼠的降血脂活性与肠道微生物群调节的关系。首先将苦荞进行 *Bacillus* sp. DU-106 发酵，可以明显提高黑苦荞（BTB）中酪氨酸、赖氨酸、总黄酮、总多酚、槲皮素和山奈酚的含量，但发酵显著降低芦丁的含量。FBTB 治疗 8 周显著降低高脂饮食诱导的高脂血症大鼠血清总胆固醇、甘油三酯和低密度脂蛋白胆固醇水平。免疫印迹分析进一步证实，FBTB 治疗后，FXR、SREBP1 和 PPARα 蛋白表达水平发生改变。此外，FBTB 干预通过增加乳杆菌、*Faecalibaculum* 和 *Allobaculum* 的相对丰度，降低 *Romboutsia* 的相对丰度，改善大鼠的肠道微生物群。*Allobaculum* 的相对丰度与酪氨酸、总黄酮、总多酚、槲皮素和山奈酚含量呈正相关，与芦丁含量呈负相关。上述结果提示，FBTB 可缓解高脂饮食诱导的大鼠的高脂血症和肠道菌群失调。肝组织切片进一步表明，BTB 干预组、GBTB（发芽黑苦荞）干预组、FBTB 干预组和 SCD（辛伐他汀）阳性对照组的肝脏脂滴较小，细胞排列变得有规则，细胞间隙清晰可见，特别是 FBTB 的干预组效果更为明显，表明该干预方法可能对 HFD 喂养大鼠的肝脏整体脂肪损伤有预防作用（图 3-12）。

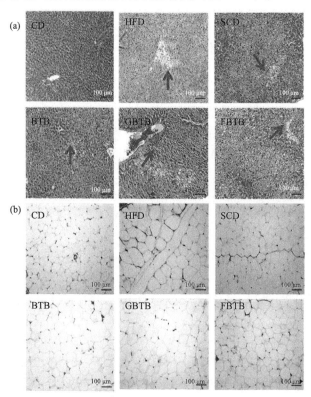

图 3-12　不同燕麦产品对 HFD 诱导肝组织损伤的干预效果对比

CD：空白对照组；HFD：高脂饮食组；SCD：辛伐他汀阳性对照组（0.01 g/kg）；BTB：黑苦荞干预组；GBTB：发芽黑苦荞干预组；FBTB：发酵黑苦荞干预组

第七节　大米发酵食品

水稻含有多种营养物质和生物活性化合物，但不同品种的大米其宏量组分和植物化学素各不相同，导致其营养功能的差异性。发酵是提高营养物质生物利用率和原料功能特性的有效方法。从原料组分的利用及其被微生物代谢的关联产物对产品感官品质的影响而言，霉菌主要负责将底物水解为还原糖，而酵母菌则将糖转化为乙醇和对气味至关重要的挥发性化合物；同样，乳酸菌对发酵产品的风味起着重要作用。在发酵过程中，可增强和/或合成具有促进健康或减少抗营养的化合物。多项研究表明，以大米为基料的发酵产品可提高各种生物活性，包括抗氧化、抗高血脂、抗糖尿病和抗黑色素生成等功能。在发酵过程中，微生物会转化谷物中的关键组分，并产生许多具有特定生物活性的代谢物，从而提高发酵食品的营养价值，为消费者健康带来益处。

一、大米发酵的微生物学特征

大米是亚洲国家主要的主食，在大多数亚洲国家，微生物发酵剂多使用传统方法制备，即制备微生物发酵剂的方法是将较老的发酵剂接种到煮熟或生的主食中（如大米、小麦、大麦等），最后以淀粉类谷物为主原料制成发酵剂湿面团或干粉（剂），便于今后的存放与使用。该发酵剂通常具有两个主要生化功能（糖化和发酵），将谷物淀粉转化为糖，进而转化为乙醇和有机酸。发酵剂中微生物种类的变化会影响产品的发酵特性，如风味、质地、气味和营养价值。

发酵过程中使用的霉菌有 Monascus pilosus、Monascus purpureus、Rhizopus oryzae、Aspergillus oryzae、Rhizopus oligosporus 等；乳酸菌有 Pediococcus acidilactici、Lactococcus lactis、Lactobacillus acidophilus 和 Pediococcus pentosaceus 等。研究表明，地理环境、水源和空气微生物分布等会导致不同区域传统发酵剂中主体微生物的分布也不同（Sangkaew and Yompakdee，2023）。

二、发酵对大米关键组分的影响

提高大米（米糠）附加值的有效方法之一是微生物发酵，其中固态发酵是常用的谷物发酵方式之一，通过固态发酵可以提升食物中生物活性化合物（如酚）的产生量，从而提高其抗氧化活性。霉菌、酵母和细菌是固态发酵方法中常用的微生物类型。霉菌适用于固态发酵，因为它们能够产生淀粉酶、果胶酶、木聚糖酶、纤维素酶、几丁质酶、蛋白酶、脂肪酶和 β-半乳糖苷酶等。因此，固态发酵有助于增加植物材料中的生物活性化合物的释放与合成。此外，使用固态发酵方法进行发酵可改善米糠的感官特性。

除大米宏量组分（如淀粉、蛋白质）外，发酵制品也是微量元素如酚酸（没食子酸、原儿茶酸、咖啡酸、阿魏酸等）、有机酸（乳酸、富马酸、琥珀酸、苹果酸等）、氨基酸、肽和脂肪酸/不饱和脂肪酸的重要来源。多项研究证明，稻米发酵可提高和/或产生一些关键生物活性。与未发酵的麦麸相比，用 S. cerevisiae 发酵的麦麸可使对香豆酸、山奈酸和阿魏酸的含量增加 3 倍。一些发酵大米产品被视为膳食补充剂，可促进营养不良儿童的生长发育。另外，大曲发酵米产品被用于药用，因为它们含有在发酵过程中产生的关键代谢物，如 γ-氨基丁酸、多糖、洛伐他汀和麦角甾醇，已知这些物质具有特殊的有益生理功能。除了发酵过程中微生物群的多样性外，大米的种类和质量也在很大程度上影响着大米发酵产品的质量。由于大米中含有多种生物活性化合物（如花青素、酚酸、类黄酮、单宁、氨基酸、肽等），对生物功能具有重要作用，特别是有色大米受到全球市场的关注和需求，从有色大米中提取的发酵制品中总酚含量、花青素含量和抗氧化活性均高于白米的发酵样品。

如上所述，发酵除改善大米的营养价值以外，也是改善大米特别是米糠感官品质的重要手段，其中挥发性化合物在评定食品风味中起关键作用。分析米糠的挥发性化合物，发现经不同乳酸菌发酵的米糠的挥发性化合物有酸、醛、酯、呋喃衍生物、酮、醇、苯和苯衍生物、烃和萜烯。此外，当米糠经副乳酸杆菌发酵时，会产生一些特征性挥发性化合物，如内酯、2,3-丁二酮和 3-羟基-2-丁酮，它们与乳制品（奶酪、发酵乳和黄油）中的一些化合物相似。这些物质可以改善以大米为基础的益生菌功能食品的感官特征。

同样，Ardiansyah 等对 IPR30 和 CI 两种米糠进行乳酸菌发酵，共鉴定出 55 种挥发性化合物，包括 13 种醇、11 种醛、6 种酸、5 种酮、4 种酚、4 种酯、2 种苯、3 种萜烯、2 种呋喃、2 种内酯、1 种吡啶、1 种吡嗪和 1 种噻唑。在两种米糠（发酵和非发酵）中检测到的挥发性化合物中，醇类化合物种类最多，其次是醛、酸、酮、酚、酯、苯、萜烯、呋喃、内酯、吡啶和噻唑。发酵和非发酵米糠在挥发性化合物分布的差异性见图 3-13。对 IPR30 米糠样品而言，发酵导致其醇、酮、酚挥发性化合物增加，而醛种类显著降低。更为重要的是，IPR30 米糠的发酵诱导萜烯的合成，而未发酵的米糠样品则未检出显著性萜烯，表明发酵对谷物样品风味特征的显著性影响。

根据消费者的消费喜好，进行不同麦麸的偏好图谱分析，根据样本之间的距离计算出分层聚类图，表明发酵总体提升产品的感官体验，如图 3-14 所示。

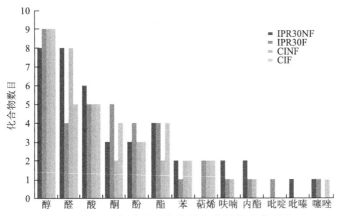

图 3-13 发酵与非发酵米糠的挥发性化合物对比

非发酵米糠 Inpari30（IPR30NF）；发酵米糠 Inpari30（IPR30F）；非发酵米糠 Cempo Ireng（CINF）；发酵米糠
Cempo Ireng（CIF）

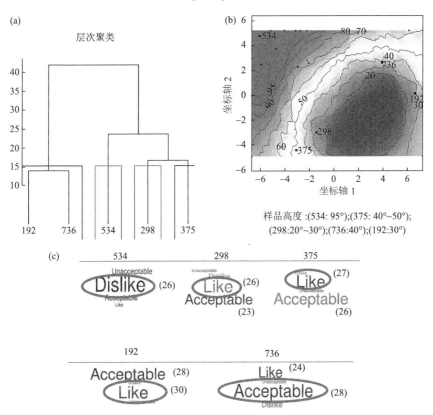

样品高度 :(534: 95°);(375: 40°~50°);
(298:20°~30°);(736:40°);(192:30°)

图 3-14 米糠发酵对消费者接受度分析（Ardiansyah et al., 2021）

（a）层次聚类图；（b）偏好图；（c）发酵米糠和非发酵米糠的总体接受度（小组成员频率）534：基准（对照）；
192：发酵米糠 Cempo Ireng（CIF）；736：非发酵米糠 Cempo Ireng（CINF）；298：发酵米糠 Inpari30（IPR30F）；
375：非发酵米糠 Inpari30（IPR30NF）

三、大米发酵产品的营养特征

　　大米原料有利于各种微生物的生长，这些微生物源于自然界（天然或自发）或添加了发酵剂（单种或多种）。这些微生物在利用大米（或米糠）组分的代谢过程中会分泌不同的代谢物和酶，最终形成营养价值完全不同的产品。大米发酵产品在中国、日本、泰国、菲律宾、印度尼西亚和柬埔寨等主要亚洲国家深受欢迎。考虑到不同微生物的代谢途径不同，导致其关键营养组分的合成通路也不同，因此，形成了功能独特的大米发酵产品（表 3-2）。

表 3-2　不同微生物发酵对大米（及米糠）的营养功能的影响（**Ardiansyah, 2021**）

水稻品种	发酵时间（h）	发酵剂（微生物）	结果
Neptune、Wells、Red Wells	24	*Saccharomyces boulardii*	生物活性化合物增加，淋巴细胞 B 细胞减少
精米	240	*Monascus pilosus*	增加总黄酮
精米 （IRGA）	96	*Rhizopus oryzae*	增加磷脂和不饱和脂肪酸 减少总脂肪和饱和脂肪
精米 （IRGA）	96	*Rhizopus oryzae*	增加膳食纤维、蛋白质和氨基酸 减少脂质和植酸含量
精米 （IRGA）	120	*Rhizopus oryzae*	总酚含量增加
Inpari 30 和 Cempo Ireng	48，72，96	*Rhizopus oligosporus, Rhizopus oryzae* 和 3 种混合菌	增加总酚含量和抗氧化活性
精米 （IRGA）	24	*Rhizopus oryzae*	增加膳食纤维和蛋白质含量 脂质含量降低
精米	288	*Rhizopus oligosporus* （strain F0020），*Monascus purpureus* （strain F0061）和 3 种混合菌	增加总酚含量和抗氧化活性
Inpari 30	72	*Rhizopus oligosporus*	增加总酚含量和抗氧化活性
精米	96	*Rhizopus oryzae* （CCT 7506）	增加膳食纤维、蛋白质、脂质和总酚含量
精米	44 24	a. *Aspergillus kawachii* b. 乳酸菌 （*Lactobacillus brevis, Lactobacillus rhamnosus, Enterococcus faecium*）	增加膳食纤维、脂质含量和总酚含量

　　真菌中 β-葡萄糖苷酶的活性可增加羟基化合物，从而增加米糠中的游离酚类化合物。有关的研究也表明，寡孢根瘤菌的 SSF 发酵可诱导米糠的多种酶活性，

从而释放酚类化合物，提高其抗氧化活性，降低中风自发性高血压大鼠的血压。最近，以大米为基础的发酵产品已被证明具有多种生物活性，其中包括抑制黑色素沉着的能力。米糠与鼠李糖乳杆菌和酿酒酵母的发酵产物能显著减少 B16F10 黑色素瘤细胞中黑色素的生成（Chung et al.，2009）。从烧酒蒸馏残渣中提取的大米和黑米粉经黑曲霉发酵后，对黑色素含量和酪氨酸酶活性有抑制作用，但无细胞毒性（Ohgidani et al.，2012）。用含有曲霉菌、黏菌、麴菌发酵的产品体现出良好的体外酪氨酸酶抑制活性、人基质金属蛋白酶 2（MMP2）抑制活性。

另外，研究表明，用不同来源的泰国传统发酵剂（Loogpang）分别发酵 3 d、6 d、9 d 和 12 d，将利用不同类型的有色水稻栽培品种，用不同泰国传统发酵剂（Loogpang）分别发酵 3 d、6 d、9 d 和 12 d，得到各种发酵大米样品，然后对发酵样品抑制 B16F10 黑色素瘤细胞黑色素生成的能力进行了筛选。结果表明，将未抛光的黑米用 Loogpang E11 发酵 12 d，得到的未抛光发酵的黑米汁液，对 B16F10 黑色素瘤细胞黑色素含量的降低活性最高。经鉴定，Loogpang E11 中含有 *Rhizopus oryzae* E1101、*S. fibuligera* E1102、*S. cerevisiae* E1103 和 *P. pentosaceus* E1104，将它作为发酵剂混合物重新发酵未抛光的黑米时，显示出类似的黑色素生成抑制活性。代谢组和宏转录组分析表明，微生物发酵产生的有机酸、脂肪酸和氨基酸等物质可能是发酵液抑制黑色素生成的原因（Sangkaew and Yompakdee，2023）。

第八节　谷物发酵食品的安全性分析

食品安全是指食品无毒、无害、符合营养要求，人体按正常剂量和以正常方式摄入这样的食品不会受到任何急性、亚急性或者慢性的危害。这种危害涵盖对摄入者本身及其后代产生的不良影响。食品安全关系到食品工业的持续良性发展，也关系到国计民生和社会安定。随着全球食品工业贸易的增加，世界各国食品安全问题日益突显，急需高度重视。

近年来，发酵食品安全性伴随食品安全性的提出而产生和发展。谷物发酵食品已经成为人们日常生活饮食的重要组成部分，具有较高的食用安全性。发酵通过益生菌及其代谢产物，如有机酸、乙醇、过氧化氢等抗菌物质，有效抑制了有害微生物的生长和繁殖。然而，发酵过程中多样微生物形成了发酵食品复杂的微生态环境，微生物的代谢过程不仅赋予发酵食品特殊的活性、品质和风味，同样代谢时也会产生一些对机体不利甚至有害的物质，如一些含氮类的前体致癌物质，可以被微生物转化降解，但载体内的转化机制及潜在影响仍需进一步研究，并受到极大的关注。

一、谷物发酵食品的安全问题

近期研究发现，一些长期被认为安全的谷物发酵食品也存在安全性问题，包括发酵原料、发酵体系中的不良微生物和发酵生产微生物代谢副产物，这些因素会影响发酵食品的安全性，但目前的检查以及科学评估还需要完善相关体系。

1. 原辅料的安全性

在食品发酵前，原料中可能存在异物，或受到虫害污染、已发霉或腐败变质等问题。如果未经分选和仔细清洗即进行蒸煮发酵，将严重影响制曲或发酵过程中主要微生物的生长和繁殖，可能导致成品中存在安全隐患。例如，霉变的大豆可能受到黄曲霉、青霉等真菌毒素污染，制成的发酵食品同样可能受到这些毒素的污染。粪肠球菌和革兰氏阳性芽孢杆菌是豆制品腐败的主要微生物，它们能使豆制品在短时间内腐败。这些腐败菌主要来源于大豆原料，加工过程中难以除去。此外，一些传统发酵食品制作过程中常添加食盐作为辅料。食盐的作用是有效抑制有害菌的生长，同时增强发酵食品的风味。然而，过多添加食盐会使最终成品中盐的含量过高。食品中高盐含量对高血压患者极为不利，长期摄入高盐发酵食品对人体健康具有潜在危害。

2. 发酵菌株的安全性

发酵食品的制备依赖于发酵菌株的代谢活动，因此发酵菌株的安全性直接影响谷物发酵食品的安全性。发酵菌株可能引发的安全问题主要涉及其对人体的感染性，即发酵菌株的致病性问题，以及其产生的有毒代谢产物、抗生素、激素等生理活性物质对人体的潜在危害。即便一些在投产时被认为安全的菌株，长期的传代使用过程中也可能发生变异，突变为产毒素菌株，导致有毒代谢产物污染食品。举例来说，红曲霉作为我国传统的食品发酵菌株，有着上千年的使用历史。然而，近年发现部分红曲霉菌株可产生橘毒霉素，对消费者健康构成危害。此外，使用根霉或毛霉作为发酵菌株时，虽然这两种霉菌少有致病性报道，但它们的生长条件极适合黄曲霉、青霉等多数霉菌的生长，因此毛霉和根霉作为发酵菌株时，容易受到这些有毒有害霉菌的污染，对食品安全造成潜在风险。

3. 发酵方法与工艺的安全性

谷物发酵食品的发酵形式主要分为液态和固态发酵，可采用自然或纯种发酵方式。液态发酵通常要求无菌操作，因高水活度液体培养基中杂菌往往优于发酵菌株。在固态发酵中，接种菌株一般生长较快，若接种在灭活后的底物上，有利于接种菌株的生长，并可排除杂菌干扰。纯种发酵对无菌条件要求较高，需要严格实施无菌操作，以防止杂菌的生长和繁殖。相比之下，传统发酵对无菌条件的要求较为宽松，因多种微生物共同存在，产生相互制约作用。然而，自然发酵方法可能导致产品受杂菌或致病菌污染，如家庭制作的泡菜、霉毛豆等，未经严格灭菌操作，无法保证免受霉菌生长和繁殖的影响。

在发酵过程中，不当的操作可能导致有害微生物的产生，这也是谷物发酵食品潜在的不安全因素之一。有效的操作工艺是影响发酵食品生产成功的关键。例如，原料未充分蒸煮不仅无法灭活原料中的有害微生物，还会影响底物酶分解和微生物利用，导致发酵不充分。

4. 发酵副产物

食品发酵过程中常伴随产生一些副产物。例如，酿造酒时主要产生乙醇，但同时也产生甲醇和醛类，这些物质对人体有害，可能对消费者的健康构成潜在威胁。另外，在面包的发酵过程中，酵母将面粉中的天然硝酸盐转化为亚硝酸盐，后者具有一定的生物毒性，可与胺类物质反应生成致癌物质亚硝胺。此外，很多发酵食品在发酵过程中由于微生物对含氮化合物不完全代谢，会产生一些有害的胺（氨）类化合物，如氨基甲酸乙酯、亚硝胺和生物胺（Van Hylckama et al., 2011）。其中，氨基甲酸乙酯（EC）广泛存在于多种发酵食品（如黄酒、酱油、食醋等）中，具有神经毒性、肺毒性和强致癌性。长期摄入微量的氨基甲酸乙酯会显著增加各种癌症发病率，严重影响发酵食品的安全性，可能对人体健康造成危害。

5. 杂菌污染

近年来，食源性疾病的发病率持续上升，主要由细菌、病毒、寄生虫和真菌引起。这些疾病的危害主要体现在这些生物及其代谢产物对食品原料、加工过程和产品的污染。自然发酵制品中的腐乳容易受到大肠杆菌、芽孢杆菌等杂菌的污染。腐乳产生异味实质上是由丁酸菌和枯草芽孢杆菌的污染所致。如果腐乳呈现红色并伴有恶臭，可能受到了黏质沙雷氏菌的污染。在酒类、酱油、豆酱等发酵过程中，如果受到真菌杂菌的污染，产品中可能检测到有毒有害的曲霉毒素。

二、发酵谷物食品生物危害物的形成机制、检测方法

谷物发酵食品中主要的危害物质有醛类、杂醇油、生物胺和真菌毒素类。下面将详细介绍它们的形成机制及相应的检测方法。

1. 醛类

醛类是指含有端位醛基的一类化合物。发酵食品，如发酵酒类、蒸馏酒类、酱制品、面包等均含有醛类物质。醛类物质的产生不仅与酵母等微生物的作用有关，还与发酵熟化过程或加热过程中糖和氨基酸发生的美拉德反应、某些成分的

自动氧化等因素有关，产生甲醛、乙醛、丁醛等醛类物质。适量的醛类物质能够提升食品的风味，但过量则可能对食品造成破坏，甚至对健康产生危害。

在醛类物质中，甲醛的毒性较强，易对黏膜和皮肤产生刺激作用。在醛类物质中，乙醛的毒性仅次于甲醛，乙醛毒性相当于乙醇的 83 倍。

1）醛的形成机制

酒发酵过程中醛类物质的生成机制及对啤酒风味的影响在啤酒发酵过程中，随着发酵温度的升高，除了乙醇作为酵母发酵主要产物生成外，副产物醛类物质的生成量也逐渐增加。啤酒中的醛类物质，尤其是挥发性醛类，达到一定浓度时，会赋予啤酒不愉悦的风味，如纸板味、面包味、酸败味、苦涩味或老化味，严重影响啤酒的品质。醛类物质的形成贯穿于啤酒生产的全过程，涉及制麦、糖化、发酵、储存、灌装与灭菌等环节。参与啤酒中醛类物质形成的主要物质包括不饱和脂肪酸、氨基酸、还原糖、高级醇和多酚类等。

（1）脂肪酸的氧化。

啤酒的原料大麦及辅料大米（或玉米）和酒花是啤酒中脂肪酸的主要来源。在制麦、糖化过程中，脂肪酸被脂肪酸氧化酶催化氧化为相应的氨过氧化酸，随后在异构酶作用下形成 1,2,3-三羟基酸，最后降解为挥发性醛类。在制麦和糖化过程中形成的醛类大部分在煮沸时被蒸发掉，另外有少量醛类在发酵过程被酵母代谢利用。未被氧化的脂肪酸中有一部分被蒸发，一部分以游离状态进入发酵液被酵母利用，其余进入成品啤酒中自动氧化形成醛类。啤酒储存阶段，脂肪酸的氧化可通过氧化偶合途径进行。啤酒中的不饱和脂肪酸受到可见光或紫外线照射，会以啤酒中光活性体为中介发生光氧化作用，分解产生醛类物质。不饱和脂肪酸的乙基酯也可经自由基作用自动氧化生成不饱和醛。

（2）异葎草酮氧化分解。

在啤酒储存过程中，异葎草酮及其同系物、衍生物通过光氧化降解或热氧化降解产生醛类物质，如乙醛、α-甲基丙醛、α-甲基丁醛和丁烯醛等。

（3）美拉德反应及斯特雷克尔降解。

美拉德反应指还原糖与氨基酸和低分子肽类等氨基化合物在制麦、糖化过程中经由各类酶系作用发生的反应。这些化合物经由美拉德反应最终能够形成类黑素，而美拉德反应中间产物羰基酮类及二羟基物质与氨基酸可通过斯特雷克尔降解生成醛类物质。

（4）高级醇氧化。

高级醇是酵母的主要代谢产物之一，也是啤酒风味、酒体的重要物质，其主要代表物有异戊醇、异丁醇、异丙醇、正丙醇和正戊醇等。在啤酒储存过程中，发酵形成的高级醇可将类黑精作为中介传递氧分子催化氧化生成挥发性醛类。此外，高级醇也能被自由基自动氧化生成挥发性醛。

（5）多酚物质受热转化。

麦芽和酒花是啤酒中多酚物质的主要来源。在热负荷条件下，多酚物质尤其是酚酸类化合物会反应形成相应的醛类。如在麦芽汁煮沸、巴氏灭菌过程中，阿魏酸、芥子酸、咖啡酸等能通过热分解产生羟基甲醛和酚。多酚物质受热转化产生的醛类物质中除丁香醛和香草醛可被酵母同化利用外，其他醛类会继续存在于啤酒中。多酚物质在氧化状态下可促使高级醇及脂肪酸氧化生成醛类。

（6）酵母代谢。

在啤酒发酵过程中，酵母的代谢会产生一定量的醛类物质，这些物质的含量一般较低，不会超过阈值。这些醛类物质是酵母代谢的副产物，主要包括饱和醛，如甲醛、乙醛、丙醛、正丁醛等。在啤酒储存过程中，饱和醛可以通过醇醛缩合反应形成较长链的不饱和醛类，进而加速啤酒的老化。

2）醛类物质的检测

由于醛类化合物自身物理化学性质和样品大量基质干扰存在，对它们进行分析和表征特别困难。醛类化合物的分析检测方法主要有传感分析法、电化学法、荧光成像法、色谱法、质谱法、色谱-质谱联用法等。

（1）分光光度法。

（i）酚试剂法。

酚试剂法是基于甲醛与酚试剂反应生成嗪，然后在酸性溶液中被高铁离子氧化形成蓝绿色化合物。该化合物的颜色深度与甲醛含量成正比，并在 660 nm 处的摩尔吸光系数 ε 达到 7.0×10^4。这种方法对甲醛的测定非常灵敏，最低检测限为 0.015 mg/L。然而，此方法存在缺点，即乙醛和丙醛的存在会对测定结果产生干扰，并且反应受温度限制，室温低于 15℃时显色不完全，而在 20～35℃的条件下，15 min 即可显色完全，放置 4 h 后，吸收情况保持稳定。

（ii）乙酰丙酮法。

乙酰丙酮法的原理是甲醛与乙酰丙酮及氨反应生成黄色化合物二乙酰基二氢卢剔啶，随后在 412 nm 下进行分光光度测定。在过量铵盐存在下，甲醛与乙酰丙酮通过 45～60℃水浴 30 min 或 25℃室温下经 2.5 h 反应生成黄色化合物，然后比色定量甲醛含量。甲醛与乙酰丙酮反应的特异性较好，干扰因素少，酚类和其他醛类共存时均不干扰，显色剂较为稳定，检出限达到 0.25 mg/L，测定线性范围较宽，适合高含量甲醛的检测，多用于居室和水发食品中对甲醛的测定。然而，它的缺点是灵敏度较低，最低检出浓度为 0.25 mg/L，因此仅适用于较高浓度甲醛的测定。此外，反应速率较慢，需要约 60 min。在使用此方法时，SO_2 会对测定产生干扰，但可以通过使用 $NaHSO_3$ 作为保护剂来消除这种干扰。

（2）电化学法。

电化学法是利用化学反应产生的电学参数，如电流（伏安法）、电量（库仑法）和电位（电位法），对反应体系中的分析物浓度进行定量分析的方法。在甲醛检测中，极谱法和电位法是常用的两种方法。

（i）示波极谱测定法。

示波极谱测定法（简称极谱法）是通过获得的电流-电压曲线（即极谱波）来进行分析测定的方法。在特定的介质中，如苯肼-氯化钠溶液或 pH 值为 5 的乙酸-乙酸钠介质，甲醛与特定的试剂反应产生极谱波或吸附还原波，其峰电流或峰高与甲醛浓度成正比，从而实现对甲醛的定量检测。该方法操作简便、选择性好，但试样的前处理要求较高，且使用"滴汞电极"可能造成环境污染。因此，该方法主要应用于食品和食品包装材料的甲醛检测。

（ii）电位法。

电位法也称离子选择电极法，是利用膜电极将被测离子的活度转换为电极电位进行测定的方法。在特定的硫酸介质中，甲醛对溴酸钾氧化碘化钾具有促进作用，通过碘离子选择电极跟踪，建立测定微量甲醛的动力学电位法。该方法的线性范围为 $0 \sim 5$ mg/L，检出限为 0.055 mg/L。

（3）色谱法。

色谱法具有卓越的分离效率，其检测不受样品基质和试剂颜色的干扰，对于复杂样品的检测灵敏而准确。因此，色谱法可直接应用于居室、纺织品、食品等环境中的甲醛分析检测。也可将样品中的甲醛进行衍生化处理后，再进行测定。

常用的衍生剂包括 2,4-二硝基苯肼（DNPH）、咪唑、乙硫醇、硫酸肼等。当样品中的甲醛与 DNPH 进行衍生化反应时，会生成 2,4-二硝基苯肼。随后使用甲苯或正己烷进行萃取，再利用毛细管或填充柱气相色谱进行色谱分离。最后，采用电子捕获检测器进行检测，根据保留时间和峰高进行定性和定量检测。这种方法对甲醛的检出限为 0.0015 mg/L，乙醇、丙酮、二氧化硫、氮氧化物等物质均不会对测定产生干扰。

另外，在将样品中的甲醛与 DNPH 衍生化后，也可以使用高效液相色谱进行分离，并采用紫外检测器进行检测。根据保留时间和峰面积进行定性和定量检测，这种方法对甲醛的检出限可达 0.05 mg/L。然而，色谱法对设备的要求较高，衍生化过程耗时较长，萃取等步骤操作较为烦琐，因此不适于现场快速检测。

2. 杂醇油

杂醇油是在乙醇发酵过程中产生的，源自原料中的蛋白质或酵母菌体蛋白质在各种酶系的作用下水解生成氨基酸，氨基酸进一步分解并释放出氨，然后脱羧基生成醇存在于发酵醪中。由于发酵醪中含有多类氨基酸，因此在发酵过程中会形成多种醇，这些多种高级醇的混合液统称为杂醇油。

杂醇油与乙醇一样，也是酵母乙醇发酵的正常代谢产物，主要由高级醇中的正丙醇、异丁醇（2-甲基-1-丙醇）、异戊醇及活性戊醇（2-甲基-1-丁醇）组成，其中以异戊醇（3-甲基丁醇）为主，一般占总量的50%以上。

杂醇油具有独特的强烈刺激性臭味，其在酒饮料中的含量过高时会对人体产生毒害作用，导致喝酒后出现不适感。杂醇油的中毒和麻醉作用比乙醇强，可引起神经系统充血，导致头痛等不适症状。杂醇油的主要成分中，异戊醇和异丁醇的毒性较大。如果将乙醇对人体危害的程度设定为1，那么正丙醇的毒性相当于乙醇的3.5倍，对人体生理作用类似于乙醇，对黏膜有刺激作用；异丁醇的毒性为乙醇的8倍，对人体眼、鼻有刺激作用，但毒性较异戊醇小；异戊醇的毒性为乙醇的19倍，可刺激饮用者的眼睛和呼吸道，引起头部充血、头痛、眩晕、恶心、呕吐、腹泻等症状。

1）杂醇油的形成机制

（1）降解代谢途径（埃利希机制）。

1907年，埃利希首次提出一种由氨基酸形成高级醇的代谢途径。随着后续研究的深入和不断完善，这种降解代谢机制可以概括为在酵母乙醇发酵过程中，氨基酸在转氨酶的催化作用下将氨基转移到 α-酮戊二酸上，形成相应的谷氨酸和 α-酮酸。α-酮酸在酮酸脱羧酶的催化作用下进行脱羧转化，生成少一个碳原子的醛。然后，醛在醇脱氢酶的作用下被进一步还原为相应的高级醇。

降解代谢途径包括以下三个步骤，如图3-15所示。

（i）氨基酸在转氨酶的催化作用下形成 α-酮酸；

（ii）α-酮酸在酮酸脱羧酶的作用下形成醛；

（iii）醛在醇脱氢酶的作用下形成醇。

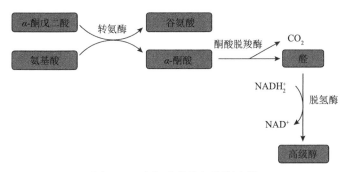

图3-15 高级醇的降解代谢途径

特定氨基酸经过降解过程可形成特定的高级醇，例如亮氨酸降解产生异戊醇，缬氨酸降解产生异丁醇，苯丙氨酸降解产生 β-苯乙醇，异亮氨酸降解产生活性戊醇，酪氨酸降解产生酪醇，色氨酸降解产生色醇。因此，如发酵醪液中氨基酸含量过高，将促使酵母高级醇降解代谢机制形成更多的高级醇。

（2）合成代谢途径（Harris 代谢机制）。

Harris 在 1953 年对高级醇的合成代谢途径进行了研究并提出了相应的理论。该理论指出，葡萄糖通过糖酵解途径形成丙酮酸，丙酮酸在乙酰羟酸合酶的作用下进入氨基酸生物合成途径。在合成代谢的最后阶段，形成 α-酮酸中间体，并在相应酶的催化作用下还原为相应的高级醇。糖生物合成高级醇的代谢途径末期与降解代谢途径形成高级醇的机理相同，即由相应的 α-酮酸脱羧形成碳链少一个碳原子的高级醛，然后在脱氢酶的作用下被还原为相应的高级醇。

降解代谢途径与合成代谢途径对杂醇油形成的贡献存在差异。培养基中可同化氮源的组成和含量水平对杂醇油形成具有影响。在可同化氮源缺乏的情况下，细胞内会通过生化合成途径合成氨基酸，并导致高浓度的杂醇油形成。随着可同化氮源浓度的升高，高水平的氨基酸会反馈抑制氨基酸生化合成途径中酶的活性，从而降低杂醇油在合成途径中的形成量。同时，经由降解代谢途径形成的杂醇油量增加。因此，杂醇油最终的生成是两条代谢途径随着培养基中可同化氮源的增加而逐渐平衡的结果。

2）杂醇油的检测

（1）分光光度法。

分光光度法分析杂醇油的原理是利用醇在浓硫酸脱水作用下形成烯，再与对二甲胺基苯甲醛反应生成橙黄色物质，并在波长 520 nm 处测定吸光值，然后与标准系列进行比较以进行定量。具体操作包括将样品溶液和不同浓度的杂醇油标准液分别吸取到比色管中。向样品管和标准管中加入对二甲胺基苯甲醛-硫酸溶液，使其沉至管底，再将各管同时摇匀，放入沸水浴中加热 15 min 后，取出并在冰浴中冷却 10 min。最后，在波长 520 nm 处测定吸光度，并绘制标准曲线以进行定量。尽管这种方法在质量检验部门应用广泛，尤其是边远地区，但由于操作人员和操作过程中的细节差异，即使在同一标准下，检测结果也可能存在差异或不准确。为获得准确结果，工作人员在实践中总结出一些经验：对二甲胺基苯甲醛与杂醇油所呈现的颜色会随着时间的延长而变浅，但变化较慢，因此应在显色后立即进行比色。

（2）气相色谱法。

以惰性气体为载气，根据不同物质在固定相中的滞留时间不同，而在一定的条件下具有各自特定的保留时间，以保留时间与标准比较定性，以峰高与标准比较定量分析。采用具有氢火焰离子化检测器的气相色谱仪，测定条件为：色谱柱长 2 m，内径 4 mm，固定相为 GDX-102，60～80 目，气化室温度 190℃，检测器温度 190℃，柱温 170℃，载气（N_2）流速 40 mL/min；氢气流速 40 mL/min，空气流速 450 mL/min。

3. 生物胺

生物胺是一类含氮的脂肪族或杂环低分子化合物，其形成主要源于氨基酸的脱羧或脱醛、酮氨基化反应，或是氨分子上1~3个氢原子被烷基或芳香基取代得到的产物。这类化合物对动物、植物及微生物的活性细胞均具有重要的生理作用，其不仅是生物活性细胞不可或缺的组成元素，还在调节核酸与蛋白质合成及生物膜稳定性方面发挥关键作用。同时，生物胺也是一类具有多种行为潜在效应的神经递质，包括儿茶酚胺类（如多巴胺、去甲肾上腺素、肾上腺素）、吲哚胺类（如5-HT）和咪唑胺类（如组胺）。这些神经递质的释放方式分为突触释放和旁释放。生物胺及其受体是许多具有精神作用的药物的作用靶点。在人体内，微量生物胺是正常生理活性成分，对生物细胞（包括人体细胞）具有重要的生理功能。一定量的单胺类化合物对血管和肌肉具有显著的舒张和收缩作用，并对神经系统和大脑皮质具有重要调节作用。生物胺在生物体的生长过程中可促进DNA、RNA和蛋白质的合成，加速生物体的生长发育。

然而，高浓度的生物胺可能严重影响食品的风味并改变其成分，同时可能对人体产生严重毒害作用，引起神经系统和心血管系统损伤。当人体摄入过量的生物胺（尤其是同时摄入多种生物胺）时，可能会导致诸如头痛、恶心、心悸、血压变化、呼吸紊乱等过敏反应，严重威胁生命安全。针对生物胺在食品中过量存在，国内外已进行了大量研究，包括食品中生物胺检测技术、暴露量评估和毒性等，并已针对不同类型的食品制定了生物胺含量的限量标准（表3-3）。

表3-3 食品和酒精饮料中生物胺的限量标准

生物胺	氨基酸	食品	酒精饮料
组胺	组氨酸	100 mg/kg	2 mg/L
酪胺	酪氨酸	100~800 mg/kg	NA
尸胺	赖氨酸	NA	NA
腐胺	鸟氨酸	NA	NA
色胺	色氨酸	NA	NA
精胺	精氨酸	NA	NA
亚精胺	精氨酸	NA	NA
β-苯乙胺	苯丙氨酸	30 mg/kg	NA

注：NA表示没有设定限量标准。

1）生物胺的来源和种类

食品中生物胺主要来源于游离氨基酸在微生物氨基脱羧酶作用下脱去羧基形

成的产物，也有部分生物胺是通过醛酮的氨化作用形成的。一般来说，食品中的生物胺大多是氨基酸通过食品微生物脱羧基而生成的（李志军，2007）。生物胺广泛存在于富含氨基酸、蛋白质的肉制品、水产品中以及各种发酵制品中（冯婷婷等，2013）。其中，发酵酒类产品中，积累的生物胺主要是组胺、酪胺、腐胺和尸胺，其次是苯乙胺、亚精胺、精胺和色胺。生物胺的含量因酒的种类和产地不同而有差异，但都是在发酵的不同阶段由微生物（主要是乳酸菌）分泌的氨基酸脱羧酶作用于氨基酸的产物。

（1）啤酒中的生物胺。

啤酒中含有的生物胺与原料种类、麦芽汁糖化工序、酿造工艺及生产过程中受微生物污染的程度密切相关。啤酒中生物胺的来源有三类：①原料，如麦芽中的腐胺、精胺和亚精胺等，以及酒花中的酪胺、β-苯乙胺等；②麦芽汁糖化过程中产生的酪胺、尸胺等；③发酵过程中产生的酪胺、色胺等。发酵过程中污染了乳酸菌，将导致发酵异常，并伴随组胺的产生。由于啤酒中的组胺一般由乳酸菌（主要是乳酸杆菌）产生，其含量与原料种类、糖化工序和酿造工艺没有明显联系，因此，啤酒中组胺的含量可作为判定啤酒发酵是否受到外界微生物污染的依据。

（2）黄酒中的生物胺。

黄酒发酵是糖化、酵母发酵与乳酸杆菌发酵同时进行的三边发酵。发酵酒醪中的乳酸杆菌主要是从外界环境的微生物菌群和发酵用米带入。在黄酒发酵过程中，酒醪中65%的杂菌是乳酸杆菌。发酵过程中，曲霉分泌的蛋白酶和羧肽酶作用于原料蒸煮后米中的蛋白质，产生氨基酸或寡肽，它们为生物胺的形成提供了丰富的前体，如果再加上乳酸杆菌的旺盛生长和代谢，将会造成生物胺大量生成与积累。

（3）葡萄酒中的生物胺。

葡萄酒是通过发酵过程，使用新鲜葡萄或葡萄汁来制备酒精饮料。在这个过程中，多种氨基酸在乳酸菌分泌的氨基酸脱羧酶作用下进行脱羧反应，生成如组胺、酪胺、腐胺、尸胺及苯乙胺等生物胺类物质。其中，组胺、酪胺和腐胺是葡萄酒中最主要的生物胺。研究表明，葡萄品种和发酵过程以及葡萄酒的窖藏条件均会影响葡萄酒中的生物胺含量（Marques et al.，2008）。首先，葡萄本身就含有组胺、酪胺和一些挥发性胺及多胺等生物胺类物质。在发酵过程中，原料葡萄可能会带入或污染环境中的微生物，从而将酒醪中的氨基酸脱羧生成生物胺。此外，有研究表明，乙醇发酵后的葡萄酒中生物胺含量较低（Halasz et al.，1994）。这可能是因为在这个过程中，乳酸菌刚开始生长繁殖，生成生物胺的活动较为缓慢。然而，在苹果酸-乳酸发酵后，葡萄酒中生物胺的浓度呈现增长趋势，红葡萄酒中的生物胺含量通常比白葡萄酒高。此外，酵母自溶也会为乳酸菌合成生物胺提供氨基酸或肽类等前体物质，从而导致葡萄酒中生物胺含量上升。因此，控制葡萄酒酿造过程中的各种条件是降低生物胺含量的有效途径。

（4）白酒中的生物胺。

白酒的固态制曲和固态发酵采用全开放方式，导致空气、生产车间和设备上的微生物能够进入曲坯并参与白酒的固态发酵过程。在这个过程中，微生物分泌的氨基酸脱羧酶会对发酵过程中的氨基酸作用，从而导致白酒中生物胺积累。在所有污染的微生物中，乳酸菌所占比例最大，它们对白酒的口味和品质产生重大影响。乳酸菌利用酒曲中糖类发酵产生的乳酸，而乳酸是形成白酒风味物质乳酸乙酯的前体物质。然而，如果乳酸和乳酸乙酯含量过高，会使白酒口味变得酸涩，同时酸性环境更有利于生物胺的生成，从而影响酒的品质。由于生物胺不易挥发且具有热稳定性，因此在蒸馏工序中无法减少生物胺，导致成品酒中生物胺含量较高。因此，如果不采取有效措施控制和减少白酒中的生物胺这一有害物质，将会对我国白酒产业的快速发展造成制约。

2）生物胺的形成机制

除某些食品原料自带少量生物胺外，生物胺主要通过两种途径生成：一种为醛或酮转化生成脂肪族生物胺，另一种为氨基酸的脱羧作用。食品生物制造过程中，氨基酸脱羧产生的生物胺占主导地位。生成生物胺需要三个条件：游离氨基酸的存在、能代谢产生氨基酸脱羧酶和转运蛋白的微生物以及适宜微生物生长的环境。生物胺由细菌中的酶对游离氨基酸进行脱羧基作用形成。氨基酸的脱羧作用是移除 α-羧基生成相应的生物胺类（图 3-16）。

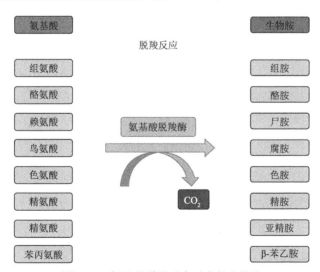

图 3-16　氨基酸脱羧反应对应的生物胺

氨基酸脱羧基生成生物胺的作用机理有两种：磷酸吡哆醛依赖型反应机制和

丙酮酰依赖型反应机制。真核和革兰氏阴性菌的组氨酸脱羧酶属于磷酸吡哆醛诱导依赖型，而革兰氏阳性菌则以共价丙酮酰为辅助基因。在磷酸吡哆醛辅助的脱羧基作用中，磷酸吡哆醛通过自身催化作用使氨基酸反应。在丙酮酰辅助的脱羧基反应中，丙酮酰通过共价键将氨基酸及其残基绑定在酶上进行脱羧基作用。

（1）产生物胺的微生物。

食品中产生生物胺的微生物主要来源于肠杆菌属、肠球菌属、乳酸菌中的乳酸杆菌属、明串珠菌属、链球菌属、酒球菌属，以及梭菌属和假单胞菌属等菌属的菌株（De Las Rivas et al., 2006）。其中乳酸菌是食品中生物胺的主要制造者，如在葡萄酒、白酒和传统黄酒发酵法生产过程中，乳酸菌都是主要或参与生产的菌株。乳酸菌代谢产生生物胺是微生物机体对环境的应激反应。在相对低酸和营养匮乏的条件下，乳酸菌为了维持自身生长和代谢，受其抗胁迫机制调控而产生碱性的生物胺。

（2）氨基酸脱羧酶。

氨基酸脱羧酶（AADC）是微生物合成的催化脱去某种氨基酸羧基，从而生成对应生物胺的裂解酶的总称。氨基酸脱羧酶的活性对于食品中生物胺的生成有很大影响。不同氨基酸脱羧酶对不同氨基酸的脱羧活性不同。例如，组氨酸脱羧酶主要催化组氨酸的脱羧，而酪氨酸脱羧酶主要催化酪氨酸的脱羧。此外，氨基酸脱羧酶的活性还受到 pH 值、温度、氧气浓度等环境因素的影响。

（3）游离氨基酸/生物胺转运蛋白。

游离氨基酸是生物胺的前体物质，其数量和种类受到食品原料中天然氨基酸或蛋白质类物质（如酪蛋白）降解的影响。微生物合成的蛋白酶在此过程中间接参与了富含蛋白质食品中生物胺的合成。因此，食品生产过程中添加蛋白酶可能会增加生物胺的积累。此外，氨基酸在生物加工过程中的同化速率不同，也是造成相应生物胺过量积累的原因之一。

位于细胞膜内的逆向转运蛋白在生物胺合成过程中也起到了关键作用。它们将环境中的游离氨基酸运输到微生物细胞内，同时将氨基酸脱羧后的产物生物胺分泌到细胞外。在乳酸菌中，编码氨基酸脱羧酶和转运蛋白的基因通常是相邻的，有些还与调节基因以及编码蛋白质和氨酰 tRNA 合成酶的基因一起组成基因簇。通过研究组氨酸/组胺逆向转运蛋白，研究人员发现，由转运蛋白参与的摄取底物和分泌产物是一个偶联的过程，即氨基酸由胞外进入到胞内和相应的生物胺分泌到胞内是同时进行并且相互关联的。对短乳杆菌中酪氨酸脱羧途径的研究发现，转运蛋白 TyrP 可同时促进酪氨酸-酪氨酸和酪氨酸-酪胺的交换。来源于大肠杆菌的腐胺和尸胺转运蛋白，不仅可以分别促进鸟氨酸/腐胺和赖氨酸/尸胺的转运，还可以根据环境 pH 值的变化，调节腐胺和尸胺的运送方向。在中性条件下，CadB 可将胞外的尸胺转移到胞内，而酸性环境时，CadB 则将尸胺分泌到胞外。

3）生物胺的检测

（1）高效液相色谱法。

高效液相色谱法是目前测定生物胺最常用的方法。由于生物胺在可见光和紫外光区域均缺乏明显的吸收峰，因此它们无法被常规的 UV-Vis 检测器直接检测。为解决这一难题，通常在测试之前进行预衍生化处理。丹磺酰氯是常用的衍生化试剂，用于通过高效液相色谱法检测生物胺。举例来说，经过丹磺酰氯衍生化处理后的样品，可以同时检测水产品中的八种生物胺，包括色胺、2-苯乙胺、腐胺、尸胺、组胺、酪胺、亚精胺和精胺。这些生物胺的检测限（LOD）为 0.007～0.021 mg/kg，定量限（LOQ）为 0.024～0.069 mg/kg。采用中空纤维液相微萃取技术，结合荧光检测器，测定了水中腐胺、尸胺、酪胺、亚精胺和精胺的含量。这五种生物胺的线性范围为 0.10～100 mg/L，检测限为 0.01～0.03 mg/L，平均回收率为 81.18%～85.63%（刘薇等，2020）。此外，利用邻苯二甲醛作为柱后衍生试剂，并采用荧光检测器测定了干酪中六种生物胺的含量，其检出限为 0.30～0.76 μg/L，平均回收率为 89.25%～103.09%（郭雯，2015）。

（2）生物传感器法。

以抗原、抗体、酶等物质为生物探针，将其固定在石墨、琼脂糖、醋酸纤维素膜等基质上，利用其与生物胺的特异性反应，通过换能器将反应结果输出为可定量的物理、化学信号而实现对生物胺的定性和定量分析。根据特异性反应原理，可将生物传感器分为以下几种。

（i）基于免疫识别的生物传感器，即以生物胺为抗原，基于生物识别元素（如抗体、核酸适配体、肽、分子印迹聚合物等）与抗原的特异性反应实现对生物胺的定性与定量分析。然而，生物胺分子质量较小，基于直接与蛋白偶联制备抗原所产生的抗体特异性较差。因此，通过将组胺衍生化，进而制备出可特异性识别组胺衍生物的抗体以提高检测特异性和灵敏度，并结合间接竞争酶联免疫吸附法测定鱼、虾和贝类中组胺含量，检出限可降低至 0.1 ng/mL，回收率提高至 98.9%～130.1%（袁利鹏和刘波，2019）。

（ii）基于酶促反应的生物传感器，即将酶选择性与目标分析物鉴定结合，将反应产物量直接转化为光、电信号而实现生物胺快速和准确检测，具有高特异性、低成本、小型化、可重复利用、速度快、可在线检测等优点。例如，将变性血红蛋白固定在黏土-纳米金复合材料修饰的电极表面，以戊二醛作为交联剂固定二胺氧化酶，通过测定电流值确定尸胺浓度，使尸胺检出限达 1.50×10^{-4} ng/mL（张敏等，2020）。

（iii）基于酸碱度变化的比色生物传感器，即基于酸碱性敏感的指示剂导致颜色变化检测分析生物胺，但存在颜色分辨率低且只能提供定性和半定量信息、灵敏度和特异性较低等缺点。因此，基于酸碱度变化而引起其他变化（能量转移或结构变化等），可实现比色传感器的定性和定量分析。例如，将 pH 敏感型染料溴甲酚紫采用吸附法固定在多孔聚乳酸基质上制成比色传感器，并与以氧化石墨烯作为基底的激光解吸电离质谱联用建立双重检测平台实现生物胺的定性和定量分析，即生物胺使比色传感器由黄色变成紫色，而激光解吸电离质谱通过相对分子质量对生物胺进行定量分析，可使腐胺和尸胺的检出限分别达到 6.17×10^{-3} ng/mL 和 4.48×10^{-6} ng/mL。

4. 真菌毒素

在谷物发酵食品的发酵过程中，多元微生物群落构成了一个复杂的微生态环境。这些微生物的代谢活动赋予了发酵食品特殊的活性，并与食品的品质和风味密切相关。然而，微生物代谢过程中也可能产生一些有害物质，其中包括真菌毒素。真菌毒素是某些真菌代谢过程中产生的次级代谢产物，与真菌自身的生长和发育无关，目前已鉴定出的真菌毒素约 300 种。其中，黄曲霉毒素 B1（AFB1）、伏马毒素 B1（FB1）和赭曲霉毒素 A（OTA）是几种毒性最强的真菌毒素，它们具有多种毒理作用，如引发肝中毒、致畸和致癌等（Shephard，2008）。黄曲霉毒素 B1 已被国际癌症研究机构（IARC）列为 I 类致癌物，而伏马毒素 B1 和赭曲霉毒素 A 则于 1993 年被列为 2B 类致癌物。这些真菌毒素可通过污染一系列农作物和饲料，最终对人类和哺乳动物造成严重伤害。真菌毒素污染常见于谷物、豆类和油籽，尤其在发酵食品中。基质中的丰富水分和营养是真菌毒素产生的重要因素，这不仅影响食品经济，也严重危害人类和牲畜健康，对国际食品贸易造成严重威胁（Cole et al.，2003）。

1）真菌毒素的来源和种类

已知的真菌毒素种类繁多，已达几千种，而其中被鉴定出的 300 多种毒素，主要由曲霉属、青霉属以及镰刀菌属的霉菌产生。这些真菌毒素包括黄曲霉毒素（AF）、赭曲霉毒素 A（OTA）、脱氧雪腐镰刀菌烯醇（DON）、雪腐镰刀菌烯醇（NIV）、玉米赤霉烯酮（ZEN）、单端孢霉烯族毒素、黄绿青霉毒素（CIT）、伏马毒素（FB）等。这些毒素中，黄曲霉毒素有 Bi、B2、G1、G2、M1、M2 等亚种，而单端孢霉烯族毒素则包括 T-2、DAS 等 40 多个亚种。

（1）黄曲霉毒素。

黄曲霉毒素是结构相近的一群衍生物，化学结构式为二呋喃香豆素。目前已鉴定出的 AF 有 17 种，其中以 Bi 最常见。Bi 的毒性和致病性最强，也是主要的研究和监测对象。黄曲霉毒素化学性质稳定，但在碱性及加热条件下不稳定。AF 的分解温度（熔点）为 237～299℃，一般加热不能破坏其毒性，在有氧条件下进行紫外线照射可去除毒性。黄曲霉毒素于 1993 年被世界卫生组织（WHO）和国际癌症研究机构划定为 I 类致癌物。黄曲霉毒素主要由黄曲霉、寄生曲霉和特曲霉代谢产生，广泛存在于土壤、动植物以及各种坚果（尤其是花生和核桃）中，也常见于大豆、玉米、奶制品、食用油等制品中。

（2）赭曲霉毒素。

赭曲霉毒素是赭曲霉菌的菌株和几种青霉属真菌产生的一种毒素，包括 A、B、C 等 7 种结构类似的化合物，其中以赭曲霉毒素 A 毒性最大。赭曲霉毒素对动物的肝脏和肾脏危害最大，而且还有致畸性、免疫抑制和致癌性。

（3）脱氧雪腐镰刀菌烯醇。

脱氧雪腐镰刀菌烯醇是镰刀菌属菌株的次级代谢产物。镰刀菌大多在低温、潮湿和收割季节时在谷物庄稼中慢慢生长。毒素一般在大麦、小麦、玉米、燕麦中含量较高。已经有研究证实，发霉的玉米中的 DON 对猪会产生毒性，对人则会产生食物中毒性白细胞缺乏症。

（4）玉米赤霉烯酮。

玉米赤霉烯酮是禾谷镰刀菌产生的一种雌激素类真菌毒素。它有 15 种以上的衍生物，主要存在于玉米和玉米制品中，在小麦、大麦、高粱和大米中也有一定程度的分布。玉米赤霉烯酮具有较强的生殖毒性和致畸作用，可使动物发生雌激素亢进症，导致动物不孕或流产，对家畜特别是对猪和羊的影响较大，造成畜牧业经济损失。

（5）伏马毒素。

伏马毒素是 1989 年发现的一种新型毒素，是由以串珠镰刀菌为代表的菌株产生的水溶性的、由不同的多氢醇和丙二酸组成的结构类似的双酯化合物，目前已知有 7 种衍生物。伏马毒素大多存在于玉米及玉米制品中，含量一般大于 1 mg/kg，在大米、面条、调味品、高粱、啤酒中也有较低浓度的伏马毒素存在。

（6）展青霉素。

展青霉素又称棒曲霉素，由多种青霉及曲霉产生。其分子式为 $C_7H_6O_4$，熔点 112℃，是一种无色的晶体，在碱性溶液中易受破坏。展青霉素最初被发现具有广谱抗生素作用，但由于其强烈毒性而不能用于临床。它是一种神经毒素，具有致畸性和致癌性，主要污染水果、蔬菜、面包和肉类制品。

（7）杂色曲霉素。

杂色曲霉素是第一个含有双氢呋喃苯并呋喃系统的天然产物，分子式为 $C_8H_{12}O_6$，结构与黄曲霉毒素 AFB1 相似，具有较强的致病性。常温下呈淡黄色针状结晶体，熔点为 246 ℃，可在强碱和氧化剂等条件下分解或转化。已知有 30 多种真菌能产生杂色曲霉素，如杂色曲霉菌和黄曲霉菌。

（8）其他真菌毒素。

串珠镰刀菌和交链孢属的菌株可分别产生串珠镰刀菌素、镰刀菌素和交链孢酚等多种具有致癌性和急慢性毒性的代谢产物。

2）真菌毒素的形成机制

真菌产生毒素是一种防御机制，也是它们在宿主体内定植的一种生理特性，这增强了它们在环境中的竞争性。相同的真菌毒素可以由不同的真菌菌株产生，而同一菌株的产毒能力也会因客观条件的变化而产生差别。真菌是否产生毒素，受到以下因素的影响。

首先，基质组成对真菌毒素的产生具有重要影响。基质是真菌的营养来源，主要包含糖、少量含氮化合物及矿物质。不同的基质对真菌的生长和产毒具有差异性影响。例如，以富含糖类的小麦、米为基质的黄曲霉毒素合成量比以油料为基质的高。此外，营养元素碳和氮的形态对链格孢霉属菌株的真菌毒素产生也有影响。实验表明，真菌毒素的产生与培养基中氮的消耗相对应，某些氮源在静置培养条件下对交链孢酚（AOH）和交链孢酚单甲醚（AME）的合成有抑制作用，而苯丙氨酸的存在则能促进 AOH 和 AME 的产生。

其次，相对湿度及基质水分也是影响真菌毒素产生的重要因素。食品在储放过程中，其水含量会与环境湿度达到平衡，一般在相对湿度 70% 的环境中，细菌和真菌都不能生长繁殖。因此，控制环境的水活度（Aw 值）在 0.7 以下可以有效阻止产毒素真菌繁殖。

最后，温度也会影响霉菌繁殖和产毒素。例如，黄曲霉生长与产毒素的适宜温度范围是 12~42℃，最适合的温度是 33℃。同时，快速风干比缓慢风干更能有效防止真菌产生黄曲霉毒素。真菌产生毒素受到多种因素影响，包括基质组成、相对湿度、基质水分以及温度等。这些因素都为防控真菌毒素产生提供了可能的方向和策略。

3）真菌毒素的检测

（1）色谱技术。

自发现首个霉菌毒素以来，为确保食品和饲料的安全，科技界一直在努力探索各种方法来准确分析霉菌毒素的存在。在众多技术中，色谱技术因其多样性和高效性而被广泛应用。在色谱技术中，薄层色谱法和高效液相色谱法是两种主导技术。薄层色谱法方法以其经济性、简单操作及在紫外光下的荧光特性，已被大量用于霉菌毒素的定性和定量分析。然而，其灵敏度和准确性局限使其在高要求定量分析中表现欠佳。此外，样品制备和清理程序在很大程度上受到霉菌毒素性质和类型的影响。为克服薄层色谱法的局限，液相色谱法应运而生。液相色谱法能够克服如板高度、温度和湿度等因素对分析的影响，实现多种霉菌毒素的同时测定。对于某些高极性、非挥发性和热不稳定的霉菌毒素，液相色谱法更是展现了其独特的分离和测定能力。值得一提的是，气相色谱法（GC）在霉菌毒素分析中也有其应用之地。尽管由于分析物的低挥发性和高极性，GC 在霉菌毒素分析中的应用受到一定限制，但通过衍生化步骤将其转化为挥发性衍生物，GC-MS/MS 方法已成功应用于碾磨谷物产品和小麦粗粉中的霉菌毒素检测。然而，该方法也存在如色谱柱堵塞、响应漂移、样品交叉污染等问题，这些都需要在实际应用中加以注意。

（2）酶联免疫吸附试验。

除了色谱技术外，免疫化学方法，特别是酶联免疫吸附测定（ELISA），已成为霉菌毒素现场分析的快速且简易的筛选方法。该方法被众多研究认可，不仅因其设计简洁、能同时处理多个样本，更因其高度的检测精度。相较于高效液相色谱或薄层色谱等技术，ELISA 展现了高通量的优势，对样品量的需求较低，并减少了净化步骤。ELISA 的基础原理是利用抗原-抗体复合物与显色底物的反应，而结果则通过分光光度法进行评估。例如，Solcan 等（2013）利用 ELISA 成功测定了鸡肝样品中的 AFB1 残留量。Huang 等（2023）研究了 AFB1 的比色和光热双模检测技术，LOD 为 0.22 pg/mL（图 3-17）。该方法的光热读数记录在智能手机上，不需要昂贵仪器，为食品安全检测提供了一种经济、方便的工具。然而，这项技术也存在局限性。特别是，具有类似化学基团的化合物可能与抗体产生交叉反应，导致基质效应或基质干扰，进而可能低估或高估样品中的霉菌毒素浓度。此外，由于 ELISA 的验证不足，其应用仅限于已验证的基质。

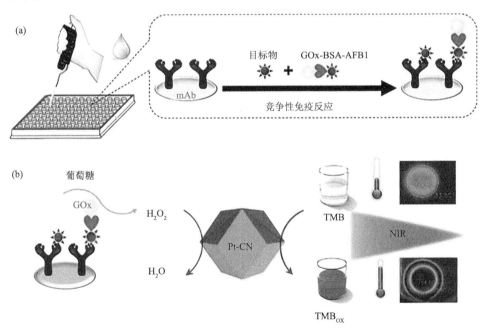

图 3-17　双模（比色、光热）检测 AFB1 原理图（Huang et al., 2023）

（3）电子鼻。

电子鼻由一系列非特异性化学探测器组成，可捕获不同的挥发性有机化合物

（VOC）并检测产毒真菌的定性挥发性指纹。获得指纹后，气味检测可以通过模式识别系统提供有关所产生代谢物类别的初步信息（Leggieri et al.，2021）。用于真菌感染检测的电子鼻技术基于识别与谷物上真菌生长相关的特定挥发性有机化合物。产霉菌毒素真菌的生长和生化模式会导致挥发性有机化合物成分发生化学变化，并且可以观察到食品中挥发性有机化合物与霉菌毒素浓度之间的相关性。电子鼻已成功用于检测干腌肉中的 OTA（Lippolis et al.，2016）、玉米中的 AF 和伏马菌素（Ottoboni et al.，2018）以及麦麸（Lippolis et al.，2018）和硬粒小麦中的 DON（Lippolis et al.，2014）。为了实现电子鼻在霉菌毒素检测中的广泛应用，有必要对食品样品中低水平霉菌毒素的定量进行优化。此外，大多数霉菌毒素是非挥发性有机化合物，这给电子鼻检测带来了问题（Alshannaq and Yu，2017）。

（4）生物传感器。

一般来说，生物传感器包含生物或生物衍生的传感元件，用于检测与传感器集成的特定生物分析物，以便将生物信号转换为电信号（Perumal and Hashim，2014）。不同类型的传感器可用于霉菌毒素检测，包括电化学（电位、电流和阻抗）、光学（表面等离子体共振和荧光）和压电（石英晶体微天平）（Oliveira et al.，2019）。普遍认可的材料是核酸、肽、酶、抗体和细胞，但也可以使用其他仿生元件，如重组抗体、适体和分子印迹聚合物（MIP）（Malekzad et al.，2017）。此外，为了提高生物传感器的灵敏度，各种高比表面积的金属纳米粒子、碳纳米管（CNT）、纳米纤维和量子点因其生物相容性、物理化学性质稳定而被使用（Doria et al.，2012）。针对不同霉菌毒素的检测，已开发出多种生物传感器。Tang 等（2018）设计了一种简单、灵敏的石英晶体微天平免疫传感平台，用于高效检测食品中的 AFB1，检测范围在 1.0 ng/kg 至 10 μg/kg，检测下限为 0.83 ng/kg。Khan 等（2018）通过一锅法制备了适配体功能化银纳米簇（apt-AgNCs）荧光传感探针，通过荧光共振能量转移（FRET）原理对 T-2 进行灵敏检测。Chen 等合成了具有良好荧光强度和生物相容性的 UiO-66-NH$_2$@QD（NU66@QD），用于建立多重免疫层析分析（ICA），用于检测谷物和饲料中的 AFB1、FB1、DON、T-2 毒素（T-2）和玉米赤霉烯酮（zearalenone，ZEN）。

三、发酵谷物食品生物危害物的控制策略

1. 醛类物质含量的策略

乙醛是啤酒发酵过程中产生的关键醛类，也是含量最高的化合物。该物质是酵母进行乙醇发酵的中间产物，由丙酮酸在脱羧酶的作用下形成。控制或降低啤酒中的乙醛等醛类含量具有重要意义，具体策略如下。

（1）选择优质新鲜大米作为辅料。脂肪酸氧化是醛类形成的一个途径，而原

料中的一部分脂肪酸来源于麦芽和大米。提高辅料大米的比例可降低乙醛的生成量（韩龙，2007），而适当降低麦芽比例也有利于降低乙醛的生成量（陈晓瑜，2006）。

（2）采用适当的方法调控麦芽汁的 pH 值。麦芽汁的 pH 值越高，乙醛的生成量也越高。因此，在满足生产要求的前提下，尽量将麦芽汁的 pH 值控制在较低的范围，以降低乙醛的生成量。

（3）控制麦芽汁的充氧量。麦芽汁中含氧量过高会导致酵母细胞大量繁殖，增加乙醛等醛类的生成量；如果麦芽汁中含氧量过低，将影响酵母细胞的正常增殖，不利于正常的发酵代谢。因此，麦芽汁的含氧量应控制在 0.8～1mg/（L·°P）。

（4）适当减少酵母接种量，并控制酵母细胞的增殖倍数小于 3.5。

（5）保证发酵周期在 18 d 以上。

（6）利用二氧化碳洗涤发酵液，可促进凝聚酵母细胞重新悬浮，促进发酵液对流和乙醛挥发（乙醛的沸点为 21℃），有利于啤酒的成熟及口感的改善。

（7）降低啤酒中的溶解氧含量并有效控制杀菌 PU 值。

（8）采取有效措施防止微生物污染（李明东等，2007）。

2. 杂醇油的控制策略

1）选择低产杂醇油的酵母菌株

在酵母菌种选择中，应充分考虑其产生杂醇油的能力。研究表明，葡萄酒酵母相较于其他生产酒类产品用的酵母菌，其产生杂醇油的量最高，其次为酒精酵母和啤酒酵母（Connell and Strauss，1974）。研究还表明，酵母产生高级醇的能力与其相应的高级醇脱氢酶（ADH）活力成正比（Singh and Kunkee，1977）。因此，在生产过程中，选择杂醇油产生量相对较低的酵母菌种并保持其菌种质量稳定是控制高级醇含量的有效途径。然而，需要注意的是，固态白酒发酵过程中涉及的微生物种类繁多，无法采用单一菌种的简单发酵方式，因此该策略在实际操作中的可行性不高（李云英和李能树，1996）。

2）控制适宜的酵母接种量和酵母增殖倍数

酵母的接种量和增殖倍数对于杂醇油的生成有着重要影响。理论上，酵母的增殖倍数增大，生成的杂醇油量也会相应增加。当酵母添加量减少时，其增殖倍数增高，导致酵母的代谢活动增强，从而增加了杂醇油的生成量（蔡定域，1988；武宝忠和申华，2003）。在啤酒生产过程中，通常应将满罐酵母数控制在（1.3～1.5）×10^7 CFU/mL 范围内，并在发酵过程中保持酵母细胞最高含量不超过 $6.0×10^7$ CFU/mL，这样可以控制酵母的繁殖倍数在 4 倍左右，以减少高级醇的产生。此外，较低的接种温度也有助于控制高级醇的产生，因为温度会影响酵母的生长和繁殖速度。酵母的增殖不仅受接种量的影响，还受到发酵物料中含氧量的影响。

啤酒中的含氧量会影响酵母的增殖，从而影响杂醇油的生成量。在啤酒生产过程中，需要严格控制麦芽汁中的溶解氧含量在 8～10 mg/L 范围内，以确保既满足酵母生长繁殖的需要，又不会因发酵过于剧烈而造成高级醇含量偏高。如果只是单纯地降低高级醇的生成量，一般在发酵开始后不宜再向麦芽汁中追加氧。在葡萄酒的生产过程中，无氧发酵条件相较于半通氧条件下的杂醇油生成量更少（Mauricio et al.，1997）。在葡萄酒的酵母乙醇发酵过程中，通过适当控制发酵醪液的含氧量，可以在不影响酵母正常发酵的前提下控制酵母的增殖倍数，从而降低高级醇的生成量。一般来说，葡萄酒发酵醪液的含氧量在发酵过程中应保持在 8～10 mg/L 的水平。如果在发酵开始后能够严格保持发酵醪液的厌氧状态，可以使葡萄酒中高级醇的生成量保持在较低的水平。

3）控制发酵物料适宜的营养成分与状态

在啤酒生产中，定型麦芽汁作为啤酒发酵的营养基础，对啤酒酵母的生长繁殖产生显著影响，并影响高级醇的生成量。在其他条件一致的情况下，高级醇的生成量随麦芽汁浓度的增加而增加（何祖荣，2001）。为降低高级醇的含量，麦芽汁浓度应控制在 10%～12%的范围内，不应超过 14%。麦芽汁中 α-氨基氮含量的高低对酵母的代谢途径和高级醇的产生有重要影响。在 12°麦芽汁中，α-氨基氮控制在 165～190 mg/L 可满足酵母对氮的需求，并减少高级醇的产生。麦芽汁的 pH 值对高级醇的形成有明显影响，pH 值越高，高级醇的生成量越多。因此，糖化制备麦芽汁时需注意调整 pH 在 5.2～5.4 之间，以控制高级醇含量并维持糖化时期酶的活性。

在葡萄酒酿造过程中，需根据葡萄原料质量及时调整发酵醪液中 α-氨基氮含量在 180～195 mg/L 之间，以降低高级醇的生成并保证酵母发酵（甄会英等，2005）。同时，应关注发酵醪液的 pH 值调整，尽量维持在 3.2～4.0 范围内。

（1）发酵工艺条件控制。

发酵工艺条件调控是控制产品中高级醇含量的主要操作因素。在啤酒生产过程中，应严格控制发酵温度，尽量把发酵温度控制在 12℃以下，以减少高级醇的生成量。同时，采用加压发酵可以抵消高温接种带来的不利影响，用密闭容器在二氧化碳压力下发酵可降低酵母繁殖和发酵副产物。此外，在酵母沉降充分时，排尽酵母后用二氧化碳洗涤也可以降低发酵液中高级醇的含量。另外，需要控制适当的发酵度，高级醇主要在酵母繁殖阶段形成，主发酵后期适当升高发酵温度对高级醇含量影响很小。

在葡萄酒酿造过程中，应采用低温进行主发酵，控制发酵温度在 20～25℃以降低高级醇的生成量。此外，应控制葡萄醪液中可发酵性糖的含量以减少高级醇的生成，加糖时要分 2 次添加。

对于固态白酒发酵，可通过单独添加适量的酵母、糖化酶或蛋白酶来降低杂醇油生成量，研究发现添加酸性蛋白酶能使白酒中杂醇油的含量显著低于对照，最多可降低24.71%，但是添加酸性蛋白酶含量应适宜，过多又会使杂醇油的含量增加（武庆尉和韩煜，2001）。此外，添加糖化酶进行白酒发酵也可以大幅度降低白酒中杂醇油的含量（周天银和陈永高，1995）。

（2）发酵后处理。

在酒类产品发酵结束后，可通过特定的后处理工艺来降低产品中杂醇油的含量。例如，新酿酒可以经过合理的储存期，然后使用吸附剂进行吸附处理，再通过生物膜透析、机械过滤以及重新翻烤等步骤进行精制。此外，使用含杂醇油量较低的酒进行勾兑、固液勾兑等也是常见的杂醇油处理方法。

（3）加强蒸馏操作。

杂醇油已在发酵过程中生成，可强化蒸馏操作以尽可能排除这些杂质。尽管杂醇油的沸点高于乙醇，但在蒸馏过程中，初馏分仍含有大量的杂醇油。这是因为在酒醅中，挥发性物质包括乙醇、水、酸、醛、甲醇和杂醇油等多种不同物质，其沸点各不相同。在各组分浓度不同的情况下，蒸发顺序会有所差异，因此有时高沸点的物质反而会先被蒸馏出来。在这种情况下，蒸馏过程中掐头去尾同样有助于降低杂醇油的含量。

3. 生物胺的控制策略

生物胺具有显著的稳定性，使得超声、微波和加热等处理方法无法破坏已生成的生物胺。因此，一旦生物胺形成，其消除变得极为困难。在发酵食品的生产环境中，一些产胺微生物是食品发酵过程中的常见菌群，从而导致生物胺的产生难以彻底消除或抑制。

基于食品中生物胺的形成机制，为精确控制产品中生物胺含量，可以采取以下策略。

1）控制氨基酸含量

基于微生物代谢特性，降低生物胺积累可通过减少其底物，即生物胺前体来实现，这一策略要求控制食品生产过程中的游离氨基酸含量。在食品中，氨基酸主要源于原料中蛋白质类物质的水解产物，因此减少这些氨基酸需先降低原料中的蛋白质，但这可能影响产品质量。考虑到氨基酸在食品类产品价值中的重要性，如在黄酒的保健功能中，以及在乳制品加工过程中对产品风味的贡献，减少氨基酸虽然能控制生物胺含量，但可能对产品品质产生不利影响。

2）采用无氨基酸脱羧酶活性的生产菌株

食品中生物胺的产生不仅源自外界微生物，生产菌株也参与其中。因此，采用无氨基酸脱羧酶活性的菌株替代原生产菌株，能从源头减少生物胺生成。此策略适用于解决啤酒、葡萄酒中的生物胺积累问题，但在混菌体系或开放体系中实现难度较大。

3）利用乳酸菌和抑制剂降低生物胺生成量

乳酸菌产生的细菌素和苯乳酸对某些微生物生长繁殖具有抑制作用，因此可以在不影响产品品质的前提下，将这类乳酸菌作为生产菌株应用于某些食品的生产加工中。实验证明，将产细菌素的粪肠球菌和产乳酸链球菌素的乳酸乳球菌作为生产菌株加入奶酪加工过程，能有效抑制生物胺产生菌的生长，进而减少生物胺含量。因此，以乳酸菌为主要生产菌株的食品加工过程，可以优选既无氨基酸脱羧酶活性又能产生抑制剂的生产菌株，以实现生物胺含量的控制。

4）通过添加生物胺降解酶去除已产生的生物胺

除了控制产生物胺微生物的生长繁殖外，食品中生物胺含量的减少还可采用酶法降解已存在的生物胺。已知的降解生物胺的酶包括胺氧化酶和胺脱氢酶两类。多种微生物含有的胺氧化酶能至少降解一种生物胺，已有多项研究证实其具有降解效果。例如，沙克乳杆菌可减少组胺的积累（Dapkevicius et al.，2000），干酪乳杆菌和植物乳杆菌可去除酪胺（Fadda et al.，2001），微球菌属的某些菌株也可以降解酪胺（Fadda et al.，2001），木糖葡萄球菌也可以降解组胺与酪胺（Martuscelli et al.，2000）。另外，某些微生物分泌的胺脱氢酶也能使生物胺分解生成乙醛和氨。例如，铜绿假单胞菌和弗氏柠檬酸杆菌都可以分泌亚精胺脱氢酶（Hisano et al.，1990）。然而，实际操作中使用胺脱氢酶去除食品中生物胺的效果并不理想，因为其活性可能会受到某些羰基化合物的抑制。

5）开发新型发酵剂以减少发酵过程中生物胺的产生

鉴于发酵剂在某些发酵制品中生物胺形成中的关键作用，以及其对不同微生物菌群相互影响的能力，针对脱羧酶阴性的新型发酵剂的研究显得尤为重要。这些研究发现，新型发酵剂对降低发酵制品中的生物胺具有一定的效果，尤其是复合发酵剂在减少生物胺产生方面展现出优异的效果。例如，在香肠发酵过程中，采用清酒乳杆菌和木糖葡萄球菌作为发酵剂，可以有效抑制色胺、腐胺、尸胺、酪胺的生成，其效果甚至超越了复合植物提取物的添加。此外，香肠乳酸杆菌和腐生葡萄球菌作为不产生物胺的菌种，用作香肠发酵剂时，能在加工温度下产生抗生素，抑制具有氨基酸脱羧酶活性的某些菌株的生长，进而显著降低发酵香肠中的生物胺含量。具有胺氧化酶活性的肉葡萄球菌和解淀粉芽孢杆菌应用于鱼酱油生产，也展现出减少生物胺含量的潜力。

6）使用添加剂和防腐剂以降低生物胺产生菌

在食品发酵过程中，适量添加食品添加剂可以有效抑制生物胺的形成。例如，甘氨酸的添加能明显减少多种生物胺的产生，且在5%和10%的添加量下抑制效果最为显著。相比之下，蔗糖、葡萄糖、D-山梨醇、乳酸、柠檬酸和山梨酸等虽然也能抑制生物胺的产生，但效果不如甘氨酸。此外，添加剂如生物防腐剂乳酸链球菌素和亚硝酸盐也展示了一定的抑制生物胺形成的效果。研究还发现，这些添加剂和防腐剂的使用不仅能降低食品中生物胺的含量，还可能影响其他食品质量参数，如蛋白质回收率和蛋白酶活力。

7）利用天然物质及其提取物减少生物胺的产生

在发酵食品中添加某些天然物质及其提取物被证明是有效抑制生物胺产生的策略。例如，鱼酱油发酵过程中添加米糠可以使组胺含量大幅度降低。同时，生姜、蒜等物质的提取物也被发现能有效地减少生物胺的产生。此外，复合植物提取物如八角、肉桂等在处理发酵食品时，也显著抑制了生物胺的生成。这些天然物质及其提取物可能通过抑制腐败菌和病原微生物的生长来降低生物胺的产生，但其具体抑制机理尚需深入研究。

8）采用良好的加工工艺及危害分析与关键控制点（HACCP）管理减少生物胺产生

实行良好的加工工艺和卫生管理条件是保障发酵食品质量的重要环节。通过实施 HACCP 管理体系，可以对食品加工、运输及销售过程中的各种潜在危害进行分析和控制。这样可以制定关键控制点并实行良好的卫生操作规范，以避免和减少产生生物胺的污染菌，从而有效地降低食品中生物胺的含量，确保食品安全和质量。

9）利用 γ 射线处理消除生物胺

γ 射线处理被证实为一种有效控制发酵食品中微生物生长、延长食品保质期及改善食品功能特性的方法。此外，γ 射线还展现出降解某些生物胺的功能。研究表明，采用 2.5～25 kGy 的 γ 射线处理含量为 10 mg 的 9 种生物胺，其降解率最高能达到 100%。当 γ 射线剂量不低于 5 kGy 时，它能有效地降解腐胺、亚精胺和精胺。同样地，应用 γ 射线（2～6kGy）处理干酪，可使干酪中的总生物胺含量降低，其中 6 kGy 剂量的 γ 射线抑制效果最为显著。在另一项研究中，使用剂量为 2 kGy、4 kGy、6 kGy 的 γ 射线处理发酵香肠，储存 30 d 后，香肠中的生物胺（干基）总量显著减少。这些实验结果证明了利用 γ 射线处理降低发酵食品储存过程中生物胺的生成是一种有效和可行的方法（肖洪等，2012）。

10）通过良好的包装条件减少生物胺生成

良好的包装条件不仅能延长发酵食品的货架期，还有助于减少发酵食品中生物胺的产生。当包装条件良好时，食品中的微生物数量较少，有利于削弱微生物的生长和代谢。一项研究比较了普通包装、真空包装、充填 CO_2 以及氩气/氮气包装的猪肉香肠在低温（0～2℃）下储藏（14 d）过程中生物胺的生成情况，结果发现，真空包装和充填惰性气体包装的香肠中酪胺、苯乙胺、亚精胺和精胺的含量均低于普通包装的香肠（Ruiz-Capillas and Jimenez-Colmener，2010）。

11）利用高压处理消除生物胺

虽然高压处理不能完全灭活微生物，但可以减少部分微生物的数量，并有效影响生物胺产生菌的代谢活动，从而减少生物胺的产生。在发酵香肠的研究中发现，高压处理能够显著降低香肠中酪胺、腐胺、尸胺的含量，对组胺含量没有明显改变，但会使亚精胺含量有较小程度的增加（Ruiz-Capillas et al.，2007）。

12）通过冷冻和高温处理降低生物胺产生菌的生长

冷冻处理可以通过低温抑制食品中微生物的生长和降低酶的活性，因此严格遵守冷冻处理可以降低发酵食品中生物胺的产生。例如，将制作香肠的原料肉在冷冻条件下处理几天再进行香肠发酵生产，可以有效减少香肠中肠杆菌的生长和尸胺的形成。高温杀菌不仅可以延长食品的保质期，还可以通过杀灭食品中的生物胺产生菌，阻止生物胺的形成（肖洪等，2012）。这些处理方式都对降低生物胺的产生具有实用价值。

4. 真菌毒素的控制策略

真菌毒素控制是一个多维度的问题，涉及预防、去毒和解毒三个层面。在预防真菌毒素中毒方面，尽管阻止真菌毒素的形成被认为是最有效的方案，但在实际操作中，这种方法往往不能充分发挥作用，需要与其他策略相结合。在消除食品和饲料中的真菌污染方面，通常采用的策略是在加工过程中引入吸附材料。这些材料通过选择性吸附作用，能够有效地去除由真菌产生的毒素。另一种策略则是利用特定的酶或微生物，它们具有降解或去除真菌毒素的能力，从而进一步提高食品和饲料的安全性。为确保这些策略在降低真菌毒素毒性和减少食品及饲料加工经济损失方面的有效性，它们通常需要满足一系列关键条件。首先，这些手段必须能够预防、抵消、消除或解毒食物中的真菌毒素。其次，其终产物中应无任何有毒、致癌或诱变物质的残留。此外，这些手段不应显著改变食品的重要工艺和营养性质。最后，它们在技术和经济上必须具有可行性，以确保在实际应用中的推广和实施。值得注意的是，目前已有大量研究投入到开发降低真菌毒素毒性的方法中，包括化学、物理和生物等多种方法（Boudergue et al.，2009）。这些方法为真菌毒素的消除策略提供了多元化的途径，且不同的方法可能适用于不同类型的真菌毒素和污染场景。

1）预防真菌毒素的产生

预防真菌毒素的产生是确保食品和饲料安全的关键环节。霉菌在植物生长和植物制品储存过程中会大量繁殖，并在特定环境条件下产生真菌毒素，对消费者健康构成潜在威胁。因此，减少霉菌的增殖是培养和储藏过程中的核心策略。为实现这一目标，可采取以下预防策略。

（1）作物育种应选择无病虫害污染的种子，并致力于培育具有抗霉菌增殖特性的品种。这被认为是有效解决真菌毒素问题的手段，从源头上遏制毒素的产生。

（2）采用适当的栽培技术可以降低植物受霉菌污染的风险。例如，清除农业废料是防止后续作物污染的有效措施。事实上，作物残渣是真菌最主要的储存和培养物来源，因此通过废料处理可以降低霉菌的生长和繁殖机会。

（3）对谷物进行冲洗可以显著降低真菌毒素水平。然而，冲洗和溶剂抽提等方法实施后，必须进行谷物干燥，这会导致操作成本增加。因此，在应用中需要综合考虑经济和技术可行性。

（4）严格管理和控制环境影响因子是至关重要的。在谷物低温储存环境中，应将环境湿度控制在15%以下，以防止谷物袋内湿度过高而引发霉菌生长。同时，维持较低的氧浓度（小于 1%）和较高的二氧化碳浓度对抑制霉菌滋生具有积极作用。在储存过程中，还需注意防止谷物物理损伤，并避免新谷与陈谷混合存放，以确保谷物的质量与安全性。

2）消除和降解食物中的真菌毒素

各国均设立了食品中真菌毒素的限量标准，以确保市面上流通的食品不会含有过量的真菌毒素。为达到这一标准，多种方法被用于减少或消除真菌毒素，包括工业处理、使用添加剂去除毒素，或使毒性物质失活等。所有这些处理方法的核心目标都是破坏或失活真菌毒素，从而得到无毒的产品。在这一过程中，还需确保食品的营养成分不受损失，并尽量减少对原有技术工艺的改动。目前，在食物和饲料摄取前，已有多种方法可用于消除真菌毒素的感染。

（1）化学脱毒方法。

多种化学试剂，如氢氧化铵、单甲胺氢化钙、过氧化氢、臭氧、亚硫酸氢钠、盐酸、氯气、维生素 C、氨水、强氧化剂等，已被证实可用于去除真菌毒素。然而，这些化学方法在处理受污染的谷物时存在一个明显缺点：真菌毒素被分解的同时，谷物中可能残留用于去除毒素的化学有毒物质，或处理后谷物的营养价值可能降低。

（2）吸附法降低真菌毒素的生物利用度。

添加真菌毒素结合剂或吸附剂是降低真菌毒素生物活性的常用技术。这种技术可以有效地阻止真菌毒素被吸收并进入血液或目标组织。当真菌毒素在消化道中时，它会被吸附剂稳定结合，随后通过尿液或粪便排出体外，从而高效地去除真菌毒素。吸附剂在选择时，必须确保它只在通过胃肠道的过程中高效吸附毒素，而不会在消化过程中接触和吸附毒素。活性炭就是这种策略的一个典型代表。活性炭是一种多孔、不溶性的吸附材料，具有高比表面积，由有机材料热解形成。它已被证实具有良好的吸附能力。尽管体内实验尚未验证活性炭对真菌毒素的吸附效果，但体外实验已表明其具有良好的吸附脱毒作用。需要注意的是，活性炭属于非特异性霉菌毒素吸附剂，因此在使用过程中可能需要注意它对食品中营养组分的影响。

（3）生物降解真菌毒素的方法。

考虑到化学和物理方法在真菌毒素消除过程中的局限性，如反应产物的安全性和食品营养性质的保护，生物降解法逐渐受到关注。这种方法主要依赖添加非营养性吸着剂、细菌、酵母细胞组织或改性酵母细胞等来实现真菌毒素的消除。根据反应机理，生物降解真菌毒素的方法主要分为通过细菌细胞壁的吸附去除真菌毒素和酶法降解真菌毒素两类（孙建等，2003；王长才等，2011）。

参 考 文 献

阿尔菲娅·安尼瓦尔. 2017.吐鲁番坎儿井饮用水对传统发酵馕饼面团发酵促进机理研究. 乌鲁木齐: 新疆师范大学硕士学位论文

艾尔肯·热合曼. 2015. 新疆传统馕发酵面团中酵母菌的多样性分析. 食品科学, 36(19): 5

安雅洁, 侯银臣, 冯军伟, 等. 2016.一种发酵大麦茶的制备技术: CN201610228428.0.2016-07-20

白逢彦, 梁慧燕, 贾建华.2000. 酵母菌辅酶Q提取方法的改进及在假丝酵母属分类学研究中的应用. 菌物系统, 19(2): 217-222

毕静. 2017. β-葡聚糖酶在大麦醋生产中的应用研究. 粮食与食品工业, 24(2): 3

蔡定域. 1988. 酿酒工业分析手册.北京: 轻工业出版社

陈敏. 1992. 用"啤酒大麦"生产饴糖的情况. 上海调味品, (4): 23-24

陈晓瑜. 2006. 啤酒酿造过程中影响乙醛的因素分析. 啤酒科技, (7): 13-16

陈鑫. 2010. 大麦籽粒膳食纤维, 蛋白质含量的基因型和环境效应研究. 杭州: 浙江大学硕士学位论文

邓可. 1990. 啤酒大麦贮藏期的生理及影响因素. 现代食品科技, (3): 1-3

董立超, 姚博, 慈军鹏. 2017. 超高压杀菌技术在食品中的应用. 食品界, (12): 2

冯婷婷, 方芳, 杨娟, 等. 2013. 食品生物制造过程中生物胺的形成与消除. 食品科学, 34(19): 360-366

郭冬琴. 2012. 橙汁中酵母菌的分离鉴定及其快速分子检测技术研究. 重庆: 西南大学硕士学位论文

郭雯, 郑冬梅, 李晓东. 2015. RP-HPLC 柱后衍生法检测干酪中 6 种生物胺. 中国食品学报, 15(5): 213-218

郭泽峰, 高峰校. 2012. 采用100%大麦酿造啤酒和采用100%麦芽酿造啤酒在质量上的区别. 啤酒科技, (8): 9

韩龙. 2007. 啤酒乙醛及其影响因素分析. 啤酒科技, (8): 14-15

何荣, 窦丽芳, 董玲. 2010. 分子技术在食品乳酸菌分类和鉴定中的应用. 现代商贸工业, 22(16): 321-322

何祖荣. 2001. 啤酒酿造过程高级醇形成的控制, 酿酒科技, (1): 64-65

黄琴, 贺稚非, 龚霄. 2008. 超高压灭菌技术及其在食品工业中的应用. 四川食品与发酵, (3): 46-50

江天宝. 2007. 脉冲强光杀菌技术及其在食品中应用的研究. 福州: 福建农林大学博士学位论文

焦晶凯. 2020. 乳酸菌代谢研究进展. 乳业科学与技术, 43(2): 49-55

李明东, 张样心, 苗同畅. 2007. 啤酒中乙醛含量的影响因素及控制. 啤酒科技, (7): 22-23

李云英, 李能树. 1996. 大曲酒微生物区系的初步研究. 生物学杂志, 13(3): 19-21

李志军. 2007. 食品中生物胺及其产生菌株检测方法研究. 青岛: 中国海洋大学博士学位论文

廖天录. 2014. 纳米包装材料在食品贮藏中的应用. 中国包装工业, (8): 1

凌代文. 1999. 乳酸细菌分类鉴定及实验方法. 北京: 中国轻工业出版社, (1): 23

刘琨, 但晓容, 李栋钢. 2016. 酵母菌在四川保温甜面酱品质提升中的应用研究. 中国调味品, 41(6): 65-68

刘薇, 倪沁颜, 李浩宽. 2020. 高效液相色谱-荧光法检测水质中生物胺的方法研究. 福建分析测试, 29(1): 1-6

罗苗苗, 胡学超, 邱宏伟. 2015. 微生物发酵法制备维生素 K2 研究进展. 食品与发酵工业, 41(10): 5

玛依古丽·库尔班, 米尔班古丽·阿卜杜如苏力, 麦合甫再木·阿不都热合曼, 等. 2015. 新疆地方特色馕面团优良酵母菌的筛选. 安徽农业科学, 43(17): 5

毛建华, 罗雅君, 徐善军. 2012. 大麦苗荞麦苗复合保鲜饮料及其制备方法: CN200910096245.8.2012-03-28

毛志群, 张伟, 马雯. 2002. 分子生物技术在酵母菌分类中的应用进展. 河北农业大学学报, 25(z1): 230-233

潘瑞蓉, 张家艳, 夏松, 等. 2020. 发酵大麦提取物对肥胖症患者脂代谢及肠道菌群的影响. 中国食品科学技术学会.第十五届益生菌与健康国际研讨会摘要集: 114

石娇娇, 张建军, 邓静, 等. 2014. 自然发酵甜面酱中耐高温生香酵母的鉴定与挥发性香气成分分析. 食品与发酵工业, 40(9): 167-171

宋立华, 丁信文, 管玘. 2019.一种黑大麦发酵物在减轻肺损伤及肠道菌群紊乱中的应用: CN201910334903.6.2019-08-02

宋立华, 管玘, 杨丽, 等. 2019.一种含有黑大麦乳杆菌发酵物的功能性食品及应用: CN201910774273.4.2019-12-03

孙建和, 陆苹, 顾红香. 2003. 真菌毒素的微生物脱毒技术. 微生物学通报, 30(1): 60-63

孙欣瑶. 2013. 麦芽醋醋酸菌株筛选及发酵工艺条件的优化. 哈尔滨: 东北农业大学硕士学位论文

汤回花, 李宏, 陶慧玲, 等. 2021. 潜在益生乳酸菌分离和鉴定研究进展. 中国酿造, 40(11): 21-25

唐玲, 刘平, 黄瑛, 等. 2008. 酵母的分子生物学鉴定. 生物技术通报, (5): 84

陶东娅, 金银旗. 2016. 不同地区黏豆包酸面团中微生物多样性分析.食品研究与开发, 37(13): 156-159

王长才, 葛万军, 洗子君, 等. 2011. 真菌毒素生物脱毒机理的研究进展.饲料与畜牧: 新饲料, (8): 41-43

王榕. 2022. 戊糖乳杆菌 124-2 酸面团馒头品质影响研究. 沈阳: 沈阳师范大学硕士学位论文

王淑杰, 赵子瑞, 李文龙. 2022. 高压脉冲电场技术在食品加工及保藏中的应用. 农业工程, (2): 012

魏艳敏. 1998. 红酵母属同工酶酶谱分析及其分类研究. 菌物系统, (1): 63-67

武宝忠, 申华. 2003. 浅析啤酒发酵过程中高级醇的产生及控制措施.酿酒科技, 30(3): 66-67

武庆尉, 韩煜. 2001. 合理使用酸性蛋白酶降低玉米普通白酒杂醇油含量. 酿酒科技, (6): 56-57

席丽艳. 1996. 真菌化学分类的一种新方法——辅酶 Q 系统. 国外医学.皮肤性病学分册, (5): 279-282

夏岩石. 2012. 大麦生物活性成分的遗传分析及应用研究. 广州: 华南理工大学博士学位论文

肖洪, 丁晓雯, 梁菡峪. 2012. 发酵食品中的生物胺及其控制研究进展. 食品工业科技, 33(20): 346-350

徐浩宇, 仲伯扬, 邓荣. 2020. 一种风味发酵气泡饮料及其工艺制作. CN201910723746.8.2020-01-07

杨加珍, 曾亚文, 杨晓梦, 等. 2016. 中国大麦功能食品防治慢性病的利用. 农业科技, 17(9): 2195-2204

杨鹏. 2022. 乳酸菌发酵液在食品贮藏保鲜中的应用研究进展. 中国食品, (6): 131-133

杨尚娇. 2015. 新疆地区干酪中产细菌素乳酸菌的筛选系统发育及其抑菌活性研究. 石河子: 石河子大学硕士学位论文

杨啸吟, 罗欣, 梁荣蓉. 2013. 气调包装冷却肉品质和货架期的研究进展. 食品与发酵工业, 39(7): 7

杨振泉. 2005. DNA 标记技术在乳酸菌分类鉴定中的应用. 中国乳品工业, (5): 35-39

姚笛, 孙大庆, 李洪飞. 2015. 东北黏豆包酸面团菌群多样性与自制酸面团中菌群变化规律的研究. 现代食品科技, (5): 90-95

伊萨克, 于斯甫. 2017. 吐鲁番传统馕饼酸面团中微生物多样性及挥发性香气成分的分析. 微生物学通报, 44(8): 1908-1917

袁利鹏, 刘波. 2019. 间接竞争酶联免疫吸附测定水产品中的组胺残留. 现代食品科技, 35(7): 291-295

张杜, 杨艳. 2018. 裸大麦中 γ-氨基丁酸的降血压功效研究. 第十三届中国西部营养与健康高峰论坛文集: 48

张厚程, 王玉萍, 李翔太. 2013.一种微生物发酵法生产全维生素矿物质口服液的方法: CN201210488583.8.2013-02-27

张敏, 吴俊铨, 姚嘉文, 等. 2020. 基于变性血红蛋白和二胺氧化酶的生物传感器检测马鲛鱼中的尸胺. 食品科学, 41(18): 288-295

张晓云, 韦一能. 1998. 酵母两种形态菌体的 MDH 和 SOD 同工酶的电泳分析.广西师范大学学报, 16(4): 5

张智航, 王文娟, 陈洁, 等. 2023. 静电纺丝制备抗菌功能性纳米纤维在食品包装中的应用. 食品与发酵工业, 49(12): 291-300

赵慧如. 2016. 三种粗料制作饴糖的方法. 农家顾问, (11): 57

赵珮, 赵宁, 范巧宁, 等. 2015. 大麦发芽过程中不同存在形式的酚类物质及其抗氧化活性变化. 现代食品科技, (4): 8

甄会英, 王颉, 李长文, 等. 2005. 巨峰葡萄酒酿造过程中高级醇的研究. 中外葡萄与葡萄酒, (2): 52-54

周春艳, 张秀玲, 王冠蕾. 2006. 酵母菌的 5 种鉴定方法. 中国酿造, (8): 4

周宁, 张建新, 樊明涛, 等. 2012. 分子分型技术在乳酸菌鉴定及多态性研究中的应用. 食品工业, (5): 5

周天银, 陈永高. 1995. 添加糖化酶发酵降低杂交高粱小曲酒杂醇油含量的研究. 酿酒科技, (2): 31-33

Algonaiman R, Alharbi H F, Barakat H. 2022. Antidiabetic and hypolipidemic efciency of lactobacillus plantarum fermented oat (*Avena sativa*) extract in streptozotocin-induced diabetes in rats. Fermentation, 8: 267

Alshannaq A, Yu J H. 2017. Occurrence, toxicity, and analysis of major mycotoxins in food. International Journal of Environmental Research and Public Health, 14(6): 632

Ardiansyah. 2021. A Short Review: Bioactivity of fermented rice bran. Journal of Oleo Science, (11): 1565-1574

Ardiansyah, Nada A, Rahmawati N T I, et al. 2021. Volatile compounds, sensory profile and phenolic compounds in fermented rice bran. Plants, 10(6): 1073

Asadzadeh A, Jalali H, Azizi M H, et al. 2020. Production of oat bran functional probiotic beverage using *Bifidobacterium lactis*. Food Measure, 15: 1301-1309

Barnett J A. 1976. The utilization of sugars by yeasts. Advances in Carbohydrate Chemistry and Biochemistry, 32: 125-234

Boudergue C, Burel C, Dragacci S, et al. 2009. Review of mycotoxin-detoxifying agents used as feed additives: Mode of action, efficacy and feed/food safety. EFSA Supporting Publication, 6(9): EN-22

Broadbent J R, Cai H, Larsen R L, et al. 2011. Genetic diversity in proteolytic enzymes and amino acid metabolism among strains. Journal of Dairy Science, 94 (9): 4313-4328

Cai S, Wang O, Wang M, et al. 2012. *In vitro* inhibitory effect on pancreatic lipase activity of subfractions from ethanol extracts of fermented oats (*Avena sativa* L.) and synergistic effect of three phenolic acids. Journal of Agricultural and Food Chemistry, 60(29): 7245-7251

Cakir E, Arici M, Durak M Z. 2021. Effect of starter culture sourdough prepared with *Lactobacilli* and *Saccharomyces cerevisiae* on the quality of hull-less barley-wheat bread. LWT - Food Science and Technology, 152: 112230

Călinoiu L F, Cătoi A F, Vodnar D C. 2019. Solid-state yeast fermented wheat and oat bran as a route for delivery of antioxidants. Antioxidants, 8(9): 372

Capurso L. 2019. Thirty years of lactobacillus rhamnosus GG: A review. Journal of Clinical Gastroenterology, 53: S1-S41

Chaoui A, Faid M, Belhcen R. 2003. Effect of natural starters used for sourdough bread in Morocco on phytate biodegradation. EMHJ-Eastern Mediterranean Health Journal, 9 (1): 141-147

Chen J, Yang Z, Zhang J, et al. 2023. High bioaffinity controllable assembly nanocarrier UiO-66-NH$_2$@ quantum dot-based immunochromatographic assay for simultaneous detection of five mycotoxins in cereals and feed. Journal of Agricultural and Food Chemistry, 71(44): 16797-16806

Chung S Y, Seo Y K, Park J M, et al. 2009. Fermented rice bran down regulates MITF expression and leads to inhibition of alpha-MSH-induced melanogenesis in B16F1 melanoma. Bioscience Biotechnology and Biochemistry, 73: 1704-1710

Cole R J, Schweikert M A, Jarvis B B. 2003. Handbook of secondary fungal metabolites, 3-volume set. Animal Feed Science and Technology, 114(1): 309-310

Collins Y, Dohnalek M, Kleinbach-sauter H, et al. 2022. Co-fermented food product from dairy and grain. United States Patent Application: 20200305474

Coman M M , Verdenelli M C , Cecchini C , et al. 2013. Effect of buckwheat flour and oat bran on growth and cell viability of the probiotic strains *Lactobacillus rhamnosus* IMC 501®, *Lactobacillus paracasei* IMC 502® and their combination SYNBIO®, in synbiotic fermented milk. International Journal of Food Microbiology, 167(2): 261-268

Connell D, Strauss C. 1974. Major constituents of fusel oils distilled from australian grape wines. Journal of the Science of Food and Agriculture, 25(1): 31-44

Dapkevicius M L, Nout M, Rombouts M, et al. 2000. Biogenic amine formation and degradation by potential fish silage starter microorganisms.International Journal of Food Microbiology, 57(1): 107-114

Das G, Maria J M, Gupta P. 2017. Nutrient profile of fermented oats. International Journal of Food Sciences and Nutrition, 2(4): 69-71

De Las Rivas B, Marcobal A, Carrascosa A V, et al. 2006. PCR detection of foodborne bacteria producing the biogenic amines histamine, tyramine, putrescine, and cadaverine. Journal of Food Protection, 69(10): 2509-2514

Di Cagno R, De Angelis M, Limitone A, et al. 2006. Glucan and fructan production by sourdough *Weissella cibaria* and *Lactobacillus plantarum*. Journal of Agricultural and Food Chemistry, 54(26): 9873-9881

Djorgbenoo R, Hu J, Hu C, Sang S. 2023. Fermented oats as a novel functional food. Nutrients, 15(16): 3521

Doria G, Conde J, Veigas B, et al. 2012. Noble metal nanoparticles for biosensing applications. Sensors, 12(2): 1657-1687

Fadda S, Vignolo G, Oliver G. 2001. Tyramine degradation and tyramine/histamine production by lactic acid bacteria and Kocuria strains. Biotechnology Letters, 23(24): 2015-2019

Frasse P, Lambert S, Richard-Molard D, et al. 1993.The influence of fermentation on volatile compounds in French bread dough. LWT-Food Science and Technology, 26(2): 126-132

Gänzle M G. 2014. Enzymatic and bacterial conversions during sourdough fermentation. Food Microbiology, 37: 2-10

Gänzle M G, Loponen J, Gobbetti M. 2008. Proteolysis in sourdough fermentations: mechanisms and potential for improved bread quality. Trends in Food Science & Technology, 19(10): 513-521

Gänzle, M G, Follador R. 2012. Metabolism of oligosaccharides and starch in lactobacilli: A review. Frontiers in Microbiology: 3

Gupta M, Khetarpaul N, Chauhan B M. 1992. Effect of rabadi fermentation of barley on HCl-extractability of minerals. International Journal of Food Science & Technology, 27(6): 707-713

Halasz A, Barath A, Simon-Sarkadi L, et al. 1994. Biogenic amines and their production by microorganisms in food. Trends in Food Science and Technology, 5(2): 42-49

Hisano T, Abe S, Wakashiro M, et al. 1990. Microbial spermidine dehydrogenase: Purification and properties of the enzyme in *Pseudomonas aeruginosa* and *Citrobacter freundii*. Journal of Fermentation and Bioengineering, 69(6): 335-340

Hole A S, Rud I, Grimmer S, et al. 2012. Improved bioavailability of dietary phenolic acids in whole grain barley and oat groat following fermentation with probiotic *Lactobacillus acidophilus*,

Lactobacillus johnsonii, and *Lactobacillus reuteri*. Journal of Agricultural and Food Chemistry, 60 (25): 6369-6375

Huang S, Lai W, Liu B, et al. 2023. Colorimetric and photothermal dual-mode immunoassay of aflatoxin B1 based on peroxidase-like activity of Pt supported on nitrogen-doped carbon. Spectrochimica Acta Part A: Molecular and Biomolecular Spectroscopy, 284: 121782

Jensen M P, Ardö Y, Vogensen F K. 2009. Isolation of cultivable thermophilic lactic acid bacteria from cheeses made with mesophilic starter and molecular comparison with dairy-related strains. Letters in Applied Microbiology, 49 (3): 396-402

Kariluoto S, Vahteristo L, Salovaara H, et al. 2004. Effect of baking method and fermentation on folate content of rye and wheat breads. Cereal Chemistry, 81 (1): 134-139

Katina K, Sauri M, Alakomi H L, et al. 2002. Potential of lactic acid bacteria to inhibit rope spoilage in wheat sourdough bread. LWT-Food Science and Technology, 35 (1): 38-45

Khan I M, Zhao S, Niazi S, et al. 2018. Silvernano clusters based FRET aptasensor for sensitive and selective fluorescent detection of T-2 toxin. Sensors and Actuators B: Chemical, 277: 328-335

Koistinen M, Mattila O, Katina K, et al. 2018. Metabolic profiling of sourdough fermented wheat and rye bread. Scientific Reports, 8 (1): 5684

Kowalska E, Ziarno M. 2020. Characterization of buckwheat beverages fermented with lactic acid bacterial cultures and bifidobacteria. Foods, 9 (12): 1771

Legan D, Voysey P A. 1991. Yeast spoilage of bakery products and ingredients. Journal of Applied Bacteriology Oxford, 70 (5): 361-371

Leggieri M C, Mazzoni M, Fodil S, et al. 2021. An electronic nose supported by an artificial neural network for the rapid detection of aflatoxin B1 and fumonisins in maize. Food Control, 123: 107722

Lensbouer J J, Doyle R P. 2010. Secondary transport of metal-citrate complexes: The CitMHS family. Critical Reviews in Biochemistry and Molecular Biology, 45: 453-462

Lippolis V, Cervellieri S, Damascelli A, et al. 2018. Rapid prediction of deoxynivalenol contamination in wheat bran by MOS-based electronic nose and characterization of the relevant pattern of volatile compounds. Journal of the Science of Food and Agriculture, 98 (13): 4955-4962

Lippolis V, Ferrara M, Cervellieri S, et al. 2016. Rapid prediction of ochratoxin A-producing strains of *Penicillium* on dry-cured meat by MOS-based electronic nose. International Journal of Food Microbiology, 218: 71-77

Lippolis V, Pascale M, Cervellieri S, et al. 2014. Screening of deoxynivalenol contamination in durum wheat by MOS-based electronic nose and identification of the relevant pattern of volatile compounds. Food Control, 37: 263-271

Malekzad H, Sahandi Zangabad P, Mirshekari H, et al. 2017. Noble metal nanoparticles in biosensors: Recent studies and applications. Nanotechnology Reviews, 6 (3): 301-329

Mansouri F E, Farissi H E, Cacciola F, et al. 2021. Optimal design approach applied to headspace GC for the monitoring of diacetyl concentration, spectrophotometric assessment of phenolic compounds and antioxidant potential in different fermentation processes of barley. Applied

Sciences, 12 (1): 37

Marques A P, Leitao M C, San Romao M V. 2008. Biogenicaminesin wines: Influence of oenological factors. Food Chemistry, 107 (2): 853-860

Mårtensson O, Biörklund M, Lambo A M, et al. 2005. Fermented, ropy, oat-based products reduce cholesterol levels and stimulate the bifdobacteria fora in humans. Nutrition Research, 25: 429-442

Martuscelli M, Crudele M, Gardini F, et al. 2000. Biogenic amine formation and oxidation by *Staphylococcus xylosus* strains from artisanal fermented sausages. Letters in Applied Microbiology, 31 (3): 228-232

Matejcekova Z, Soltészová F, Ačai P, et al. 2018. Application of *Lactobacillus plantarum* in functional products based on fermented buckwheat. Journal of Food Science, 83(4): 1053-1062

Mauricio J C, Moreno J, Zea L, et al. 1997. The effects of grape must fermentation conditions on volatile alcohols and esters formed by *Saccharomyces cerevisiae*. Journal of the Science of Food and Agriculture, 75 (2): 155-160

Mortera P, Pudlik A, Magni C, et al. 2013. Ca^{2+}-citrate uptake and metabolism in *Lactobacillus casei* ATCC 334 . Applied and Environmental Microbiology, 79 (15): 4603-4612

Mutlu C, Candal-Uslu C, Özhanlı H, et al. 2022. Modulating of food glycemic response by lactic acid bacteria. Food Bioscience, 47: 101685

Nagodawithana T W, Trivedi N B. 2020. Yeast selection for baking. Boca Raton: Chemical Rubber Company Press: 139-184

Neves A R, Pool W A, Solopova A, et al. 2010. Towards enhanced galactose utilization by *Lactococcus lactis*. Applied And Environmental Microbiology, 76 (21): 7048-7060

Oda Y, Tonomura K. 1993. Sodium chloride enhances the potential leavening ability of yeast in dough. Food Microbiology, 10 (3): 249-254

Ohgidani M, Komizu Y, Goto L, et al. 2012. Antimelanogenic and antioxidative effects of residual powders from *Shochu* distillation remnants. Food Chemistry, 132: 2140–2143

Oliveira I S, da Silva Junior A G, de Andrade C A S, et al. 2019. Biosensors for early detection of fungi spoilage and toxigenic and mycotoxins in food. Current Opinion in Food Science, 29: 64-79

Ottoboni M, Pinotti L, Tretola M, et al. 2018. Combining e-nose and lateral flow immunoassays (LFIAs) for rapid occurrence/co-occurrence aflatoxin and fumonisin detection in maize. Toxins, 10 (10): 416

Passerini D, Laroute V, Coddeville M, et al. 2013. New insights into diacetyl- and acetoin-producing strains isolated from diverse origins. International Journal of Food Microbiology, 160 (3): 329-336

Perumal V, Hashim U. 2014. Advances in biosensors: Principle, architecture and applications. Journal of Applied Biomedicine, 12 (1): 1-15

Peyer L C, Zannini E, Jacob F, et al. 2015. Growth study, metabolite development, and organoleptic profile of a malt-based substrate fermented by lactic acid bacteria. Journal of the American Society of Brewing Chemists, 73 (4): 303-313

Pires E J, Teixeira J A, Brányik T, et al. 2014. Yeast: The soul of beer's aroma—A review of flavour-active esters and higher alcohols produced by the brewing yeast. Applied Microbiology and Biotechnology, 98: 1937-1949

Pudlik A M, Lolkema J S. 2011. Citrate uptake in exchange with intermediates in the citrate metabolic pathway in *Lactococcus lactis* il1403. Journal of Bacteriology, 193 (3): 706-714

Ruiz-Capillas C, Jimenez-Colmenero F. 2010. Effect of an argon containing packaging atmosphere on the quality of fresh pork sausages during refrigerated storage. Food Control, 21 (10): 1331-1337

Ruiz-Capillas C, Jimenez-Colmenero F, Carrascosa A V, et al. 2007. Biogenic amine production in Spanish dry-cured "chorizo" sausage treated with high-pressure and kept in chilled storage . Meat Science, 77 (3): 365-371

Sangkaew O, Yompakdee C. 2020. Fermented unpolished black rice (*Oryza sativa L.*) inhibits melanogenesis via ERK, p38, and AKT phosphorylation in B16F10 melanoma cells. Journal of Microbiology and Biotechnology, 30: 1184-1194

Sangkaew O, Yompakdee C. 2023. Rice-based fermented products: the functional properties of the microorganisms in the defined starter contributing to melanogenesis inhibition activity. FEMS Yeast Research, 23: 1-8

Shephard G S. 2008. Determination of mycotoxins in human foods. Chemical Society Reviews, 37 (11): 2468-2477

Singh R, Kunkee R E. 1977. Multiplicity and control of alcohol dehydrogenase isozymes in various strains of wine yeasts. Archives of Microbiology, 114 (3): 255-259

Solcan C, Gogu M, Floristean V, et al. 2013. The hepatoprotective effect of sea buckthorn (*Hippophae rhamnoides*) berries on induced aflatoxin B1 poisoning in chickens. Poultry Science, 92 (4): 966-974

Soycan G, Schr M Y, Kristek A, et al. 2019. Composition and content of phenolic acids and avenanthramides in commercial oat products: Are oats an important polyphenol source for consumers?. Food Chemistry: X, 3: 100047

Sugiyama M, Sasano Y, Harashima S. 2015. Mechanism of yeast adaptation to weak organic acid stress//Takagi H, Kitagaki H.Stress Biology of Yeasts and Fungi: Applications for Industrial Brewing and Fermentation.Tokyo: Springer: 107-121.

Tang Y, Tang D, Zhang J, et al. 2018. Novel quartz crystal microbalance immunodetection of aflatoxin B1 coupling cargo-encapsulated liposome with indicator-triggered displacement assay. Analytica Chimica Acta, 1031: 161-168

Tosh M, Bordenave N. 2020. Emerging science on benefits of whole grain oat and barley and their soluble dietary fibers for heart health, glycemic response, and gut microbiota. Nutrition Reviews, 78 (1): 13-20

Van Hylckama J E, Veiga P, Zhang C H, et al. 2011. Impact of microbial transformation of food on health-from fermented foods to fermentation in the gastro-intestinal tract. Current Opinion in Biotechnology, 22 (2): 211-219

Viedma P M, Abriouel H, Omar N B, et al. 2011. Inhibition of spoilage and toxigenic *Bacillus* species in dough from wheat flour by the cyclic peptide enterocin AS-48. Food Control, 22 (5): 756-761

Vilela A, Cosme F, Inês A. 2020. Wine and non-dairy fermented beverages: a novel source of pro- and prebiotics. Fermentation, 6(4): 113

Wacoo A, Mukisa I, Meeme R, et al. 2019. Probiotic enrichment and reduction of aflatoxins in a traditional African maize-based fermented food. Nutrients, 11(2): 265

Wu C, Liu R, Huang W, et al. 2012. Effect of sourdough fermentation on the quality of Chinese Northern-style steamed breads. Journal of Cereal Science, 56(2): 127-133

Xiao X, Li J Y, Xiong H, et al. 2021. Effect of extrusion or fermentation on physicochemical and digestive properties of barley powder. Frontiers in Nutrition, 8: 794355

Yu Q, Qian J, Guo Y, et al. 2023. Applicable strains, processing techniques and health benefits of fermented oat beverages: A review. Foods, 12(8): 1708

Zhao N, Zhang C, Yang, et al. 2016. Selection of taste markers related to lactic acid bacteria microflora metabolism for Chinese traditional Paocai: a gas chromatography-mass spectrometry-based metabolomics approach. Journal of Agricultural and Food Chemistry, 64(11): 2415-2422

第四章　谷物加工副产物的高值化利用

随着全球人口的增长和经济的发展，对粮食和食品的需求也在不断增加。然而，传统的谷物加工方式往往只关注主要产品的制备与应用，而忽视了很多有价值的副产物的利用。这些谷物副产物，如麦麸、米糠、稻壳等，通常被视为废弃物或低值产品，没有得到充分的利用和开发。近年来，随着资源短缺和环境问题的日益突出，高效、环保、可持续的利用方式成为各国关注的焦点，谷物副产物的高值化利用就是在这样的背景下应运而生的一种重要策略。运用现代生物技术、化学技术和物理技术等手段，对谷物副产物进行深度加工和综合利用，进而开发出更多具有高附加值的新产品，实现资源的最大化利用和经济效益的提升。谷物副产物高值化利用不仅有助于解决资源短缺和环境问题，还能为农业产业的转型升级提供有力支持。将废弃物转化为有价值的产品，可以延长产业链条，增加就业机会，促进农村经济的发展；同时，高值化利用还能提高农产品的附加值和市场竞争力，满足消费者对高品质、高营养、高附加值产品的需求（图 4-1）。

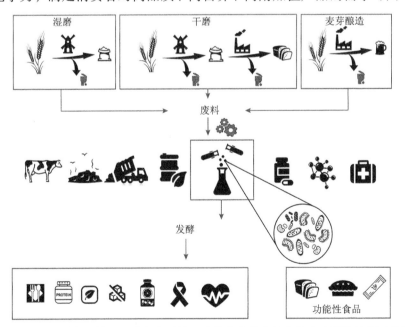

图 4-1　谷物工业副产品链——从产生到处置及其在改善食品营养和功能特性方面的新应用
（Verni et al.，2019b）

因此，谷物副产物高值化利用具有重要的战略意义和广阔的发展前景。我国政府和企业在不断加强对这一领域的投入和支持，推动相关技术的研发和应用，促进谷物副产物高值化利用产业的快速发展。

第一节　米糠的高值化利用

一、米糠的组成与性质

　　我国是稻米生产大国，年产量约 2 亿 t，而米糠是稻米加工成大米过程中产生的主要副产物，其年产量超过 1000 万 t，是一种产量较大的可再生资源（印铁等，2015）。稻谷中约含 80%的碳水化合物、8%的蛋白质、3%的脂肪和 3%的纤维素，而米糠是糙米铣削过程中的糠层和胚芽的复合物，除碳水化合物外的大部分营养物质进入米糠，故米糠是优质蛋白质、矿物质、脂肪酸和膳食纤维的来源。米糠中含有 5%～8%的矿物质（如铁、磷、镁）、11%～15%的天然蛋白质（如婴幼儿可以食用的低致敏性蛋白质）、11%左右的纤维素和大量的油脂（20%左右）；同时米糠中还含有多种副产物，包含大量的必需营养素，如维生素 E、谷甾醇、γ-氨基丁酸、甾醇、纤维素、氨基酸和众多的抗氧化剂。米糠中的脂肪酸比例健康，不饱和脂肪酸占比较大，一半以上的脂肪酸为人体必需脂肪酸；因此，米糠在我国被称为"米珍"。米糠化学成分以蛋白质、脂肪和碳水化合物为主，含维生素、植酸盐和矿物质等多种营养成分，并含有生育酚、生育三烯酚、γ-谷维素、γ-氨基丁酸、阿魏酸、米糠油和米糠蛋白等多种生物活性因子（林琦雄等，2015；Sohail et al.，2016；Jun et al.，2015；Sharif et al.，2014），其营养价值几乎占整个稻谷的 60%。研究表明，米糠具有预防心血管疾病（Cristina et al.，2017）、调节血糖血脂（周中凯等，2017）、预防肿瘤、增强免疫、延缓衰老等多种健康效应（林琦雄等，2015）。尽管我国米糠资源丰富，但米糠的开发利用还处于比较浅的层次，目前最主要的用途是作为畜禽饲料。米糠作为我国最重要的农产品副产物之一，其营养价值和资源效益远未得到充分利用和开发（李长乐等，2017）。

二、米糠在食品工业中的应用

　　米糠作为稻谷加工过程中的副产物，具有极高的营养价值和广泛的应用前景。在食品工业中，米糠常被用作多种食品原料，如米糠面包、米糠面条等，这些以米糠为基础的产品不仅口感独特、风味迷人；更重要的是，它们富含膳食纤维、矿物质及多种维生素等对人体健康至关重要的营养成分。首先，米糠作为原料，能够显著增加食品的膳食纤维含量。膳食纤维是一种不被人体消化吸收的碳水化合物，但它在维持肠道健康、促进消化、降低胆固醇和预防心血管疾病等方面发挥着重要作用。米糠中的膳食纤维含量丰富，将其纳入食品原料中，可以有效提高产品的营养价值。其次，米糠还富含多种矿物质，如钙、铁、锌等，这些矿物质是维持人体正常生理功能所必需的。例如，钙对于骨骼和牙齿的健康至关重要，铁则是血红蛋白的组成部分，参与氧气的运输和储存，而锌则在免疫系统的正常运作和伤口愈合等方面发挥着重要作用。通过食用以米糠为原料的食品，人们可以有效地摄取这些矿物质，满足身体的需求。此外，米糠还是 B 族维生素的重要来源，特别是维生素 B_1、B_2 和烟酸等。这些维生素在人体的能量代谢、神经系统功能和皮肤健康等方面发挥着关键作用。将米糠作为食品原料，不仅可以增加产品的维生素含量，还有助于改善人们的营养状况，促进健康。

米糠内部含有多元化的有益成分，包括油脂、蛋白质、植酸等，这些珍贵的组分通过先进的提取工艺得以有效分离和纯化，进而在食品（图 4-2）、化妆品、医药等多个领域展现出广泛的应用前景。米糠油脂的提取是其应用价值的重要体现。米糠油富含不饱和脂肪酸，特别是亚油酸和亚麻酸等人体必需脂肪酸，这些成分对于维持细胞膜功能、降低血液胆固醇、预防心血管疾病具有显著作用。通过物理压榨或化学浸出等方法，可以从米糠中高效提取出油脂，再经过精炼处理，即可得到高品质的食品级米糠油，满足人们对健康食用油的需求。米糠中的蛋白质含量也相当可观，且其氨基酸组成较为均衡，具有一定的营养价值。通过碱提、酶解等提取方法，可以从米糠中获得蛋白质产品。这些蛋白质不仅可以作为食品营养强化剂，还可应用于功能性食品、饮料的开发中，为人体提供必需的氮源和

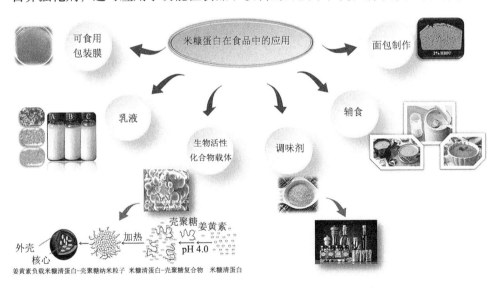

图 4-2　米糠蛋白的食品应用（Wang et al.，2023）

氨基酸。此外，植酸作为米糠中的一种天然成分，也具有独特的生理功能和应用价值。植酸能够与金属离子螯合，形成稳定的复合物，从而影响金属元素的生物利用率。在医药领域，植酸及其盐类已被用作抗氧化剂、抗炎剂、抗肿瘤药物等的研究。同时，在化妆品行业，植酸因其良好的保湿性和抗氧化性而受到关注，可用于护肤品的开发。

米糠中富含的膳食纤维是其作为食品添加剂的重要价值所在。膳食纤维是一种不被人体消化吸收的多糖类物质，但它在维持肠道健康、促进消化、控制体重等方面发挥着重要作用。将米糠添加到食品中，如面包、糕点等，可以有效地增加这些食品的膳食纤维含量。这样，人们在享受美食的同时，也能摄取到更多的膳食纤维，从而改善肠道环境，预防便秘和肠道疾病。米糠中含有丰富的微量元素，如锌、铁、钙等。这些元素在人体生长发育、新陈代谢等过程中发挥着重要作用。将米糠作为食品添加剂加入到食品中，不仅可以提高食品的营养价值，还能为人们提供更全面的营养保健功能。例如，锌元素可以促进人体免疫系统的正常运作，铁元素是血红蛋白的重要组成部分，而钙元素则是维持骨骼和牙齿健康的关键。在实际应用中，米糠作为食品添加剂还具有其他优势。首先，米糠是一种天然、绿色的原料，不含有任何化学添加剂和人工合成物质，因此对人体健康无害。其次，米糠的添加量可以根据需要进行调整，以达到最佳的营养和口感效果。最后，米糠的加入还能为食品带来独特的风味和口感体验，使消费者在享受美食的同时，也能感受到天然、健康的生活方式。

米糠中含有多种具有生理活性的物质，如谷维素、植酸等。谷维素作为一种天然的抗氧化剂，具有显著的降低胆固醇、调节血脂的作用，对于预防心血管疾病具有重要意义；而植酸则是一种天然的金属离子螯合剂，能够与多种金属离子结合，形成稳定的复合物，从而降低这些金属元素的生物利用率，在抗癌、护肤等方面展现出独特的保健功能。正是基于这些生物活性成分的独特作用，以米糠为原料的功能性食品开发应运而生。通过现代食品加工技术的运用，可以将米糠中的有益成分进行提取、浓缩或与其他食材复配，开发出满足不同人群健康需求的功能性食品。例如，针对高胆固醇人群，可以开发出富含谷维素的米糠保健食品，通过日常食用，可以有效降低血液中的胆固醇水平，维护心血管健康；而对于追求美容护肤的人群，富含植酸的米糠护肤品则能够提供天然的护肤效果，进而改善肌肤质地、延缓衰老。米糠中还含有其他多种具有生理活性的成分，如多酚类化合物、维生素E等，这些成分在抗氧化、抗炎、抗衰老等方面均表现出良好的生物活性。因此，以米糠为原料的功能性食品不仅具有多样化的保健功能，还能够为人体提供全面的营养保健作用。米糠作为一种富含生物活性成分的天然原料，在功能性食品的开发中具有广阔的应用前景。通过深入研究米糠中的有益成分及其作用机理，结合现代食品加工技术，可以开发出更多具有针对性、高效性的功能性食品，满足不同人群的健康需求，为人类的健康和营养做出贡献。

若将米糠加工成品质货期和商业价值兼备的食品级产品，则必须消除米糠中能够引起腐败成分的潜在隐患，主要手段是在最大程度保留营养成分的前提下钝化脂解酶。通常采用稳定化处理降低碾磨米糠对氧化反应的敏感度，目前常见的稳定化处理方法包括物理方法（冷冻、高温或挤压）（Thanonkaew et al., 2012；Kim et al., 2014；Zhu and Yao, 2006）和生物化学方法（酶法）（Mangal et al., 2014；Laokuldilok and Rattanathanan, 2014）。虽然我国拥有着丰富的米糠资源，但其利用率较低，米糠的营养价值目前未得到合理的开发利用，主要作为饲料或肥料等低值化处理，甚至作为废料抛弃，资源浪费严重。相比之下，日本、韩国、美国等国家更善于利用米糠中功能成分（Watchararuji et al., 2008）。例如，在食品加工产品开发中作为辅料添加，米糠水解产物应用于乳制品提高感官品质（Gao et al., 2008）和降低成本（Jang et al., 2010），米糠膳食纤维改良烘焙产品口感和营养等（Phimolsiripol et al., 2012；刘婷婷，2012）；米糠油大规模生产和日常食用：在日本米糠油早已成为民众的日常食用油脂，作为色拉油和油炸专用油；欧美市场米糠油早已热销，其价格在传统植物油（花生油、豆油等）之上，颇受消费者喜爱；而我国只有约 10%的米糠被加工为食用米糠油（李翔，2004）。此外日本利用米糠富含多种功能活性成分的特点，将其作为营养饮料和婴儿牛奶等营养补充剂，广泛应用在医药用品和营养辅助食品领域。近年来，我国企业开始注重米糠价值的探索，将米糠用作榨油或提取植物甾醇、肌醇、阿魏酸等的原料，但其综合利用深度、研发生产规模、技术发达程度和带动经济收益仍远不及发达国家。因此，稻谷副产物米糠增值渠道的拓展必将促进我国粮食加工产业发展。

三、米糠的稳定化处理

米糠不易贮藏的特性限制了米糠的开发和应用。稻谷脱壳加工过程中，碾米机的机械作用会破坏稻米皮层的细胞结构，释放脂解酶，继而水解甘油三酯产生甘油和游离脂肪酸。游离脂肪酸迅速积累，24 h 内可达 7%～8%，之后以每天 5%的增量积累（Ramezanzadeh et al., 1999），当游离脂肪酸含量超过 5%时便失去了商用价值（Enochian et al., 1981）。微生物中的脂解酶也能够降低油脂的营养品质，导致米糠无法食用（Ramezanzadeh et al., 1999）。脂肪酸水解酸败和氧化酸败产生不良气味，降低营养价值的同时影响适口性，成为米糠应用于人类膳食的最主要限制之一。米糠经适当的稳定化处理可成为优质蛋白质、必需不饱和脂肪酸、生育酚和酚酸等营养素的来源。

1. 米糠的不稳定性机理

米糠中生物活性成分的稳定性受限于其水解和氧化活性（Tao et al., 1993）。

在碾米工序中，随着麸皮层从胚乳上的移除，单个细胞结构被破坏，从而使得米糠中的脂质暴露于高活性的酶环境中，如脂肪酶（Kim et al.，2014）。天然存在于米糠中的脂肪酶将脂质水解为游离脂肪酸，此过程迅速提升了米糠的酸度，并产生令人不快的味道（Ramezanzadeh et al.，1999）。米糠的脂质含量高达20%，主要由中性脂质和磷脂组成，其中糖脂的含量较少（Takano，1993）。中性脂质的主要成分为甘油三酯，而卵磷脂、磷脂酰肌醇等则是最丰富的磷脂种类。此外，米糠还富含多种脂肪酶，包括脂解酶和三种磷脂酶（即磷脂酶A的A1和A2亚型），它们均作用于脂肪酸酯，以及磷脂酶C和磷脂酶D（Takano，1993）。这四种酶的相对活性比为 100：24：35：39，其中脂解酶表现出最高的活性（Takano，1993）。米糠脂肪酶在pH值为7.5～8.0、温度为37℃的条件下具有最佳活性（Oliveira et al.，2012）。在甘油三酯的分解过程中，这些酶在1,3位点上裂解脂肪酸酯键，从而释放出脂肪酸。中性甘油三酯会被分解为酸性脂肪酸、单甘油酯和二酰基甘油，导致酸度值进一步上升。由于空间位阻的存在，脂肪酶对甘油三酯酯键的影响相对较弱；在酸性环境下，单甘油酯被脂解酶进一步分解为甘油和脂肪酸（Takano，1993；Aizono et al.，1971）。除此之外，米糠中还含有多种类型的磷脂酶，它们在适宜条件下能够分解米糠中的磷脂。磷脂中的第一（或第二）脂肪酸的酯键首先被磷脂酶A1（或A2）水解，生成含有游离羟基的溶血磷脂，后者可被磷脂酶B进一步修饰以产生脂肪酸。磷脂酶C和D则分别作用于磷脂与甘油、磷脂与胆碱之间的酯键（Takano，1993）。

另外，米糠中高含量的粗纤维对米糠基食品的口感会产生负面影响，这也是其作为食品应用的一个主要限制因素。因此，目前米糠产品主要用作动物饲料（Pradeep et al.，2014）。为了开发新的食品基产品，酶的失活显得尤为重要，它能够有效避免游离脂肪酸的形成，并促进米糠在加工后的利用（Faria et al.，2012）。

2. 米糠的稳定化处理方法

目前防止米糠腐化的方法是通过稳定米糠灭活脂肪酶活性，减少脂质水解，从而延缓米糠的恶化，提高储存性能（Faria et al.，2012；Ramezanzadeh et al.，1999）。稳定方法可总结为包括一系列物理方法（低温制冷、热处理）、生物和化学方法。

1）物理稳定方法

（1）低温储存或制冷。

米糠在低温环境下的储存被证实为一种有效的策略，用以抑制其中脂肪酶的活性，从而达到稳定状态（Prakash and Ramaswamy，1996）。早在1949年，就有研究对此进行了初步探索，他们将米糠样品分别暴露在3℃、25℃和31℃的温度条件下，并观察到在 3℃条件下培养的样品中游离脂肪酸的增加量明显减少

（Loeb et al., 1949）。后续有研究进一步证实了这一观点，他们利用制冷技术（0℃）来稳定米糠，结果显示米糠中的脂肪酶活性得到了有效控制（Amarasinghe et al., 2009）。具体来说，经过 50 d 的储存后，萃取油的减少量仅为 6%，这充分表明低温（0℃）储存或冷藏作为一种有效手段，在控制脂肪酶活性方面具有显著效果。

然而，这种方法也存在一定的局限性。当米糠从低温环境转移到室温时，脂肪酶的活性会恢复，这导致对米糠的脂肪分解和氧化活性的抑制并不完全（Tao et al., 1993）。因此，该方法主要适用于小规模的储存需求。在大规模工业化生产环境中，由于环境条件的多变性和复杂性，这种方法往往难以达到预期的效果。此外，从经济角度考虑，维持低温环境需要消耗大量的能源，这也是在实际应用中需要考虑的重要因素（Amarasinghe et al., 2009）。

（2）热处理。

热处理作为一种有效的技术手段，不仅能够灭活米糠中的脂肪酶，还能有效地破坏微生物，同时保持米糠中的营养价值不受损失（Thanonkaew et al., 2012）。根据所采用的热处理类型不同，脂肪酶的活性可能会受到可逆性的抑制或者发生永久性的变性。这种灵活多样的处理方法为米糠的加工提供了多种选择，包括在开放式平底锅中进行加热处理（Ahmed et al., 2007）、利用微波炉进行快速加热（Ramezanzadeh et al., 1999）以及通过双螺杆挤出机设备进行热处理（Riaz et al., 2010）等。此外，还存在多种类型的热稳定程序，如干加热、水分加热、微波加热、欧姆加热、辐射加热以及挤压等（Bagchi et al., 2014；Thanonkaew et al., 2012），这些方法的应用为米糠的热处理提供了更加广泛的选择空间，有助于实现米糠的高效利用和营养价值的最大化。

（i）干热法。

热空气处理技术能够有效地降低米糠的水分含量，进而导致脂肪酶的失活和米糠的稳定化（Bagchi et al., 2014；Thanonkaew et al., 2012）。然而，随着储存时间的延长，米糠中的水分可能会重新吸收，从而降低其抑制效果，使得脂肪酶活性得以恢复，进而引发脂肪的氧化和大量游离脂肪酸的分解。因此，在热空气处理过程中，对温度和湿度的控制显得尤为关键。Viraktamath 和 Desikchar（1971）的研究指出，在 100～130℃的温度范围内进行干式加热是稳定米糠的最佳条件。对于大规模工业化干式加热处理而言，还需要考虑加热的均匀性、加热时间以及能耗等重要因素（Wang et al., 2017a）。

早期的一项研究曾强调，热风干燥虽然是一种有效的米糠稳定化方法，但由于其经济性不佳，并不适合小规模应用（Amarasinghe et al., 2009）。为了阻止脂肪酶的作用并延长米糠的保质期，研究人员尝试使用盘烤和微波加热等方法（Ahmed et al., 2007）。实验结果显示，经过热处理的米糠，储存 3 个月后，其游离脂肪酸含量仅增加了 1.6～2.5 倍，而未经热处理的米糠则增加了 12～23 倍。

此外，该研究中采用的热处理方法并未对米糠的营养成分造成显著影响。具体来说，热处理在降低米糠水分含量的同时，还使得蛋白质和脂肪含量有所增加；而硫胺素含量略有上升的同时，总灰分含量则保持不变。更为重要的是，与对照组相比，喂食经过热处理米糠的大鼠表现出食物摄入量增加、体重增加、器官质量增加以及血红蛋白和血清蛋白水平提升等积极变化，这些结果表明该处理方法对于动物乃至人类的安全性是可接受的（Ahmed et al.，2007）。

针对不同类型的家庭加热方式（包括热空气加热、微波加热、烘烤、蒸）对米糠稳定性的影响的研究表明，热空气加热和微波加热在有效控制脂肪酶活性、降低游离脂肪酸和过氧化物水平方面表现出优越性，相较于不稳定的米糠具有更好的稳定效果。此外，与未稳定的米糠油相比，经过热空气加热和微波稳定的米糠油含有更高水平的总酚类化合物，并展现出增强的抗氧化活性。特别值得注意的是，在采用热风加热稳定的米糠油中发现了最高含量的 γ-谷维素。这些研究结果表明，家庭加热稳定米糠相较于不稳定的米糠油在提高油提取率、品质和抗氧化性能方面具有显著优势，尤其是热风加热方法被认为是一种高效且经济的方式，特别适用于中小型操作；更为关键的是这种家庭加热方式能够在不损害麸皮中主要营养成分的前提下实现对米糠的有效稳定化（Thanonkaew et al.，2012）。

（ii）水分加热。

向米糠中引入热蒸汽，可以使其温度升高，进而导致脂肪酶失活，从而实现米糠的稳定化。与干式加热法相比，湿式加热展现出了显著的优势，包括加热均匀性、较短的加热时间以及高效的酶失活效果。在一项相关研究中，过热蒸汽被成功应用于燕麦的处理，结果表明其能够完全失活燕麦已经磨出的籽粒中的脂肪酶活性。经过这种处理的燕麦在 21℃下可以储存长达 24 周，或在 38℃下储存 12 周，同时保持较低的游离脂肪酸水平。这一发现证明了湿式加热方法在灭活脂肪酶和延长米糠储存时间方面的有效性（Head et al.，2011）。有研究对比了几种不同的稳定米糠方法，包括蒸汽处理，并研究了这些方法对米糠油提取的影响。他们的研究结果显示，蒸汽处理是一种非常有效的稳定方法，能够成功控制米糠的脂解活性，与未稳定的米糠相比，其游离脂肪酸水平较低。此外，蒸汽处理对米糠油提取的影响相对较小，与不稳定麸皮相比，油提取量仅减少了 3%（Amarasinghe et al.，2009）。这些发现进一步证实了蒸汽处理在稳定米糠方面的优越性。

除了蒸汽处理外，其他稳定方法如蒸、焙烧、热空气和微波加热也被证明可以延缓酸性环境的产生和不断增加的游离脂肪酸和过氧化物水平的产生。其中，蒸（130℃，2 min）、热风、烘烤和微波稳定的米糠中的 γ-谷维素含量显著高于粗糠（Thanonkaew et al.，2012），这些稳定过程导致细胞壁解体，并因此增加了脂溶性成分的释放。虽然热处理可能会减少多酚成分的含量，但 Pradeep 等（2014）

的研究表明，蒸汽稳定麸皮中的谷维素、生育三烯酚和生育酚的含量实际上高于天然米糠。这可能意味着蒸汽处理不仅有效地降低了脂肪酶的活性，而且由于热湿处理的影响，还促进了这些生物活性化合物从结合态向自由态的转变，从而显著提高了它们的水平，研究表明蒸汽是稳定和保留米糠中这些营养成分的理想方法之一。

（iii）微波加热

近年来，微波加热技术在米糠稳定化方面的应用日益受到研究者的重视。微波加热是基于具有强穿透功率的超高频电磁波的一种加热方式（Abdul-Hamid et al.，2007）。当微波穿过米糠时，其能量通过分子间的摩擦转化为热能，并迅速且均匀地传递给米糠。随着处理温度的逐渐升高，米糠中的脂肪酶发生变性和失活。微波加热在米糠稳定化方面的优势在于其能够深入材料内部并同时加热整个材料，而无须依赖从外到内的热传导。因此，微波加热具有节省时间、热惯性小以及高热转换率等优点（Nordin et al.，2014；Zigoneanu et al.，2008；Ramezanzadeh et al.，1999）。在加热过程中，初始含水量是影响米糠微波稳定效果的关键因素，需要合理控制以优化处理工艺。此外，微波加热不仅具有酶失活的效果，还具有显著的杀菌和杀虫作用，这些作用对米糠的营养价值或功能特性影响较小（Patil et al.，2016）。

除了微波加热外，其他热处理方式如干加热也可以有效地稳定米糠并降低其氧化活性（Kim et al.，2014）。同时，这些热处理方式还能够提高米糠中生物活性成分的可用性。例如，米糠中的生育酚、植物甾醇等生物功能成分在干加热和微波加热处理后会与应用热能引起的蛋白质或脂质分离（Moreau et al.，1999）。这进一步证实了适当条件下的干加热和微波加热不仅具有稳定作用，还能够提高米糠中生物活性成分的利用率（Kim et al.，2014）。在一项旨在灭活脂肪酶的研究中，研究者采用了两种热处理策略：传统的烘烤和微波加热。结果表明，与原始样品相比，处理后的样品在部分养分水平上发生了显著变化。值得注意的是，微波处理在保存部分养分方面表现出更好的效果。与全米糠相比，微波处理后的样品在总脂质、蛋白质、不溶性和可溶性纤维含量以及部分脂肪酸（如棕榈酸、硬脂酸和油酸）和矿物质（如钙和锌）水平上均表现出较高的保留率。这些发现进一步证实了微波加热作为一种实用且快速的米糠稳定方法的潜力（Faria et al.，2012）。

然而，有研究指出，微波和微煮沸稳定的米糠在纤维含量上明显低于未处理的米糠（Patil et al.，2016）。这可能是由处理过程中纤维的热降解所致。尽管两种处理方法在纤维损失上没有显著差异，但分析发现无氮提取物（主要包括碳水化合物和可溶性纤维）在两种处理后也有所减少。尽管如此，微波处理仍然保留了相对较高水平的无氮提取物。同时，稳定后的米糠在矿物质、蛋白质和粗脂肪等其他成分上较未处理样品有显著提升。这可能是由于微波处理过程中麸皮形成了团聚结构，从而提高了其萃油性。相比之下，蒸煮处理的米糠油含量高于微波处理样品。这一现象可能与蒸煮使麸皮表面更具渗透性有关，从而增加了油的流动性并降低了油对麸皮固体表面的亲和力（Amarasinghe and Gangodavilage，2004）。这些发现为进一步优化米糠稳定化工艺提供了有价值的参考。

（iv）欧姆加热

欧姆加热技术的基本原理在于利用交流电通过导体时所产生的热量。在这一机制下，米糠被视作一种电阻，当电流通过时，米糠内部会立即产生热能（Dhingra et al.，2012；Reznick，1996）。这种内源性的加热模式相比传统的由外向内加热方式效率更高。产生的热量水平与所施加的电压梯度引发的电流以及食物本身的电导率成正比（Sastry and Li，1996）。欧姆加热能够实现均匀加热，且不存在热表面，因此有效减少了污染风险和对产品的热损伤（Sastry and Barach，2000）。这一技术被视为一种增值加工方法，在涉及传热和传质的各种食品加工过程中展现出了广阔的应用前景。

对于米糠的稳定化处理，欧姆加热被证明是一种有效方法（Loypimai et al.，2009）。在研究中发现，当电场强度在 150~225 V/cm 范围内，且米糠的水分含量保持在 30%~40% 时，能够最有效地延缓贮藏过程中游离脂肪酸含量、脂肪酶活性以及脂质氧化增加。在欧姆加热过程中，电场能够影响生化反应，这主要是通过改变分子间距和增加链间反应来实现的。此外，电场还有可能去除脂肪酶结构中的金属辅基，从而导致其活性丧失（Castro et al.，2004）。值得一提的是，欧姆加热不仅能够稳定米糠，还能提高其中酚类化合物、α-生育酚、γ-谷维素的水平以及抗氧化活性。

另外，有研究结合了欧姆加热和微波加热两种方法，通过添加水分后米糠进行了有效稳定。与未处理样品相比，经过欧姆和微波处理的样品表现出更低的脂肪酶活性水平、更低的游离脂肪酸含量以及更高的酚含量和抗氧化活性。这一研究进一步证实了欧姆加热在米糠稳定化处理中的有效性及其在提高产品品质方面的潜力（Dung，2014）。

（v）红外辐射加热。

红外辐射加热作为一种新兴的非化学性质技术，以其高效干燥和灭活米糠中脂肪酶的能力而备受关注。当红外辐射作用于潮湿材料时，其独特的穿透性使得辐射能量能够有效地转化为热量（Wang et al.，2017a）。尽管红外辐射的穿透深度有限，但它仍能提供更为均匀的加热效果，并有助于减少在加热和干燥过程中的水分梯度。与对流加热相比，辐射加热具有本质上的差异，因为它允许材料直接通过吸收辐射进行干燥，从而实现了高传热速率（Bal et al.，1970）。此外，由于辐射加热不依赖于介质加热，因此温度不受周围空气湿度温度的限制，这使得米糠能够在短时间内迅速加热到更高的温度（Wang et al.，2017a）。值得一提的是，基于辐射的加热过程产生的灰尘更少，因为它减少了流过产品的空气量

（Sharma et al., 2005）。此外，该技术还具有多功能性、设备简单性和加热快速响应等优点（Chua and Chou, 2003）。

　　前期研究已经证实，红外辐射稳定化处理能够有效地抑制米糠的水解活性。与原糠相比，红外辐射稳定米糠的 γ-谷维素含量和脂肪酸组成并未发生显著变化。然而，值得注意的是，生育酚的含量显著下降 50%。尽管如此，在高红外功率下进行短时间的稳定化处理，生育酚含量的损失相对较低。这些研究结果表明，碾磨的营养副产品的最佳红外稳定化处理方法可能为食品工业提供潜在的额外商业用途和增值商品（Yılmaz et al., 2014）。此外，2016 年的一项研究进一步指出，在 700 W 中红外功率下稳定 7 min，可使米糠的保质期达到 3 个月，且其游离脂肪酸含量没有显著变化（Yılmaz, 2016）。稳定化处理后的米糠中，生育酚和 γ-谷维素的总含量也高于粗米糠组分。除了上述研究外，还有学者探讨了不同处理方法（包括远红外辐射、热空气和纤维素酶）对米糠抗氧化能力和生物活性化合物水平的影响（Wanyo et al., 2014）。研究数据显示，远红外辐射显示出更高的抗氧化活性和总酚含量，相较于热空气和纤维素酶处理样品更为优越。特别是，与相应的原始样品相比，远红外辐射处理导致 α-和 γ-生育酚显著增加，而热空气和纤维素酶处理的生育酚含量则保持不变。对此现象的一个合理解释是，远红外辐射过程可能具有切割共价键的能力，并能从重复的聚合物中释放出多种抗氧化剂，如黄酮类、胡萝卜素、单宁、抗坏血酸、黄素蛋白或多酚（Niwa et al., 1988）。更有趣的是，σ-生育酚仅在远红外辐射辐照的米糠中被检测到，这暗示了适当的加工过程可能改善天然抗氧化剂的特性或诱导形成具有新型抗氧化功能的化合物（Wanyo et al., 2014；Tomaino et al., 2005）。这些发现为红外辐射在米糠稳定化和增值处理中的应用提供了有力的科学依据。

　　（3）挤压法。

　　挤压技术被公认为是稳定米糠的优选方法之一（Zhu and Yao, 2006），这是一种多功能的热处理过程。在挤压过程中，高温、高压以及高剪切力的综合作用能够有效地使米糠中的脂肪酶、过氧化物酶等关键酶失活，进而确保米糠的稳定性（Singh et al., 2007；Kim et al., 2006）。研究显示，与未经挤压处理的米糠相比，经过挤压的米糠中游离脂肪酸的生成速率显著降低，从而延长了其保存期限。同时，挤压处理后的米糠还能较好地保留其他营养物质和天然抗氧化剂。总体而言，挤压技术在多个方面优于其他稳定方法，如生产效率高、加工周期短、操作简便、产品形状独特且最终产品稳定性良好（Kim et al., 2006）。经过挤压和干热处理的米糠在保质期方面显著提升。值得注意的是，干热处理后的米糠在中性洗涤纤维、胶纤维和总纤维含量上与原米糠无显著差异。然而，与干热处理相比，挤压稳定化处理进一步改善了米糠的吸水性、水溶性、体积密度以及酶敏感淀粉等功能特性（Sharma et al., 2004）。Rafe 和 Sadeghian（2017）的研究进一步探讨了利用挤压技术稳定米糠以改善其颜色和其他理化性质的可能性。结果显示，稳定化处理后的米糠中植酸、蛋白质和维生素 E 水平有所降低，而脂质及维生素 B_2、B_3、B_5 和叶酸水平则保持相对稳定。此外，膳食纤维含量增加为米糠赋予了更多的潜在功能。基于这些改善的营养特性，挤压处理后的米糠有望作为多种食品的成分得到广泛应用。然而，需要强调的是，挤压方法的操作条件必须严格控制以确保营养价值的保持。一般来说，较为温和的工艺条件（如较高的水分含量、较短的停留时间和较低的温度）更有利于保留和提高营养价值（如氨基酸、蛋白质和维生素的含量，淀粉消化率，可溶性膳食纤维的含量以及脂质氧化的减少）。相反，恶劣的挤压条件可能会导致营养物质严重损失（Singh et al.，2007）。

（4）亚临界水萃取技术。

亚临界水萃取技术因其环保特性已被广泛应用于灭活脂肪酶活性以及提取生物活性化合物（Herrero et al.，2006）。某项研究发现，经过亚临界水处理的米糠油（稻米胚芽油）并未出现脂肪酶总浓度增加，这一发现为获取稳定的食用级米糠油提供了有力支持。进一步观察发现，随着处理温度的升高和停留时间的延长，油脂的提取收率呈现出普遍上升的趋势。值得注意的是，除了高效的提取能力外，亚临界水提取的米糠油在储存过程中也展现出更优异的稳定性（Pourali et al.，2009）。这些发现共同证实了亚临界水技术在油脂加工领域的广阔应用前景。

2）生物稳定方法

生物稳定化又称酶处理稳定化，是一种利用蛋白酶对脂肪酶进行分解的技术。此过程涉及将米糠与水混合，并在恒定的温度下保持，以实现脂肪酶的不可逆失活（Vallabha et al.，2015；Laokuldilok and Rattanathanan，2014）。在温和的反应条件下进行，该方法不仅无试剂残留，而且能有效地保留米糠中的营养成分，其显著优势在于操作的简便性和低成本（Mourad et al.，2009）。

在米糠酶稳定化的基础上，研究者们不断探索新的方法。蛋白酶和内切葡聚糖酶曾被联合用于米糠的酶处理。结果表明，脂肪酶被完全失活，而脂氧合酶的活性降低了 50%。同时，米糠中的营养成分如 γ-谷维素、α-生育酚和其他多酚得以在 68%～110% 的范围内保留，甚至总抗氧化活性有所提高。经过酶处理的米糠还显示出显著增加的益生元活性，富含乙酸和丙酸等短链脂肪酸。值得注意的是，在脂肪酶和脂氧合酶活性失活后，重要的细胞抗氧化剂泛素-10 仍存在于酶处理的米糠中，这有助于保持泛素的还原状态（Vallabha et al.，2015）。据报道，泛素-10 能够抑制脂质过氧化并再生其他抗氧化剂，如 α-生育酚（Hougaard Sunesen et al.，2001），因此在米糠中保留泛素-10 可以赋予其类似抗氧化剂的保护作用。酶在功能食品的设计改进中展现出了巨大的应用潜力。例如，木瓜蛋白酶（一种属于半胱氨酸蛋白酶家族的蛋白水解酶）在米糠稳定化中表现出了显著的效果。Mangal 等（2014）成功地应用了木瓜蛋白酶，在 60℃、酶浓度为 50 mg/100 g 米糠的条件下稳定化米糠 30 min。与未稳定化的米糠相比，储存 15 d 后的游离脂肪酸水平仍低于 10%，显示出良好的稳定化效果。

3）化学稳定方法

在米糠中，纯化脂肪酶与其自然状态下的脂肪酶在失活条件上展现出不同的特性。对于纯化后的脂肪酶而言，失活条件可以更加专注于针对性地破坏该酶。然而，在处理米糠中的脂肪酶时，失活过程需更加谨慎，以避免对米糠中其他具有重要营养或功能价值的成分造成损害。历史上，为了实现米糠的化学稳定化，研究者们采用了多种酸类物质，如盐酸、乙酸、丙酸以及焦亚硫酸钠（Gopinger et al.，2015；Prakash and Ramaswamy，1996；Azeemoddin et al.，1979）。研究表明，米糠中脂肪酶的最适活性 pH 范围在 7.5～8.0 之间（Oliveira et al.，2012；Takano，1993），且其活性随 pH 值的偏离而降低。有研究人员开创了一种简洁有效的米糠稳定化方法，该方法的核心是通过调整米糠的 pH 值来抑制脂肪酶的活性。具体而言，他们使用了每吨米糠 40L 的盐酸，成功地将米糠的 pH 值从 6.9～6.0 降至 4.0（Prabhakar and Venkatesh，1986）。此举不仅显著降低了脂肪酶的活性，还使得稳定化后的米糠更能够抵御真菌等微生物的侵染，从而为粗麸皮油的提取创造了有利条件。此外，采用喷洒或类似喷洒系统来分散盐酸，不仅操作简便、成本低廉，而且特别适用于拥有众多小型米厂的发展中国家。

当采用 0.1% 的盐酸溶液进行喷洒处理时，脂肪酶活性得到了有效控制，同时油脂提取量的降低幅度仅为 7%（Amarasinghe et al.，2009）。除了盐酸外，其他化学试剂如乙酸和丙酸的混合物也被用于评估其在米糠储存过程中的效果。使用 2% 的乙酸和丙酸混合物进行处理后，米糠在储存 120 d 后仍能保持较高的质量，具体表现为总能量值维持较高水平、脂质酸度降低、脂质氧化产物形成减少以及颜色保持较好。尽管如此，使用化学稳定化方法可能会带来麸皮油的污染问题，因此这种方法可能更适用于将米糠作为动物饲料的处理（Gopinger et al.，2015）。

4）混合处理法

在米糠的稳定化处理中，综合应用多种方法通常能够取得更佳的效果。研究者们通过结合微波加热、包装技术以及特定的储存温度，成功地提升了米糠的稳定性。具体而言，他们首先对米糠进行微波加热处理，随后将其封装在拉链顶袋或真空密封袋中，并在 4～5℃ 或 25℃ 的环境下保存 16 周。实验结果显示，微波加热有效地抑制了米糠的水解反应，且在拉链袋中储存时，4～5℃ 的温度条件被推荐为最佳（Ramezanzadeh et al.，1999）。另一项研究则进一步探索了微波加热与乳酸芽孢杆菌接种的联合作用。经过微波加热（2450 MHz，3 min）后接种乳酸芽孢杆菌，不仅能够显著降低脂肪酶的活性，还延长了米糠的保质期，并意外地提高了蛋白质、脂肪、磷和铁的含量（Bhosale and Vijayalakshmi，2015）。这些发现为米糠的稳定化处理提供了新的思路。一项研究聚焦于红外加热技术与其他处理方法的结合。他们通过红外加热、回火处理以及自然冷却的组合，实现了较高的加热速率、干燥效率和研磨质量。在这种处理下，游离脂肪酸浓度低于10%的稳定米糠的贮藏时间可延长至38 d（图4-3）。这些结果表明，红外加热与其他处理方法的结合为米糠的同时干燥和有效稳定干燥提供了一条有效途径，且不影响米糠油的质量（Wang et al.，2017a）。

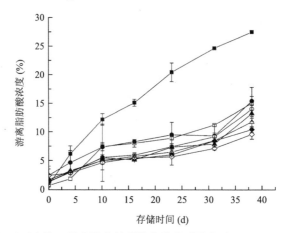

图 4-3　经过两次处理的米糠中的总游离脂肪酸浓度（Wang et al.，2017a）

■：空白组，□：红外加热，●：回火-1 h，○回火-2 h，▲：回火-3 h，△：回火-4 h，◆：回火-5 h，◇：回火-6 h

此外，多重处理方法对米糠性能的影响也受到了关注。Liu 等（2018）通过蒸汽处理、个体酶或混合酶处理以及乳酸菌发酵的组合，研究了其对米糠性能的影响。他们发现，经过 α-淀粉酶预处理后，再进行发酵和复合酶水解处理，米糠中的总酚类和类黄酮含量得到了增强，其中阿魏酸的化合物谱增幅最为显著。乳酸菌在这一过程中产生了更多的酚类酯酶和其他酶类，水解了酚类与细胞壁成分之间的酯键，从而释放了更多的酚类化合物。同时，应用的复合酶（包括葡萄糖淀粉酶、纤维素酶和蛋白酶）将大分子转化为小分子，促进了细菌发酵和细胞壁结构的软化，进一步刺激了游离酚酸的形成（Liu et al.，2018）。这些发现为米糠的深加工和综合利用提供了新的理论支持和实践指导。

四、生物发酵米糠的功能特性研究

1. 米糠保健功能研究

1）米糠的抗氧化活性

稻谷中主要的抗氧化物是多酚类物质（Min et al.，2011），白米的主要多酚是酚酸，红米是原花青素，黑米是花青素（Zaupa et al.，2015；Zhang et al.，2015）。米糠多酚的主要组成是阿魏酸、香豆酸、丁香酸、香草酸、芥子酸和原儿茶酸等

（Shao et al.，2014a,b；Zhang et al.，2015）。米糠是整个稻谷颗粒中含量最多的部位，也是抗氧化活性最强的部位（Pang et al.，2017）。阿魏酸是米糠主要的酚酸，它可抑制活性氧的产生，增强对氧化应激诱导凋亡的抗性，改善线粒体生物合成效应（Perez-Ternero et al.，2017b）。除了多酚，米糠蛋白水解物富含的氢供体能够清除自由基和终止自由基反应链，因此米糠具有抗衰老作用（Liu et al.，2019）。此外，米糠多肽较强的还原能力也强化了米糠的抗氧化活性，主要表现为抑制脂质和油脂过氧化，抑制 H_2O_2 诱导的红细胞氧化溶血反应和肝细胞脂质过氧化反应的发生（张强等，2008）。米糠多肽抗氧化活性的强弱和类型由蛋白质分子质量大小决定：分子质量＞10 kDa，活性氧自由基清除抗氧化机制；分子质量 3～10 kDa，金属离子螯合抗氧化机制；分子质量＜3 kDa，电子转移抗氧化机制（张敏和周梅，2013）。

2）米糠促进肠道健康

米糠参与肠道代谢调节的活性物质主要是膳食纤维和多酚。米糠中膳食纤维总含量约为27%（Abdul-Hamid and Luan，2000），包括可溶性膳食纤维和不可溶膳食纤维，米糠中可溶性膳食纤维具有较佳的降胆固醇作用，而米糠中不可溶膳食纤维能促进阳离子交换和胆酸盐吸收（Nie et al.，2017）。膳食纤维对机体健康的促进作用主要归因于对肠道微生物结构和种类的调控作用。研究表明食用米糠可增加膳食纤维的摄入量，通过促进益生菌定殖改善肠道上皮通透性和免疫应答（Yang et al.，2015），也可通过增加肠道菌群多样性，降低厚壁菌门：拟杆菌门比例和增加短链脂肪酸的合成等（Sheflin et al.，2017；Matsui et al.，2013），促进肠道健康，降低结肠癌患病风险。多酚的生物活性取决于肠道的吸收效果，其结构对此有重要影响。食物中大多数天然存在的多酚是糖配体结构，无法被肠道黏膜吸收（Kemperman et al.，2010）。肠道生物酶将多酚单体从多酚-糖配体结构释放，从而发挥益生作用，随后经过被动扩散和细胞膜转运进入肝肠循环，增强机体的抗氧化能力（Manach et al.，2004；Ader et al.，1996；Valdés et al.，2015）。除此之外，动物模型证明米糠膳食摄入能够提高黏膜免疫球蛋白 A 水平，增强肠道黏膜免疫应答，抑制促炎因子的分泌，抵御肠道致病菌的感染（Henderson et al.，2012；Kumar et al.，2012）。

3）米糠改善糖脂代谢

米糠中多酚（如 γ-谷维素、阿魏酸等）、维生素（如三烯生育酚等）和 γ-氨基丁酸等活性分子调节糖脂平衡的功能赋予了米糠保护心血管代谢、缓解糖尿病和抵抗高血压等积极作用（Perez-Ternero et al.，2017a；Chung et al.，2014；Hiwatashi et al.，2010）。动物米糠喂养实验（50～600 g/kg 饮食）和临床米糠膳食干预实验（10～84 g/d）的研究结果表明：米糠可通过降低血浆总胆固醇、甘油三酯、低密度脂蛋白水平，诱导 CYP7A1 表达促进胆固醇输出和胆汁酸合成，调控 NF-κB

信号通路减缓高脂饮食诱发的高脂血症，进而降低心血管疾病的发病概率（Daou and Zhang，2014；Matheson et al.，1995）；通过调节葡萄糖利用和贮存酶作用（GK、PEPCK、G6Pase）（Ijiri et al.，2015；Hongu et al.，2014；Chung et al.，2014；Cheng et al.，2010）、胰岛素分泌等改善高血糖症（Justo et al.，2013）。米糠的促健康作用源于膳食纤维和多酚等植物化学物质的协同作用。

2. 米糠蛋白活性肽

米糠作为粗米加工过程中的主要副产品，其应用广泛但主要集中在饲料工业。除此之外，它在营养补充剂、微生物介质成分以及锅炉燃料等方面也有少量应用（Inglett et al.，2004；Saman et al.，2011；Yadav et al.，2011）。米糠以其显著的营养价值而备受关注，尤其是其蛋白质含量高达 12%～20%。这些蛋白质具有复杂的特性，主要由白蛋白、球蛋白、谷蛋白和麦醇溶蛋白组成，且消化率高达 90%（Wang et al.，1999）。因此，米糠被视为低过敏性蛋白质和膳食纤维的宝贵来源（Gnanasambandam and Hettiarachchy，1995；Abdul-Hamid and Luan，2000）。先前的研究已经表明，米糠蛋白可以作为婴儿配方奶粉的合适成分（ Helm and Burks，1996），有助于增加食物过敏儿童的饮食多样性和改善其饮食限制（Wang et al.，1999）。基于其独特的组成和功能，米糠蛋白具有巨大的潜力成为一种替代蛋白质资源。

米糠蛋白的应用受到一些限制，广泛的二硫键交联导致其低溶解度和强聚集性，进而使其食品功能较差；此外，米糠中的高植酸和纤维含量与蛋白质紧密结合，使得蛋白质更难从其他成分中分离出来（Juliano，1985；Adebiyi et al.，2009a）。为了解决这些问题，研究者们探索了控制蛋白质水解的方法。这种方法不仅能修饰米糠蛋白的功能性质，还能提高其提取效率。在广泛的 pH 值和温度范围内，蛋白质仍能保持较高的溶解度（Betancur-Ancona et al.，2009）。酸或碱性化学水解方法常被用于水解米糠蛋白，以产生具有潜在生物活性的肽。然而，这种方法虽然简单直接，但恶劣的强酸或强碱条件可能修改甚至破坏一些必需氨基酸，并产生有毒化学残留或不良反应，从而降低蛋白质的质量和应用价值（Humiski and Aluko，2007）。相比之下，基于酶的水解方法显示出更高的特异性，反应过程更温和，从而减少对氨基酸的破坏，并更有利于环境保护。更重要的是，酶解可以改善天然蛋白的物理化学、功能和免疫特性，降低毒性副反应或产物（Kristinsson and Rasco，2000）。因此，在各种蛋白酶的作用下进行的酶处理已成为水解蛋白质以产生生物活性肽的最常用方法。

1）米糠蛋白水解的多肽及功能

米糠蛋白作为一种营养丰富的植物蛋白质，在食品科学领域展现出其独特的潜力。作为一种高效消化、富含必需氨基酸、无色、低过敏性及低胆固醇的潜在食物成分，米糠蛋白不仅吸引了研究者的目光，也满足了现代消费者对健康饮食的追求。除了其营养价值，米糠蛋白还被揭示出具有调节人体生理节律、增强免疫力以及抵抗疾病的功效。这些发现进一步提升了米糠蛋白在功能性食品及医药领域的应用前景。在蛋白质科学领域，通过酶水解技术制备生物活性肽一直是研究的热点。利用酶解技术，科学家们能够从米糠蛋白中获得可溶性寡肽，这些寡肽具有实现特定生理功能的潜力。例如，它们可以作为营养补充剂，改善脂质和葡萄糖代谢，甚至对神经系统产生调节作用（俞明伟等，2009）。米糠中白蛋白的含量显著高于水稻，大约是后者的6~7倍。白蛋白的水解产物中，已经发现了8个具有显著增强免疫功能的白肽（Kaewka et al.，2009）。这一发现不仅揭示了米糠中白肽开发的巨大潜力，也表明了这一领域的研究比以往任何时候都更加活跃和有趣。活性肽的功能性质与其水解程度和分子结构之间存在着密切的关系。具体来说，肽分子上的可电离基团（—NHC$_4^+$，—COO$^-$）的数量是表征其性质的重要指标。随着水解度的提高，肽分子的亲水性和净电荷也相应增加，这有助于其在生物体内的稳定性和活性的提升。同时，随着水解过程的深入进行，多肽链的数量逐渐减少，这使得蛋白质水解物具有更好的吸收性、更低的过敏原性和抗原性（Kim et al.，2001）。这些特性使得米糠蛋白水解产物在功能性食品和医药领域具有广泛的应用前景。目前，关于米糠蛋白来源的多肽的研究已经取得了显著的进展。其中，抗氧化、抗高血压、抗糖尿病以及免疫调节等特性是最为突出的。这些发现不仅为米糠蛋白的应用提供了坚实的理论基础，也为开发新型的健康食品和药物提供了重要的原料来源。

　　2）米糠多肽的抗氧化活性

　　研究发现，一些蛋白质水解物和多肽具有高水平的抗氧化能力，并可能作为潜在的天然抗氧化剂（Peña-Ramos and Xiong，2003；Elias and Kellerby，2008）。抗氧化肽含2到10个氨基酸残基不等，通过清除自由基抑制生物大分子的氧化（Nam et al.，2006）。自由基和单线态氧与癌症、心血管疾病、糖尿病、炎症性疾病、衰老等各种疾病的发生有关（Lin and Chang，2005）。此外，由活性氧引起的氧化过程在食品的腐败中起着重要作用，导致质量损失和保质期降低（Adebiyi et al.，2009b）。在食品中使用合成抗氧化剂，如丁基羟基茴香醚是很常见的，并且由于考虑安全性而受到严格的监管（Mendis et al.，2005）。米糠蛋白水解物富含氢供体，可以清除自由基，终止自由基反应链，从而达到抗衰老的作用（Fan et al.，2008）。米糠肽的抗氧化能力通过清除超氧阴离子和羟基自由基的能力来评价，由于制备和分析方法不同，蛋白质水解物的抗氧化能力也存在显著差异（Zhang et al.，2005）。

　　3）米糠多肽的血管紧张素I转换酶抑制活性

　　近年来，多项研究深入探讨了从植物和动物蛋白中提取的多肽对血压的调节作用，发现这些多肽普遍具有降压效果。高血压作为一种全球性的慢性疾病，显著增加了中风、动脉硬化、心肌梗死及终末期肾脏疾病的风险（Jung et al.，2006）。其中，多肽的降压活性与其抑制血管紧张素 I 转换酶（ACE）的能力密切相关。ACE 是一种含锌的金属肽酶，它在肾素-血管紧张素系统中发挥着至关重要的生理作用，主要参与血压的调节（Iroyukifujita et al.，2000）。具体而言，ACE 能够催化血管紧张素 I（一种无活性的十肽）转化为血管紧张素 II（一种具有强效血管收缩作用的八肽），同时使缓激肽（一种抗高血压的血管扩张剂）失活（Wang et al.，2008）。通过 ACE 抑制剂来阻断血管紧张素 II 的生成，可以达到舒张血管、降低血压及减少心脏搏动时的能量消耗的效果（图 4-4）。目前，市场上已有一些强效的合成 ACE 抑制剂，如卡托普利、依那普利、阿拉普利和赖诺普利等，它们被广泛用于血压的调节。然而，这些合成药物常伴有咳嗽、味觉障碍和皮疹等副作用。因此，基于食品来源的 ACE 抑制肽在安全性及最小化副作用方面展现出更大的优势（García et al.，2013）。研究表明，利用胰蛋白酶水解米糠蛋白获得的分子质量小于 4 kDa 的水解产物具有极强的 ACE 抑制活性，其半抑制浓度值相对较低，为 300 mg/mL。此外，该水解产物在自发性高血压大鼠模型中显示出显著的降压效果，能够明显降低收缩压和舒张压。分子对接研究进一步揭示了 ACE 抑制作用与一种特异性分离的肽 Tyr-Ser-Lys（M_W：395.0）有关，该肽能与人类 ACE 活性位点形成强烈的氢键（Wang et al.，2017b）。这些发现提示米糠及其水解产物在高血压预防方面可能具有潜在的应用前景。进一步的研究表明，米糠蛋白经过碱性蛋白酶、中性蛋白酶、风味蛋白酶和复合蛋白酶处理，可以被分解为白蛋白、球蛋白、麦醇溶蛋白和谷蛋白。结果显示，米糠蛋白水解产物表现出显著的 ACE 抑制活性。特别是复合蛋白酶产生的白蛋白水解物具有最高的 ACE 抑

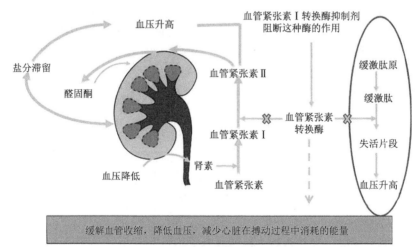

图 4-4　米糠蛋白衍生肽的抗高血压特性（Liu et al.，2019）

制活性，其半抑制浓度值为 5.2 mg/mL。此外，复合蛋白酶和碱性蛋白酶产生的谷蛋白水解物，碱性蛋白酶催化的白蛋白水解物，也表现出较高的 ACE 抑制活性，其半抑制浓度值分别为 6.2 mg/mL、8.4 mg/mL 和 9.2 mg/mL。这些发现为深入研究和开发基于米糠蛋白的降压药物提供了重要的科学依据。

4）米糠多肽的抗糖尿病作用

在食品蛋白质科学领域，已从多种食物蛋白或其水解产物中成功鉴定出具有抗糖尿病活性的肽段。其中，一项重要的研究方向是探寻新型、天然且安全的二肽基肽酶（DPP）抑制剂。胰高血糖素样肽-1（GLP-1）是一种促胰岛素激素，而二肽基肽酶Ⅳ（DPP-Ⅳ）及其抑制剂在调控 2 型糖尿病患者的餐后血糖方面显示出显著效果，其作用机制如图 4-5 所示。Hatanaka 等（2012）的研究进一步推动了这一领域的发展，他们采用市售的 Umamizyme G 和 Bioprase SP 两种蛋白酶对米糠蛋白进行水解处理，成功获得了具有 DPP-Ⅳ 抑制活性的蛋白水解物。值得注意的是，通过 Umamizyme G 水解得到的米糠肽在 DPP-Ⅳ 抑制活性上表现出色，

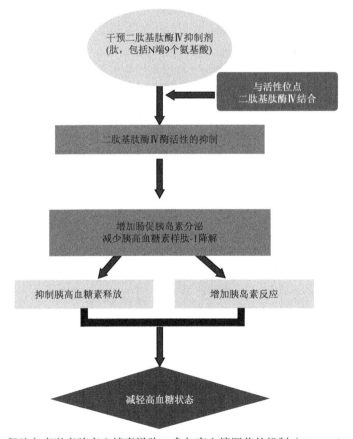

图 4-5　促胰岛素激素胰高血糖素样肽-1 参与高血糖调节的机制（Liu et al., 2019）

其活性约是 Bioprase SP 处理产物的 10 倍。这些米糠肽的半抑制浓度值达到 2.3 mg/mL，并且在其中成功鉴定出特异性抑制肽 Leu-Pro 和 Ile-Pro。在进一步的分析中，研究者发现，在检测的 15 个 Xaa-Pro 二肽和 Pro-Ile 中，Ile-Pro 对 DPP-Ⅳ的抑制活性最为显著。此外，Ile-Pro 被证实可以竞争性地抑制 DPP-Ⅳ，其抑制常数 K_i 为 0.11 mmol/L，显示出较强的抑制能力。通过 LC-MS-SIM 分析，确定 Leu-Pro 和 Ile-Pro 两种肽段来源于 Umamizyme G 酶解产物，且其纯度达到 2.91 μg/mg，表明这些功能肽可以被纯化至合理水平，因此具有潜在的预防或治疗 2 型糖尿病的应用价值。

5）米糠多肽的抗癌作用

癌症作为全球性的健康问题，其致死率已仅次于心脏病，成为全球主要死亡原因（Kannan et al., 2009）。特别是在美国，结直肠癌和乳腺癌的发病率和致死率尤为突出，成为导致癌症相关疾病和死亡的主要原因。近年来，有关米糠肽组分在抗癌领域的研究逐渐受到关注。研究人员利用食品级蛋白酶对热稳定的脱脂米糠进行酶解处理，随后模拟胃肠道处理制备出胃肠道抗性肽水解物，发现胃肠道抗性肽水解物在体外实验中展现出了对结肠癌细胞（Caco-2）和肝癌细胞（HepG2）活力和增殖的显著抑制作用（Kannan et al., 2008）。为了进一步探究米糠肽的抗癌活性，研究人员将胃肠道抗性肽按分子质量大小细分为＞50kDa、10～50kDa、5～10kDa 和＜5 kDa 四个组分。对人结肠癌细胞系（HCT-116）和乳腺癌细胞系（HTB-26）进行体外抑制和细胞毒性活性研究，发现分子质量小于 5 kDa 的肽水解物组分具有显著的抗肿瘤活性。尤其是在处理浓度为 500 μg/mL 时，其抗肿瘤效果更为突出。此外，研究还发现该组分中的特异性肽段对这两种癌细胞系均表现出明显的细胞毒性作用，当半抑制浓度达到约 750 μg/mL 时，其细胞毒性作用进一步增强。克隆实验进一步证实，在较高剂量和较长时间的治疗条件下，分子质量小于 5 kDa 的组分对结肠癌细胞具有显著的生长抑制作用和细胞毒性作用。这些研究结果表明，米糠蛋白水解物中分子质量小于 5 kDa 的组分具有潜在的抗癌活性，这一发现已在体外研究中得到证实（Kannan et al., 2009）。

3. 发酵米糠中 γ-氨基丁酸的功能特性

γ-氨基丁酸是米糠中存在的一种重要生物活性物质，是谷氨酸通过谷氨酸脱羧酶的作用发生脱羧反应而生成的（Bautista et al., 1964）。其分子式为 $C_4H_9NO_2$，分子量为 103.1，化学结构式见图 4-6。

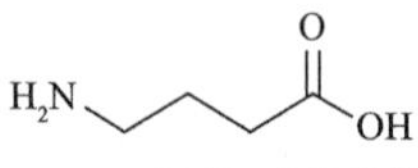

图 4-6　γ-氨基丁酸的结构

γ-氨基丁酸在甲醇-乙醚溶液中形成小叶状结晶，在水-乙醇溶液中形成针状结晶，结晶体为白色，微臭，具有潮解性；在水中溶解度极高，在热的乙醇中也能够适量溶解，在冷的乙醇、苯、乙醚等其他有机溶剂中几乎不溶解。熔点为203～204℃，吡咯烷酮和水是γ-氨基丁酸的溶化分解产物。

γ-氨基丁酸的生理功能如下。

1）降血压

高血压是一种慢性心脑血管疾病，是造成冠心病、脑卒中等心脑血管疾病的主要因素之一。γ-氨基丁酸舒缓血管和降血压的药理功能已经在大量的动物实验和临床观察中得以证实。γ-氨基丁酸通过调节中枢神经系统，起到调节血压的作用（Defeudis，1983）。

2）促睡眠

γ-氨基丁酸一直被认为与睡眠有关。γ-氨基丁酸合成神经元分布于脑干、间脑的核团内和投射神经元内。能产生丘脑-皮层纺锤波的丘脑网状核内神经元含有γ-氨基丁酸，从而在丘脑皮层投射中起抑制作用。位于下丘脑和前脑基部的γ-氨基丁酸神经元向前脑皮层投射，可能与在前脑记录到的睡眠细胞有关（王德贵等，2002）。Okada等（2000）报道了富含γ-氨基丁酸的米胚芽具有促进睡眠的作用。

3）抗焦虑

γ-氨基丁酸能结合到抗焦虑的脑受体并使之激活，然后与另外一些物质协同作用，阻止与焦虑相关的信息抵达脑指示中枢，从而镇静神经，起到抗焦虑的作用（杨藻宸，2000）。

4）改善神经功能

大脑衰老是老年人感官系统异常的重要原因，而脑组织中γ-氨基丁酸水平的变化对大脑衰老起着关键作用。对老年人的脑内γ-氨基丁酸含量分析表明，老年人脑组织的γ-氨基丁酸含量明显下降，这可能导致脑内噪声增加，使神经信号减弱，导致老年人听觉和视觉功能障碍。研究人员将非常小的电极插入老年猴的大脑视觉皮层中，记录神经细胞活动，同时通过电极上的毛细管补给神经细胞微量γ-氨基丁酸，观察和比较给予γ-氨基丁酸前后视觉神经细胞对视觉刺激反应的变化，发现通过增加脑内γ-氨基丁酸含量，能够改善神经功能（Leventhal et al.，2003）。另外，摄入γ-氨基丁酸可以提高葡萄糖磷脂酶的活性，从而促进动物大脑的能量代谢，活化脑血流，增加氧供给量，最终恢复脑细胞功能，改善神经机能（郭晓娜等，2003）。

4. 米糠中γ-氨基丁酸的神经保护作用

米糠作为一种含多种生物活性成分的物质，多项研究表明其提取物具有神经保护作用。研究表明米糠油中的抗氧化成分可能具有神经保护作用，可以提高大鼠的运动活性和记忆能力，减弱由应激反应导致的脑内 5-羟色胺代谢增加，并提出摄入米糠油可以增强记忆功能，减缓压力（Mehdi et al., 2015）。Hagl 等（2015a）的研究表明米糠提取物可改善 PC12APPsw 细胞受损线粒体的功能，而维生素 E 则被认为是发挥保护作用的有效物质。Hagl 等（2015b）在另一研究中以富含维生素 E 的稳定化米糠为原料，分别用乙醇和己烷制备米糠提取物，并比较了两种提取物对 PC12APPsw 细胞线粒体功能的影响，结果发现，虽然两种提取物在成分上略有不同，但对线粒体功能的影响相似。Ismail 等（2014）的研究表明富含谷维素的米糠提取物具有抗氧化性能，可提高线粒体代谢酶的活性，从而抵抗 H_2O_2 诱导 SH-SY5Y 细胞引起的氧化应激损伤，减少细胞凋亡，其发挥神经保护作用的机制包括上调抗氧化基因（*CAT*、*SOD1* 和 *SOD2*）和抗凋亡基因（*ERK1/2*、*AKT1* 和 *NF-κB*）的表达，下调促凋亡基因（*JNK*、*TNF*、*ING3*、*BAK1*、*BAX*、*p21* 和 *caspase-9*）的表达。Kaur 等（2015）观察了米糠提取物对 3-硝基丙酸诱导的亨廷顿病大鼠认知功能的影响，结果表明，米糠提取物可有效改善亨廷顿病大鼠行为学的改变，抑制丙二醛、亚硝酸盐和促炎症因子（IL-1β、IL-6、TNF-α）升高，升高儿茶酚胺类神经递质（多巴胺、去甲肾上腺素和 5-羟色胺）和 γ-氨基丁酸含量，降低谷氨酸含量，并提高线粒体呼吸链复合物II的活性，而产生神经保护作用的物质被认为是米糠中的生育酚、生育三烯酚和 γ-谷维素。樊金娟等（2010）的研究表明，米糠抗氧化肽可以改善衰老小鼠心、脑线粒体中 CAT、GSH-Px、SDH、T-ATPase 活性，抑制衰老小鼠脑 mtDNA 的缺失突变，即米糠抗氧化肽可通过减轻线粒体氧化损伤，保护其结构与功能进而起到延缓衰老的作用。其作用机制之一可能是米糠抗氧化肽表现出良好的自由基清除能力；另外，米糠抗氧化肽是由游离氨基酸、肽段和蛋白质共同组成的混合物，其成分可能对小鼠体内一些重要酶，如抗氧化酶、呼吸链复合体酶等的合成代谢或正常功能发挥积极作用，进而产生抗衰老效应。

为了进一步探究米糠提取物的神经保护作用及其发挥保护作用的机制，李宜波（2018）以 Aβ25-35 诱导损伤原代培养的海马神经细胞建立阿尔茨海默病体外模型，从细胞损伤、凋亡、氧化应激及线粒体功能等角度对米糠提取物的神经保护作用进行了探索，并对富含 γ-氨基丁酸的米糠提取物和普通米糠提取物的保护作用进行了比较。该研究结果表明，富含 γ-氨基丁酸的米糠提取物对 Aβ25-35 诱导损伤的神经细胞保护作用优于普通米糠提取物，其神经保护的作用及机制可能与以下几个方面有关：①富含 γ-氨基丁酸的米糠提取物可以抑制 Aβ25-35 的神经毒性反应，降低 Aβ25-35 诱导的细胞毒性损伤，提高细胞活力；②可通过抑制 Aβ25-35 诱导的乳酸脱氢酶（LDH）在细胞外的释放，减轻细胞毒性损伤；③可抑制 Aβ25-35 诱导的神经细胞凋亡；④可通过抑制 Aβ25-35 诱导的活性氧含量增加，降低细胞内氧化应激水平；⑤可通过抑制 Aβ25-35 诱导的线粒体膜电位下降，维持线粒体膜的完整和功能的正常；⑥可补偿 Aβ$_{25-35}$ 诱导的能量代谢及线粒体相关蛋白的表达异常，改善线粒体功能，维持细胞稳态。

利用高脂饮食建立认知损伤大鼠模型，司旭（2018）研究富集 γ-氨基丁酸米糠（ERB）和新鲜米糠（FRB）膳食摄入对氧化应激和神经分泌代谢的影响，探究富集 γ-氨基丁酸米糠改善氧化应激诱发认知损伤的作用机制和生物标记物。大脑甘油三酯（TAG）水平与神经和精神疾病相关，研究发现中度认知损伤人群甘油三酯含量明显高于正常人群。硫脑苷脂（SL）代谢和表达异常会引起神经性疾病，包括阿尔茨海默病和帕金森病等。有研究发现阿尔茨海默病患者脑组织中硫脑苷脂大量降低（Han et al.，2002）。研究发现富集 γ-氨基丁酸米糠膳食干预有效地逆转了由高脂饮食引发的甘油三酯和硫脑苷脂含量失衡（图 4-7）。

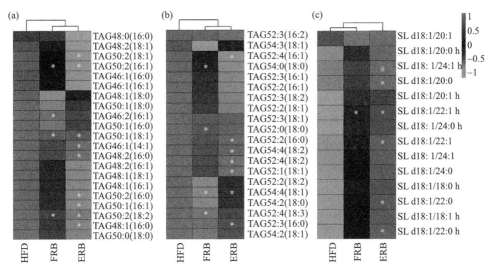

图 4-7　海马组织甘油三酯（TAG）组分（a，b）和硫脑苷脂（SL）组分（c）（司旭，2018）
HFD：高脂饮食模型组；ERB：γ-氨基丁酸米糠组；FRB：新鲜米糠组

富集 γ-氨基丁酸米糠显著增加了海马组织中硫脑苷脂总量，且硫脑苷脂各组分含量均一致地呈增加趋势。通过分析海马组织中与硫脑苷脂合成和降解密切相关的关键基因的表达水平，研究米糠膳食干预条件下硫脑苷脂代谢通路的变化情况。硫脑苷脂的合成始于半乳糖神经酰胺转移酶（CGT：EC 2.4.1.47）的催化作用，将二磷酸尿苷半乳糖的半乳糖转移至神经酰胺形成半乳糖神经酰胺（GalCer）（Akanuma and Kishimoto，1979）。脑苷脂硫酸转移酶（CST：EC 2.8.2.11）进一步催化 GalCer，最终形成硫脑苷脂（Matthias，2008）。硫脑苷脂在鞘脂激活蛋白 B（SapB）的作用下从细胞膜中分离，其硫酸基团被芳香硫酸酯酶（ASA：EC 3.1.6.8）水解（Kolter and Sandhoff，2005），导致硫脑苷脂降解。因此，CGT 和 CST 是硫脑苷脂合成的关键酶，SapB 和 ASA 是硫脑苷脂降解的关键调控因子。

研究发现米糠膳食干预显著上调了大鼠海马组织中 CGT 的编码基因 *Ugt8* 和 CST 的编码基因 *Gal3st1* 的表达量；富集 γ-氨基丁酸米糠干预下调 ASA 的编码基因 *Arsa* 和 *Arsb* 的表达量，但与 HFD 组差异不显著。在硫脑苷脂降解途径中，SapB 首先将硫脑苷脂从细胞膜释放是 ASA 进一步分解硫脑苷脂的前提条件，富集 γ-氨基丁酸米糠膳食干预显著下调了 SapB 编码基因 *Psap* 的表达量（图 4-8）。富集 γ-氨基丁酸米糠通过促进硫脑苷脂合成基因表达和抑制硫脑苷脂细胞膜释放提高海马组织硫脑苷脂水平。

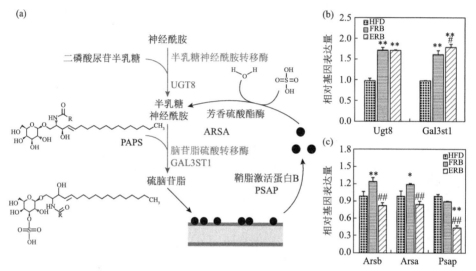

图 4-8　硫脑苷脂合成降解途径（a）及大鼠海马组织中合成关键酶调控基因（b）和降解关键酶调控基因（c）的相对表达量（司旭，2018）

PAPS：3′-磷酸腺苷-5′-磷酸磷酸酯；UGT8：尿苷二磷酸糖基转移酶 8 家族；GAL3ST1：半乳糖神经酰胺磺基转移酶

5. 发酵米糠中 γ-氨基丁酸缓解高脂饮食诱导的代谢紊乱

γ-氨基丁酸已发展成为一种新型功能性因子，被逐渐应用于食品保健、医药、农业及化工等行业。米糠中本含有较少量的 γ-氨基丁酸，但米糠中天然存在的谷氨酸脱羧酶可催化谷氨酸合成 γ-氨基丁酸，利用乳酸菌发酵（Hayakawa，2010）、糙米发芽（Liu et al.，2013）和外源培养刺激谷氨酸转化（Park et al.，2017）等方法可实现 γ-氨基丁酸高倍富集，是扩展米糠增值渠道和解决米糠资源浪费的有效途径。周中凯团队向新鲜米糠中添加 γ-氨基丁酸的前体物质谷氨酸，通过无氧培养刺激谷氨酸脱羧酶催化外源添加的谷氨酸底物转化为 γ-氨基丁酸，获得富集 γ-氨基丁酸米糠。并通过高脂饮食引发了大鼠血脂异常和胰岛素抵抗，利用该高脂饮食诱导的代谢紊乱大鼠为模型，研究富集 γ-氨基丁酸米糠对高脂饮食诱导代谢紊乱的调节作用。高脂饮食改变了大鼠血清脂质组成，增加了血清胆固醇和与胰岛素抗性密切相关的鞘脂类浓度，降低了不饱和脂肪酸含量。富集 γ-氨基丁酸米糠干预改善了高脂饮食引发的脂质紊乱[图 4-9（a）]。与高脂饮食相比，新鲜米糠和富集 γ-氨基丁酸米糠的摄入均显著降低了甘油三酯（TAG）、甘油二酯（DAG）、胆固醇（Cho）和胆固醇酯（CE）的含量。鞘脂类浓度和组成也发生了显著变化，主要表现为鞘磷脂（SM）、神经酰胺类（Cer 和 GluCer）和神经节苷脂（GM3）含量显著降低，其中富集 γ-氨基丁酸米糠抑制鞘脂类合成的效果更为显著。鞘脂类的鞘氨醇主碳链的脂肪酸组成影响其生理功能和致病性（Holland and Summers，2008）。因此也分析了血清中不同结构鞘脂的浓度变化[图 4-9（b）]。

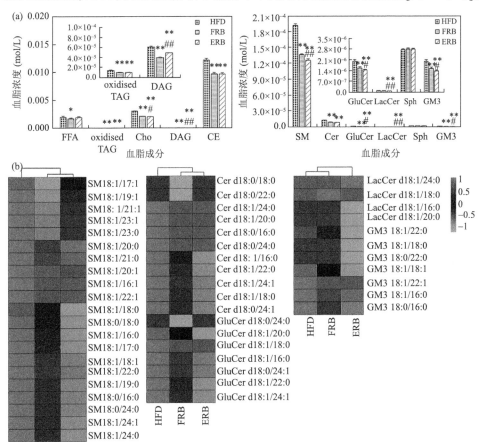

图 4-9　（a）不同饮食对大鼠血清脂质成分的影响；（b）米糠膳食干预对高脂饮食大鼠血清鞘脂类主碳链脂肪酸组成的影响（司旭，2018）

HFD：高脂饮食模型组；ERB：γ-氨基丁酸米糠组；FRB：新鲜米糠组；各组与 HFD 组相比的显著差异性：*，$P<0.05$；**，$P<0.01$；****，$P<0.0001$；ERB 与 FRB 组相比的显著差异性：#，$P<0.05$；##，$P<0.01$；FFA：游离脂肪酸；oxidised TAG：氧化型甘油三酯；Cho：胆固醇；DAG：甘油二酯；CE：胆固醇酯；SM：鞘磷脂；Cer：神经酰胺；GluCer：葡萄糖神经酰胺；LacCer：乳糖神经酰胺；Sph：鞘氨醇；GM3：神经节苷脂；后文含义相同，不再标注

新鲜米糠组和富集 γ-氨基丁酸米糠组大鼠血清中主碳链为饱和脂肪酸和单不饱和脂肪酸的鞘脂类总含量明显低于高脂饮食组（HFD）。富集 γ-氨基丁酸膳食干预主要降低了 SM 18:0、Cer 18:1 和 GluCer 18:1 以及 GM3 18:0 和 GM3 18:1。从脂代谢层面分析，富集 γ-氨基丁酸米糠能够通过减少 DAG、Cho 和鞘脂类合成抑制其对胰岛信号的阻碍作用，发挥缓解高脂饮食诱导的胰岛素抵抗的作用。

　　该团队通过测试参与下丘脑食欲调节的瘦素受体和拮抗物、促/厌食欲因子和能量启动因子相关基因的表达水平，探究富集 γ-氨基丁酸米糠对食欲和能量的调控机理，相关基因的 mRNA 相对表达量见图 4-10。富集 γ-氨基丁酸米糠的摄入促进了瘦素的分泌和血液流通。瘦素通过血脑屏障进入下丘脑弓状核，在受体 OBRb 介导下，活化下丘脑神经细胞，通过抑制 AgRP 和 NPY 的表达和合成，引起机体耗能增加及食欲下降，最终控制体重。SOCS-3 与瘦素具有负反馈调节作用（Leal and Mafra，2013），AMPKα2 活性变化直接影响促食欲因子的表达（Xue and Kahn，2006），SOCS-3 和 AMPK 的下调也促进了富集 γ-氨基丁酸米糠在食欲和摄食行为方面的积极调节作用。富集 γ-氨基丁酸米糠显著抑制了促食欲因子基因的表达，同时也抑制了厌食因子基因的表达。

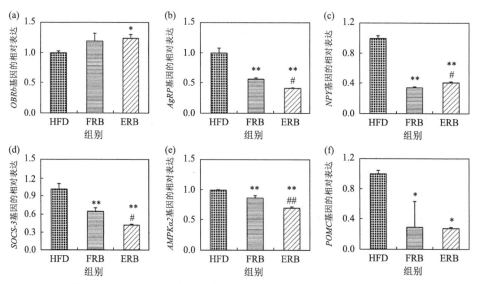

图 4-10　大鼠下丘脑食欲调控基因的相对表达水平（司旭，2018）

　　从高脂饮食组（HFD）、新鲜米糠组（FRB）和富集 γ-氨基丁酸米糠组（ERB）大鼠的白色脂肪组织苏木精-伊红染色切片中（图 4-11）可以发现，与高脂饮食相比米糠膳食干预明显抑制了细胞体积膨大。尤其是富集 γ-氨基丁酸米糠膳食干预后，大鼠脂肪组织脂肪细胞排列较为紧密，细胞体积较小，说明富集 γ-氨基丁酸米糠可抑制脂肪组织膨大和白色脂肪组织堆积。

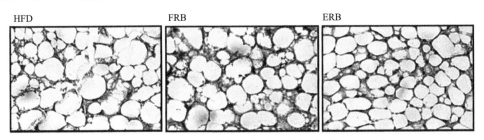

图 4-11 白色脂肪组织形态观察（40 倍）（司旭，2018）

对脂肪组织中参与能量代谢的主要基因的表达水平进行分析（图 4-12）。与高脂饮食组组和新鲜米糠组大鼠相比，富集 γ-氨基丁酸米糠组大鼠的脂肪组织中

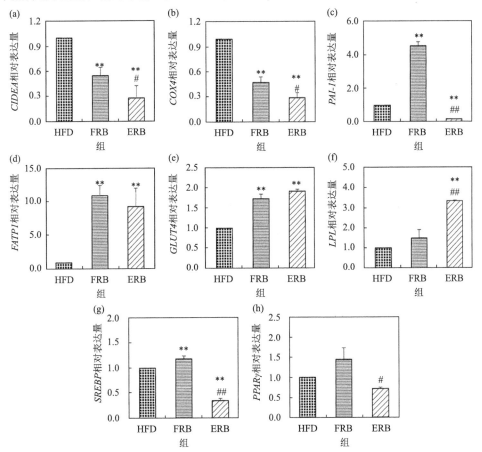

图 4-12 大鼠脂肪组织中能量代谢相关基因的相对表达量（司旭，2018）

能量消耗调控基因 *CIDEA* 和代谢速率调控基因 *COX4* 的表达量显著下调。新鲜米糠干预组大鼠的 *PAI-1* 基因的相对表达水平最高，其相对表达量比高脂饮食大鼠高 4 倍左右，而富集米糠干预使 *PAI-1* 基因表达量降低到 1/6。同时，两种米糠膳食均显著提高了大鼠脂肪组织中 *FATP1* 和 *GLUT4* 的基因表达量，解释了米糠干预改善胰岛素抵抗和降低甘油三酯积累的分子机制。此外，富集 γ-氨基丁酸米糠通过上调 *LPL* 的基因表达水平，下调 *SREBP* 和 *PPARγ* 的基因表达水平抑制脂质合成堆积和能量过度获取。

　　高脂饮食降低了胰岛素敏感性，扰乱了血清脂质组分，富集 γ-氨基丁酸米糠的摄入可有效改善以上代谢紊乱症状。肝脏是胰岛素作用的靶组织之一，也是胆固醇合成和脂质代谢的重要器官（王俊贤等，2012）。对大鼠肝脏组织进行转录组测序，通过分析基因结构及功能，从分子水平上揭示富集 γ-氨基丁酸米糠改善脂质组成和能量代谢平衡的机理。肝脏组织经苏木精-伊红染色后观察形态。如图 4-13 所示，高脂饮食对肝脏组织造成了严重损伤，细胞质内产生大量大小不一的空泡，说明肝细胞发生了脂肪变性。米糠膳食干预明显减缓了由高脂饮食诱导的肝细胞损伤。富集 γ-氨基丁酸米糠膳食干预组大鼠的肝细胞索呈现放射规则排列，肝细胞形态大小均匀，仅存在少量的空泡变性细胞，说明富集 γ-氨基丁酸米糠具有肝细胞保护作用，可控制高脂饮食引起的肝细胞损伤。

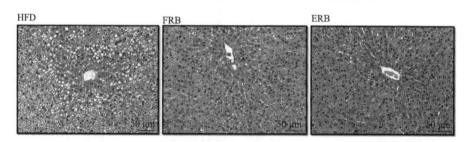

图 4-13　不同处理组肝脏组织形态（司旭，2018）

　　根据肝脏组织能量代谢转录水平的调控分析，从差异表达基因中筛选出肥胖/代谢综合征相关基因，绘制成基因网络图（图 4-14）。在 FRB *vs.* HFD 基因网络中，参与 PPAR 信号通路或细胞因子信号通路的基因 *Foxo1*、*Pdgfa*、*Pck1*、*Rxra* 和 *Acox1* 等起网络关键连接作用。ERB *vs.* HFD 的基因网络相对稀疏，*Ppara*、*Foxo1*、*Pdgda* 和 *IL6r* 等参与 AMPK 信号通路和非酒精性脂肪肝通路的能量调节基因在整个网络中起关键连接作用。米糠饮食干预促进了肝脏脂肪酸 β 氧化，分别表现为新鲜米糠（FRB）组上调表达的 *Acox1*、*Cpt1a* 和 *Rxra* 基因水平，富集 γ-氨基丁酸米糠（ERB）组上调表达的 *Scd1* 和 *Ppara* 基因水平。富集 γ-氨基丁酸米糠膳食干预抑制了参与鞘脂类阻断胰岛素信号通路的相关酶编码基因的表达。

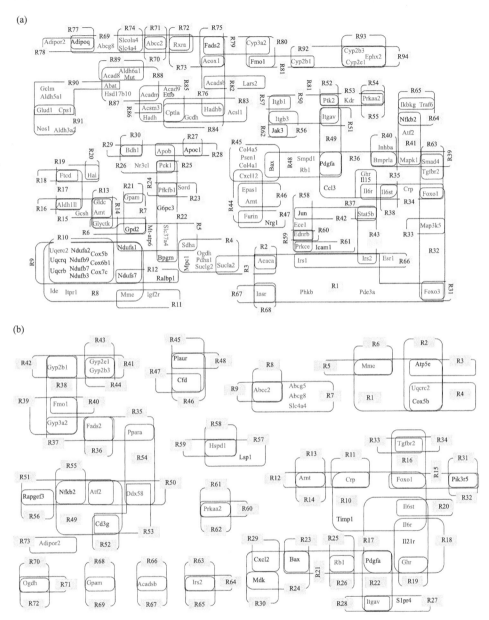

图 4-14　肥胖相关基因绘制的基因网络图（司旭，2018）

（a）FRB *vs*. HFD；（b）ERB *vs*. HFD

高脂饮食诱导鞘脂类如 Cer 的积累，该脂质成分主要通过两个途径阻断胰岛素信号通路（Chavez and Summers，2012）：①激活蛋白激酶 C（PKC），增强 Akt/PKB磷酸化作用；②增加蛋白磷酸酶 2A（PP2A）活性，抑制 Akt/PKB 去磷酸作用。

Ppp2r3b 和 *Prkcg* 分别是编码 PKC 和 PP2A 的基因，与高脂饮食组相比，新鲜米糠组大鼠 *Ppp2r3b* 和 *Prkcg* 基因的表达量下调。同时，富集 γ-氨基丁酸米糠组 *St8sia1* 基因表达量的升高解释了富集 γ-氨基丁酸米糠抑制高脂饮食引发的神经节苷脂 GM3 积累的原因，因为 *St8sia1* 参与神经节苷脂 GM3 向 GT3 神经节苷脂糖的转化。富集 γ-氨基丁酸米糠饮食干预通过抑制神经酰胺信号通路和神经节苷脂合成途径增强胰岛素敏感性。

第二节　麦麸的高值化利用

　　小麦是一种广泛种植的粮食农作物，也是世界上生产和消费最广泛的谷物之一。根据联合国粮食及农业组织统计，2017～2021 年全世界小麦产量中亚洲地区占 44.2%，其中我国小麦年产量超过了 1.31 亿 t，位居世界榜首。麦麸是小麦加工工业的一种主要副产物，在面粉生产过程中大量积累，估计年产量为 1.5 亿 t。小麦麸皮主要包括果皮、种皮和糊粉层等三部分，呈麦黄色，通常占全麦籽粒质量的 15% 左右。其中，果皮组织主要是木质化细胞壁，而糊粉层则是胚乳的最外层的单层活细胞，在种子萌发过程中发挥重要作用，其细胞内富含多种生命活动必需的营养物质，如膳食纤维、淀粉、蛋白质、微量元素、脂质和维生素等（李诚，2022）。尽管麦麸中富含许多人体所需的营养素，但在食品工业中的应用率较低，大部分麦麸仍被用于制作低价值的动物饲料和生物燃料。如今，随着世界人口的迅速增长和对粮食作物高产的需求，利用高营养价值的农副产品已成为当今经济社会急需解决的问题。小麦麸皮中含有多种酚酸类化合物，这些酚类除了表现出较强的抗氧化活性外，还具有预防代谢性疾病、癌症等生理功能。研究证实，小麦麸皮中含黄酮、烷基酚、甾体和多糖等大量具有特殊功能的生物活性物质。因此，麦麸具有较强的创新开发和利用价值（边媛媛，2015）。

一、麦麸中的营养成分及功效

1. 膳食纤维

　　麦麸是一种优质的膳食纤维补充剂，这种纤维在人体的许多生理功能方面都能起到重要的作用。它的主要功能包括预防心血管疾病，维持胃肠道健康和调节糖脂代谢。近年来，随着人们对健康饮食和生活方式的重视，麦麸逐渐被认为是一种极具潜力的纤维补充剂，可以改善膳食纤维摄入不足的营养状况，但因为人体不含纤维素酶而不能被小肠水解或吸收。然而，膳食纤维会在结肠中发酵，生成短链脂肪酸（Jones，2014）。麦麸的总膳食纤维含量很高（通常报道为麦麸总质量的 50% 以上），其中 90% 以上是不溶性膳食纤维。现代营养学和食品科学研究表明，麦麸对人体健康有许多有益的作用。多项研究表明，膳食纤维可以缩短肠道运输时间，降低血胆固醇水平、血糖反应和胰岛素水平（Cho et al.，2013；Jensen et al.，2004；Liu et al.，2017）。此外，膳食纤维的摄入对人体肠道健康有积极作用，可以调节肠道菌群，对结肠癌等有极好的治疗效果（Grasten et al.，2002）。一般来说，麸皮改性不会对健康产生负面影响。膳食纤维的摄入与肥胖呈反比关系，肥胖与饱腹感增加、能量摄入减少以及粪便中能量损失增加有关（Cheng et al.，2022；Huang et al.，2022）。

麦麸细胞壁的主要成分是纤维素，也是自然界中广泛存在的大分子天然聚合物。纤维素是麦麸综合利用的关键之一，但其降解难度较大。纤维素不溶于水、稀酸和稀碱。其不溶性使其在食品工业中没有得到充分利用。对麦麸中的纤维素进行加工处理，可提高其综合利用效率，创造更高的经济价值，对食品工业具有重要意义。因此，已经有许多研究通过物理、化学和酶解等方法将纤维素糖化后生产小分子糖，如木糖、阿拉伯糖和葡萄糖等（Rodriguez-Garcia et al.，2021）。木质素也是不溶性膳食纤维的重要组成部分之一，它使纤维疏水，抵抗小肠和大肠中的酶分解和细菌分解。木质素的主要成分是多功能酚与醚和酯键的聚合，与细胞内的纤维素紧密结合细胞壁并渗入细胞壁，形成坚硬的基质（Krithika and Ratnamala，2019）。

木聚糖是一类分布广泛的半纤维素多糖，其在单子叶植物中含量高达50%左右，是储量丰富的可再生资源（Heinze et al.，2005）。在单子叶植物（常见的禾本科作物）中，木聚糖结构中含有大量阿拉伯糖残基，因而这类木聚糖被称为阿拉伯木聚糖。它是小麦细胞壁中主要的非淀粉多糖，根据其溶解度的差异可分为不溶性阿拉伯木聚糖和水溶性阿拉伯木聚糖两大类（Wang et al.，2020a）。这种差异可能与多糖链的取代程度以及阿拉伯木聚糖在麦麸中的分布有关（He et al.，2021）。阿拉伯木聚糖的结构通常决定其理化作用、发酵过程和对肠道菌群的调节作用。阿拉伯木聚糖的结构特性决定了它的物理和化学性质，如黏度、剪切减薄行为和凝胶能力（Otache et al.，2021）。虽然在人类饮食中加入纤维对健康的好处是众所周知的，但由于对感官和技术质量的负面影响，麦麸阿拉伯木聚糖并没有被烘焙行业高度利用。在过去的几十年里，人们对麦麸阿拉伯木聚糖进行了广泛的研究，但由于提取方法的差异，比较这些研究的结果往往具有挑战性。此外，许多研究未能提供已知影响阿拉伯木聚糖功能特性的工艺参数的信息（Pietiäinen et al.，2022）。

2. 蛋白质

麦麸平均含15.5%蛋白质（干重），蛋白质在各层的分布不均匀。麦麸表层和中间层蛋白主要功能是预防氧化应激，涉及的酶类分别为多酚氧化酶、过氧化物酶、草酸氧化酶、木聚糖酶抑制剂、几丁质酶、几丁质内切酶和 α-淀粉酶。而糊粉层中 25.1%的蛋白质参与碳水化合物代谢、蛋白质合成、氧化应激和细胞防御等一系列细胞功能，其余为球蛋白型储存蛋白（Meziani et al.，2012）。目前，每年约有 1500 万 t 麦麸中可用的蛋白质被浪费，尽管麦麸具有良好的营养质量，并且在加工成浓缩物时具有足够的功能特性，可用于食品工业。麦麸中的蛋白质还可以进一步开发利用，以持续增加营养价值（René et al.，2015）。

二、麦麸在食品工业中的应用

麦麸因含有多种营养物质而在食品加工过程中作为原料具有良好的利用潜力。小麦副产品可转化为具有较高商业价值的食品补充剂。麦麸在食品和饲料工业中的使用在过去几年中持续增长，作为实现资源再利用的一种好方法（Hemdane et al.，2016）。随着越来越多关于高纤维食品的保健功能和预防疾病能力的支持数据的出现，市场对高纤维食品的需求将继续增加。

1. 面制品

麦麸可以作为面粉的替代品，用于制作各种面制品，如面包、饼干、面条等。麦麸的加入可以提高这些产品的膳食纤维含量，增加营养价值，同时还可以改善面制品的口感和质地。麸皮相关组织中面筋的数量和质量及其有效性和活力显著影响面团和面包的性质。然而，麦麸含量增加，面包的柔软度和比容会变差，因此需要通过酶解、预糊化等技术对麦麸进行预处理，以达到加工品质、营养价值和口感的平衡。在制作蛋糕时，添加合适粒度和添加量的麦麸，蛋糕的可接受度很高。Cao 等（2017）证明了在方便面中使用麦麸的可能性，使得膳食纤维和粗蛋白质含量增加，脂肪含量降低。

2. 肉制品

肉制品通常富含蛋白质和脂肪，但缺乏膳食纤维。麦麸可以作为肉制品的添加剂，增加产品的膳食纤维含量，提高营养价值。同时，麦麸还可以改善肉制品的质地和口感，使其更加健康美味。

3. 饮料

麦麸经过改性加工后也可用于饮料制作。例如，通过酶法水解麦麸可以制备出具有浓郁小麦风味的麦麸饮料，这种饮料不仅味道独特，而且富含低聚木糖等有益成分。

4. 其他食品

除了上述应用外，麦麸还可以用于制作其他食品，如油面筋等素食食品以及可食用包装材料。以麦麸为膳食纤维来源制备的速溶粥往往具有更好的黏度和饱腹感。此外，麦麸中的膳食纤维、蛋白质和多糖等成分还可以提取出来，用于制作各种功能性食品或食品添加剂。

麦麸在食品工业中的应用非常广泛，不仅可以提高产品的营养价值和口感，还可以为食品生产带来可观的经济收益。

三、生物发酵麦麸的功能特性研究

1. 麦麸的功能特性

1）改善消化

麦麸改善消化的方式主要体现在其富含的膳食纤维上。膳食纤维是一种不被人体消化吸收的多糖，但它在肠道内能够发挥重要的生理功能。首先，膳食纤维可以增加粪便的体积和质量，刺激肠道蠕动，从而加速食物通过肠道的速度，减少食物在肠道内停留的时间。这有助于预防便秘和缓解排便困难等问题，使消化系统保持顺畅。其次，膳食纤维可以作为肠道益生菌的养分，促进有益菌群的生长和繁殖，维护肠道微生态平衡。良好的肠道微生态环境有助于食物的消化吸收和代谢产物的排泄，进一步改善消化功能。此外，麦麸中的膳食纤维还可以与肠道内的胆汁酸结合，增加胆汁酸的排泄量，从而降低胆固醇的吸收量。虽然这与直接改善消化不完全相关，但胆固醇的降低有助于预防心血管疾病，维护机体健康。需要注意的是，虽然麦麸富含膳食纤维，有助于改善消化，但并不是所有人都适合大量食用。对于肠梗阻、肠溃疡等肠道疾病患者，应谨慎食用麦麸，以免加重病情。同时，麦麸中的植酸和纤维素可能会影响钙、铁、锌等矿物质的吸收，因此这些矿物质缺乏的人群也应注意适量食用。

2）控制血糖

麦麸控制血糖的作用主要体现在以下几个方面。

（1）减缓葡萄糖的吸收：麦麸中的β-葡聚糖可以在肠道内形成黏性屏障，从而减缓食物中葡萄糖的吸收速度。这有助于避免餐后血糖急剧升高，使血糖水平保持相对稳定。

（2）抑制α-淀粉酶的作用：麦麸中的一些成分可以抑制α-淀粉酶的活性，降低其对淀粉的消化作用，从而减缓葡萄糖的释放速度。这同样有助于控制餐后血糖的升高幅度。

（3）提高胰岛素的敏感性：麦麸中的某些微量元素，如铬，可以提高胰岛素的敏感性，促进胰岛素的正常分泌和作用。这有助于维持血糖平稳，减少血糖波动对身体的损害。

麦麸通过上述机制可以有效地控制血糖水平，对糖尿病患者和需要控制血糖的人群具有一定的保健作用。

3）降低胆固醇

麦麸中含有高纤维成分，特别是小麦膳食纤维，即活性多糖。这种活性多糖不仅能降低血胆固醇，预防高血脂、冠心病、高血压等疾病，而且可以降低粪便中的类固醇的排出，从而降低血清胆固醇。这是因为人体内胆固醇的主要分解代谢过程是通过粪便排泄，麦麸中的高纤维成分可以增加粪便体积，促进胆固醇排出。麦麸中的酚类物质也具有一定的降低胆固醇作用。酚类物质主要包括酚酸、类黄酮和木酚素等，它们具有抗氧化性和抗癌作用。其中，类黄酮在抗衰老、预防心血管疾病、防癌、抗癌方面有一定的功效，可以通过多种途径降低胆固醇水平。麦麸通过多种机制降低胆固醇水平，包括增加粪便体积、促进胆固醇排出、酚类物质的抗氧化作用以及膳食纤维的特殊功效等。因此，适量食用麦麸对于预防心血管疾病、维持身体健康具有一定的益处。

4）预防癌症

麦麸在预防癌症方面的作用主要体现在其丰富的膳食纤维上。麦麸通过促进肠道健康、抗氧化作用、调节激素水平和增强免疫力等多种机制来预防癌症。在日常饮食中适当增加麦麸的摄入量，有助于降低癌症的发生风险。

（1）促进肠道健康：麦麸中的膳食纤维可以增加粪便体积，稀释肠道内的致癌物质，并减少它们与肠道的接触时间。这有助于减少有害物质在肠道内的积累，从而降低患肠道癌症的风险。

（2）抗氧化作用：麦麸中含有丰富的抗氧化物质，如维生素 E、硒等。这些抗氧化物质可以清除体内的自由基，减少氧化应激反应，保护细胞免受损伤，从而降低癌症的发生风险。

（3）调节激素水平：麦麸中的膳食纤维有助于调节体内激素水平，特别是与癌症相关的激素。例如，它可以减少雌激素在肠道内的再吸收，从而降低与雌激素水平相关的癌症（如乳腺癌）的患病风险。

（4）增强免疫力：麦麸中的膳食纤维和其他营养成分可以增强机体的免疫力，提高抵抗疾病的能力。一个强大的免疫系统可以更好地识别和清除体内的异常细胞，从而防止癌症的发生和发展。

5）促进生长发育

麦麸在促进生长发育方面的作用主要体现其丰富的营养成分上。麦麸通过提供能量、促进蛋白质合成、维持肠道健康和促进骨骼发育等多种机制来促进生长发育。在日常饮食中适当增加麦麸的摄入量可以为机体提供所需的营养成分支持正常的生长发育过程。

（1）提供能量：麦麸中含有丰富的碳水化合物，包括膳食纤维和多糖等。这些碳水化合物可以为机体提供能量，支持生长发育过程中的各种生理活动。

（2）促进蛋白质合成：麦麸中的蛋白质含量较高，而且含有多种必需氨基酸。这些氨基酸是构成蛋白质的基本单位，对于促进生长发育具有重要作用。麦麸中的蛋白质可以为机体提供所需的氨基酸，支持肌肉、骨骼和其他组织的生长和修复。

（3）维持肠道健康：麦麸中的膳食纤维有助于维持肠道健康，促进消化和吸收。一个健康的肠道可以更好地吸收和利用食物中的营养成分，包括蛋白质、维生素和矿物质等。这些营养成分对于生长发育至关重要。

（4）促进骨骼发育：麦麸中含有一定量的矿物质，如钙、磷等。这些矿物质是骨骼发育的重要成分，对于维持骨骼健康和促进生长具有重要作用。适量摄入麦麸可以增加这些矿物质的摄入量，从而支持骨骼的正常发育。

2. 发酵麦麸增强营养

目前，麦麸主要用作动物饲料或酿造原料，很少用于食品。随着人们对粗粮营养价值的认识日益明确，人们采用各种方法对麦麸进行改性，以突破食品使用的限制。微生物发酵是最常用的方法，因为它成本低且能显著提高谷物麸皮中有效成分的含量（Tu et al.，2020）。生物发酵是一种古老的技术，用于提高食品的保质期、营养和感官品质。在发酵过程中会发生许多生化变化，导致营养成分发生变化，从而影响产品的特性，如生物活性和消化率等。

近年来，这一生物工艺已被应用于食品、化学和制药工业中生物活性化合物的生产和提取。乳酸菌是一种重要的工业微生物，在世界范围内用于各种工业食品发酵。它们被认为是安全的益生菌，在食品发酵中有着悠久的使用历史（Ghamry et al.，2023）。一些研究强调，用乳酸菌固体发酵麦麸是一种有效的预处理方法，可以改善全谷物产品的工艺、感官、风味和营养特性，并降解植酸等抗营养因子，提高矿物质的生物利用度。此外，乳酸菌经常被用于提高麦麸中的可溶性膳食纤维水平、酚类物质和营养成分含量，并带来特殊的更易于人们接受的小麦风味，这可能是由于麦麸经过固态发酵后，糊粉细胞壁和部分蛋白质被降解（Verni et al.，2019b）。同时乳酸菌在发酵过程中释放出多种代谢物，尤其是挥发性成分、有机酸、氨基酸和维生素等风味成分的复合物，增强了发酵食品的风味（Xiao et al.，2018）。有报道称，用短乳杆菌发酵麦麸可以改善所制面包的工艺和感官质量（Prueckler et al.，2015）。近些年，许多研究报道 LB 具有产生 γ-氨基丁酸的能力，因此开发富含 γ-氨基丁酸的功能食品以改善人体健康备受关注（Cataldo et al.，2020）。植物乳杆菌通过增加麦麸的酚类化合物、氨基酸和挥发性成分，显著提高麦麸的生物活性，对麦麸抗氧化能力产生积极影响。有研究表明，用植物乳杆菌 423 发酵麦麸后，气味强度增强，发酵液的抗氧化活性也显著提高（Wang et al.，2020b）。乳酸菌的主要代谢途径有糖酵解（EMP）途径、半乳糖醛酸（Leloir）途径和戊糖磷酸途径，产生的最终代谢产物主要为乳酸。上述途径产生的乳酸通过改变这种酸性条件下细菌细胞质中酶的活性来影响胞内代谢活动（Wu and Shah，2017）。此外，乳酸菌发酵显著提高了麦麸中酚酸和黄酮类化合物、儿茶素、儿茶酚、芦丁和柚皮素的含量。

吴青海（2024）利用鼠李糖乳杆菌、短乳杆菌和植物乳杆菌三种不同型乳酸菌作为发酵剂对麦麸进行固态发酵，系统地研究了它们的发酵对麦麸特性的影响。通过鼠李糖乳杆菌和植物乳杆菌发酵的麦麸产生大量乳酸，pH 值随之迅速下降，而鼠李糖乳杆菌发酵产生的乳酸量较少，pH 值在发酵过程中下降较慢。研究发现，与未发酵的麦麸相比，三种益生菌发酵麦麸中乙酸、丁酸、戊酸和总短链脂肪酸的含量显著增加，而丙酸和异戊酸的含量显著减少。其中，鼠李糖乳杆菌发酵麦麸中的丁酸含量增加最多，明显高于鼠李糖乳杆菌发酵麦麸和植物乳杆菌发酵麦麸。虽然鼠李糖乳杆菌和植物乳杆菌属于同型发酵菌株，主要利用底物中的葡萄糖通过糖酵解途径产生乳酸，而鼠李糖乳杆菌能够通过磷酸酮醇酶途径分解碳水化合物，产生不同量的乳酸、乙酸和乙醇，这取决于可利用的碳源类型和外部电子受体（图 4-15）。同时，由于发酵过程中麦麸的结构被破坏，大量抗氧化化合物如酚类、类黄酮等可从麦麸细胞壁中释放出来，从而增强了麦麸的抗氧化能力。三种菌株发酵均显著提升了儿茶素、儿茶酚、芦丁和柚皮素的含量。其中，鼠李糖乳杆菌发酵对儿茶素和儿茶酚增加量最为显著。鼠李糖乳杆菌发酵显著提高了咖啡酸和原儿茶酸的含量，这些生物活性物质的变化导致麦麸抗氧化能力增强。微生物固态发酵具有成本低、产物浓度高、发酵条件可控、可产生有益代谢产物等优点。益生菌的多种代谢潜力使它们能够广泛利用不同的底物作为碳和能量的

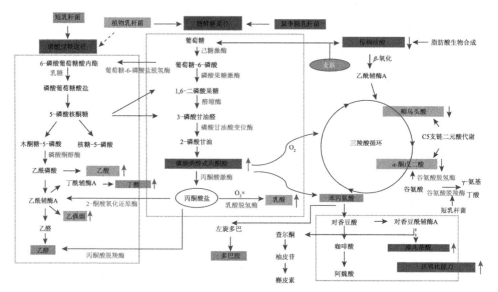

图 4-15　小麦麸皮经不同类型乳酸菌发酵后的代谢途径示意图

来源，并可能帮助它们在各种食物基质中保持良好的状态。三种不同类型乳酸菌显著改变了麦麸中的代谢产物（图4-16）。其中，鼠李糖乳杆菌发酵显著提高了脂肪酰基类化合物的水平，显著降低了溶血甘油磷脂类化合物的水平。溶血磷脂（LPLs）不仅是合成各种磷脂（生物膜的主要成分）的中间体，而且本身也是重要的信号介质，具有广泛的生物学效应。溶血磷脂酰胆碱（LPC）和溶血磷脂酸（LPA）是溶血甘油磷脂类化合物的主要表现形式，也被认为是最重要的炎症性脂质，参与一些免疫介导的疾病，如动脉粥样硬化和自身免疫性疾病等（Zeng et al.，2017）。因此，鼠李糖乳杆菌发酵麦麸中甘油磷脂类化合物的降低对健康饮食带来了有益作用。

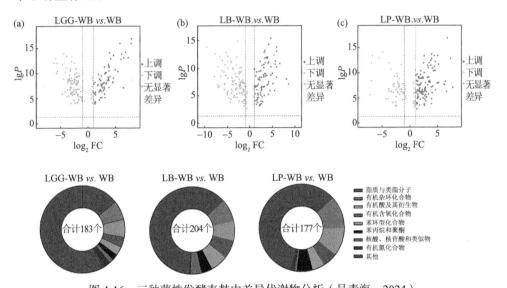

图 4-16　三种菌株发酵麦麸中差异代谢物分析（吴青海，2024）

（a）LGG-WB *vs.* WB；（b）LB-WB *vs.* WB；（c）LP-WB *vs.* WB；（d）代谢物分类

WB：未发酵麦麸；LGG-WB：鼠李糖乳杆菌发酵麦麸；LB-WB：短乳杆菌发酵麦麸；LP-WB：植物乳杆菌发酵麦麸

3. 发酵麦麸改善高脂诱导代谢综合征

肥胖是一个全球性的严重健康问题，其特征往往是体重增加、脂肪积累、脂肪肝、肠道菌群失调和代谢紊乱等。因此，预防肥胖成为现代社会的一项重大挑战（Wang et al.，2018）。尽管益生菌和富含益生菌的发酵食品具有抗肥胖的潜力，但在开发预防肥胖和代谢综合征的食品方面存在局限性。微生物表现出物种特异性甚至菌株特异性的效应和不同的作用机制，这种复杂性需要有效的验证过程（Lee et al.，2018）。许多研究表明，即使是死亡的益生菌细胞或含有次级代谢物成分也可能对宿主起到健康有益作用（Adams，2010；Hsieh et al.，2016；Chuang et al.，2007）。研究表明不同乳酸菌发酵麦麸通过控制肥胖小鼠的体重和血糖，改善肝脏脂肪变性和高脂血等病理特征从而改善肥胖诱导的代谢综合征。鼠李糖乳杆菌发酵麦麸对上述肥胖相关因素及血脂水平的恢复效果优于短乳杆菌发酵麦麸和植物乳杆菌发酵麦麸，而未发酵麦麸无明显改善作用。同时，肝脏脂肪变性明显缓解，肝脏内脂肪细胞越来越少、体积越来越小、数量也明显减少，脂肪组织细胞恢复正常排列（吴青海，2024）。所有乳酸菌发酵的麦麸明显抑制了高脂饮食引起的谷丙转氨酶（ALT）、谷草转氨酶（AST）水平增加，其中鼠李糖乳杆菌发酵麦麸组抑制效果最明显。差异性变化可能是因为不同乳酸菌发酵的麦麸包含的生物活性物质和其他次级代谢物不同。因此，吴青海（2024）进一步探讨了不同乳酸菌发酵的麦麸改善肥胖的有益作用与肠道菌群变化之间的关系。研究表明肥胖小鼠肠道菌群的丰富度和多样性明显低于正常个体，但乳酸菌发酵的麦麸干预对某些特定物种的丰度有积极影响。乳酸菌发酵的麦麸干预后，肠道菌群组成发生显著变化，厚壁菌门与拟杆菌门的比值显著降低。此外，还发现植物乳杆菌发酵麦麸干预导致 *Verrucomicrobia* 的丰度显著增加。研究报道，*Verrucomicrobia* 与营养代谢呈正相关，有助于抗肥胖（Sichert et al.，2020）。未发酵麦麸、鼠李糖乳杆菌发酵麦麸和短乳杆菌发酵麦麸分别增加了 *Desulfovibrio*、*Lachnospiraceae_NK4A136_group* 和 *Rikenellaceae_RC9_gut_group* 的相对丰度。这些细菌作为乳酸菌发酵麦麸治疗小鼠的肠道生物标志物，改善了高脂饮食诱导的高脂血症的肠道指标。肠道微生物菌群与肥胖相关因子和代谢参数的关联分析中，*Lachnospiraceae_NK4A136_group* 与肥胖相关指标的关系如下：与小鼠体重、血糖、谷草转氨酶（AST）、谷丙转氨酶（ALT）、总胆固醇（TC）、总甘油三酯（TG）、低密度脂蛋白胆固醇（LDL-C）、肩脂肪、肠系膜脂肪、总脂肪呈负相关，与高密度脂蛋白胆固醇（HDL-C）、乙酸、异戊酸、异丁酸、戊酸呈正相关。*Alistipes* 与血糖、肝脏、ALT、TC、LDL-C、肩脂肪、肾周脂肪、肠系膜脂肪和总脂肪呈负相关，与异丁酸呈正相关。*Desulfovibrio* 属于 Desulfobacterota，可以产生内毒素，如脂多糖，并参与肠道炎性疾病的发病机制。摄入乳酸菌发酵的麦麸选择性地提高了几种有益物种的丰度，抑制了与肥胖相关的细菌物种。

四、麦麸肽的提取与应用

　　除了能够提供膳食纤维外，麦麸是公认的蛋白质来源，被认为是食品和饲料行业其他富含蛋白质来源的非常有价值的替代品。麦麸蛋白主要是一些水溶性的、具有生理活性的球蛋白，在麦麸各层分布不均匀，以糊粉层最多（22.9 g/100 g），在外层（5.1 g/100 g）和中间层（5.7 g/100 g）含量较少（Janssen et al.，2023）。外层和中间层的蛋白质主要是一些强化组织结构的蛋白和预防病原体的酶，其中外层蛋白与组织强度、防御和氧化应激有关，包括多酚氧化酶、过氧化物酶和草酸氧化酶等；中间层蛋白则突出显示了对病原体分泌酶的抑制作用，以草酸氧化酶、木聚糖酶抑制剂、几丁质酶、几丁质内切酶和 α-淀粉酶/枯草菌素抑制剂最为普遍。而糊粉层中的蛋白质含量最高，主要是球状储存蛋白（74.9%），其余蛋白质参与一系列细胞功能，如碳水化合物代谢、蛋白质合成、应激和防御等。与精制小麦粉相比，它们的蛋白质组成差异很大，谷蛋白和麦醇溶蛋白在胚乳中含量更高，而麦麸主要含有白蛋白和球蛋白，且分子质量分布很广，从<10 kDa 到接近 100 kDa。此外，这种差异还体现在氨基酸组成上，麦麸蛋白的氨基酸组成十分丰富，据报道，麦麸蛋白由 18 种氨基酸组成，几乎可以满足人体所需的氨基酸。与胚乳部分的蛋白质相比，糊粉层中富集的蛋白质被认为具有更高的生物学和营养价值，这是由更平衡的氨基酸组成所决定的。具体而言，麦麸蛋白含有较高水平的赖氨酸、精氨酸、丙氨酸、天冬酰胺和甘氨酸，而谷氨酰胺、脯氨酸、苯丙氨酸和含硫氨基酸含量较少。因此，麦麸中的蛋白质是潜在的植物蛋白质来源，是生产生物活性肽的潜在候选物。

1. 麦麸蛋白的提取

在结构上，大部分麦麸蛋白被复杂的不溶性细胞壁基质所包裹，以蛋白质囊泡的形式存在于糊粉层中，这严重阻碍了蛋白质的释放和多肽制备（图 4-17）（Li et al.，2023）。因此，打破麦麸细胞壁结构，有效促进麦麸蛋白释放，是制备麦麸肽的关键。根据以往研究，目前麦麸蛋白提取主要采用的方法有直接水浸提法（Chaquilla-Quilca et al.，2018）、湿碱法（Fellers et al.，1966）和酶解法（Arte et al.，2015）。其中水浸提是通过在低温条件下按照一定比例加入去离子水进行提取，然后提取液离心，上清液经透析、冻干可获得麦麸蛋白组分。采用该方法一般获

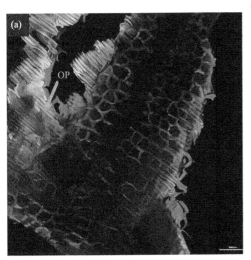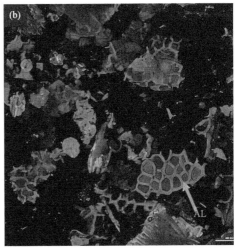

图 4-17　不同粒径麦麸的微观结构和蛋白质分布（Li et al.，2023）

（a）粗麦麸；（b）中等麦麸；红色：蛋白质；绿色：细胞壁；OP.外果皮；AL.糊粉层

得较易溶出的蛋白质，而麦麸蛋白大多嵌合在细胞壁基质中，很难被浸提出来。

经典的湿碱提取法由 Fellers 等（1966）开发，在该方法中，将麦麸与 NaOH 溶液以 1∶10 的质量/体积比混匀，调整 pH 为 10.5，提取 1 h，使大部分蛋白质溶出，然后调整溶液 pH 至蛋白质等电点（5.5 左右）使之析出，最后，对提取液离心和冻干即可获得蛋白质含量在 70%左右的浓缩物。后来的研究逐步优化了碱液提取条件，如添加分步分离步骤，首先采用水浸提法对附着在细胞壁上的蛋白质进行溶解，获得水可提取蛋白质，之后将湿麦麸研磨后采用碱液提取。随着现代技术的发展，也有研究采用微波/超声辅助碱液提取的方式来提高麦麸蛋白提取率，微波或者超声有助于破坏植物细胞结构，增加碱液与细胞内有效成分的接触，从而提高蛋白质提取效率。然而不管采用何种优化方法，高浓度碱液的使用不可避免地会破坏麦麸蛋白原有结构，降低麦麸蛋白营养品质，同时加工废弃水也会造成极大环境压力。

酶解法是一种简单而又生态的提取方法，通过该方法可以实现麦麸增值而不改变营养价值。根据文献报道，已发现碳水化合物水解酶处理、蛋白水解酶处理，以及碳水化合物水解酶和微生物共发酵的方式可以增加麦麸中蛋白质的释放。采用不同酶处理方式水解麦麸，对麦麸蛋白的提取效果有显著差异（Arte et al., 2016）。例如，采用碳水化合物水解酶处理麦麸可以提高水溶性戊聚糖和还原糖含量，但没有显著增加糊粉层蛋白质的释放；采用蛋白质水解酶处理麦麸（3 h，35℃，550 nkat/g，1U=16.67nkat）可以实现麦麸糊粉层中蛋白质增溶（>48%）（Arte et al., 2016）；而采用细胞壁水解酶与乳酸菌和酵母共发酵处理麦麸，可以激活麸皮中的内源性酶，内源性酶的快速活化促进了蛋白质的水解和增溶，此种处理方式导致麦麸蛋白增溶性提高了 75%（Arte et al., 2015），并赋予麦麸最佳的营养特性。值得注意的是，在使用碳水化合物水解酶和蛋白水解酶促进细胞壁基质中蛋白质释放时，酶的添加量很关键，应该保证获得较多蛋白质而不引起蛋白质的广泛水解。

2. 麦麸肽的生物活性

迄今为止，已报道的麦麸活性肽的生物活性研究主要包括抗氧化、降血压等，其他报道的生物活性还涉及抑菌、提高免疫力和抗疲劳。

1）抗氧化活性

过多的自由基和活性氧在细胞内积累容易导致氧化应激，从而对食品质量和生物体造成损伤。除了内源性抗氧化系统（内源性抗氧化酶和抗氧化剂）抵御氧化损伤外，天然抗氧化剂对于维持食品和人体的氧化还原稳态也很重要。从植物蛋白质源和动物蛋白质源制备的生物活性肽已被充分证明具有良好的抗氧化能力，可以延长食品保质期和促进人类健康，这远超其本身的营养价值。在过去几十年的研究中，很多抗氧化肽从植物源蛋白和动物源蛋白中被鉴定出来，其中就包括麦麸抗氧化肽。

通过体外实验（化学方法和细胞方法）和体内动物实验对麦麸肽的抗氧化活

性进行表征。麦麸肽的体外抗氧化活性包括抑制亚油酸氧化能力、自由基清除能力、还原能力，以及细胞抗氧化能力。刘盼（2018）在麦麸活性肽的开发及利用研究中发现，麦麸肽能够显著抑制亚油酸的自氧化，并具有一定的时间持续性。此外，关于麦麸肽清除自由基能力和还原能力的研究较多，尽管这些研究在制备方法和制备用酶上有一些差别，但最终制备获得的麦麸肽均具有良好的自由基清除能力和还原能力，如羟基自由基清除能力、ABTS自由基清除能力、氧自由基清除能力和Fe^{3+}还原能力（Zou et al.，2019）。由于体外化学方法测定抗氧化活性是在非生理条件下进行的，具有一定局限性，有研究通过细胞抗氧化实验对麦麸肽的抗氧化活性进行了评价，结果从细胞水平证实了麦麸肽具有良好的自由基清除能力（Zhuang et al.，2024）。有关麦麸肽体内抗氧化活性研究也有报道，涉及的模型有D-半乳糖诱导的衰老模型和高脂饮食诱导的非酒精性脂肪性肝炎（NASH）（Kawaguchi et al.，2017）。在D-半乳糖诱导的衰老模型中，麦麸肽干预能改善衰老小鼠毛色和行动能力，并能降低血清和肝脏的脂质过氧化丙二醛（MDA）水平，提高超氧化物歧化酶（SOD）和谷胱甘肽过氧化物酶（GSH-Px）水平。在高脂饮食诱导的NASH模型中，采用两条纯化的麦麸肽（LRP和LQP）进行干预，可以降低NASH大鼠血清活性氧代谢物（ROM），并激活AMPK信号通路（Kawaguchi et al.，2017）。

2）ACE抑制活性

研究表明血压正常与否与肾素-血管紧张素系统（RAS）和激肽释放酶-激肽系统（KKS）密切相关，而血管紧张素转换酶（ACE）在上述两个系统中扮演着重要角色，其生理作用是催化无升压作用的血管紧张素Ⅰ（Ang Ⅰ）转化为具有强升压作用的血管紧张素Ⅱ（Ang Ⅱ），最终导致血压升高（Toopcham et al.，2017）。此外，ACE还可以将缓激肽（一种血管扩张剂）水解成无活性的产物，从而降低血管扩张能力。而ACE抑制肽作为ACE活性区的竞争性抑制剂，可以阻止Ang Ⅰ向Ang Ⅱ转化，从而部分抑制血管收缩和胆固醇分泌（Liu et al.，2021）。因此，抑制ACE活性已经成为降压药的关键靶点。

近年来，ACE抑制肽已经从多种植物加工副产物中开发出来，如小麦面筋蛋白、大豆蛋白、玉米蛋白等。据了解，麦麸蛋白同样具有开发ACE抑制肽的潜力，其作用与能够抑制ACE活性和降低收缩压有关。较早的麦麸降压肽的研究来自Nogata等（2009）的工作，研究者在这项研究中比较了小麦制粉加工副产物的ACE活性（表4-1），其中麦麸水浸提物的ACE抑制活性IC_{50}值（0.14 mg蛋白/mL）远低于小麦全谷物的IC_{50}值（0.32 mg蛋白/mL）、未发芽种子IC_{50}值（0.74 mg蛋白/mL）和发芽种子IC_{50}值（0.30 mg蛋白/mL），说明麦麸是产生ACE抑制肽良好来源。研究者还通过色谱分离纯化技术得到6条ACE抑制肽，包括Leu-Gln-Pro、Ile-Gln-Pro、Leu-Arg-Pro、Val-Tyr、Ile-Tyr与Thr-Phe。Zou等（2019）以麦麸肽干预自发性高血压大鼠发现，低分子质量的麦麸肽（<1 kDa）可以显著

降低模型大鼠收缩压，并随着干预时间延长能达到与阳性药物卡托普利相当的效果。然而目前暂未发现以纯化的麦麸肽单体进行体内 ACE 活性抑制实验。

表 4-1　小麦籽粒各部分浸提物的 ACE 抑制活性（Nogata et al.，2009）

	IC_{50}（mg 蛋白/mL）	蛋白质（mg）
麦麸	$0.14±0.01^a$	$6.0±0.21^b$
大于60%提取面粉	0.24±0.02	2.3±0.13
60%提取面粉	2.1±0.15	2.2±0.09
全谷物	0.32±0.02	3.3±0.12
未发芽种子	0.74±0.06	10.5±0.68
发芽种子	0.30±0.04	7.5±0.51

注：a 表示 4 个重复的平均值；b 表示蛋白质含量采用快速定氮仪测定

3）其他活性

除上述研究较为广泛的功能外，在其他报道中发现麦麸肽具有抑菌活性、提高免疫力和抗疲劳的功能（汪东，2017）。研究发现，麦麸多肽粗提物、<3 kDa 麦麸多肽以及纯化后的<5 kDa 麦麸肽对四种细菌（大肠杆菌、枯草芽孢杆菌、金黄色葡萄球菌、沙门氏菌）均具有较强的抑制作用，其中以纯化后的<5 kDa 麦麸肽抑制能力最优，这表明麦麸蛋白可以产生抗菌肽。此外，在一项研究中对正常小鼠和负重游泳小鼠补充麦麸肽，结果发现补充麦麸肽可以显著促进正常小鼠 T 细胞增殖，增加巨噬细胞吞噬功能；同时，延长负重游泳小鼠游泳时间，增加其肝糖原储备量，结果证实了麦麸肽具有提高机体免疫水平和抗疲劳功能（曹向宇，2010）。然而，目前有关麦麸肽抑菌活性、提高免疫力和抗疲劳的研究较少，未来的研究还需要深入解析麦麸肽与抑菌活性、免疫力提高和抗疲劳之间的构效关系。

3. 麦麸肽抗糖尿病机制

1）麦麸肽对糖尿病患者肠道菌群的调控作用

肠道菌群是胃肠道的微生物系统，与宿主互利共生。研究显示，肠道菌群失调与胰岛素抵抗和糖尿病发病有关，涉及肠道通透性、短链脂肪酸减少等机制（Liu et al.，2020）。与正常菌群比，2 型糖尿病和前期糖尿病患者菌群明显不同，特别是产丁酸菌减少、致病菌增加，影响宿主能量代谢。细菌炎症因子可引发低度炎症，影响胰岛素敏感性（Adeshirlarijaney and Gewirtz，2020）。粪便微生物移植能改善这些症状。恢复健康的宿主-微生物关系或可改善糖尿病症状。肠道菌群的构成受宿主饮食影响，可通过调节饮食进行干预。肠道菌群发酵产生的短链脂肪酸有良好的健康作用，其缺乏与糖尿病等疾病相关，提高短链脂肪酸产生菌的丰度或为糖尿病的新疗法。庄敏（2024）通过体内糖尿病动物模型考察麦麸肽干预对糖尿病大鼠肠道微生物群和菌群代谢物的影响。糖尿病状态导致菌群失调，表现为 *Prevotella* 水平升高，*Lactobacillus* 水平降低，这种变化可以通过麦麸肽干预逆转。麦麸肽干预显著提高了 *Lactobacillus* 和 *Bifidobacterium* 的相对丰度，表现出良好的益生元功能。麦麸肽可能通过重塑肠道菌群和增加益生菌丰度来控制糖尿病（图 4-18）。

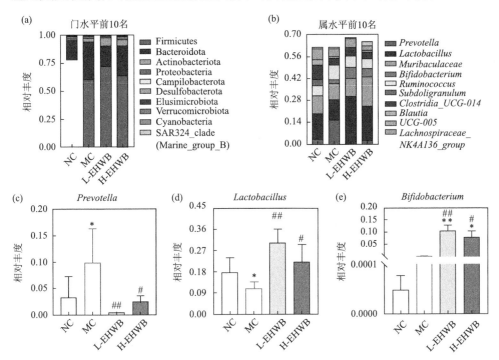

图 4-18　基于门水平和属水平分析麦麸肽干预对糖尿病大鼠肠道菌群组成的影响（庄敏，2024）

NC：正常对照组；MC：模型对照组；EHWB：双酶处理后得到的麦麸肽混合物；L-EHWB：低剂量 EHWB 干预组；H-EHWB：高剂量 EHWB 干预组

各组与 NC 组相比的显著性差异：*，$P<0.05$；**，$P<0.01$；各组与 MC 相比的显著性差异：#，$P<0.05$；##，$P<0.01$

2）麦麸肽对糖尿病患者肝脏代谢的调控作用

在生理代谢过程中，肝脏是葡萄糖代谢的重要靶器官，通过抑制自身的葡萄糖输出而调控全身葡萄糖负荷。据报道，肝细胞中储存了大量与糖脂代谢有关的基因，肝脏葡萄糖稳态失调可促进糖尿病的发生发展。糖尿病患者伴有肝糖生成增加，这可能受到糖异生和糖酵解途径的调节。此外，肝脏具有十分丰富的氨基酸代谢酶，是氨基酸分解代谢的重要器官。氨基酸分解代谢（如支链氨基酸）可以为糖异生途径提供前体物质，转化为葡萄糖，这显著区别于脂肪酸以甘油三酯和葡萄糖作为糖原的储存模式。基于此，大量人类和啮齿类动物的研究表明，芳香族和支链氨基酸的代谢失衡与糖尿病密切相关。因此，深入了解肝脏葡萄糖代谢调控，以及与氨基酸代谢之间的关联性对糖尿病管理至关重要。庄敏（2024）基于转录组测序研究了麦麸肽干预对糖尿病大鼠肝葡萄糖代谢的影响。模型对照组与正常对照组相比较时，观察到氨基酸代谢和葡萄糖代谢的转变，如色氨酸代谢和糖酵解/糖异生途径，而且经过麦麸肽干预后，这两条途径仍然是干预组中的差异代谢途径，结果提示补充麦麸肽有助于改善肝脏葡萄糖代谢和氨基酸代谢失衡（图 4-19）。基于此，本研究首先针对测序结果中葡萄糖代谢途径的基因进行分析，并采用 RT-PCR 技术进行关键基因表达验证。研究表明，饮食添加麦麸肽显示出对肝糖输出的潜在调控，主要是通过调节葡萄糖循环中 GCK 和 G6pc3 的表达来实现的。同时，进一步采用棕榈酸钠（PA）诱导的 HepG2-IR 模型，探究了麦麸肽改善 HepG2-IR 细胞葡萄糖稳态的效果及分子机制（图 4-20）。麦麸肽干预能够有效缓解 HepG2-IR 细胞的氧化应激反应，使得 GSH 和 T-AOC 水平提高，ROS 生成减少，并且显著提高 HepG2-IR 细胞线粒体膜电位，有助于增强线粒体功能。麦麸肽通过 PI3K/AKT 信号级联，进一步调控肝脏糖异生（FOXO1、PCK1 和 G6Pase）和糖原合成（Gsk3β 和 GYS2）关键基因表达，抑制肝脏葡萄糖过度生成和提高糖原合成，最终实现肝脏葡萄糖稳态调节。

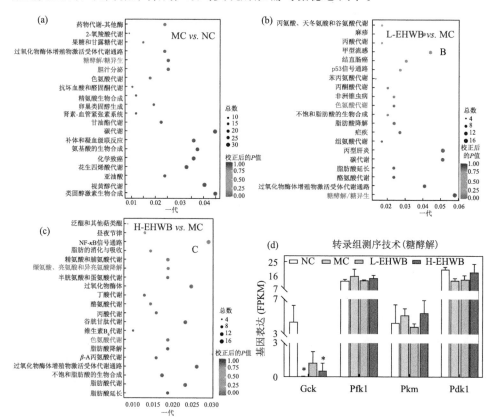

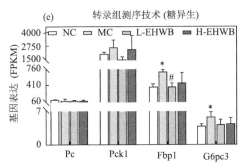
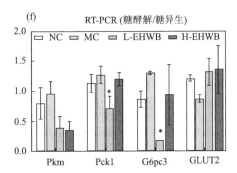

图 4-19　EHWB 干预对糖尿病大鼠肝脏葡萄糖代谢相关基因表达的影响（庄敏，2024）

（a）MC *vs.* NC 的 KEGG 富集通路分析；（b）L-EHWB *vs.* MC 的 KEGG 富集通路分析；（c）H-EHWB *vs.* MC 的 KEGG 富集通路分析；（d）基于 RNA-Seq 分析糖酵解途径关键基因；（e）基于 RNA-Seq 分析糖异生（GNG）途径关键基因；（f）基于 RT-PCR 分析 EMP 和 GNG 途径关键基因。NC：正常对照组；MC：模型对照组；EHWB：双酶处理后得到的麦麸肽混合物；L-EHWB：低剂量 EHWB 干预组；H-EHWB：高剂量 EHWB 干预组

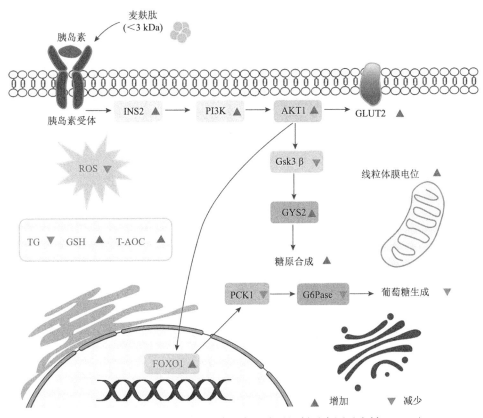

图 4-20　麦麸肽调节肝脏葡萄糖稳态的分子机制示意图（庄敏，2024）

第三节　荞麦壳的高值化利用

一、荞麦壳的成分与营养特性

　　作为双子叶蓼科荞麦属植物之一，目前苦荞麦的栽培品种已有 300 多个，我国种植荞麦的面积达到 30 万 m^2，我国是世界上唯一大面积种植苦荞的国家，产量可达到 30 万～50 万 t，种植面积和产量均居世界第一位（林汝法，2008；林汝法等，2005）。苦荞主要集中种植在我国四川、云南、陕西、甘肃、山西、贵州等省份的高海拔山区、高原和高寒地区（赵钢和唐宇，2001）。荞麦喜欢寒冷，适合生长在高纬度和高海拔地区。由于粗而苦的口味与低消化成分，荞麦一般只用于饲料，国内外有较少的研究和开发应用，长期以来荞麦一直被视为一种贫穷地区的粮食品种。然而，研究表明，除氨基酸、油酸、膳食纤维、维生素和微量元素外，苦荞麦中还含有更为丰富的多酚类化合物，这对于人体的全面平衡营养具有重要的指导意义（邹亮等，2009）。苦荞麦营养价值极为丰富，降血糖、降血脂功能显著，可用来预防和辅助治疗糖尿病、高脂血症和高血压等疾病（罗光宏等，2005）。基于以上认识，现今人们普遍认为苦荞麦是一种极具开发应用潜力的药食两用的绿色食品，因而对苦荞麦化学成分及其生物活性的研究广泛关注。

　　荞麦壳是荞麦的壳皮，具有丰富的成分和独特的特性。荞麦壳中含有丰富的纤维素，这是植物细胞壁的主要组成部分。纤维素具有良好的保健作用，可以促进肠道蠕动，增加粪便体积，缓解便秘问题。此外，纤维素还可以降低血脂和血糖水平，预防心血管疾病和糖尿病等慢性疾病的发生。除了纤维素，荞麦壳中还含有丰富的多糖。多糖是一类具有多个糖基的生物大分子，具有多种生物活性。荞麦壳中的多糖具有抗氧化、抗炎、抗肿瘤等功效，可以增强人体免疫力，预防疾病的发生。此外，多糖还具有调节血糖、降低胆固醇、促进肠道健康等作用。荞麦壳还含有大量的芸香苷，具有维生素的活性。此外，它还富含芦丁和丰富的维生素以及钙、硒、锌、钾、钠等微量元素。这些成分使得荞麦壳具有多种独特的特性和功能，如预防毛细血管脆弱所诱发的出血症，对偏头痛、颈椎病、失眠患者有一定的效果。长期使用荞麦壳枕头可以促进和改善人体微循环，在防治心脑血管疾病、促进睡眠、清热泻火、预防感冒等方面都有显著的功效。在物理特性上，荞麦壳呈菱形，坚而不硬，具有良好的透气性。这使得荞麦壳在填充枕头等物品时，可以形成自然的透气通道，保持干爽舒适。此外，荞麦壳还具有良好的弹性和耐用性，可以在地下埋藏百年不变质，常经日晒和水洗也不易变质。

二、荞麦壳中功能成分的提取及特性研究

1. 荞麦壳中功能成分的提取

1）常用提取方法

荞麦壳中功能成分的提取是一个复杂的过程，需要采用适当的方法和技术来分离和纯化其中的有益成分。以下是一些常见的提取方法。

（1）水提法：水提法是一种简单易行且成本较低的提取方法。将荞麦壳粉碎后，用水作为溶剂进行浸泡和提取。通过控制提取温度、时间和料液比等条件，可以将荞麦壳中的水溶性成分提取出来。这种方法适用于提取多糖、蛋白质等水溶性成分。

（2）醇提法：醇提法是一种常用的有机溶剂提取方法。将荞麦壳粉碎后，用乙醇等有机溶剂进行浸泡和提取。有机溶剂可以更好地溶解荞麦壳中的脂溶性成分，如黄酮类化合物、酚酸等。通过控制提取条件，可以得到富含特定成分的提取物。

（3）超声波辅助提取法：超声波辅助提取法是一种利用超声波的机械效应、热效应和空化效应来加速提取过程的方法。将荞麦壳与溶剂置于超声波提取器中，通过超声波的作用使细胞壁破裂，释放其中的有益成分。这种方法具有提取时间短、提取率高等优点。

（4）微波辅助提取法：微波辅助提取法是一种利用微波能量来加速提取过程的方法。微波能量可以快速加热溶剂和样品，使细胞内的成分迅速释放出来。通过控制微波功率、提取时间和溶剂种类等条件，可以实现高效、快速地提取荞麦壳中的功能成分。

2）提取注意事项

在提取过程中，还需要注意以下几点。

（1）原料处理：荞麦壳在提取前需要进行适当的处理，如清洗、干燥、粉碎等。这些处理可以提高提取效率并去除杂质。

（2）溶剂选择：选择合适的溶剂对于提取效果至关重要。不同的成分在溶剂中的溶解度不同，因此需要根据目标成分的性质选择合适的溶剂。

（3）提取条件优化：提取条件如温度、时间、料液比等会影响提取效果。需要通过实验优化这些条件，以获得最佳的提取效果。

（4）纯化与分离：提取得到的粗提物中往往含有多种成分，需要进一步纯化和分离才能得到纯净的目标成分。常用的纯化方法包括色谱法、结晶法等。

3）荞麦壳中功能成分的提取过程

荞麦壳中功能成分的提取是一个多步骤的过程，涉及原料处理、提取、纯化和分析等环节。下面将详细介绍荞麦壳中功能成分的具体提取过程。

（1）原料处理。

收集荞麦壳：选择新鲜、无杂质的荞麦壳作为原料。

清洗：用清水冲洗荞麦壳，去除灰尘、泥沙等杂质。

干燥：将清洗后的荞麦壳晾干或低温烘干，以降低水分含量，便于后续粉碎和提取。

粉碎：使用粉碎机将干燥的荞麦壳粉碎成适当的粒度，增加提取时的接触面积，提高提取效率。

（2）提取。

溶剂选择：根据目标成分的性质选择合适的溶剂。对于水溶性成分，如多糖，可以选择水作为溶剂；对于脂溶性成分，如黄酮类化合物，可以选择乙醇等有机溶剂。

浸泡与提取：将粉碎后的荞麦壳与所选溶剂按一定比例混合，进行浸泡。浸泡时间根据目标成分的溶解性和扩散速度而定，通常为数小时至数十小时。在浸泡过程中，可以搅拌或采用超声波、微波等辅助手段加速成分的释放。

过滤与分离：浸泡结束后，通过过滤或离心等方式将固液分离，得到含有目标成分的提取液。

（3）纯化。

浓缩：将提取液进行浓缩，去除部分溶剂，提高目标成分的浓度。

沉淀：根据目标成分的溶解性差异，采用沉淀法去除杂质。例如，对于多糖的提取，可以通过加入乙醇使多糖沉淀析出。

色谱分离：使用色谱技术（如柱色谱、薄层色谱等）进一步分离纯化目标成分。根据目标成分的极性、分子量等性质选择合适的色谱条件和填料。

（4）分析。

定性分析：通过紫外可见光谱、红外光谱、核磁共振等手段对纯化后的目标成分进行结构鉴定和定性分析。

定量分析：采用高效液相色谱、气相色谱等分析方法对目标成分进行定量分析，确定其含量和纯度。

2. 荞麦壳的生理功能

荞麦壳作为荞麦的一种副产物，其利用率非常低，但其中富含的生物黄酮类物质赋予了荞麦壳多种生理功能，如抗氧化活性、抗肿瘤作用、降血糖和降血脂作用等。

1）抗氧化活性

荞麦壳中富含的芦丁、槲皮素等黄酮类物质对于其抗氧化能力起着至关重要的作用。其抗氧化机理包括两大类，一类是对具有氧化作用的金属离子进行络合反应；

另一类作用机理是清除自由基，能够捕获自由基，如过氧化螯合金属离子（如铁或铜离子），避免自由基的产生。在金属离子存在的情况下，游离基的主要来源是金属催化的氢过氧化物的分解。目前已有多项研究证明黄酮类物质具有较强的清除自由基能力，如葡萄皮和葡萄籽，黑苦荞麸皮等（郑朝华和陈建秋，2012；于智峰等，2007）。此外，许多学者也通过体外自由基清除实验和体内实验，在这方面做了大量的研究。周小理和周一鸣（2008）研究发现荞麦皮中黄酮类化合物对超氧阴离子自由基和羟自由基的清除活性有不同程度的差异，且能够显著抑制亚油酸氧化烷基自由基引发剂体系，同时具有更强的还原性，这主要与其中富含的黄酮多酚类化合物有关；与一些常用的抗氧化剂（如抗坏血酸、丁基化羟基甲苯等）相比，其效果要好于丁基化羟基甲苯，和抗坏血酸的抑制效果相当。谭萍等（2008）的实验结果表明，与抗坏血酸和维生素 E 相比，苦荞种子黄酮提取物具有较强的抗氧化作用，其对于 DPPH 自由基的清除率要高于同浓度下的抗坏血酸和维生素 E 的清除率。

2）抗肿瘤作用

荞麦极其丰富的镁和膳食纤维的抗肿瘤作用已被广泛研究。镁不仅可以抑制肿瘤的发展，也有助于血管舒张，从而维持正常的心脏功能。此外，膳食纤维能刺激肠蠕动，加快粪便排泄，可以降低肠道致癌物的浓度，从而降低大肠癌和结肠癌的发病率。一些研究表明荞麦黄酮和荞麦蛋白在抗肿瘤方面具有重要作用。Ren 等（2001）研究了苦荞黄酮对 HL-60 白血病细胞的影响，结果表明，苦荞黄酮诱导 HL-60 细胞凋亡，抑制 HL-60 细胞的增殖，且对 HL-60 细胞增殖的抑制作用呈明显的剂量-效应和时间-效应关系。

3）降血糖作用

研究表明，苦荞具有降血糖作用，这与其含有苦荞黄酮、D-手性肌醇、甾体皂苷等成分相关。陶胜宇和徐峰（2006）用 40～80 mg/kg 剂量的苦荞麦黄酮给大鼠灌胃，糖尿病大鼠的血糖与模型组比较发生显著下降，这表明苦荞黄酮对高血糖动物的血糖含量有显著的调节作用。体外和动物实验表明，苦荞提取物可降低餐后血糖，对 α-葡萄糖苷酶的活性也有明显的抑制作用，其降血糖作用可能与其抑制 α-葡萄糖苷酶活性有关（张月红等，2006）。进一步的研究表明，从苦荞麸皮中提取的苦荞黄酮及其水解产物的主要成分槲皮素、异槲皮素和芦丁，可以与 α-葡萄糖苷酶形成比较稳定的复合物，从而抑制其酶活性（Li et al.，2009）。D-手性肌醇能有效地促进胰岛素功能，降低血糖、血甘油三酯水平等，在降血糖激素-胰岛素的信号转导过程中发挥着极为重要的作用。研究发现，使用富含 D-手性肌醇的荞麦麸皮提取物喂养 2 型糖尿病 KK-Ay 小鼠，能够显著降低血糖水平，改善小鼠的糖耐量和胰岛素抵抗性（Yao et al.，2008）。

4）降血脂作用

众所周知，糖代谢系统紊乱可导致机体对于脂代谢调节的不稳定性，从而增大了脂代谢相关疾病的发病率。采用体内实验，建立大鼠高脂血症模型，发现苦荞麸皮中含有的黄酮类化合物能够有效降低血清中总胆固醇、甘油三酯及其肝脏中总胆固醇、甘油三酯的含量，这说明苦荞麸皮中含有的多酚类物质能够明显改善大鼠的血脂、肝脂水平，并且能够提高机体的抗氧化能力（王敏和魏益民，2006；Wang et al.，2009）。此外，多酚类化合物的生物活性（如没食子酸、芦丁等）与细胞的成脂分化抑制作用息息相关，这些酚类化合物能够通过抑制 PPARγ 和 C/EBPα 的基因表达来抑制细胞内脂质在脂肪细胞内的积累（Hsu and Yen，2007）。

三、荞麦壳中功能成分对糖脂代谢的影响

1. 荞麦壳中的功能性成分

荞麦壳中的功能性成分主要包括以下几类。

1）纤维素

作为植物细胞壁的主要组成部分，纤维素在荞麦壳中含量丰富。它具有良好的保健作用，可以促进肠道蠕动，增加粪便体积，缓解便秘问题。同时，纤维素还能降低血脂和血糖水平，有助于预防心血管疾病和糖尿病等慢性疾病。

2）多糖

荞麦壳中的多糖具有多种生物活性，包括抗氧化、抗炎、抗肿瘤等功效。这些多糖可以增强人体免疫力，预防疾病的发生。此外，多糖还具有调节血糖、降低胆固醇、促进肠道健康等作用。

3）黄酮

荞麦壳中含有丰富的黄酮类化合物，这是一类具有多种生物活性的天然成分。黄酮类化合物在荞麦中含量较高，尤其是苦荞。黄酮类化合物具有多种药理作用，包括抗菌、抗氧化、降血糖、抗肿瘤、抗炎镇痛等。研究表明，荞麦黄酮能够抑制二甲苯致小鼠耳水肿产生的急性炎症，通过降低毛细血管通透性，减轻肉芽肿的形成，具有良好的抗炎镇痛作用。此外，荞麦壳黄酮提取物还具有抑制 α-葡萄糖苷酶活性和修复胰岛细胞功能的双重机制，从而改善 2 型糖尿病大鼠的血糖指标。荞麦壳中含有丰富的芦丁，这是一种具有多种生物活性的黄酮类化合物。芦丁在荞麦中的含量较为丰富，尤其是苦荞，赋予了荞麦壳多种独特的保健功能。芦丁具有维持毛细血管的抵抗力、降低其通透性及脆性、促进细胞增生和防止血细胞凝集等作用。它还能抗炎、抗过敏、利尿、解痉、镇咳、降血脂、扩张冠状动脉、增强冠状动脉血流量等。因此，芦丁有助于预防高血压、高血脂、动脉粥样硬化、冠心病等心血管疾病。此外，芦丁还具有一定的抗菌作用和抗癌活性，能够增强人体的免疫功能。通过抗氧化作用，芦丁可以清除体内的自由基，减少氧化应激反应，从而保护细胞免受损伤。随着荞麦黄酮的药用功效逐渐被人们所

熟知，市场上也出现了以荞麦为原料具有一定营养保健价值的一系列产品，如荞麦蛋白粉、荞麦茶、荞麦酒、荞麦醋等。这些产品不仅丰富了人们的饮食选择，也为荞麦的综合利用和开发提供了新的途径。

4）多酚

荞麦壳中的多酚含量丰富，是其具有多种保健功能的重要原因之一。通过适当的提取和纯化方法，可以从荞麦壳中获得高纯度、高活性的多酚类化合物，用于开发具有抗氧化、抗炎等功能的保健品或药物。多酚是一种天然的抗氧化剂，能够帮助清除体内的自由基，减少氧化应激反应，从而保护细胞免受损伤。这对于预防多种慢性疾病，如心血管疾病、癌症和糖尿病等具有重要意义。此外，多酚还具有抗炎、抗菌、抗病毒等多种药理作用。它们可以增强免疫系统的功能，提高人体对疾病的抵抗力。

5）微量元素

荞麦壳中含有丰富的微量元素，如钙、硒、锌、钾、钠等。这些元素在人体生理过程中发挥着重要作用，如维持骨骼健康、促进免疫功能、调节酶活性等。特别是硒元素，具有天然的抗癌作用，可以有效防止细胞内发生癌变。

2. 糖脂代谢

糖脂代谢一般是指人体内的糖、脂肪、蛋白质等物质的代谢过程。其中，糖类主要是指碳水化合物，脂类则是指含有较多油脂的物质，而蛋白质则是由氨基酸类物质组成的。这些物质在人体内以糖类、脂质和蛋白质的形式存在，并通过一系列的生化反应进行代谢，从而提供能量和维持正常的生理功能。糖代谢紊乱主要指糖类物质代谢的激素或酶的结构、浓度以及功能异常，所引起的组织或器官的一系列病理生理改变，伴有血糖升高。临床上糖代谢紊乱主要表现为血糖浓度过高和过低。脂代谢紊乱则主要是指甘油三酯和胆固醇代谢异常，长期脂代谢异常会使脂肪堆积在血管壁上，致使血管粥样硬化。

现阶段糖尿病的发病率呈逐年上升的趋势，成为二十一世纪最具挑战性的健康问题之一。2型糖尿病患者占糖尿病总人数的90%以上，是由多种致病因素引起的，其中主要包括遗传和外界环境因素，这两者共同作用于机体从而致使胰岛 β 细胞功能缺陷、胰岛素分泌相对不足、胰岛素抵抗等一系列症状，其中主要是以糖代谢紊乱为临床表现的一类综合征，从而导致脂代谢、蛋白质代谢紊乱，最终导致机体各项器官功能失衡。糖尿病主要的特征是血糖升高，同时出现饭量增加、饮水量增加、排尿量增加等主要临床症状。目前世界上对糖尿病的病理和病发机制尚未完全清楚，但众所周知糖尿病的发病并不是由单一性的致病因子所诱导的，而是由多种复合因子所引起的综合征，主要与遗传因素、自身免疫力及环境因素等密切相关。

在糖尿病患者的机体中，胰岛素功能缺陷，机体组织（如肝脏）对体内葡萄糖的摄取和利用能力下降，同时对糖原输出增多，导致体内血糖不断升高。糖代谢紊乱，造成胰岛素分泌下降，机体脂肪组织对葡萄糖的摄取和利用能力下降，导致血浆甘油三酯的含量升高，脂肪合成减少，加上脂蛋白酶的活性下降，导致机体内环境游离脂肪酸和甘油三酯浓度升高，最终导致机体脂代谢发生异常。

流行病学研究（Alberti and Zimmet，1998）证实血脂异常是决定糖尿病并发症关键因素之一，同时，脂质代谢异常，可直接损伤胰岛 β 细胞（即脂毒性）、加重胰岛素抵抗，导致病情进一步恶化，因此认为脂代谢紊乱可能是糖尿病及其并发症的病理生理变化（Taskinen，2003），两者互为因果、形成恶性循环。可见糖尿病和脂代谢紊乱是相辅相成的，所以又被称为"糖脂病"。所以在糖尿病的防治过程中，对脂质代谢紊乱的调节是不可忽视的。

3. 荞麦壳提取物对糖脂代谢的影响

荞麦壳中的功能性成分通过多种机制综合调节糖脂代谢，包括改善胰岛素抵抗、调节血脂水平、保护胰岛细胞、延缓碳水化合物的消化和吸收等。这些作用有助于预防和治疗与糖脂代谢紊乱相关的疾病，如糖尿病、高脂血症等。

1）多酚对糖脂代谢的影响

多酚对糖脂代谢的影响主要体现在调节血糖、血脂水平以及改善氧化应激和炎症反应等方面。研究表明多酚可以通过多个途径对糖代谢发挥作用。首先，多酚可以抑制 α-淀粉酶和 α-葡萄糖苷酶的活性，这些酶是碳水化合物消化和吸收的关键酶，抑制它们的活性可以减缓碳水化合物的消化和吸收，从而降低血糖水平。此外，多酚还可以刺激胰岛素的分泌，提高胰岛素敏感性，促进葡萄糖的利用和储存，进一步调节血糖水平。

对于脂代谢的影响，多酚主要通过抑制胆固醇和甘油三酯的合成、吸收和转运来发挥作用。多酚可以抑制脂肪酶的活性，减少脂肪在肠道内的分解和吸收，从而降低血脂水平。此外，多酚还可以影响脂肪代谢相关基因的表达，调节脂肪的合成和分解过程。

除了直接影响糖脂代谢外，多酚还可以通过改善氧化应激和炎症反应来间接调节糖脂代谢。氧化应激和炎症反应是导致糖脂代谢紊乱的重要因素之一，而多酚具有强大的抗氧化和抗炎作用，可以清除自由基、减轻炎症反应，从而改善糖脂代谢紊乱。

2）黄酮对糖脂代谢的影响

黄酮类化合物通过多途径、多靶点的方式综合调节糖脂代谢，对于预防和治疗糖尿病、高血脂等代谢性疾病具有重要意义。

对于糖代谢，黄酮能够通过多种机制帮助调节血糖水平。首先，黄酮可以保护胰岛 β 细胞，减少或延缓细胞的凋亡，从而维持或恢复胰岛的正常功能，这有助于胰岛素的正常分泌，进而调节血糖。其次，黄酮可以提高外周组织对胰岛素的敏感性，增强胰岛素的降糖作用。此外，黄酮还能通过抑制糖异生和促进糖原合成等途径来降低血糖。

对于脂代谢，黄酮同样具有显著的调节作用。黄酮能够抑制脂肪酶的活性，从而减少脂肪在肠道内的分解和吸收，降低血脂水平。此外，黄酮还可以调节脂肪代谢相关基因的表达，促进脂肪的分解和氧化，抑制脂肪的合成和堆积。同时，黄酮具有良好的抗氧化性能，可以清除体内的自由基，减轻氧化应激反应，从而保护细胞免受脂质过氧化损伤，进一步改善血脂水平。

3）多糖对糖脂代谢的影响

对糖代谢的影响：多糖可以通过多个途径调节血糖水平。首先，多糖可以促进胰岛素的分泌，提高胰岛素敏感性，从而增强胰岛素对血糖的调控作用。其次，多糖可以抑制糖异生，促进肝糖原的合成，减少血糖的来源，并增加葡萄糖的利用率，从而降低血糖水平。此外，多糖还可以改善胰岛素抵抗，提高细胞对葡萄糖的摄取和利用，有助于维持血糖的稳定。

对脂代谢的影响：多糖同样可以调节血脂水平，改善脂代谢紊乱。多糖可以抑制脂肪酶的活性，减少脂肪在肠道内的分解和吸收，从而降低血脂水平。此外，多糖还可以促进脂肪的分解和氧化，抑制脂肪的合成和堆积。同时，多糖具有良好的抗氧化性能，可以清除体内的自由基，减轻氧化应激反应，从而保护细胞免受脂质过氧化损伤，进一步改善血脂水平。

4）膳食纤维对糖脂代谢的影响

荞麦壳中的膳食纤维也是一种重要的功能性成分。在改善糖代谢方面，膳食纤维可以减缓碳水化合物的消化和吸收，降低血糖的上升速度，有助于稳定血糖水平。这对于糖尿病患者特别有益，可以帮助控制病情。在调节脂代谢方面，膳食纤维能够结合胆汁酸，增加胆固醇的排泄，从而降低血清胆固醇水平。此外，膳食纤维还可以抑制脂肪的吸收，减少脂肪在体内的堆积，有助于预防和改善高脂血症。

王晓凤（2016）通过双频超声波法提取得到荞麦壳提取物，来探究荞麦壳提取物对糖脂代谢的影响（图4-21）。使用链脲佐霉素尾静脉注射的方法建立2型糖尿病模型，并用荞麦壳提取物进行饮食干预。经荞麦壳提取物干预后，糖尿病大鼠的体重保持较平稳增长，血糖浓度降低，且血脂代谢变化较为明显，主要表现在有效降低了糖尿病大鼠的总胆固醇、甘油三酯和低密度脂蛋白胆固醇的含量，而使得高密度脂蛋白胆固醇含量增加，从而降低了血管疾病的发病率。氧化应激指标 T-AOC、MDA、GSH-Px 含量下降，表明荞麦壳提取物起到抗糖尿病引起的氧化应激损伤的作用。通过对肝脏中糖脂代谢基因转录水平变化测定，对 *Acc*、*FAS*、*Acox1*、*SREBP1*、*Insig1*、*Insig2*、*Acly*、*Fads1*、*Gpam*、*Dgat1*、*GS2*、*GYG1*、*PEPCK*、*G6PC1* 基因 mRNA 相对表达量进行分析，发现摄入荞麦壳提取物可有效降低机体脂肪酸合成相关基因（*Acc*、*FAS*）、胆固醇调节相关基因（*SREBP1*）、参与β氧化途径脂代谢相关基因（*Acox1*）、甘油三酯合成基因（*Dgat1*）mRNA 的相对表达量，改善糖尿病鼠血糖血脂水平，这初步揭示了荞麦壳提取物干预糖脂紊乱的内在机理。

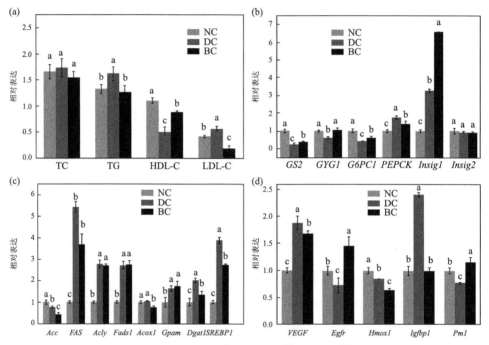

图 4-21　荞麦壳提取物对糖脂代谢的影响（王晓凤，2016）

（a）四周后各组大鼠总胆固醇（TC）、甘油三酯（TG）、高密度脂蛋白胆固醇（HDL-C）和低密度脂蛋白胆固醇（LDL-C）水平的变化（mmol/L）；（b）糖代谢基因 mRNA 含量的变化；（c）脂代谢基因 mRNA 含量的变化；（d）氧化应激基因 mRNA 含量的变化。NC：正常组；DC：糖尿病组；BC：荞麦壳提取物干预组；柱状图中不同字母代表组间具有显著差异

参 考 文 献

边媛媛.2015. 小麦麸皮多酚化合物抗氧化活性研究. 无锡: 江南大学博士学位论文

曹向宇.2010. 麦麸多肽的制备及生物活性的研究. 沈阳: 沈阳农业大学博士学位论文

樊金娟, 付岩松, 宗立立, 等.2010. 米糠抗氧化肽的抗衰老作用. 食品科学, 31（23）: 40-43

郭晓娜, 朱永义, 朱科学.2003. 生物体内 GABA 的研究. 氨基酸和生物资源, 25（2）: 70-72

李长乐, 方冬冬, 师园园, 等.2017. 稻谷加工副产品米糠的综合利用现状分析.粮食加工, 42（3）: 27-30

李诚.2022. 麦麸阿魏酰阿拉伯木聚糖的亚临界水制备及其氧化凝胶化性能的研究. 无锡: 江南大学博士学位论文

李翔.2004. 中国和日本米糠的利用比较. 粮食储藏, 33（2）: 48-52

李宜波. 2018. 富含 γ-氨基丁酸的米糠提取物神经保护作用研究. 天津: 天津科技大学硕士学位论文

林琦雄, 王柽, 龙次民, 等. 2015. 米糠中的功能养分及其研究现状. 饲料研究, (1): 28-31

林汝法. 2008. 发挥苦荞种植优势做大做强苦荞产业. 作物杂志, 5: 1-4

林汝法, 周小理, 任贵兴, 等. 2005. 中国荞麦的生产与贸易、营养与食品. 食品科学, 26(1): 259-263

刘盼. 2018. 麦麸蛋白开发生物活性肽及综合利用. 青岛: 青岛科技大学硕士学位论文

刘婷婷. 2012. 米糠高值化综合利用关键技术研究. 长春: 吉林农业大学博士学位论文

罗光宏, 陈天仁, 祖廷勋. 2005. 苦荞生物类黄酮及其测定方法研究进展. 食品科学, 26(9): 542-545

司旭. 2018. 富集 GABA 米糠减缓代谢综合征和认知损伤的机制研究. 天津: 天津科技大学博士学位论文

谭萍, 方玉梅, 王毅红, 等. 2008. 苦荞种子黄酮类化合物清除 DPPH 自由基的作用. 食品研究与开发, 29(12): 20-23

陶胜宇, 徐峰. 2006. 苦荞麦黄酮对糖尿病大鼠神经功能的影响. 实用药物与临床, 9(4): 219-221

汪东. 2017. 紫色小麦麸皮多肽抗氧化及抑菌活性的研究. 泰安: 山东农业大学硕士学位论文

王德贵, 张福康, 张维胜. 2002. 慢波睡眠相关化学物质. 兰州医学院学报, 28(1): 68-69

王俊贤, 李小军, 刘跃辉, 等. 2012. 高糖、高脂诱导大鼠肝脏胰岛素抵抗评价. 中国药师, 15(6): 747-750

王敏, 魏益民. 2006. 苦荞麦总黄酮对高脂血大鼠血脂和抗氧化作用的影响. 营养学报, 28(6): 502-505

王晓凤. 2016. 荞麦壳中活性物质对体内外糖脂代谢影响研究. 天津: 天津科技大学硕士学位论文

吴青海. 2024. 乳酸菌发酵麦麸干预高脂诱导代谢综合征机制研究. 天津: 天津科技大学博士学位论文

杨藻宸. 2000. 药理学和药物治疗学(上册). 北京: 人民卫生出版社: 487-503

印铁, 曹秀娟, 张晓琳, 等. 2015. 米糠增值转化应用的研究进展. 粮油食品科技, 23(1): 84-88

于智峰, 付英娟, 王敏, 等. 2007. 苦荞黄酮提取物体外清除自由基活性的研究. 食品科学, 3: 126-129

俞明伟, 张名位, 孙远明, 等. 2009. 米糠蛋白及其活性肽的研究与利用进展. 中国粮油学报, 24(5): 154-159

张敏, 周梅. 2013. 不同分子质量米糠多肽的抗氧化活性. 食品科学, 34(3): 1-6

张强, 周正义, 马玉涵, 等. 2008. 米糠肽抗氧化活性的研究. 中国粮油学报, 23(5): 9-12

张月红, 郑子新, 刘英华, 等. 2006. 苦荞提取物对餐后血糖及 α-葡萄糖苷酶活性的影响. 中国临床康复, 10(15): 111-113

赵钢, 唐宇. 2001. 中国的荞麦资源及其药用价值. 中国野生植物资源, 20(2): 31-32

郑朝华, 陈建秋. 2012. 葡萄皮总黄酮的提取及其对羟基自由基清除作用的研究. 安徽农业科学, 40(29): 14486-14487

周小理, 周一鸣. 2008. 苦荞麸皮黄酮纯品与粗品抗氧化活性的比较研究. 食品工业科技,

29(10): 78-80

周中凯, 张惠媛, 刘志伦. 2017. 富 γ-氨基丁酸米糠调节高脂饮食大鼠糖脂代谢的效果评价. 食品科技, 42(1): 188-191

庄敏. 2024. 麦麸肽高效提取及其抗糖尿病的效果和机制研究. 天津: 天津科技大学博士学位论文

邹亮, 赵钢, 周浓, 等. 2009. 苦荞黄酮提取与分离技术的研究进展. 安徽农业科学, 37(27): 13235-13237

Abdul-Hamid A, Luan Y S. 2000. Functional properties of dietary fibre prepared from defatted rice bran. Food Chemistry, 68(1): 15-19

Abdul-Hamid A, Sulaiman R R R, Osman A, et al. 2007. Preliminary study of the chemical composition of rice milling fractions stabilized by microwave heating. Journal of Food Composition and Analysis, 20(7): 627-637

Adams C A. 2010. The probiotic paradox: Live and dead cells are biological response modifiers. Nutrition Research Reviews, 23(1): 37-46

Adebiyi A P, Adebiyi A O, Hasegawa Y, et al. 2009a. Isolation and characterization of protein fractions from deoiled rice bran. European Food Research and Technology, 228: 391-401

Adebiyi A P, Adebiyi A O, Yamashita J, et al. 2009b. Purification and characterization of antioxidative peptides derived from rice bran protein hydrolysates. European Food Research and Technology, 228: 553-563

Ader P, Grenacher B, Langguth P, et al. 1996. Cinnamate uptake by rat small intestine: Transport kinetics and transepithelial transfer. Experimental Physiology, 81(6): 943-955

Adeshirlarijaney A, Gewirtz A T. 2020. Considering gut microbiota in treatment of type 2 diabetes mellitus. Gut Microbes, 11(3): 253-264

Ahmed F, Platel K, Vishwanatha S, et al. 2007. Improved shelf-life of rice bran by domestic heat processing and assessment of its dietary consumption in experimental rats. Journal of the Science of Food and Agriculture, 87(1): 60-67

Aizono Y, Funatsu M, Hayashi K, et al. 1971. Biochemical studies on rice bran lipase: Part II. Chemical properties. Agricultural and Biological Chemistry, 35(12): 1973-1979

Akanuma H, Kishimoto Y. 1979. Synthesis of ceramides and cerebrosides containing both alpha-hydroxy and nonhydroxy fatty acids from lignoceroyl-CoA by rat brain microsomes. Journal of Biological Chemistry, 254(4): 1050-1060

Alberti K G M M, Zimmet P Z. 1998. Definition, diagnosis and classification of diabetes mellitus and its complications. Part 1: Diagnosis and classification of diabetes mellitus. Provisional report of a WHO consultation. Diabetic Medicine, 15(7): 539-553

Amarasinghe B, Gangodavilage N C. 2004. Rice bran oil extraction in Sri Lanka: Data for process equipment design. Food and Bioproducts Processing, 82(1): 54-59

Amarasinghe B, Kumarasiri M P M, Gangodavilage N C. 2009. Effect of method of stabilization on aqueous extraction of rice bran oil. Food and Bioproducts Processing, 87(2): 108-114

Arte E, Katina K, Holopainen-Mantila U, et al. 2016. Effect of hydrolyzing enzymes on wheat bran cell wall integrity and protein solubility. Cereal Chemistry, 93(2): 162-171

Arte E, Rizzello C G, Verni M, et al. 2015. Impact of enzymatic and microbial bioprocessing on protein modification and nutritional properties of wheat bran. Journal of Agricultural and Food Chemistry, 63 (39): 8685-8693

Azeemoddin G, Mallikarjuna Rao D C, Reddy N K, et al. 1979. Stabilization of rice bran with sodium metabisulfite. Journal of the American Oil Chemists' Society, 56 (5): 589-589

Bagchi T B, Adak T, Chattopadhyay K. 2014. Process standardization for rice bran stabilization and its' nutritive value. Journal of Crop and Weed, 10 (2): 303-307

Bal S, Wratten F T, Chesness J L, et al. 1970. An analytical and experimental study of radiant heating of rice grain. Transactions of the ASAE, 13 (5): 644-647

Bautista G M, Lugay J C, Cruz L J, et al. 1964. Glutamic acid decarboxylase activity as a viability index of artificially dried and stored rice. Cereal Chemistry, 41 (3): 188-191

Betancur-Ancona D, Martínez-Rosado R, Corona-Cruz A, et al. 2009. Functional properties of hydrolysates from *Phaseolus lunatus* seeds. International Journal of Food Science & Technology, 44 (1): 128-137

Bhosale S, Vijayalakshmi D. 2015. Processing and nutritional composition of rice bran. Current Research in Nutrition and Food Science Journal, 3 (1): 74-80

Cao X, Zhou S, Yi C, et al. 2017. Effect of whole wheat flour on the quality, texture profile, and oxidation stability of instant fried noodles. Journal of Texture Studies, 48 (6): 607-615

Castro I, Macedo B, Teixeira J A, et al. 2004. The effect of electric field on important food-processing enzymes: Comparison of inactivation kinetics under conventional and ohmic heating. Journal of Food Science, 69 (9): 696-701

Cataldo P G, Villegas J M, Savoy de Giori G, et al. 2020. Enhancement of γ-aminobutyric acid (GABA) production by *Lactobacillus brevis* CRL 2013 based on carbohydrate fermentation. International Journal of Food Microbiology, 333: 108792

Chaquilla-Quilca G, Balandrán-Quintana R R, Huerta-Ocampo J Á, et al. 2018. Identification of proteins contained in aqueous extracts of wheat bran through a proteomic approach. Journal of Cereal Science, 80: 31-36

Chavez J, Summers S. 2012. A ceramide-centric view of insulin resistance. Cell Metabolism, 15 (5): 585-594

Cheng H H, Huang H Y, Chen Y Y, et al. 2010. Ameliorative effects of stabilized rice bran on type 2 diabetes patients. Annals of Nutrition and Metabolism, 56 (1): 45-51

Cheng W, Sun Y, Fan M, et al. 2022. Wheat bran, as the resource of dietary fiber: A review. Critical Reviews in Food Science and Nutrition, 62 (26): 7269-7281

Cho S S, Qi L, Fahey G C, et al. 2013. Consumption of cereal fiber, mixtures of whole grains and bran, and whole grains and risk reduction in type 2 diabetes, obesity, and cardiovascular disease. The American Journal of Clinical Nutrition, 98 (2): 594-619

Chua K J, Chou S K. 2003. Low-cost drying methods for developing countries. Trends in Food Science & Technology, 14 (12): 519-528

Chuang L, Wu K G, Pai C, et al. 2007. Heat-killed cells of lactobacilli skew the immune response toward T helper 1 polarization in mouse splenocytes and dendritic cell-treated T cells. Journal of Agricultural and Food Chemistry, 55 (26): 11080-11086

Chung S I, Rico C W, Kang M Y. 2014. Comparative study on the hypoglycemic and antioxidative effects of fermented paste (doenjang) prepared from soybean and brown rice mixed with rice bran or red ginseng marc in mice fed with high fat diet. Nutrients, 6(10): 4610-4624

Cristina P T, Maria A S, Maria D H. 2017. Contribution of ferulic acid, γ-oryzanol and tocotrienols to the cardiometabolic protective effects of rice bran. Journal of Functional Foods, 32: 58-71

Daou C, Zhang H. 2014. Functional and physiological properties of total, soluble, and insoluble dietary fibres derived from defatted rice bran. Journal of Food Science and Technology, 51(12): 3878-3885

Defeudis F V. 1983. γ-aminobutyric acid and cardiovascular function. Experientia, 39(8): 845-848

Dhingra D, Chopra S, Rai D R. 2012. Stabilization of raw rice bran using ohmic heating. Agricultural Research, 1: 392-398

Dung B V. 2014. Effect of microwave and ohmic heating on rice bran stabilization. Vietnam: International University Doctoral Dissertation

Elias R J, Kellerby S S, Decker E A. 2008. Antioxidant activity of proteins and peptides. Critical Reviews in Food Science and Nutrition, 48(5): 430-441

Enochian R V, Saunders R M, Schultz W G, et al. 1981. Stabilization of rice bran with extruder cookers and recovery of edible oil: A preliminary analysis of operational and financial feasibility. Marketing Research Report. 10.22004/ag.econ.313793

Fan J J, Luo X, Dong Z. 2008. Extraction isolation and purification of rice bran peptides. Food Science & Technology, 33: 169-172

Faria S A S C, Bassinello P Z, Penteado M V C. 2012. Nutritional composition of rice bran submitted to different stabilization procedures. Brazilian Journal of Pharmaceutical Sciences, 48: 651-657

Fellers D A, Sinkey V, Shephers A D, et al. 1966. Solubilization and recovery of protein from wheat millfeeds. Cereal Chemistry, 43: 1-13

Gao M T, Kaneko M, Hirata M, et al. 2008. Utilization of rice bran as nutrient source for fermentative lactic acid production. Bioresource Technology, 99(9): 3659-3664

García M C, Puchalska P, Esteve C, et al. 2013. Vegetable foods: A cheap source of proteins and peptides with antihypertensive, antioxidant, and other less occurrence bioactivities. Talanta, 106: 328-349

Ghamry M, Zhao W, Li L. 2023. Impact of *Lactobacillus apis* on the antioxidant activity, phytic acid degradation, nutraceutical value and flavor properties of fermented wheat bran, compared to Saccharomyces cerevisiae and *Lactobacillus plantarum*. Food Research International, 163: 112142

Gnanasambandam R, Heltiarachchy N S. 1995. Protein concentrates from unstabilized and stabilized rice bran: Preparation and properties. Journal of Food Science, 60(5): 1066-1069

Gopinger E, Ziegler V, da Silva Catalan A A, et al. 2015. Whole rice bran stabilization using a short chain organic acid mixture. Journal of Stored Products Research, 61: 108-113

Grasten S M, Pajari A M, Liukkonen K H, et al. 2002. Fibers with different solubility characteristics alter similarly the metabolic activity of intestinal microbiota in rats fed cereal brans and inulin. Nutrition Research, 22(12): 1435-1444

Hagl S, Berressem D, Bruns B, et al. 2015a. Beneficial effects of ethanolic and hexanic rice bran extract on mitochondrial function in PC12 cells and the search for bioactive components. Molecules, 20（9）: 16524-16539

Hagl S, Grewal R, Ciobanu I, et al. 2015b. Rice bran extract compensates mitochondrial dysfunction in a cellular model of early Alzheimer's disease. Journal of Alzheimer's Disease, 43（3）: 927-938

Han X M, Holtzman D W, Mckeel D, et al. 2002. Substantial sulfatide deficiency and ceramide elevation in very early Alzheimer's disease: Potential role in disease pathogenesis. Journal of Neurochemistry, 82（4）: 809-818

Hatanaka T, Inoue Y, Arima J, et al. 2012. Production of dipeptidyl peptidase IV inhibitory peptides from defatted rice bran. Food Chemistry, 134（2）: 797-802

Hayakawa K. 2010. Synthesis of antihypertensive GABA-enriched dairy products using lactic acid bacteria. Biotechnology in Functional Foods and Nutraceuticals. Boca Raton: CRC Press: 349-360

He H. J, Qiao J, Liu Y, et al. 2021. Isolation, structural, functional, and bioactive properties of cereal arabinoxylan-A critical review. Journal of Agricultural and Food Chemistry, 69（51）: 15437-15457

Head D, Cenkowski S, Arntfield S, et al. 2011. Storage stability of oat groats processed commercially and with superheated steam. LWT-Food Science and Technology, 44（1）: 261-268

Heinze T, Barsett H, Ebringerová A, et al. 2005. Polysaccharides I: structure, characterization and use.Berlin: Springer.

Helm R M, Burks A W. 1996. Hypoallergenicity of rice protein. Cereal Foods World, 41: 839-843

Hemdane S, Jacobs P J, Dornez E, et al. 2016. Wheat (*Triticum aestivum* L.) bran in bread making: A critical review. Comprehensive Reviews in Food Science and Food Safety, 15（1）: 28-42

Henderson A J, Kumar A, Barnett B, et al. 2012. Consumption of rice bran increases mucosal immunoglobulin A concentrations and numbers of intestinal *Lactobacillus* spp. Journal of Medicinal Food, 15（5）: 469-475

Herrero M, Cifuentes A, Ibañez E. 2006. Sub-and supercritical fluid extraction of functional ingredients from different natural sources: Plants, food-by-products, algae and microalgae: A review. Food Chemistry, 98（1）: 136-148

Hiwatashi K, Narisawa A, Hokari M, et al. 2010. Antihypertensive effect of honey-based beverage containing fermented rice bran in spontaneously hypertensive rats. Journal of the Japanese Society for Food Science & Technology, 57（1）: 40-43

Holland W L, Summers S A. 2008. Sphingolipids, insulin resistance, and metabolic disease: New insights from *in vivo* manipulation of sphingolipid metabolism. Endocrine Reviews, 29（4）: 381-402

Hongu N, Kitts D D, Zawistowski J, et al. 2014. Pigmented rice bran and plant sterol combination reduces serum lipids in overweight and obese adults. Journal of the American College of Nutrition, 33（3）: 231-238

Hougaard Sunesen V, Weber C, Hølmer G. 2001. Lipophilic antioxidants and polyunsaturated fatty acids in lipoprotein classes: Distribution and interaction. European Journal of Clinical Nutrition,

55(2): 115-123

Hsieh F C, Lan C C E, Huang T Y, et al. 2016. Heat-killed and live *Lactobacillus reuteri* GMNL-263 exhibit similar effects on improving metabolic functions in high-fat diet-induced obese rats. Food & Function, 7(5): 2374-2388

Hsu C L, Yen G C. 2007. Effects of flavonoids and phenolic acids on the inhibition of adipogenesis in 3T3-L1 adipocytes. Journal of Agricultural and Food Chemistry, 55(21): 8404-8410

Huang J, Wang Z, Fan L, et al. 2022. A review of wheat starch analyses: Methods, techniques, structure and function. International Journal of Biological Macromolecules, 203: 130-142

Humiski L M, Aluko R E. 2007. Physicochemical and bitterness properties of enzymatic pea protein hydrolysates. Journal of Food Science, 72(8): S605-S611

Ijiri D, Nojima T, Kawaguchi M, et al. 2015. Effects of feeding outer bran fraction of rice on lipid accumulation and fecal excretion in rats. Bioscience, Biotechnology, and Biochemistry, 79(8): 1337-1341

Inglett G E, Carriere C J, Maneepun S, et al. 2004. A soluble fibre gel produced from rice bran and barley flour as a fat replacer in Asian foods. International Journal of Food Science & Technology, 39(1): 1-10

Iroyukifujita H, Eiichiyokoyama K, Yoshikawa M. 2000. Classification and antihypertensive activity of angiotensin I-converting enzyme inhibitory peptides derived from food proteins. Journal of Food Science, 65(4): 564-569

Ismail N, Ismail M, Imam M U, et al. 2014. Mechanistic basis for protection of differentiated SH-SY5Y cells by oryzanol-rich fraction against hydrogen peroxide-induced neurotoxicity. BMC Complementary and Alternative Medicine, 14(1): 467-477

Jang K H, Kang W W, Kwak E J. 2010. The quality characteristics of pound cake prepared with rice bran powder. Korean Journal of Food Preservation, 17(2): 250-255

Janssen F, Courtin C M, Wouters A G B. 2023. Aqueous phase extractable protein of wheat bran and germ for the production of liquid and semi-solid foods. Critical Reviews in Food Science and Nutrition, 1-19

Jensen M K, Koh-Banerjee P, Hu F B, et al. 2004. Intakes of whole grains, bran, and germ and the risk of coronary heart disease in men. The American Journal of Clinical Nutrition, 80(6): 1492-1499

Jones J M. 2014. CODEX-aligned dietary fiber definitions help to bridge the 'fiber gap'. Nutrition Journal, 13: 1-10

Juliano B O. 1985. Rice bran. Rice Chemistry and Technology. St. Paul: American Association of Cereal Chemists

Jun H I, Shin J W, Song G S, et al. 2015. Isolation and identification of phenolic antioxidants in black rice bran. Journal of Food Science, 80(2): C262-C268

Jung W K, Mendis E, Je J Y, et al. 2006. Angiotensin I-converting enzyme inhibitory peptide from yellowfin sole (*Limanda aspera*) frame protein and its antihypertensive effect in spontaneously hypertensive rats. Food Chemistry, 94(1): 26-32

Justo M L, Rodriguez-Rodriguez R, Claro C M, et al. 2013. Water-soluble rice bran enzymatic extract attenuates dyslipidemia, hypertension and insulin resistance in obese Zucker rats. European Journal of Nutrition, 52 (2): 789-797

Kaewka K, Therakulkait C, Cadwallader K R. 2009. Effect of preparation conditions on composition and sensory aroma characteristics of acid hydrolyzed rice bran protein concentrate. Journal of Cereal Science, 50 (1): 56-60

Kannan A, Hettiarachchy N, Johnson M G, et al. 2008. Human colon and liver cancer cell proliferation inhibition by peptide hydrolysates derived from heat-stabilized defatted rice bran. Journal of Agricultural and Food Chemistry, 56 (24): 11643-11647

Kannan A, Hettiarachchy N, Narayan S. 2009. Colon and breast anti-cancer effects of peptide hydrolysates derived from rice bran. The Open Bioactive Compounds Journal, 2 (1): 17-20

Kaur N, Jamwal S, Deshmukh R, et al. 2015. Beneficial effect of rice bran extract against 3-nitropropionic acid induced experimental Huntington's disease in rats. Toxicology Reports, 2: 1222-1232

Kawaguchi T, Ueno T, Nogata Y, et al. 2017. Wheat-bran autolytic peptides containing a branched-chain amino acid attenuate non-alcoholic steatohepatitis via the suppression of oxidative stress and the upregulation of AMPK/ACC in high-fat diet-fed mice. International Journal of Molecular Medicine, 39 (2): 407-414

Kemperman R A, Bolca S, Roger L C, et al. 2010. Novel approaches for analysing gut microbes and dietary polyphenols: Challenges and opportunities. Microbiology, 156 (11): 3224-3231

Kim J H, Tanhehco E J, Ng P K W. 2006. Effect of extrusion conditions on resistant starch formation from pastry wheat flour. Food Chemistry, 99 (4): 718-723

Kim S K, Kim Y T, Byun H G, et al. 2001. Isolation and characterization of antioxidative peptides from gelatin hydrolysate of Alaska pollack skin. Journal of Agricultural and Food Chemistry, 49 (4): 1984-1989

Kim S M, Chung H J, Lim S T. 2014. Effect of various heat treatments on rancidity and some bioactive compounds of rice bran. Journal of Cereal Science, 60 (1): 243-248

Kolter T, Sandhoff K. 2005. Principles of lysosomal membrane digestion: Stimulation of sphingolipid degradation by sphingolipid activator proteins and anionic lysosomal lipids. Annual Review of Cell & Developmental Biology, 21 (21): 81-103

Kristinsson H G, Rasco B A. 2000. Biochemical and functional properties of Atlantic salmon (*Salmo salar*) muscle proteins hydrolyzed with various alkaline proteases. Journal of Agricultural and Food Chemistry, 48 (3): 657-666

Krithika P L, Ratnamala K V. 2019. Modifiction of starch: A review of various techniques. International Journal of Research and Analytical Reviews, 6 (1): 32-45

Kumar A, Henderson A, Forster G M, et al. 2012. Dietary rice bran promotes resistance to *Salmonella enterica* serovar Typhimurium colonization in mice. BMC Microbiology, 12 (1): 71-79

Laokuldilok T, Rattanathanan Y. 2014. Protease treatment for the stabilization of rice bran: Effects on lipase activity, antioxidants, and lipid stability. Cereal Chemistry, 91 (6): 560-565

Leal V O, Mafra D. 2013. Adipokines in obesity. Clinica Chimica Acta, 419: 87-94

Lee E, Jung S R, Lee S Y, et al. 2018. *Lactobacillus plantarum* strain Ln4 attenuates diet-induced obesity, insulin resistance, and changes in hepatic mRNA levels associated with glucose and lipid metabolism. Nutrients, 10(5): 643

Leventhal A G, Wang Y, Pu M, et al. 2003. GABA and its agonists improved visual cortical function in senescent monkey. Science, 300(5620): 812-815

Li Y, Wang H, Wang L, et al. 2023. Milling of wheat bran: Influence on digestibility, hydrolysis and nutritional properties of bran protein during *in vitro* digestion. Food Chemistry, 404: 134559

Li Y Q, Zhou F C, Gao F, et al. 2009. Comparative evaluation of quercetin, isoquercetin and rutin as inhibitors of α-glucosidase. Journal of Agricultural and Food Chemistry, 57(24): 11463-11468

Lin C H, Chang C Y. 2005. Textural change and antioxidant properties of broccoli under different cooking treatments. Food Chemistry, 90(1-2): 9-15

Liu R, He X, Shi J, et al. 2013. The effect of electrolyzed water on decontamination, germination and γ-aminobutyric acid accumulation of brown rice. Food Control, 33(1): 1-5

Liu W, Brennan M, Serventi L, et al. 2017. Effect of wheat bran on dough rheology and final quality of Chinese steamed bread. Cereal Chemistry, 94(3): 581-587

Liu W Y, Zhang J T, Miyakawa T, et al. 2021. Antioxidant properties and inhibition of angiotensin-converting enzyme by highly active peptides from wheat gluten. Scientific Reports, 11(1): 5206

Liu Y, Wang Y, Ni Y, et al. 2020. Gut microbiome fermentation determines the efficacy of exercise for diabetes prevention. Cell Metabolism, 31(1): 77-91

Liu Y Q, Strappe P, Shang W T, et al. 2019. Functional peptides derived from rice bran proteins. Critical Reviews in Food Science and Nutrition, 59(2): 349-356

Liu Y Q, Strappe P, Zhou Z K, et al. 2018. Impact on the nutritional attributes of rice bran following various stabilization procedures. Critical Reviews in Food Science and Nutrition, 59(15): 2458-2466

Loeb J R, Morris N J, Dollear F G. 1949. Rice bran oil. IV. Storage of the bran as it affects hydrolysis of the oil. Journal of the American Oil Chemists' Society, 26(12): 738-743

Loypimai P, Moonggarm A, Chottanom P. 2009. Effects of ohmic heating on lipase activity, bioactive compounds and antioxidant activity of rice bran. Australian Journal of Basic and Applied Sciences, 3(4): 3642-3652

Manach C, Scalbert A, Morand C, et al. 2004. Polyphenols: Food sources and bioavailability. The American Journal of Clinical Nutrition, 79(5): 727-747

Mangal M, Bansal S, Sharma S K. 2014. Rice bran stabilization using papain enzyme. International Journal of Plant Research, 27(3): 1-10

Matheson H B, Colón I S, Story J A. 1995. Cholesterol 7 α-hydroxylase activity is increased by dietary modification with psyllium hydrocolloid, pectin, cholesterol and cholestyramine in rats. The Journal of Nutrition, 125(3): 454-458

Matsui H, Wakabayashi H, Fukushima N, et al. 2013. Effect of raw rice bran supplementation on rumen methanogen population density and *in vitro*, rumen fermentation. Grassland Science, 59(3): 129-134

Matthias E. 2008. The role and metabolism of sulfatide in the nervous system. Molecular Neurobiology, 37: 93-103

Mehdi B J, Tabassum S, Haider S, et al. 2015. Nootropic and anti-stress effects of rice bran oil in male rats. Journal of Food Science and Technology, 52 (7): 4544-4550

Mendis E, Rajapakse N, Kim S K. 2005. Antioxidant properties of a radical-scavenging peptide purified from enzymatically prepared fish skin gelatin hydrolysate. Journal of Agricultural and Food Chemistry, 53 (3): 581-587

Meziani S, Nadaud I, Gaillard-Martinie B, et al. 2012. Proteomic analysis of the mature kernel aleurone layer in common and durum wheat. Journal of Cereal Science, 55: 323-330

Min B, Mcclung A M, Chen M H. 2011. Phytochemicals and antioxidant capacities in rice brans of different color. Journal of Food Science, 76 (1): 117-126

Moreau R A, Hicks K B, Powell M J. 1999. Effect of heat pretreatment on the yield and composition of oil extracted from corn fiber. Journal of Agricultural and Food Chemistry, 47 (7): 2869-2871

Mourad R M, Mohamed S S, Hashim A E, et al. 2009. Stabilization and enzymatic treatment of rice bran to improve oil yield. Journal of Agricultural Chemistry and Biotechnology, 34 (5): 4223-4236

Nam S H, Choi S P, Kang M Y, et al. 2006. Antioxidative activities of bran extracts from twenty one pigmented rice cultivars. Food Chemistry, 94 (4): 613-620

Nie Y, Luo F, Wang L, et al. 2017. Anti-hyperlipidemic effect of rice bran polysaccharide and its potential mechanism in high-fat diet mice. Food & Function, 8 (11): 4028-4041

Niwa Y, Kanoh T, Kasama T, et al. 1988. Activation of antioxidant activity in natural medicinal products by heating, brewing and lipophilization. A new drug delivery system. Drugs Under Experimental & Clinical Research, 14 (5): 361-372

Nogata Y, Nagamine T, Yanaka M, et al. 2009. Angiotensin I converting enzyme inhibitory peptides produced by autolysis reactions from wheat bran. Journal of Agricultural and Food Chemistry, 57 (15): 6618-6622

Nordin N, Karim R, Ghazali H M, et al. 2014. Effects of various stabilization techniques on the nutritional quality and antioxidant potential of brewer's rice. Journal of Engineering Science and Technology, 9 (3): 347-363

Okada T, Sugishita T, Murakami T, et al. 2000. Effect of the defatted rice germ enriched with GABA for sleeplessness, depression, autonomic disorder by oral administration. Nippon Shokuhin Kagaku Kaishi, 47 (8): 596-603

Oliveira M G C, Bassinello P Z, Lobo V L S, et al. 2012. Estabilidade e qualidade microbiológica de farelo de arroz submetido a diferentes tratamentos térmicos. Food Science and Technology, 32: 725-733

Otache M A, Duru R U, Achugasim O, et al. 2021. Advances in the modification of starch via esterification for enhanced properties. Journal of Polymers and the Environment, 29 (5): 1365-1379

Pang Y, Ahmed S, Xu Y, et al. 2017. Bound phenolic compounds and antioxidant properties of whole grain and bran of white, red and black rice. Food Chemistry, 240: 212-221

Park N, Lee T, Nguyen T T H, et al. 2017. The effect of fermented buckwheat on producing L-carnitine-and γ-aminobutyric acid (GABA)-enriched designer eggs. Journal of the Science of Food & Agriculture, 97(9): 2891-2897

Patil S S, Kar A, Mohapatra D. 2016. Stabilization of rice bran using microwave: Process optimization and storage studies. Food and Bioproducts Processing, 99: 204-211

Peña-Ramos E A, Xiong Y L. 2003. Whey and soy protein hydrolysates inhibit lipid oxidation in cooked pork patties. Meat Science, 64(3): 259-263

Perez-Ternero C, De Sotomayor M A, Herrera M D. 2017a. Contribution of ferulic acid, γ-oryzanol and tocotrienols to the cardiometabolic protective effects of rice bran. Journal of Functional Foods, 32: 58-71

Perez-Ternero C, Werner C M, Nickel A G, et al. 2017b. Ferulic acid, a bioactive component of rice bran, improves oxidative stress and mitochondrial biogenesis and dynamics in mice and in human mononuclear cells. Journal of Nutritional Biochemistry, 48: 51-61

Phimolsiripol Y, Mukprasirt A, Schoenlechner R. 2012. Quality improvement of rice-based gluten-free bread using different dietary fibre fractions of rice bran. Journal of Cereal Science, 56(2): 389-395

Pietiäinen S, Moldin A, Ström A, et al. 2022. Effect of physicochemical properties, pre-processing, and extraction on the functionality of wheat bran arabinoxylans in breadmaking—A review. Food Chemistry, 383: 132584

Pourali O, Asghari F S, Yoshida H. 2009. Simultaneous rice bran oil stabilization and extraction using sub-critical water medium. Journal of Food Engineering, 95(3): 510-516

Prabhakar J V, Venkatesh K V L. 1986. A simple chemical method for stabilization of rice bran. Journal of the American Oil Chemists' Society, 63(5): 644-646

Pradeep P M, Jayadeep A, Guha M, et al. 2014. Hydrothermal and biotechnological treatments on nutraceutical content and antioxidant activity of rice bran. Journal of Cereal Science, 60(1): 187-192

Prakash J, Ramaswamy H S. 1996. Rice bran proteins: Properties and food uses. Critical Reviews in Food Science and Nutrition, 36(6): 537-552

Prueckler M, Lorenz C, Endo A, et al. 2015. Comparison of homo- and heterofermentative lactic acid bacteria for implementation of fermented wheat bran in bread. Food Microbiology, 49: 211-219

Rafe A, Sadeghian A. 2017. Stabilization of Tarom and Domesiah cultivars rice bran: Physicochemical, functional and nutritional properties. Journal of Cereal Science, 74: 64-71

Ramezanzadeh F M, Rao R M, Windhauser M, et al. 1999. Prevention of hydrolytic rancidity in rice bran during storage. Journal of Agricultural and Food Chemistry, 47(8): 3050-3052

Ren W, Qiao Z, Wang H, et al. 2001. Tartary buckwheat flavonoid activate scaspase 3 and induces HL-60 cell apoptosis. Methods and Findings in Experimental and Clinical Pharmacology, 23(8): 427-432

René R B Q, Jorge N M R, Ana M M W. 2015. Wheat bran proteins: A review of their uses and potential. Food Reviews International, 31(3): 279-293

Reznick D. 1996. Ohmic heating of fluid foods: Ohmic heating for thermal processing of foods:

Government, industry, and academic perspectives. Food Technology, 50(5): 250-251

Riaz M N, Asif M, Plattner B, et al. 2010. Comparison of different methods for rice bran stabilization and their impact on oil extraction and nutrient destruction. Cereal Foods World (CFW), 55(1): 35

Rodriguez-Garcia M E, Hernandez-Landaverde M A, Delgado J M, et al. 2021. Crystalline structures of the main components of starch. Current Opinion in Food Science, 37: 107-111

Saman P, Fuciños P, Vázquez J A, et al. 2011. Fermentability of brown rice and rice bran for growth of human *Lactobacillus plantarum* NCIMB 8826. Food Technology and Biotechnology, 49(1): 128-132

Sastry S K, Barach J T. 2000. Ohmic and inductive heating. Journal of Food Science, 65: 42-46

Sastry S K, Li Q. 1996. Modeling the ohmic heating of foods: Ohmic heating for thermal processing of foods: Government, industry, and academic perspectives. Food Technology, 50(5): 246-248

Shao Y, Xu F, Sun X, et al. 2014. Identification and quantification of phenolic acids and anthocyanins as antioxidants in bran, embryo and endosperm of white, red and black rice kernels (*Oryza sativa* L.). Journal of Cereal Science, 59(2): 211-218

Shao Y, Xu F, Sun X, et al. 2014. Phenolic acids, anthocyanins, and antioxidant capacity in rice (*Oryza sativa* L.) grains at four stages of development after flowering. Food Chemistry, 143(2): 90-96

Sharif M K, Butt M S, Anjum F M, et al. 2014. Rice bran: A novel functional ingredient. Critical Reviews in Food Science and Nutrition, 54(6): 807-816

Sharma G P, Verma R C, Pathare P B. 2005. Thin-layer infrared radiation drying of onion slices. Journal of Food Engineering, 67(3): 361-366

Sharma H R, Chauhan G S, Agrawal K. 2004. Physico-chemical characteristics of rice bran processed by dry heating and extrusion cooking. International Journal of Food Properties, 7(3): 603-614

Sheflin A M, Borresen E C, Kirkwood J S, et al. 2017. Dietary supplementation with rice bran or navy bean alters gut bacterial metabolism in colorectal cancer survivors. Molecular Nutrition & Food Research, 61(1): 1500905

Sichert A, Corzett C H, Schechter M S, et al. 2020. *Verrucomicrobia* use hundreds of enzymes to digest the algal polysaccharide fucoidan. Nature Microbiology, 5(8): 1026-1039

Singh S, Gamlath S, Wakeling L. 2007. Nutritional aspects of food extrusion: A review. International Journal of Food Science & Technology, 42(8): 916-929

Sohail M, Rakha A, Butt M S, et al. 2016. Rice bran nutraceutics: A comprehensive review. Critical Reviews in Food Science and Nutrition, 57(17): 3771-3780

Takano K. 1993. Mechanism of lipid hydrolysis in rice bran. Cereal Foods World, 38(9): 695-698

Tao R M, Rao R M, Liuzzo J A. 1993. Thermal efficiencies of conventional and microwave heat stabilization of rice bran. Louisiana Agriculture (USA), 36(3): 15

Taskinen M R. 2003. Diabetic dyslipidaemia: From basic research to clinical practice. Diabetologia, 46: 733-749

Thanonkaew A, Wongyai S, McClements D J, et al. 2012. Effect of stabilization of rice bran by domestic heating on mechanical extraction yield, quality, and antioxidant properties of cold-pressed rice bran oil (*Oryza saltiva* L.). LWT-Food Science and Technology, 48(2): 231-236

Tomaino A, Cimino F, Zimbalatti V, et al. 2005. Influence of heating on antioxidant activity and the chemical composition of some spice essential oils.Food Chemistry, 89(4): 549-554

Toopcham T, Mes J J, Wichers H J, et al. 2017. Bioavailability of angiotensin I-converting enzyme (ACE) inhibitory peptides derived from *Virgibacillus halodenitrificans* SK1-3-7 proteinases hydrolyzed tilapia muscle proteins. Food Chemistry, 220: 190-197

Tu J, Zhao J, Liu G, et al. 2020. Solid state fermentation by *Fomitopsis pinicola* improves physicochemical and functional properties of wheat bran and the bran-containing products. Food Chemistry, 328: 127046

Valdés L, Cuervo A, Salazar N, et al. 2015. The relationship between phenolic compounds from diet and microbiota: Impact on human health. Food & Function, 6(8): 2424-2439

Vallabha V S, Indira T N, Jyothi Lakshmi A, et al. 2015. Enzymatic process of rice bran: A stabilized functional food with nutraceuticals and nutrients. Journal of Food Science and Technology, 52: 8252-8259

Verni M, Mastro G D, Cillis F D, et al. 2019a. Lactic acid bacteria fermentation to exploit the nutritional potential of mediterranean faba bean local biotypes. Food Research International, 125: 108571

Verni M, Rizzello C G, Coda R. 2019b. Fermentation biotechnology applied to cereal industry by-products: Nutritional and functional insights. Frontiers in Nutrition, 6: 42

Viraktamath C S, Desikachar H S R. 1971. Inactivation of lipase in rice bran in Indian rice mills. Journal of Food Science and Technology, 8(2): 70-74

Wang H, Zhang X, Wang S, et al. 2018. Mannan-oligosaccharide modulates the obesity and gut microbiota in high-fat diet-fed mice. Food & Function, 9(7): 3916-3929

Wang J, Bai J Y, Fan M C, et al. 2020a. Cereal-derived arabinoxylans: Structural features and structure-activity correlations. Trends in Food Science & Technology, 96: 157-165

Wang J, Hu J, Cui J, et al. 2008. Purification and identification of a ACE inhibitory peptide from oyster proteins hydrolysate and the antihypertensive effect of hydrolysate in spontaneously hypertensive rats. Food Chemistry, 111(2): 302-308

Wang M, Hettiarachchy N S, Qi M, et al. 1999. Preparation and functional properties of rice bran protein isolate. Journal of Agricultural and Food Chemistry, 47(2): 411-416

Wang M, Lei M, Samina N, et al. 2020b. Impact of *Lactobacillus plantarum* 423 fermentation on the antioxidant activity and flavor properties of rice bran and wheat bran. Food Chemistry, 330: 127156

Wang M, Liu J R, Gao J M, et al. 2009. Antioxidant activity of Tartary buckwheat bran extract and its effect on the lipid profile of hyperlipidemic rats. Journal of Agricultural and Food Chemistry, 57(11): 5106-5112

Wang N, Cui X, Duan Y, et al. 2023. Potential health benefits and food applications of rice bran protein: Research advances and challenges. Food Reviews International, 39(6): 3578-3601

Wang T, Khir R, Pan Z, et al. 2017a. Simultaneous rough rice drying and rice bran stabilization using infrared radiation heating. LWT, 78: 281-288

Wang X, Chen H, Fu X, et al. 2017b. A novel antioxidant and ACE inhibitory peptide from rice bran protein: Biochemical characterization and molecular docking study. LWT, 75: 93-99

Wanyo P, Meeso N, Siriamornpun S. 2014. Effects of different treatments on the antioxidant properties and phenolic compounds of rice bran and rice husk. Food Chemistry, 157: 457-463

Watchararuji K, Goto M, Sasaki M, et al. 2008. Value-added subcritical water hydrolysate from rice bran and soybean meal. Bioresource Technology, 99(14): 6207-6213

Wu Q, Shah N P. 2017. High γ-aminobutyric acid production from lactic acid bacteria: Emphasis on *Lactobacillus brevis* as a functional dairy starter. Critical Reviews in Food Science and Nutrition, 57(17): 3661-3672

Wu Q, Zhuang M, Guo T, et al. 2023. Gut microbiota, host lipid metabolism and regulation mechanism of high-fat diet induced mice following different probiotics-fermented wheat bran intervention. Food Research International, 174: 113497

Xiao Y, Xiong T, Peng Z, et al. 2018. Correlation between microbiota and flavours in fermentation of Chinese sichuan paocai. Food Research International, 114: 123-132

Xue B, Kahn B B. 2006. AMPK integrates nutrient and hormonal signals to regulate food intake and energy balance through effects in the hypothalamus and peripheral tissues. Journal of Physiology, 574(1): 73-83

Yadav R B, Yadav B S, Chaudhary D. 2011. Extraction, characterization and utilization of rice bran protein concentrate for biscuit making. British Food Journal, 113(9): 1173-1182

Yang X, Twitchell E, Li G, et al. 2015. High protective efficacy of rice bran against human rotavirus diarrhea via enhancing probiotic growth, gut barrier function, and innate immunity. Scientific Reports, 5: 15004

Yao Y, Shan F, Bian J, et al. 2008. D-chiro-inositol-enriched tartary buckwheat bran extract lowers the blood glucose level in KK-Ay mice. Journal of Agricultural and Food Chemistry, 56(21): 10027-10031

Yılmaz N. 2016. Middle infrared stabilization of individual rice bran milling fractions. Food Chemistry, 190: 179-185

Yılmaz N, Tuncel N B, Kocabıyık H. 2014. Infrared stabilization of rice bran and its effects on γ-oryzanol content, tocopherols and fatty acid composition. Journal of the Science of Food and Agriculture, 94(8): 1568-1576

Zaupa M, Calani L, Rio D D, et al. 2015. Characterization of total antioxidant capacity and (poly)phenolic compounds of differently pigmented rice varieties and their changes during domestic cooking. Food Chemistry, 187: 338-347

Zeng C, Wen B, Hou G, et al. 2017. Lipidomics profiling reveals the role of glycerophospholipid metabolism in psoriasis. Gigascience, 6(10): 1-11

Zhang H, Shao Y, Bao J, et al. 2015. Phenolic compounds and antioxidant properties of breeding lines between the white and black rice. Food Chemistry, 172: 630-639

Zhang X, Chen Q, Pang G. 2005. The preparation of the oligopeptides and the investigations of the antioxidative activity of oligopeptides from the corn gluten meal. Food Science, 26 (9): 15-17

Zhu W, Yao H. 2006. Visual studies on rice bran extrusion. International Conference on Programming Languages for Manufacturing. Boston: Springer: 966-971

Zhuang M, Li J, Wang A, et al. 2024. Structurally manipulated antioxidant peptides derived from wheat bran: Preparation and identification. Food Chemistry, 442: 138465

Zigoneanu I G, Williams L, Xu Z, et al. 2008. Determination of antioxidant components in rice bran oil extracted by microwave-assisted method. Bioresource Technology, 99 (11): 4910-4918

Zou Z, Wang M, Wang Z, et al. 2019. Antihypertensive and antioxidant activities of enzymatic wheat bran protein hydrolysates. Journal of Food Biochemistry, 44 (1): e13090

第五章　微生物技术在面团加工中的应用

第一节　老肥性质对面团发酵的影响

传统食品并不意味着落后，它是一个民族最基本、最重要的食品源，是宝贵的文化缩影，是人类文明史上的重要组成部分（李里特，2009）。我国的传统发酵食品拥有悠久的历史，其风味独特，深受广大人民欢迎。我国的传统发酵食品一般包括酒类、乳品及调味品等，这些都是我国食品工业中极其重要的一部分，这些发酵产品中独特的风味与发酵剂中丰富且复杂的菌群有关（陈楠和戴传云，2013）。我国传统馒头发酵剂出现较早，目前，用于制作面食的发酵剂种类繁多，常见的传统发酵剂有酵子、老肥等，市场上应用最广的是面包酵母，包括活性干酵母和湿酵母等（张国华和何国庆，2012）。

一、传统面制品发酵剂的种类

1. 酵子发酵

酵子是一种多种菌发酵的发酵剂，含有酵母、霉菌等其他微生物群体，酶系丰富，可充分发挥多种微生物的优势，在发酵过程中生成多种风味物质，如醇类、烃类、醛类、酮类等，使馒头组织细腻富有弹性（杨敬雨，2007）。

2. 老肥发酵

老肥是指经过充分发酵的面团，老肥发酵为多菌种发酵，可在酵母菌、乳酸菌等一系列微生物的协作下，代谢产生醛、酮、酯等老肥馒头所特有的芳香类物质，使馒头的风味比单纯的酵母发酵馒头更好，而且食用价值更高（胡丽花等，2010）。

3. 酒曲发酵

酒曲是利用曲霉将糯米、麦芽、大麦等谷物类发酵而制成的一种发酵剂，早期被用于面食制作，目前一般用于发酵酒类；也可应用于馒头制作，其参与发酵过程中的糖化和酯化反应，是风味的主要贡献者（滕超等，2015）。在馒头中添加一定量的大曲可以使馒头质地适中、风味醇厚，而且馒头不易老化（韩德权等，2012）。

我国的传统馒头发酵剂是一种复杂的多菌种混合发酵剂，由于丰富的菌群发酵，用其制作的馒头风味醇厚，而且更适合中国人的口味。

二、老肥中的天然微生物种群

在尚未引入商业发酵剂的时代，老肥作为一种天然富集微生物的发酵剂，已经拥有在制作馒头、面包等发面食品中的悠久应用历史。这一观点得到了 Fujimoto 等（2019）以及 Palla 等（2019）研究的支持。老肥中的微生物群落对于发面品质起着决定性的作用，因此，对于传统老肥酵头中微生物复苏的研究显得尤为重要。

随着生物多样性技术的不断成熟和广泛应用，对于老肥中生物多样性的鉴定已经从初步的探索发展到在品种水平上更加深入和广泛的研究。采用传统分离技术与分子生物学鉴定技术相结合的方式，科学家们发现老肥发酵头中蕴含着丰富的微生物多样性。其中，酿酒酵母被证实为老肥发酵头中的主要优势酵母菌种（Iacumin et al., 2009）。

针对玉米酵母群体的研究表明，老肥发酵头中的玉米酵母属于一个相对独立的驯化群体，在种内展现出丰富的遗传多样性。同时，其种群结构受到地域因素的显著影响（Duan et al., 2018）。以河北邢台、山西运城、山东曹县和云南丽江四个不同地区的老肥为主要研究对象，采用高通量测序技术分析不同地区老肥的菌群组成，并探究菌群对馒头品质的影响。四个地区老肥样品中细菌多样性大于真菌多样性，真菌门中相对丰度较大的是担子菌门，细菌菌门中相对丰度较大的是厚壁菌门。在属水平上，河北邢台、山西运城和山东曹县样品中以片球菌属为主；而云南丽江样品中以乳杆菌属为主。这些研究不仅揭示了老肥发酵头中微生物的复杂性和多样性，还为进一步挖掘和利用这些天然微生物资源提供了重要的理论依据和实践指导。

老肥中包含的乳酸菌是一类对老肥发酵过程起到重要作用的微生物。这些乳酸菌能够通过发酵产生乳酸和其他有机酸，赋予老肥独特的酸味和香气。在老肥中，常见的乳酸菌包括植物乳杆菌、旧金山乳杆菌、短乳杆菌等。这些乳酸菌具有较强的耐酸能力，能够在较低 pH 值的环境下生长繁殖。乳酸菌的存在不仅有助于老肥的发酵，还能产生一些具有保健功能的物质，如细菌素等。乳酸菌在老肥中的发酵可以分为同型发酵和异型发酵两种途径。同型发酵主要产生乳酸，而异型发酵除了产生乳酸外，还能生成乙醇、乙酸和二氧化碳等物质。这些物质不仅赋予了老肥独特的酸味和香气，还有助于改善面团的质地和口感。按照发酵类型，乳酸杆菌分为三种类型：专性同型发酵、兼性异型发酵和专性异型发酵，这三种发酵类型在老肥发酵中地位相同。

老肥中包含的酵母菌是一类对老肥发酵过程起到重要作用的微生物。酵母菌属于真核生物，它们在老肥中通过厌氧呼吸将糖类转化为二氧化碳和乙醇，从而使面团膨胀松软，并赋予老肥独特的香气和风味。在老肥中，酵母菌的种类可能多种多样，包括酿酒酵母等。这些酵母菌具有较强的发酵能力，能够在老肥中迅速生长繁殖，产生大量的二氧化碳气体，使面团膨胀。同时，它们还能通过代谢产生乙醇、酯类、醛类等化合物，为老肥增添独特的风味和香气。老肥中的酵母菌对于老肥的品质和口感具有重要影响。一方面，酵母菌的发酵作用可以使面团膨胀松软，提高老肥的口感和可食用性；另一方面，酵母菌还能与老肥中的其他微生物相互作用，共同影响老肥的风味和品质。老肥中的酵母菌数量和种类可能会受到多种因素的影响，如原料、加工工艺、环境条件等。因此，在使用老肥进行发酵时，需要注意控制发酵条件和时间，以确保酵母菌能够正常生长繁殖，从而得到品质优良的老肥制品。老肥作为一种混合多菌种发酵剂，其组成不仅包括酿酒酵母，还涵盖了高比例的非酿酒酵母，如异常威克汉姆酵母、德尔布有孢圆酵母以及扣囊复膜孢酵母等（Li et al., 2016；邓璀等，2015；Liu et al., 2018b）。这些多样化的酵母菌群在塑造馒头等传统面制品的独特风味品质中扮演着至关重要的角色（邓璀，2016）。事实上，酵母菌在决定其他类型的发酵面制品（如面包）的品质方面同样显示出不可或缺的作用。它们不仅与面团的发酵能力紧密相关，更是风味形成和营养价值提升的关键因素（De Vuyst et al., 2016）。近年来，非酿酒酵母在馒头面团发酵过程中的作用逐渐受到研究者的关注。然而，目前关于非酿酒酵母菌在馒头面团发酵中的具体应用信息仍然相对匮乏。仅有部分菌种，如库德里阿兹威毕赤酵母、矮小假丝酵母、布拉迪酵母和异常威克汉姆酵母的应用特性得到了初步的探索和揭示（Liu et al., 2018b；马榕灿等，2017）。

三、微生物在面团发酵过程中的作用

乳酸菌和酵母菌在面团发酵过程中各自扮演着重要的角色，它们的作用机制和效果有所不同，但共同促进了面团的发酵和品质提升。乳酸菌主要通过产生乳酸和其他有机酸来发挥作用。这些有机酸能显著降低面团的 pH 值，从而创造出一个酸性环境。这种环境不仅有利于乳酸菌自身的生长和繁殖，还能抑制有害微生物的滋生，保证面团的卫生质量。同时，乳酸等有机酸能使面团中的蛋白质分子带有更多的负电荷，从而增强蛋白质分子间的相互作用，改善面团的流变特性和可加工性。此外，乳酸菌还能分解面团中的部分糖类，产生二氧化碳等气体，使面团膨胀发酵。虽然乳酸菌产生的气体量相对较少，但它在与其他微生物协同作用时，能显著提高面团的发酵效率。而酵母菌在面团发酵过程中的作用则更为显著。它主要通过厌氧呼吸将面团中的糖类转化为乙醇和二氧化碳。这个过程中产生的二氧化碳是面团膨胀的主要动力，能使面团体积增大、组织疏松。同时，酵母菌还能产生各种酶类物质，这些酶能分解面团中的蛋白质和淀粉等大分子物质，使它们更易被人体消化吸收。除了对面团结构的影响外，酵母菌还能赋予面团独特的香味和口感。在发酵过程中，酵母菌会产生各种醇类、酯类等芳香化合物，这些化合物为面包、馒头等面制品带来了特有的风味。

1. 乳酸菌在面团发酵中的代谢途径

小麦面粉中微生物可以利用的碳水化合物首先是麦芽糖，其次是蔗糖、葡萄糖和果糖，连同一些三糖，如麦芽三糖、棉子糖。发酵过程中，葡萄糖含量上升，蔗糖含量下降（酵母菌分泌的蔗糖酶的酶解作用）。虽然酵母菌不能利用面粉中的麦芽糖，但其可利用某些乳酸菌（特别是旧金山乳杆菌）代谢释放出的葡萄糖而在老肥中生长繁殖。从葡萄糖出发，同型发酵乳酸菌主要通过糖酵解途径生产乳酸（同型乳酸发酵）；异型发酵乳酸菌通过 6-磷酸葡萄糖酸/磷酸乙酮醇酶（6-PG/PK 途径，异型乳酸发酵）产生乳酸，同时还产生二氧化碳、乙酸和/或乙醇（Liu et al., 2008）。除葡萄糖外，其他己糖在异构化和/或磷酸化之后，在 6-磷酸-葡萄糖或 6-磷酸-果糖阶段进入这两种主要代谢途径。二糖被特定的水解酶和/或磷酸水解酶分解为单糖后进入这两种代谢途径。戊糖被磷酸化，并被差向异构酶或异构酶转化成核糖-5-磷酸或木酮糖-5-磷酸，接着进入 6-PG/PK 途径的后半段进行新陈代谢（图 5-1）。并

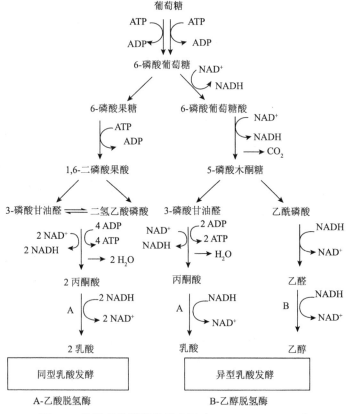

图 5-1　乳酸菌代谢流程示意图（Reddy et al., 2008）

非只有本身含磷酸转酮酶（6-PG/PK 途径的关键酶）的专性异型发酵乳酸菌才可以利用戊糖，兼性异型发酵乳酸菌也可以利用戊糖，其磷酸转酮酶由可利用的戊糖诱导产生，专性同型发酵乳酸菌不发酵戊糖。兼性异型发酵乳酸菌还可通过糖酵解途径发酵己糖，因为这类乳酸菌本身含有果糖-1,6-二磷酸醛缩酶（糖酵解途径的关键酶）。迄今为止，已有一些研究尝试对乳酸杆菌的完整基因组进行测序，涉及的乳酸杆菌包括：同样在老肥中存在的短乳杆菌（Makarova et al.，2006）、植物乳杆菌（Kleerebezem et al.，2003）和罗氏乳酸菌。

在还原型辅助因子、还原型烟酰胺腺嘌呤二核苷酸或烟酰胺腺嘌呤二核苷酸磷酸的再生需求上，同型和异型发酵的新陈代谢有着本质的不同。专性异型发酵乳酸杆菌利用氧气或果糖等辅底物作为电子受体，导致面团中产生更多的乙酸。由于辅因子再生的新陈代谢条件不同，同型发酵乳酸杆菌和异型发酵乳酸杆菌对面团中氧化还原反应的影响也不同。

1）碳水化合物的代谢

老肥中的兼性（如植物乳杆菌）和专性（如旧金山乳杆菌）异型发酵乳酸菌常见的发酵六碳糖的方式分别是糖酵解和磷酸葡萄糖酸途径。除了这些能量代谢途径，在营养水平低下且多变的环境中，乳酸菌会产生表型反应。该反应包括对外部电子受体的使用和/或对各种能量来源的同时使用。这些能量来源通常与诱导性吸收系统有关，或与内源性和外源性酶作用有关（Vogel et al.，1999）。磷酸葡萄糖途径可能由于乙酸激酶的作用产生额外的能量（乙酸激酶在存在电子受体的情况下，可以在不形成乙醇的情况下回收 NAD^+）。共发酵是另一条能量代谢途径，它可以使老肥乳酸菌使用不可发酵的底物从而增加乳酸菌的适应性。旧金山乳杆菌中已发现存在柠檬酸和麦芽糖或葡萄糖的共代谢（Gobbetti and Corsetti，1996）。在共发酵中，戊糖而非麦芽糖被优先利用（Gobbetti et al.，1999）。对一些非常规底物（如氨基酸）的强制性利用也可能产生丙酮酸和乳酸。丝氨酸脱去氨基产生氨和丙酮酸，丙酮酸又被降解为乳酸。丙酮酸还可通过转氨基作用，由丙氨酸直接形成或由天冬氨酸间接形成。老肥发酵过程中乳糖的降解产生乙酸和二氧化碳，而这可能影响老肥的风味和质地（Liu，2003）。

2）含氮化合物的代谢

现已证明，几乎所有的乳酸菌都有多种氨基酸营养缺陷（4～14 种氨基酸）（Calderon et al.，2003）。因此，乳酸菌依靠蛋白水解系统降解蛋白质。乳酸菌的蛋白水解系统由众多位于细胞内的肽酶和一个位于细胞外的丝氨酸蛋白酶输送系统[专门针对二肽/三肽和寡肽（多于三个氨基酸残基）]构成。一般来说，水解蛋白质的酶分为蛋白酶和肽酶。蛋白酶催化蛋白质降解成较小的肽段；肽酶水解特定肽键或将肽类完全分解为氨基酸。小麦粉和黑麦粉的蛋白酶活性主要源于天冬氨酸蛋白酶和羧肽酶，这两种酶类在酸性条件下都具有活性。

　　小麦蛋白和黑麦蛋白的降解对面包的风味、体积和质地有着重要的影响。面筋蛋白，即麦谷蛋白和麦醇溶蛋白，是小麦籽粒中主要的贮存蛋白质。麦醇溶蛋白是小麦籽粒中溶于乙醇的蛋白质，麦谷蛋白则溶于稀酸。麦谷蛋白是高度聚合的蛋白质，分为高分子量组分和低分子量组分。麦醇溶蛋白是单体蛋白质，因为这类蛋白只含有分子内二硫键。根据氨基酸组成的不同，麦醇溶蛋白分为 α、γ、ω 三类，α 和 γ 麦醇溶蛋白含有半胱氨酸残基，但是 ω 麦醇溶蛋白不含（Shewry and Tatham，1997）。黑麦的主要贮存蛋白质是黑麦醇溶蛋白，黑麦醇溶蛋白分为 γ、ω 和 secalin 三类。在所有种类的老肥发酵中均普遍发现：有限的蛋白质水解可以提高面包的风味，并且不会对面包的质地和体积产生不利影响（Thiele et al.，2002）。氨基酸和肽不仅影响着发酵食品的味道，更是挥发性风味组分的重要前体。氨基酸可以作为底物被微生物转化，或者在烘焙中被转化成风味物质，因此，发酵过程中有限的蛋白质水解能够改善面包的风味。面包屑的气味主要取决于微生物发酵的产物，而面包皮的味道和香味主要取决于热反应生成的物质（Kirchhoff and Schieberle，2001）。

　　2. 酵母菌在面团发酵的代谢途径

　　酵母属于兼性厌氧微生物，具备在有氧或无氧环境下生长的能力。在氧气充足的条件下，酵母通过氧化过程将糖类转化为二氧化碳、能量以及生物量。然而，当环境中缺乏氧气时，酵母则依赖乙醇发酵途径，将糖类转化为乙醇、二氧化碳和甘油。在面包制作过程中，对最终产品品质影响最为显著的主要发酵产物为二氧化碳和乙醇（Trevelyan and Harrison，1952；Pronk et al.，1996）。当酵母被添加到面团或面糊中时，它们会迅速开始发酵过程。特别是酿酒酵母，在发酵过程中还会产生一系列重要的次生代谢物，这些化合物包括甘油、有机酸、风味化合物及其前体物质。这些次生代谢物的生成与酵母体内的多种代谢途径密切相关，其中包括糖酵解途径、乙醇发酵途径、三羧酸循环以及乙醛酸循环等。这些代谢途径相互交织，共同构成了酵母复杂的代谢网络。经过一系列复杂的代谢途径，酵母不仅能够生成二氧化碳和乙醇等核心发酵产物，还能产生一系列对面包等烘焙食品风味和品质至关重要的次生代谢物。这些次生代谢物在赋予面包独特风味和优良品质方面发挥着不可或缺的作用。在酵母的代谢过程中，糖酵解是一条主要的碳代谢途径。在这一过程中，酵母通过摄取面团中的低分子糖类（如蔗糖、麦芽糖、葡萄糖和果糖）来进行能量生产。其中，己糖类（包括葡萄糖和果糖）是糖酵解途径的首选底物。不过，葡萄糖相较于果糖更受酵母细胞的青睐，这主要是因为葡萄糖与果糖共用相同的转运载体进入细胞，而细胞对葡萄糖表现出更高的结合特异性（Verstrepen et al.，2004）。随着葡萄糖和果糖的逐渐消耗，酵母开始利用麦芽糖。然而，值得注意的是，贝克酵母等某些种类的酵母由于缺乏必要的酶类，无法将麦芽糖水解为葡萄糖。为了有效利用麦芽糖，酵母依赖于一套通过质膜的主动运输机制。一旦麦芽糖进入细胞，它会被葡萄糖苷酶进一步水解，生成两个葡萄糖分子，这一过程对于酵母的代谢至关重要（Alves et al., 2007）。然而，葡萄糖苷酶合成的抑制成为限制面团发酵速度的一个关键因素（Dequin, 2001），这也是导致二氧化碳生成出现滞后现象的主要原因。为了克服这一问题，通过基因工程手段，用组成型启动子替代麦芽糖渗透酶和麦芽糖酶的天然启动子，从而增强酵母对麦芽糖的代谢能力。对于高级糖类如蔗糖的利用，酵母依赖于转化酶（Ⅰ）的作用来将其分解为可被细胞利用的形式。在酵母细胞内部，存在两种不同定位的转化酶。第一种转化酶位于细胞质中，它要求酵母通过特定的转运机制将蔗糖摄入细胞内。而第二种转化酶则位于质膜与细胞壁之间的空间，分解蔗糖产生的己糖（如葡萄糖和果糖）随后通过己糖转运系统进入酵母细胞，进一步参与到细胞的代谢途径中（Pronk et al., 1996）。研究表明，在含有酵母转化酶的面团样品中，蔗糖被完全降解，转化为葡萄糖和果糖供酵母发酵使用。此外，由于小麦粉中淀粉酶的活性作用，面团发酵过程中麦芽糖的浓度会逐渐增加。值得注意的是，无论是哪种糖类的代谢，微生物都共享着一些共同的代谢途径，其中最为核心的是糖酵解途径的下游部分以及丙酮酸的形成过程（Koshland and Westheimer, 1950; Pronk et al., 1996）。丙酮酸的产生和糖酵解在酵母的发酵代谢中起着关键作用。糖酵解是一系列酶催化反应，它将葡萄糖等糖转化为丙酮酸，同时产生 ATP 作为能量来源。磷酸二羟丙酮作为糖酵解的中间体和甘油的前体，在厌氧生长过程中在胞质氧化还原平衡中起重要作用。磷酸二羟丙酮被甘油-3-磷酸脱氢酶（GPD）还原为甘油-3-磷酸，最后被甘油-3-磷酸酶（GP）去磷酸化为甘油（Nevoigt et al., 2002）。此外，在酵母生长过程中，丙酮酸转化为许多不同的化合物，如二氧化碳、乙醇和其他有机代谢物，这些物质会影响面包的质量（Pronk et al., 1996）。由于酵母更倾向于乙醇发酵代谢而不是呼吸作用（克拉布特里效应），在高糖浓度下，从丙酮酸开始主要代谢途径是乙醇发酵（Gancedo, 1998）。这种克拉布特里效应会导致一些问题，如不完全发酵、异味生产、不良的副产品和生物质产量损失（Verstrepen et al., 2004）。在乙醇发酵过程中，乙醇是通过丙酮酸脱羧酶（PDc）将丙酮酸转化为乙醛和二氧化碳。此外，醇脱氢酶（AD）通过氧化 NADH 将乙醛还原为乙醇。

四、老肥性质对面团和馒头特性的影响

馒头作为我国北方的主要面食主食之一，在我国有着悠久的历史，馒头及包子类产品用粉量占总用粉量的 70%以上。随着人们生活节奏的加快，大型速冻米面制品企业生产的速冻馒头消费量占据越来越大的市场份额。馒头的工业化及机

械化程度都较为成熟，但馒头的工业化生产工艺多采用酵母+泡打粉的一次发酵方式，其发酵速度快、蓬松度高、工业化与标准化较为稳定，但这种方式生产的馒头缺乏丰富的风味物质，酵香味不足，组织过于疏松绵软、无嚼劲。尤其在冷冻储存条件下，馒头的品质劣化更为严重，而冷藏短保质期馒头在品质上的优势则更为明显。传统的老肥发酵馒头多为多菌种混合发酵，不仅有酵母菌，还有乳酸菌、霉菌等多种菌种（王宁等，2015），产生丰富醇厚的酵香味及韧劲口感，其市场需求量日益增加，老肥馒头因工业化生产工艺不稳定、风味物质不确定、占工厂操作面积多、发酵周期长、效率低等各种局限性，在食品工业企业中未普遍推广，仍以小作坊式生产为主，其卫生条件及工艺把控较差，这些会导致传统工艺中老肥酵头中的杂菌较多，存在一定的食品安全风险。

郦金龙等（2018）从传统老肥中筛选乳酸菌并进行分子生物学鉴定，将乳酸菌应用于馒头制作，考察其对馒头风味的影响。刘效谦等（2018）通过分析老肥发酵过程中麦谷蛋白大聚体的降解变化，为老肥质量控制及生产奠定基础。李继锋等（2017）研究了酸种扩培时间、酸种添加量、冷藏发酵时间，以及中种面团中小麦粉的添加量等参数对老肥馒头品质的影响。王大一等（2016）以长时发酵的老肥为研究对象，研究了酵子添加量和发酵温度对制作老肥发酵过程中生化指标（pH、TTA、水分活度、水分含量、酵母菌总数、乳酸菌总数）的变化影响。马永生（2011）研究发现酵母面团发酵 18 h、老肥添加量 60%、二次和面 14 min、二次加水量 40% 时蒸制出的馒头感官评分高。张煌（2014）研究发现面糊最佳工艺条件参数为：面水比 0.4、酵母添加量 0.7%、发酵时间 24 h、发酵温度 33℃。樊元元（2016）研究发现酵子面糊发酵最佳工艺为：发酵温度 30℃、面水比 0.5、酵子添加量 20%、发酵时间 20 h。

老肥发酵对全谷物和富含纤维面制食品的感官品质有明显的改善作用，提高了膳食纤维和矿物质的生物利用率（Katina et al., 2012）。刘长虹等（2018）研究发现老肥与酵母混合比例为 1∶4 时，感官评分最高。郦金龙等（2018）从传统老肥中筛选的乳酸菌对馒头的表皮颜色和表皮状况均有较显著影响。何学勇等（2013）研究发现老肥馒头具有较低的 pH 值，其霉菌增长趋势低于酵母、酵子馒头。马智刚等（2003）的研究表明，面团发酵初期酵母菌数量增长较快，随着发酵的进行又逐步下降，最终酵母活力降至零；乳酸菌变化与酵母密切相关；醋酸菌变化趋势基本上和酵母的趋势保持一致，大肠杆菌 36 h 不超标。老肥主要是通过形成有机酸和其他补充机制降低面包的血糖指数和淀粉的消化率，其可用于生产低 FODMAPs（低发酵、低聚糖、二糖、单糖和多元醇饮食）小麦面包制品，其可能通过多种途径改善肠易激综合征患者症状（Menezes et al., 2019；Gobbetti et al., 2018）。

食品的感官特征中，香气对消费者的接受程度起着重要的作用。酸面团和其他面包制品的香气是面筋蛋白水解过程中产生的挥发性化合物的结果，这些反应是在加工和热处理过程中进行的。可将酸面团产生的化合物分为两类：非挥发性化合物（如代谢产生的有机酸）和挥发性化合物（如醇、醛、酮、酯和硫）。化学类化合物是醇、醛和酸，它们代表了酸面包的香味。乙醇、己醇、戊醇和异戊醇是醇类的主要挥发性化合物，分别是酒精、草药、香脂和酒精/麦芽气味的来源。邢倩（2023）分析了不同酸面团馒头的挥发性化合物含量，并做了馒头的挥发性物质聚类分析，数据表明添加酸面团的馒头风味比普通馒头风味丰富，添加乳酸菌发酵酸面团馒头的风味比未添加乳酸菌发酵酸面团馒头风味丰富，且添加酵母菌的馒头风味更丰富，是因为高活性酵母可以利用可发酵糖快速发酵产生醇类、酯类、脂肪酸等次级代谢产物，酸面团发酵有助于大多数挥发性物质的积累。

酸面团发酵对面团流变特性有着显著的改善作用。酸面团发酵过程中产生的胞外多糖、有机酸等代谢产物都可以对面团中的面筋结构以及最终产品质构性质产生显著的影响（Lacaze et al.，2007）。研究发现葡聚糖的产生可以使面团的体积增加 20%，对面团的流变学性质和焙烤产品的品质和质构有积极的影响，而且胞外多糖还能与蛋白质网状结构发生相互作用，进而改善面团的持气性和稳定性。研究发现蛋白质水解到一定程度，不仅可以增加面团及烘焙产品的风味物质的丰度，也能对面团及其产品的内部结构产生有利影响（Ganzle et al.，2008），例如酸面团发酵过程中能够部分降解麦谷蛋白和麦醇溶蛋白，从而使由两种蛋白相互作用构成的面筋蛋白交联产生的网状结构孔隙变得更加致密，且网状结构机械强度增加，增加面团的持气能力，使面团能够更好地包裹并保持住经由发酵所产生的二氧化碳，显著提高和改善产品的体积和流变特性。面筋蛋白结构中的二硫键（—S—S—）以及巯基（—S—H）能够转换，转换后蛋白质分子间的力减小，故面团的黏性以及延展性得到提升。研究发现（Hansen et al.，2002）在黑麦酸面团中，与谷蛋白功能相近的可溶性阿拉伯木聚糖溶解，内源性木聚糖酶和木糖苷酶活性增加，其是酸面团的酸化引起的，最终面团的弹性增强，烘焙产品的口感和体积得到改善和提高。有机酸的生成对于面团的混合特性至关重要。然而，酸度过低会降低面团的稳定性，其原因是过低的 pH 环境使面团中的面筋蛋白被过度水解，从而对面团的流变特性和质构产生不利影响。

米酒老肥是指将米酒作为发酵剂制作面团，并进行长时间发酵。由于面团进行长时间的发酵，会产生酸性物质，使得面团 pH 值降低，如若不加碱，会使得蒸制的馒头口感发酸，影响馒头品质。碱的添加通常由经验丰富的师傅来处理，但对于老肥馒头大规模生产仍然缺乏定量依据。碱在馒头中的应用相对较少，其作用和潜力尚未得到充分评价（Guo et al.，2019）。在碱性条件下，面粉在糊化形成凝胶的过程中膨胀能力增强，吸水率升高，面团的形成时间和稳定时间均变长，面团硬度显著增加，弱化度明显降低，初期面团得以强化，改善了面团的加工性能（刘瑞莉和陆启玉，2017）。碱可以抑制面条褐变，由于 α-淀粉酶、多酚氧化酶活性在 pH 为 7～11 的条件下受到抑制，酶促褐变能有效抑制（Hatcher and Anderson，2007）。食用碱（Na_2CO_3）的引入会使风味物质种类和总量都下降，但主要呈味物质醇、醛等变化不大（刘娜等，2014）。毛羽扬等（2001）对发酵面团对碱工艺最佳 pH 值进行的研究证明，发酵面团对碱后立即制作，其面团的 pH 值在 6.15～6.20 区域内，制成品的效果很好。发酵面团对碱再醒发 25 min 后，其面团的 pH 值在 6.12～6.15 区域内，制成品的效果更好。采用感官评价和质构仪分析老酵头馒头和工厂化生产馒头的品质差别，结果显示，老酵头馒头咀嚼性、凝聚性、感官评分、外观都显著高于工厂化馒头（丁长河等，2007）。分析老肥发酵过程中麦谷蛋白大聚体的降解变化，可为老肥质量控制及生产奠定基础（刘效谦等，2018）。

　　由于面团经过长时间的发酵，面团内微生物种类多，在这些微生物和生化反应共同作用下生成的酯类、醛类物质，使得做出来的馒头在口感上味道更好（马永生等，2011）。不同地区传统老酵头制备面团的动态流变特性和发酵特性不同，面团发酵成熟期的 pH 值是影响老酵头制作产品品质的重要因素，与馒头的硬度、黏性、咀嚼性指标及综合评分极显著相关（艾志录等，2018）。采用老肥发酵可以改善面制品的品质，在老肥发酵过程中产生有机酸和胞外多糖，这些物质会影响到面团中的淀粉和蛋白的相互作用，从而影响面团的流变特性，降低面团的硬度（Wolter et al.，2014；Schober et al.，2007；Capriles and Arêas，2014）。

第二节　益生菌在面团发酵中的作用

一、益生菌的定义

　　益生菌广义上又被称为有益的活性微生物，2001 年，联合国粮食及农业组织/世界卫生组织专家小组首次明确益生菌的科学定义为摄取足够数量时，对宿主健康有益的活性微生物并且具有安全无毒、无致病性的特点（Diez-Gutiérrez et al.，2020；Roberts et al.，2018）。需要注意的是，满足下列标准才可称为有效益生菌：①来自动物或人体，食用具有安全性；②能对宿主发挥显著有效的有益作用；③在宿主体内作用位置可正常繁殖生长，且保持活性；④益生菌制品在贮藏运输、加工生产过程中始终保持活性。目前益生菌主要包括细菌和真菌两大类，包括乳酸菌、酵母菌、放线菌、益生芽孢杆菌、丁酸梭菌、双歧杆菌等（张倩等，2022）。

二、益生菌在食品中的应用

1. 益生菌在功能性果蔬汁中的应用

一些果蔬（如胡萝卜、木瓜、火龙果等）在榨汁后，其汁液呈中性，不便储存，且风味不佳，需对果蔬原汁液进行酸化处理后再饮用或保存。在果蔬汁中添加益生菌进行发酵，能将果蔬汁进行酸化，不但可以获得乳酸，还能改善果蔬汁的风味，提高果蔬汁的营养价值。在使用干酪乳杆菌对大花可可饮料进行发酵的研究过程中，经干酪乳杆菌发酵后，果蔬汁的 pH 值降到 4.1，这时干酪乳杆菌对其他致病菌的生长起到有效的抑制作用，使果蔬汁更容易保存，并且会明显增加果蔬汁的抗氧化活性（吴彩云等，2021）。

2. 益生菌在功能性乳制品中的应用

益生菌在乳制品中应用最多，最为常见的是将益生菌添加到酸奶中（李楠和刘振民，2020）。例如，在制作益生菌酸乳时，可添加富含干酪乳杆菌的果蔬片，再加入小麦、谷物和葡萄干，不但能有效改善乳制品的口感，还能明显提高乳杆菌细胞的活力。此外，将益生菌添加到乳制品中，能有效抑制乳酸中产生黄曲霉素，从而提高乳酸饮料的饮用安全性（张玉双等，2022）。益生菌还能用于益生菌类奶酪的制作，如将益生菌添加到瑞士干酪中等。孕妇普遍存在营养过剩、摄入的糖分和热量过多的情况，摄入添加益生菌的乳制品，不但能提高婴儿的免疫力，还能有效促进孕妇消化，缓解便秘困扰。孕妇经常喝益生菌乳制品，还能对妊娠糖尿病起到良好的预防作用。在孕期，益生菌能对孕妇体重进行有效控制，还能对脂肪的吸收起到抑制作用，增加排出体外的脂肪量。

3. 益生菌在发酵肉制品中的应用

发酵肉制品中使用的益生菌主要是乳酸菌，通过乳酸菌与微球菌、葡萄球菌、酵母菌等各种微生物之间的复配，可以生成发酵剂，发酵剂的作用在肉制品的发酵过程中逐渐显现出来：一方面，肉中的蛋白质被接种微生物产生的蛋白酶分解为多肽和氨基酸，容易被人体消化吸收，脂肪被接种微生物产生的脂酶分解为挥发性脂肪酸和酯类，给予产品芳香，提高产品风味；另一方面，乳酸菌能提高制品的稳定性，使得产品得以更好更久地保存。

4. 益生菌在功能性食品添加剂中的应用

将益生菌添加到食品添加剂中可提升食品的口感，降低食物中香料和香精的含量，进而提高食品的健康性，如在食品中添加嗜热链球菌，或添加保加利亚乳杆菌。这两种菌在共同作用下能生成乙醛，乙醛能明显提升食品味道。此外，将益生菌加入食品添加剂后，能增加食品的稠度，如乳制品中加入益生菌类食品添加剂后，制作出的产品味道更好、甜度更佳，还能有效避免消费者食用后产生不良反应。

5. 益生菌在其他功能性食品中的应用

除了以上几类功能性食品外，还有一些新的益生菌功能性食品（陈麒名等，2021）。益生菌可以通过保护胃肠道病原体来增强人体免疫力，它们对宿主发挥有益作用的机制包括分泌抗菌物质、竞争性排除黏附位点和营养来源、增强肠道屏障功能和免疫调节（图5-2）。例如，有研究者对6种发酵大米布丁中鼠李糖乳酸菌GR-1的活力和生长进行研究，希望能减少食用者发生尿路感染和泌尿生殖系统问题，研究显示，在大米布丁中添加4%短链菊糖益生菌具有最高的甜度、风味以及质地特征评分，添加长链菊糖、短链菊粉以及燕麦不会对鼠李糖乳杆菌GR-1活力造成不利影响。如图5-3所示，目前研究利用宏基因组学和代谢组学技术，已经提出构成功能性食品的化合物的一些作用机制（Yang et al., 2019）。因此，益生菌对于生产新型功能性食品潜力巨大。

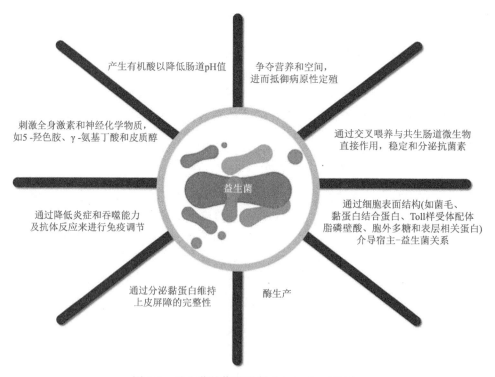

图5-2　益生菌的作用机制（Ashaolu, 2020）

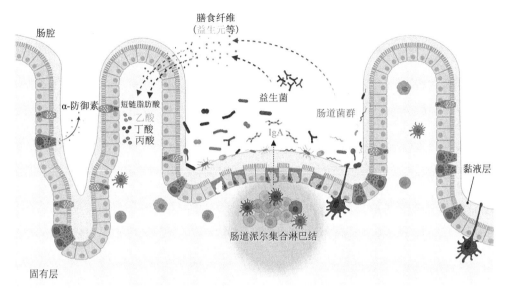

图 5-3　益生菌发挥其有益作用的一些拟议机制（Damián et al.，2022）

三、益生菌对面团发酵过程以及冷冻面团品质的影响

1. 乳酸菌混合酵母菌发酵对面团发酵的影响

我国传统的老肥发酵均是多菌种发酵，且有研究表明其中的优势菌群为酵母菌和乳酸菌，经过多菌种发酵的馒头具有独特的风味和口感，与单一菌种发酵相比混合菌发酵的馒头更具有优势。近年来大量研究发现乳酸菌和酵母菌协同作用可有效改善面制品的风味、口感、质地和营养物质。

乳酸菌是多种能利用可发酵碳水化合物来产生大量乳酸的细菌的总称（杨洁彬等，1996）。乳酸菌在代谢过程中主要产生乳酸，除此之外还有少量其他代谢物质。乳酸菌代谢可分为异型乳酸发酵和同型乳酸发酵。乳酸菌异型发酵总反应式为：$C_6H_{12}O_6+ADP+Pi \longrightarrow CH_3CHOHCOOH+CH_3CH_2OH+CO_2+ATP$，乳酸菌同型发酵总反应式为：$C_6H_{12}O_6+2ADP+Pi \longrightarrow 2CH_3CHOHCOOH+2ATP$（Jekle et al.，2010）。乳酸菌在发酵面制品时无论哪种代谢方式均能够对面制品的质构、营养和风味做出重要贡献。乳酸菌可以通过代谢产生一些氨基酸类风味物质前体，继而还可以转化成醇、酯等物质，来改善面制品的风味。乳酸菌在发酵面团的制作过程中通过降低其 pH 从而激活谷物中的内源性蛋白酶，其水解蛋白形成短肽与氨基酸，降低了面筋蛋白强度从而改善了面团的流变特性（Serrazanetti et al.，2009）。还可以通过产生胞外多糖或有机酸来抑制面制品老化（Chen et al.，2018）。

酿酒酵母是一种兼性厌氧菌，在有氧的条件下发酵糖类转化为二氧化碳、能量和生物质，无氧的条件下，则通过乙醇发酵将糖类转化为乙醇、二氧化碳和甘油。酿酒酵母代谢的途径有糖酵解、乙醇发酵、三羧酸循环、乙醛酸循环等，通过这些代谢途径所产生的代谢产物均能丰富面制品的风味，改善面制品的体积。

在乳酸菌与酿酒酵母协同发酵全麦面粉面团的过程中，淀粉颗粒所经历的结构转变对麦谷蛋白大聚物最终产品的品质具有深远影响。研究证实，发酵面团内的酵母及乳酸菌等微生物会引导淀粉颗粒产生形变，具体体现在颗粒表面出现斑点和裂纹等微观结构的变化（Majzoobi and Beparva，2014）。然而，另一个重要的发现是，具备均匀多孔结构的淀粉颗粒展现出了卓越的保水性能，这一特性对于构建黏性与弹性平衡俱佳的面团至关重要（Sun et al.，2022）。因此，对乳酸菌与酿酒酵母协同发酵过程中淀粉颗粒结构变化的精准控制显得尤为重要。就面团而言，植物乳杆菌与酿酒酵母的协同作用不仅降低了小麦淀粉的分子量，还引发了淀粉颗粒无定形区的降解（Sun et al.，2022）。特别是在全麦面粉面团的发酵过程中，这种微生物的协同作用所诱导的小麦淀粉结构变化，促进了淀粉颗粒与蛋白质之间更为稳固的相互作用网络的形成。这一变化进一步调整了面团的黏弹性，为麦谷蛋白大聚物质量的更优化控制提供了有效途径。

基于乳酸菌和酿酒酵母在面制品发酵过程中的机理研究，许多学者还就乳酸菌和酵母菌之间的协同发酵进行了讨论。研究发现两种菌可利用的营养物质很相似，并且两者在面制品中生长代谢过程中还能够为对方提供合适的环境促进彼此的生长，例如，乳酸菌代谢可以为酵母提供大量碳源，同时，乳酸菌发酵可以降低基质中的 pH，提供一个适宜的酸性环境促进基质中部分酵母菌的生长（Vermeulen et al.，2005）。

1）酵母与乳酸菌协同发酵产生的次级代谢产物改善面团流变特性

（1）胞外多糖。

胞外多糖作为乳酸菌混合酵母菌发酵期间面团中的微生物产生的主要次级代谢产物，已被证明能够显著影响面团的流变特性，即增加面团的黏度，增强面团的持水能力（Daba et al.，2021）。胞外多糖具有广泛的连接结构，具有改善与面团流变学相关的面团面包制作性能的良好潜力。胞外多糖的结构根据其单糖组成、键合类型、支化度、分子量和生产模式而变化（Iliev et al.，2006）。葡聚糖键合类型和分子量是影响面团流变特性的两个关键因素。具有更多支链结构和灵活的糖苷键 α-连接的同聚胞外多糖在改变面团黏弹性方面发挥更大的潜在作用。在面团系统中，具有 α-（1→3）和 α-（1→6）连接的葡聚糖导致面团的储能（弹性）模量（G'）和损耗（黏性）模量（G''）增加（Wang et al.，2019；Zhang et al.，2018）。然而，具有较低 α-连接支化水平的同多糖，即 *Weissella confusa* QS813 的胞外多糖，在降低面团的黏弹性方面发挥了重要作用（Tang et al.，2019；Zhang et al.，2021）。β-（1→4）-连接的线性主链的异聚胞外多糖在改变面团的黏弹性方面也发挥着关键作用。具有 β-（1→4）-连接的 D-葡萄糖线性主链的黄原胶对面团的弹性模量（G'）和黏性模量（G''）产生积极影响（Azeem et al.，2021）。同样，具有 β-（1→4）-连接的线性主链的海藻酸钠也会增加面团的弹性。

（2）酶。

针对乳酸菌与酵母菌共发酵过程中产生的酶对面团流变特性的影响，研究表明，淀粉酶、木聚糖酶和纤维素酶的共同存在会导致面团软化度、混合耐受指数（MTI）、黏性以及延伸性的提升。然而，这些酶的共存同时也降低了面团的抗拉伸性和吸水性（Liu et al.，2017）。值得注意的是，这些酶对面团延展性和吸水性的交互影响相较于它们的单独作用更为显著（Liu et al.，2017）。有报道指出，木聚糖酶和纤维素酶的组合能够促进面团混合过程中的气泡夹带（Koksel and Scanlon，2018）。随着乳酸菌在发酵过程中诱导的淀粉酶含量的增加，面团的吸水性、稳定性、延伸性和变形能力呈下降趋势，而面团的抗延伸性则有所增强（Panda et al.，2008）。另外，嗜酸乳杆菌产生的高活性木聚糖酶会导致面团吸水率、发酵时间、稳定性、变形能力和延展性增加，同时伴随着面团软化度和混合耐受指数降低（Cizeikiene et al.，2020；Sheikholeslami et al.，2021）。在面团发酵过程中，乳酸菌及其产生的淀粉酶的综合作用导致面团的最大抗延伸性和延伸性增加，这表明乳酸菌和淀粉酶对面团具有强化作用。然而，由乳酸菌产生的蛋白酶对面团流变学的影响与之相反，表现为最大抗延伸性降低。这种由酶诱导的面团最大抗延伸性降低的现象也随着木聚糖酶的产生而出现（Cizeikiene et al.，2020；Selinheimo et al.，2006），并且表明对面筋强度的削弱作用是由乳酸菌、蛋白酶和木聚糖酶共同引起的。

（3）有机酸。

在面制品制作过程中，由于乳酸菌与酵母菌共发酵效应，产生了多种有机酸，即富马酸、抗坏血酸、柠檬酸、琥珀酸、乳酸和乙酸。这些有机酸极大地影响面团的流变特性和所得烘焙产品的整体质量（Hopkins et al.，2019；Jayaram et al.，2014；Su et al.，2019）。柠檬酸、乳酸和乙酸由于对面包品质有积极影响，即增加面包体积并降低面包屑硬度，已被用作面包制作的改良剂。这被认为是由酸诱导的蛋白水解、淀粉分解和酵母活性变化所致（Su et al.，2019）。琥珀酸被认为是面团发酵过程中 pH 变化的主要决定因素。1.2 mmol 琥珀酸/100 g 面粉的存在，面团的复数模量 G^* 增加（Hopkins et al.，2019；Özcelik et al.，2016），表明琥珀酸引起的面团强度增强。当琥珀酸含量增加至 2.4 mmol/100 g 面粉时，面团强度也会增加（Jayaram et al.，2014；Özcelik et al.，2016）。这被认为是由于面筋蛋白在琥珀酸的存在下展开和膨胀，从而促进蛋白质-蛋白质相互作用，进而增强面团的强度（Jayaram et al.，2014）。主要由乳酸菌产生的乳酸和乙酸对面团产生弱化作用，有证据表明面团的储存模量和损耗模量降低，但面团黏性增加（Villanueva et al.，2018）。这是由于酸化后面筋蛋白的结构发生了改变，即 β-转角结构增加，但麦谷蛋白大聚物和 β-折叠结构的含量减少，导致面筋蛋白的结构降低，抵制扩展（Zhang et al.，2020）。

2）酵母与乳酸菌协同发酵诱导的全麦面粉蛋白质特性变化

在酵母与乳酸菌协同发酵过程中，由酵母和乳酸菌的作用引起的蛋白质降解已被观察到显著影响全麦面粉面团的流变特性和全麦面包的整体质量（Pei et al.，2020）。酵母与乳酸菌协同发酵效应，会产生较低的 pH 环境，有利于面团中小麦蛋白酶的活性。例如，糊粉层中的天冬氨酸蛋白酶（最佳 pH 值为 3.3）可水解麦麸球蛋白（Galleschi and Felicioli，1994）。在天冬氨酸蛋白酶的协同作用下，丝氨酸羧肽酶Ⅱ（最适 pH 值为 4.4）是一种从蛋白质底物中释放氨基酸的蛋白酶（Belozersky et al.，1989）。

由于小麦蛋白酶的作用，酵母与乳酸菌协同发酵处理全麦面粉面团还会引起面筋蛋白的结构变化。麸质蛋白，即高分子量和低分子量麦谷蛋白，被小麦蛋白酶诱导降解为一组低分子量蛋白（30～35 kDa）。在植物乳杆菌 M616 发酵的面团中，小麦蛋白被水解成肽和游离氨基酸，导致麦谷蛋白大聚物的 β-转角增加和 α-螺旋结构减少（Wang et al.，2017a）（图 5-4）。在全麦面粉面团中，酵母与乳酸菌协同发酵诱导的蛋白质结构变化倾向于通过削弱麸质蛋白相互作用来增强麸质蛋白和小麦淀粉之间的分子间相互作用。

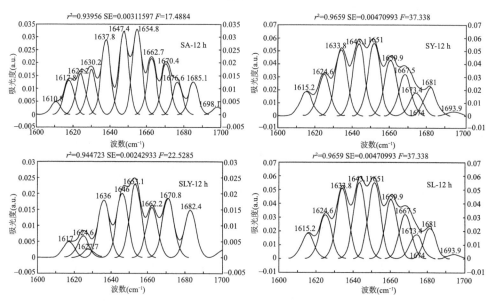

图 5-4　发酵 12h 后面团的傅里叶红外变换光谱在酰胺Ⅰ带区域的麦谷蛋白的重构谱图（Wang et al.，2017a）

SA：酸面团发酵；SY：酵母菌发酵；SLY：植物乳杆菌 M616 和酵母菌协同发酵；SL：植物乳杆菌 M616 发酵

3）酵母与乳酸菌协同发酵对全麦面粉面团中气室的保持和稳定性的影响

在全麦面粉面团体系中，麦麸作为一种优质的膳食纤维来源，被学术界普遍认为会对面筋网络产生干扰。面筋网络在面包烘焙工艺中起着至关重要的作用，它主要负责在加工过程中保持并稳固面团内的气体结构。相较于精制小麦面粉面团，全麦面粉面团往往展现出较低的气体保持力和气孔稳定性，这一特性进而导致烘焙出的面包体积偏小，且面包屑中的气孔分布更为不均（De Bondt et al.，2021）。在全麦面包产品的研发领域，寻求有效策略来克服因气室保持与稳定性不足而引起的质量问题，已成为迫切需求。

为了提升全麦面粉面团在发酵过程中的气孔保持与稳定性，必须综合考虑多个因素：减轻麦麸（即膳食纤维）对面筋网络的负面影响，减小淀粉颗粒的尺寸，以及增强气泡周围面团液膜的稳定性（Grenier et al.，2021）。在全麦面包的生产流程中，酵母与乳酸菌的协同发酵被视为一种有效手段，通过调整麦麸、面筋蛋白和小麦淀粉的特性来优化产品质量。然而，一项研究指出，乳酸菌发酵可能会导致面包产品的面包屑硬度增加。

由于面筋网络能够捕获气泡，从而在相邻气泡间构建出不连续性的界面，气泡的保持与稳定性深受面筋网络状态的影响。因此，面筋蛋白在决定面团中气室保持与稳定性方面扮演着举足轻重的角色。然而，在全麦面粉面团中，麦麸（即膳食纤维）的存在会打断面筋网络的连续性，并破坏面筋-淀粉基质的结构完整性。这种干扰限制了气室的膨胀能力，导致面团的气体保持力下降，气室稳定性不佳。对于全麦面粉面团而言，增加麦麸含量以提升膳食纤维含量，会进一步降低面团的应变硬化特性（图 5-5）。这种变化抑制了气泡的均匀生长，甚至在发酵后期和烘焙初期加剧了气泡的聚结现象。

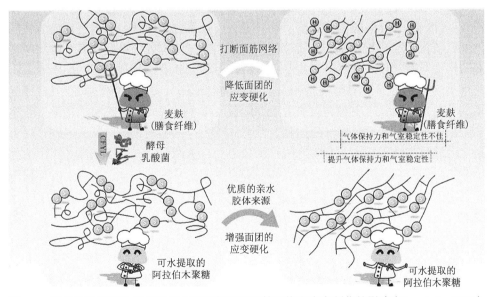

图 5-5　酵母和乳酸菌协同发酵对全麦面粉面团面筋网络和应变硬化的影响（Sun et al.，2023）

　　酵母与乳酸菌协同发酵工艺，得益于酵母和乳酸菌的联合培养，构建了一个更为稳定的发酵面团体系。此外，该工艺还能有效改变全麦面粉面团中麦麸的性质，显著加速不可水提取的阿拉伯木聚糖向可水提取的阿拉伯木聚糖的转化过程。可水提取的阿拉伯木聚糖被视为一种优质的亲水胶体来源，它有助于增强面团的应变硬化特性，进而提升全麦面粉面团的气体保持力和气室稳定性。对于全麦面粉面团而言，酵母与乳酸菌协同发酵工艺能够有效减轻麦麸在面包制作过程中对气室保持与稳定性的不利影响。

　　发酵面团中气泡的保持与稳定性主要受两个核心过程影响：气泡的生长以及聚结。在发酵与烘焙的初期阶段，由于二氧化碳从周围的面团基质向气泡内扩散，同时随着温度的上升，气泡中的气体发生膨胀。值得注意的是，面团中的酵母浓度越高，气泡的生长速度越快，这进一步促进了更高浓度的二氧化碳生成并向气泡中扩散。在面团体系中，面筋蛋白扮演了关键角色，它通过减缓气体从面团基质向气泡的扩散速度，从而有效降低气泡的生长速率。这一机制对于维持面团中气泡的稳定性和保持力至关重要。当面筋蛋白无法妥善调控气泡生长速度，或气泡周边的液膜发生破裂时，气泡便会开始聚结。面团中气泡的大量聚结会导致烘焙过程中气体显著损失，进而影响到面包的最终体积以及面包屑中气泡的均匀分布。为了提高面包的整体质量，当面团中表面活性成分（特指内源性可溶性小麦蛋白）的浓度较高时，气室的保留与稳定性会得到显著提升，这有助于防止气泡的聚结现象。

　　相关研究报告，酵母与乳酸菌协同发酵能够通过营造低 pH 环境来激活内源性小麦蛋白酶，进而提升可溶性小麦蛋白的含量（Katina et al.，2006）。在面团的液相组成中，可溶性小麦蛋白被视为一种高效的表面活性成分来源，它能够强化气泡周边的面团液膜，从而在面包制作流程中提升气泡对抗聚结的稳定性。仅通过调控内源性蛋白质的溶解度，而无需引入任何化学处理，酵母与乳酸菌协同发酵已被证实为一种环保且可持续的加工策略，能够有效提升全麦面粉面团中气室的保持与稳定性。在发酵过程中，气泡以单个细胞的形式被保留在面团内部，这得益于气泡周围存在的一层薄弱但关键的液膜保护，它能够有效防止气泡间的聚结现象。然而，在发酵与烘烤的后期阶段，由于气泡间液膜破裂，气泡会发生合并，这一过程对面团中气室的稳定性与保持力产生不利影响。除此之外，较大尺寸的淀粉颗粒也被证实会降低气泡的稳定性，进而引发气泡聚结和面团中的气体损失。酵母与乳酸菌协同发酵能够诱导小麦淀粉特性的变化，主要通过加速淀粉颗粒的膨胀和直链淀粉的糊化过程实现。较小尺寸的淀粉颗粒由于其较高的比表面积与体积比，能够更快地实现淀粉的溶胀与水合。因此，含有较多小尺寸淀粉颗粒的面团在面包制作过程中展现出更强的气体保持力和更优异的气室稳定性。在全麦面粉面团体系中，酵母与乳酸菌协同发酵在减小淀粉颗粒尺寸方面发挥着至关重要的作用，从而促进了淀粉的溶胀与糊化过程，最终有助于提升面包制作过程中气室的保持与稳定性。

2. 酵母与细菌相互作用对发酵过程中阿魏酸的代谢的影响

除了碳水化合物外，小麦中存在的其他代谢物可能有助于提高酵母面包的健康益处和感官特性。酚酸是抗氧化剂和芳香族化合物的前体，可分为两个亚基团：羟基苯甲酸（没食子酸、香草酸、丁香酸等）和羟基肉桂酸（对香豆酸、咖啡酸、阿魏酸等）（Li et al.，2008）。阿魏酸是小麦中存在的主要羟基肉桂酸，约占总酚类化合物的90%，主要分布于麸皮中。根据小麦品种、风土、生长条件和提取方法，阿魏酸在麦麸中含量为1.36 ～2.8 mg/g（Verma et al.，2009；Ferri et al.，2020；Sharma et al.，2020）。阿魏酸因其显著的抗氧化、抗菌以及抗炎生物活性而广受关注（Mancuso and Santangelo，2014）。在发酵过程中，阿魏酸能够转化为具有营养增益和感官改善作用的衍生物，如 4-乙烯愈创木酚和二氢阿魏酸（图 5-6）（Coghe et al.，2004；De Las Rivas et al.，2009；Adeboye et al.，2015）。

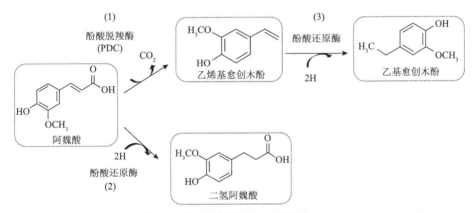

图 5-6 基于乳酸菌的阿魏酸的代谢途径示意图（Filannino et al.，2014）

植物乳杆菌和酿酒酵母代谢脂肪酸，主要有两种代谢途径。第一种脱羧酶在这一过程中起到了关键作用，它能够将阿魏酸转化为 4-乙烯愈创木酚。在植物乳杆菌中，这种活性主要由 Pdc1 和 Pdc2 基因编码，但 Pdc2 的活性相对较低（Barthelmebs et al.，2000）。而在酿酒酵母中，这一功能则由 Pad1 和 Fdc1 基因负责编码（Mukai et al.，2010）。第二种途径是通过酚酸还原酶的作用将阿魏酸还原为二氢阿魏酸。还原酶活性与 HcrAB 基因的表达有关，特别是与植物乳杆菌中的 HcrB 基因有关（Santamaría et al.，2018）。最近在其他乳酸菌物种中也发现了 HcrB 的同源物（Gaur et al.，2020）。在细菌中，脱羧酶和还原酶活性的比值取决于环境条件和菌株。在含有 20%硫酸铵或 20%氯化钠的培养基中，脱羧酶活性较弱。还原酶活性是在富含葡萄糖的培养基（20 mmol/L）中诱导的（Barthelmebs et al.，2000）。在结合还原酶和脱羧酶活性的植物乳杆菌菌株中，二氢阿魏酸的产生量高于 4-乙烯愈创木酚（Ripari et al.，2019）。

　　Boudaoud 等（2021）通过超高效液相色谱监测单一培养和共培养中乳酸菌和酵母发酵过程中微生物的脂肪酸消耗及其衍生代谢物 4-乙烯愈创木酚和二氢阿魏酸的形成对脂肪酸的消耗和转化，研究了乳酸菌和酵母菌对脂肪酸的同化和转化作用（图 5-7）。在酵母中，酿酒酵母将阿魏酸代谢为其脱羧产物 4-乙烯愈创

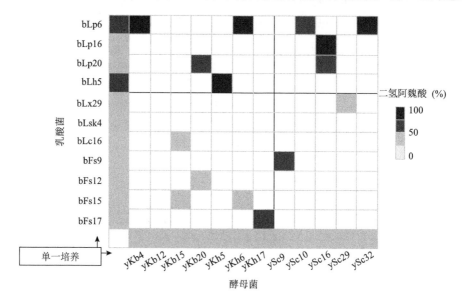

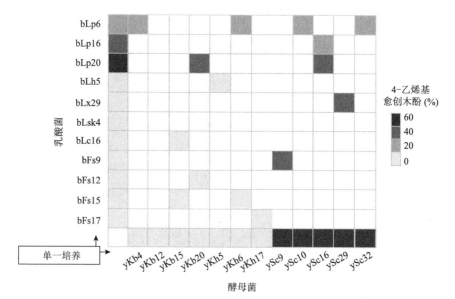

图 5-7　乳酸菌和酵母菌在发酵 37 h 后产生二氢阿魏酸（a）和 4-乙烯愈创木酚（b）的情况
（Boudaoud et al., 2021）

木酚。乳酸菌同时影响脱羧酶和还原酶的活性,只产生或主要产生阿魏酸的还原衍生物(二氢阿魏酸)。乳酸菌-酵母组合导致细胞外条件的改变,从而诱导乳酸菌的还原酶活性。因此,二氢阿魏酸是共培养的主要发酵产物。

3. 益生菌对冷冻面团品质的影响

冷冻面团技术兴起于 20 世纪 50 年代左右,并于 20 世纪末进入中国,早在 1987 年就有冷冻面团变质机理的报道(Gelinas et al., 1987),冷冻面团技术作为传统馒头的发展方向,也被广泛应用于其他发酵食品,如面包、披萨、饺子等的生产。对于制造商来说,冷冻面团不仅可以方便他们对商品的处理和零售,也为训练有素的人员节省了成本,而且还可以大大提高面团的货架寿命。对于消费者来说,因为冷冻面团的生产使得烘焙产品的揉制发酵和烘烤步骤分开,简化了加工流程,冷冻面团可以让他们随时随地品尝到新鲜的面团产品。近年来,冷冻加工技术快速发展,冷链运输也逐步完善,越来越多的速冻面团产品出现在市场上,工厂统一加工的冷冻面团避免了产品质量差距较大的问题。统一工厂化生产,由中心工厂将各种冷冻产品发配至门店,有效解决了面制品易老化以及货架期短的问题,冷冻面制品在未来发展的前景十分广阔。

冷冻面团被广泛应用,但在使用预发酵冷冻面团时,仍会出现一系列问题,包括发酵能力低、面包孔隙不均和感官质量差等(Chen et al., 2020)。研究者主要通过对冷冻面团的物理化学性质、微观结构、冰晶的生长以及内部成分的变化如谷蛋白和淀粉的研究考查其劣变机制。冰晶和重结晶在冻藏过程中的产生是影响面团质量的关键因素,面团的酵母活性、产气能力和面筋网络结构会受到冰晶生长的影响,最终导致产品质量较差。大多研究选择恒温冷冻贮藏,因为冻融循环过程会导致食品变质,而恒温冷冻可以减缓这一过程。研究发现酵母和面筋在面团发酵中发挥着关键作用,尤其是在冷冻发酵面团中(Struyf et al., 2017)。Yang 等(2021)研究发现降低速冻温度(-40℃和-80℃)可以延缓淀粉老化,减小冰晶尺寸,从而获得更高质量的冷冻蒸燕麦卷。Zhou 等(2022)指出谷蛋白大聚合物的沉积聚合是谷蛋白在冷冻贮藏过程中变质的主要因素。

近年来,食品添加剂如酶、水胶体和乳化剂已被用于抑制冰重结晶,改善对面筋网络的破坏,防止冷冻面团品质恶化,并弥补无谷蛋白产品品质下降。食品加工中应用最广泛的添加剂是水溶胶,它含有丰富的亲水性基团,具有很强的水结合能力。在馒头中加入水凝胶发现其可以提高馒头保水率,降低硬度,并可以延迟冷冻贮藏过程中的淀粉转化过程,从而延长馒头的保质期,防止冻伤(Liu et al., 2020)。研究不同酶(如 α-淀粉酶、木聚糖酶、纤维素酶、葡萄糖氧化酶和脂肪酶)对冷冻后面包的质地和感官质量以及面团特性的影响,发现除 α-淀粉酶外,其他酶,尤其是木聚糖酶,改善了面包的感官品质并提高了总体可接受性。纤维素酶降低了面团的储气能力。纤维素酶、木聚糖酶和脂肪酶的加入使冷冻面团具有更连续的面筋网络和光滑的表面。葡萄糖氧化酶增加了面筋的稳定性（Wang et al., 2017b）。

除了研究酶、水胶体、乳化剂等作为改良剂对冷冻面团品质的影响外，研究发现毕赤酵母 GS115 生产的重组胡萝卜抗冻蛋白被证明是冷冻面团的有效冷冻保护剂。重组胡萝卜抗冻蛋白通过抑制冰重结晶并最大限度地减少冻融循环过程中对酵母细胞和面筋网络的损害，显著改善冷冻面团特性和面包质量（Liu et al., 2018a）。汤晓娟（2019）从本土传统酸面团中成功筛选出一株具有高产胞外多糖特性的乳酸菌 QS813，经过严谨的鉴定程序，确认其为融合魏斯氏菌。在冷冻过程中，冷冻面团往往会出现产气和持气力减弱的问题。然而，通过向冷冻面团中添加在低温下发酵可产生胞外多糖的酸面团，可以显著增强面团的产气和持气力。这种低温下产生胞外多糖的酸面团在减弱冷冻对面团水分流动性的不良影响方面表现出色，从而显著提高了冷冻面团的稳定性。此外，它还能够有效延缓由冰晶形成导致的面团水分迁移现象。进一步的研究表明，低温产胞外多糖的酸面团促进了面筋的交联作用，这对于延缓冷冻造成的面筋网络破坏和淀粉颗粒的溶出具有重要意义。在冷冻面团馒头制作中，低温产胞外多糖酸面团的应用显著提高了产品的比容。在对面筋的影响方面，胞外多糖增加了新鲜湿面筋的吸水率，并有效延缓了冻融循环处理过程中湿面筋的脱水现象。同时，胞外多糖还能够降低新鲜湿面筋中强结合水和弱结合水的流动性，从而有效减少冻融循环引起的面筋脱水。流变特性的研究进一步证实，胞外多糖的添加会降低新鲜湿面筋的弹性模量和黏性模量，起到软化面筋的作用。特别是当胞外多糖浓度较高（＞0.5%）时，它能够显著延缓冻融循环处理过程中冰晶对湿面筋蛋白的弱化作用，保持湿面筋黏弹性的稳定。此外，在淀粉体系方面，胞外多糖的产生降低了新鲜小麦淀粉凝胶的析水率，并延缓了冻融过程中淀粉凝胶的脱水收缩现象。冻融循环处理会导致淀粉体系内的水分发生迁移和重分布，增加体系的不均匀性。然而，胞外多糖的添加能够有效地减少体系内冰晶的形成，延缓冻融循环过程中体系的异质化进程。因此，益生菌的加入改善了淀粉凝胶的持水性，并提高了淀粉凝胶在冻融循环过程中的稳定性。

Zhou 等（2022）探究了植物乳杆菌 ST-Ⅲ 在不同发酵时间的小麦（TBS）、苦荞（WS）、小麦-苦荞（WTBS）酸面团体系的生物学特性，并研究了不同发酵底物酸面团冷冻面团面包产品的品质和营养特性。通过对冷冻面团面包比容和质构的测定，发现酸面团发酵过程中产生的胞外多糖提高了冷冻面团的冻融稳定性，从而降低了冷冻面团面包的比容，有效延缓冷冻面团中面筋蛋白网络的破坏和淀粉颗粒的溶解，同时有效阻碍了冷冻面团中水分的迁移，提高了冷冻面团稳定性（图 5-8）。

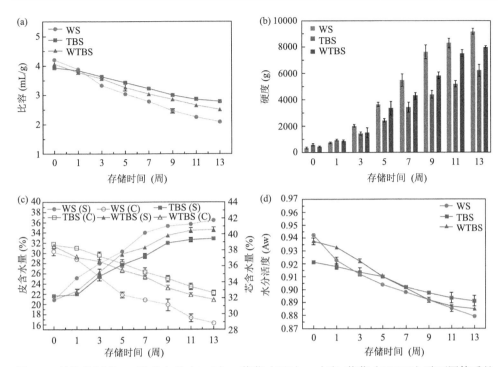

图 5-8　植物乳杆菌 ST-Ⅲ 对小麦（TBS）、苦荞（WS）、小麦-苦荞（WTBS）酸面团体系的
生物学特性（Zhou et al., 2022）

（a）冷冻面团的比容；（b）冷冻面团的硬度；（c）冷冻面团面包皮（S）和芯（C）的含水量变化；（d）冷冻
面团面包的水分活度变化

参 考 文 献

艾志录, 聂文静, 邢小龙, 等. 2018. 不同地区传统老酵头对面团发酵特性及馒头品质的影响.
　食品与发酵工业, 44(10): 71-78

陈楠, 戴传云. 2013. 利用多菌种生产传统发酵食品研究进展. 食品科学, 34(3): 308-311

陈麒名, 冯霞, 张蓓蓓, 等. 2021. 中国黄酒的微生物多样性与风味的研究进展.食品与发酵科技,
　57(6): 77-82

邓璀. 2016. 传统发酵剂中酵母多样性及其在馒头制作中的应用研究. 郑州: 河南工业大学硕士
　学位论文

邓璀, 李志建, 刘长虹, 等. 2015. 顶空固相微萃取-气质联用分析酵子发酵面团挥发性风味物
　质. 食品科技, (11): 124-130

丁长河, 戚光册, 侯丽芬, 等. 2007. 传统老酵头馒头的品质特性. 中国粮油学报, (3): 17-20

樊元元. 2016. 酵子面糊发酵对馒头品质特性影响的研究. 郑州: 河南工业大学硕士学位论文

高静, 刘敏, 吴丹丹, 等. 2019. 基于高通量测序分析老面中菌群多样性及其对馒头品质的影响.
　中国粮油学报, 34(7): 13-19

韩德权, 孙庆申, 李冰, 等. 2012. 复合发酵剂馒头和单一酵母馒头风味物质比较. 食品科学,

33(2): 240-242

何学勇, 刘长虹, 李志建. 2013. 不同发酵剂制作馒头储存品质比较. 食品工业, 34(4): 86-88

胡丽花, 苏东海, 苏东民. 2010. 多菌种混合发酵对主食风味的影响. 食品科技, (3): 149-152

李继锋, 王香玉, 王新伟, 等. 2017. 冷藏中种发酵法制作酸面团馒头及工艺参数的优化. 河南工业大学学报, 38(6): 41-47

李里特. 2009. 中国传统发酵食品现状与进展. 生物产业技术, (6): 56-62

李楠, 刘振民. 2020. 益生菌与功能发酵乳开发研究进展. 乳业科学与技术, 43(3): 31-38

郦金龙, 师雨梦, 滕超, 等. 2018. 老肥中乳酸菌产酸性能优化及对馒头品质的影响. 中国食品学报, 18(5): 106-114

刘长虹, 孙祥祥, 张煌, 等. 2018. 老肥与酵母不同比例混合的生物活性及其对馒头品质的影响. 食品工业, 39(10): 31-35

刘娜, 程晓燕, 孙银凤, 等. 2014. GC-MS 分析传统酸面团馒头风味及添加食用碱对其风味的影响. 食品工业科技, 35(16): 76-81

刘瑞莉, 陆启玉. 2017. 盐类在面条加工中的应用. 粮食与油脂, 30(3): 5-7

刘效谦, 王金水, 张颐骏, 等. 2018. 酸面团发酵过程中麦谷蛋白大聚体的降解变化. 河南工业大学学报, 39(3): 15-19

马榕灿, 李志建, 胡惠影, 等. 2017. 酿酒酵母与异常威克汉姆酵母发酵面团特性比较研究. 河南工业大学学报(自然科学版), 38(5): 22-25

马永生. 2011. 老面发酵制作馒头特性研究. 郑州: 河南工业大学硕士学位论文

马永生, 刘长虹, 李海潮. 2011. 老面发酵程度对馒头比容和白度的影响. 食品科技, 36(9): 176-178

马智刚, 刘长虹, 冯忠军. 2003. 馒头面团发酵过程中的微生物变化. 食品工业, (5): 11-13

毛羽扬, 朱在勤, 纪有华, 等. 2001. 老酵面团对碱工艺最佳 pH 值的研究. 食品科学, (3): 88-90

汤晓娟. 2019. 产胞外多糖酸面团发酵及其冷冻面团抗冻机理研究. 无锡: 江南大学博士学位论文

滕超, 曲玲玉, 孙伟哲, 等. 2015. 传统馒头发酵剂的研究进展. 食品研究与开发, (11): 1-5

王大一, 温纪平, 李晓芳, 等. 2016. 酸面团发酵过程生化指标变化研究. 食品科技, 41(2): 174-180

王宁, 关二旗, 卞科. 2015. 传统馒头发酵剂中的微生物及风味研究现状. 粮食与饲料工业, 12(7): 25-28

吴彩云, 张晓荣, 徐怀德, 等. 2021. 益生菌发酵果蔬汁生物活性成分及功能特性研究进展. 中国食品学报, 21(12): 323-334

邢倩. 2023. 不同乳酸菌发酵酸面团及不同发酵方式对馒头品质及冷冻面团的影响研究. 天津: 天津科技大学硕士学位论文

杨洁彬, 郭兴华, 张篯, 等. 1996. 乳酸菌生物学基础及应用. 北京: 中国轻工业出版社, 141-142

杨敬雨. 2007. 中国传统酵子的研究. 郑州: 河南工业大学硕士学位论文

张国华, 何国庆. 2012. 我国传统馒头发酵剂的研究现状. 中国食品学报, 12(11): 115-120

张煌. 2014. 面糊发酵法在馒头生产中的应用研究. 郑州: 河南工业大学硕士学位论文

张倩, 国立东, 都晓伟. 2022. 人参的益生菌发酵及其发酵产品研究进展. 食品与发酵工业, 48(13): 311-319

张玉双, 代安娜, 丁功涛, 等. 2022. 牦牛乳与豆乳比例、益生菌和浓缩果汁种类对发酵饮料品质的影响. 食品与发酵工业, 48 (7): 97-102

Adeboye P T, Bettiga M, Aldaeus F, et al. 2015. Catabolism of coniferyl aldehyde, ferulic acid and p-coumaric acid by *Saccharomyces cerevisiae* yields less toxic products. Microbial Cell Factories, 14: 1-14

Alves S L, Herberts R A, Hollatz C, et al. 2007. Maltose and maltotriose active transport and fermentation by *Saccharomyces Cerevisiaes*. Journal of the American Society of Brewing Chemists, 65 (2): 99-104

Ashaolu T J. 2020. Immune boosting functional foods and their mechanisms: A critical evaluation of probiotics and prebiotics. Biomedicine & Pharmacotherapy, 130: 110625

Azeem M, Mu T H, Zhang M. 2021. Effects of hydrocolloids and proteins on dough rheology and *in vitro* starch digestibility of sweet potato-wheat bread. LWT, 142: 110970

Barthelmebs L, Divies C, Cavin J F. 2000. Knockout of the p-coumarate decarboxylase gene from *Lactobacillus plantarum* reveals the existence of two other inducible enzymatic activities involved in phenolic acid metabolism. Applied and Environmental Microbiology, 66 (8): 3368-3375

Belozersky M A, Sarbakanova S T, Dunaevsky Y E. 1989. Aspartic proteinase from wheat seeds: Isolation, properties and action on gliadin. Planta, 177: 321-326

Boudaoud S, Aouf C, Devillers H, et al. 2021. Sourdough yeast-bacteria interactions can change ferulic acid metabolism during fermentation. Food Microbiology, 98: 103790

Calderon M, Loiseau G, Guyot J P. 2003. Fermentation by *Lactobacillus fermentum* Ogi E1 of different combinations of carbohydrates occurring naturally in cereals: Consequences on growth energetics and α-amylase production. International Journal of Food Microbiology, 80 (2): 161-169

Capriles V D, Arêas J A G. 2014. Novel approaches in gluten-free breadmaking: Interface between food science, nutrition, and health. Comprehensive Reviews in Food Science & Food Safety, 13 (5): 871

Chen D, Wang J, Feng J. 2018. Effects of sourdough addition on the quality and shelf life of Chinese steamed bread. Grain & Oil Science and Technology, 1 (2): 27-32

Chen X, Shi X, Cai X, et al. 2020. Ice-binding proteins: A remarkable ice crystal regulator for frozen foods. Critical Reviews in Food Science and Nutrition, 61 (17): 1-14

Cizeikiene D, Jagelaviciute J, Stankevicius M, et al. 2020. Thermophilic lactic acid bacteria affect the characteristics of sourdough and whole-grain wheat bread. Food Bioscience, 38: 100791

Coghe S, Benoot K, Delvaux F, et al. 2004. Ferulic acid release and 4-vinylguaiacol formation during brewing and fermentation: Indications for feruloyl esterase activity in *Saccharomyces cerevisiae*. Journal of Agricultural and Food Chemistry, 52 (3): 602-608

Daba G M, Elnahas M O, Elkhateeb W A. 2021. Contributions of exopolysaccharides from lactic acid bacteria as biotechnological tools in food, pharmaceutical, and medical applications. International Journal of Biological Macromolecules, 173: 79-89

Damián M R, Cortes-Perez N G, Quintana E T, et al. 2022. Functional foods, nutraceuticals and probiotics: A focus on human health. Microorganisms, 10 (5): 1065

De Bondt Y, Hermans W, Moldenaers P, et al. 2021. Selective modification of wheat bran affects its impact on gluten-starch dough rheology, microstructure and bread volume. Food Hydrocolloids,

113: 106348

De Las Rivas B, Rodriguez H, Curiel J A, et al. 2009. Molecular screening of wine lactic acid bacteria degrading hydroxycinnamic acids. Journal of Agricultural and Food Chemistry, 57(2): 490-494

De Vuyst L, Harth H, Van Kerrebroeck S, et al. 2016. Yeast diversity of sourdoughs and associated metabolic properties and functionalities. International Journal of Food Microbiology, 239: 26-34

Dequin S. 2001. The potential of genetic engineering for improving brewing, wine-making and baking yeasts. Applied Microbiology and Biotechnology, 56: 577-588

Diez-Gutiérrez L, San Vicente L, Barrón L J R, et al. 2020. Gamma-aminobutyric acid and probiotics: Multiple health benefits and their future in the global functional food and nutraceuticals market. Journal of Functional Foods, 64: 103669

Duan S F, Han P J, Wang Q M, et al. 2018. The origin and adaptive evolution of domesticated populations of yeast from Far East Asia. Nature Communications, 9(1): 2690

Ferri M, Happel A, Zanaroli G, et al. 2020. Advances in combined enzymatic extraction of ferulic acid from wheat bran. New Biotechnology, 56: 38-45

Filannino P, Gobbetti M, De Angelis M, et al. 2014. Hydroxycinnamic acids used as external acceptors of electrons: An energetic advantage for strictly heterofermentative lactic acid bacteria. Applied and Environmental Microbiology, 80(24): 7574-7582

Fujimoto A, Ito K, Narushima N, et al. 2019. Identification of lactic acid bacteria and yeasts, and characterization of food components of sourdoughs used in Japanese bakeries. Journal of Bioscience and Bioengineering, 127(5): 575-581

Galleschi L, Felicioli F. 1994. Purification, characterization and activation by anions of an aspartic proteinase isolated from bran of soft wheat. Plant Science, 98(1): 15-24

Gancedo J M. 1998. Yeast carbon catabolite repression. Microbiology and Molecular Biology Reviews, 62(2): 334-361

Ganzle M G, Loponen J, Gobbetti M. 2008. Proteolysis in sourdough fermentations: Mechanisms and potential for improved bread quality. Trends in Food Science & Technology, 19(10): 513-521

Gaur G, Oh J H, Filannino P, et al. 2020. Genetic determinants of hydroxycinnamic acid metabolism in heterofermentative lactobacilli. Applied and Environmental Microbiology, 86(5): e02461-19

Gelinas P, Toupin C J, Fiset G. 1987. Yeast cell water permeability and freeze-thaw resistance in frozen dough. Cryobiology, 24(6): 546

Gobbetti M, Angelis M D, Cagno R D, et al. 2018. Novel insights on the functional/nutritional features of the sourdough fermentation. International Journal of Food Microbiology, 302: 103-113

Gobbetti M, Corsetti A. 1996. Co-metabolism of citrate and maltose by *Lactobacillus brevis* subsp.*lindneri* CB1 citrate-negative strain: Effect on growth, end-products and sourdough fermentation. Zeitschrift für Lebensmittel-Untersuchung und Forschung, 203: 82-87

Gobbetti M, De Angelis M, Arnaut P, et al. 1999. Added pentosans in breadmaking: Fermentations of derived pentoses by sourdough lactic acid bacteria. Food Microbiology, 16(4): 409-418

Grenier D, Rondeau-Mouro C, Dedey K B, et al. 2021. Gas cell opening in bread dough during baking. Trends in Food Science & Technology, 109: 482-498

Guo X, Yang S, Zhu K. 2019. Influences of alkali on the quality and protein polymerization of buckwheat Chinese steamed bread. Food Chemistry, 283: 52-58

Hansen H B, Andreasen M, Nielsen M, et al. 2002. Changes in dietary fibre, phenolic acids and activity of endogenous enzymes during rye bread-making. European Food Research and Technology, 214(1): 33-42

Hatcher D, Anderson M. 2007. Influence of alkaline formulation on oriental noodle color and texture. Cereal Chemistry, 84(3): 253-259

Hopkins E J, Hucl P, Scanlon M G, et al. 2019. Effects of glucose oxidase and organic acids on the properties of a model low sodium dough prepared from Harvest and Pembina CWRS wheat. Journal of Cereal Science, 89: 102802

Iacumin L, Cecchini F, Manzano M, et al. 2009. Description of the microflora of sourdoughs by culture-dependent and culture-independent methods. Food Microbiology, 26(2): 128-135

Iliev I, Ivanova I, Ignatova C. 2006. Glucansucrases from lactic acid bacteria (LAB). Biotechnology & Biotechnological Equipment, 20(3): 15-20

Jayaram V B, Cuyvers S, Verstrepen K J, et al. 2014. Succinic acid in levels produced by yeast (*Saccharomyces cerevisiae*) during fermentation strongly impacts wheat bread dough properties. Food Chemistry, 151: 421-428

Jekle M, Houben A, Mitzscherling M, et al. 2010. Effects of selected lactic acid bacteria on the characteristics of amaranth sourdough. Journal of the Science of Food & Agriculture, 90(13): 2326-2332

Katina K, Juvonen R, Laitila A, et al. 2012. Fermented wheat bran as a functional ingredient in baking. Cereal Chemistry, 89(2): 126-134

Katina K, Salmenkallio-Marttila M, Partanen R, et al. 2006. Effects of sourdough and enzymes on staling of high-fibre wheat bread. LWT-Food Science and Technology, 39(5): 479-491

Kirchhoff E, Schieberle P. 2001. Determination of key aroma compounds in the crumb of a three-stage sourdough rye bread by stable isotope dilution assays and sensory studies. Journal of Agricultural and Food Chemistry, 49(9): 4304-4311

Kleerebezem M, Boekhorst J, Van Kranenburg R, et al. 2003. Complete genome sequence of *Lactobacillus plantarum* WCFS1. Proceedings of the National Academy of Sciences, 100(4): 1990-1995

Koksel F, Scanlon M G. 2018. Investigation of the influence of bakery enzymes on non-yeasted dough properties during mixing. Journal of Cereal Science, 79: 86-92

Koshland Jr D E, Westheimer F H. 1950. Mechanism of alcoholic fermentation.[1] The fermentation of glucose-1-C[14]. Journal of the American Chemical Society, 72(8): 3383-3388

Lacaze G, Wick M, Cappelle S. 2007. Emerging fermentation technologies: Development of novel sourdoughs. Food Microbiology, 24(2): 155-160

Li L, Shewry P R, Ward J L. 2008. Phenolic acids in wheat varieties in the healthgrain diversity screen. Journal of Agricultural and Food Chemistry, 56(21): 9732-9739

Li Z, Li H, Bian K. 2016. Microbiological characterization of traditional dough fermentation starter (Jiaozi) for steamed bread making by culture-dependent and culture-independent methods. International Journal of Food Microbiology, 234: 9-14

Liu M, Liang Y, Zhang H, et al. 2018a. Production of a recombinant carrot antifreeze protein by *Pichia pastoris* GS115 and its cryoprotective effects on frozen dough properties and bread quality. LWT, 96: 543-550

Liu M, Nauta A, Francke C, et al. 2008. Comparative genomics of enzymes in flavor-forming pathways from amino acids in lactic acid bacteria. Applied and Environmental Microbiology, 74(15): 4590-4600

Liu S Q. 2003. Practical implications of lactate and pyruvate metabolism by lactic acid bacteria in food and beverage fermentations. International Journal of Food Microbiology, 83(2): 115-131

Liu T, Li Y, Sadiq F A, et al. 2018b. Predominant yeasts in Chinese traditional sourdough and their influence on aroma formation in Chinese steamed bread. Food Chemistry, 242: 404-411

Liu W, Brennan M A, Serventi L, et al. 2017. Effect of cellulase, xylanase and α-amylase combinations on the rheological properties of Chinese steamed bread dough enriched in wheat bran. Food Chemistry, 234: 93-102

Liu Y, Zhang X, Ding B, et al. 2020. Effect of hydrocolloids on physical, thermal and microstructure properties of par-baked baguette during frozen storage. International Journal of Biological Macromolecules, 163: 1866-1874

Majzoobi M, Beparva P. 2014. Effects of acetic acid and lactic acid on physicochemical characteristics of native and cross-linked wheat starches. Food Chemistry, 147: 312-317

Makarova K, Slesarev A, Wolf Y, et al. 2006. Comparative genomics of the lactic acid bacteria. Proceedings of the National Academy of Sciences, 103(42): 15611-15616

Mancuso C, Santangelo R. 2014. Ferulic acid: Pharmacological and toxicological aspects. Food and Chemical Toxicology, 65: 185-195

Menezes L, Molognoni L, De Sá Ploêncio L, et al. 2019. Use of sourdough fermentation to reducing Fodmaps in breads. European Food Research and Technology, 245(6): 1183-1195

Mukai N, Masaki K, Fujii T, et al. 2010. *PAD1* and *FDC1* are essential for the decarboxylation of phenylacrylic acids in *Saccharomyces cerevisiae*. Journal of Bioscience and Bioengineering, 109(6): 564-569

Nevoigt E, Pilger R, Mast-Gerlach E, et al. 2002. Genetic engineering of brewing yeast to reduce the content of ethanol in beer. FEMS Yeast Research, 2(2): 225-232

Özcelik S, Kuley E, Özogul F. 2016. Formation of lactic, acetic, succinic, propionic, formic and butyric acid by lactic acid bacteria. LWT, 73: 536-542

Palla M, Agnolucci M, Calzone A, et al. 2019. Exploitation of autochthonous Tuscan sourdough yeasts as potential starters. International Journal of Food Microbiology, 302: 59-68

Panda S H, Swain M R, Kar S, et al. 2008. Statistical optimization of α-amylase production by probiotic *Lactobacillus plantarum* MTCC 1407 in submerged fermentation. Polish Journal of Microbiology, 57(2): 149

Pei F, Sun L, Fang Y, et al. 2020. Behavioral changes in glutenin macropolymer fermented by *Lactobacillus plantarum* LB-1 to promote the rheological and gas production properties of dough. Journal of Agricultural and Food Chemistry, 68(11): 3585-3593

Pronk J T, Yde Steensma H, Van Dijken J P. 1996. Pyruvate metabolism in *Saccharomyces cerevisiae*. Yeast, 12 (16): 1607-1633

Reddy G, Altaf M D, Naveena B J, et al. 2008. Amylolytic bacterial lactic acid fermentation—A review. Biotechnology Advances, 26 (1): 22-34

Ripari V, Bai Y, Gänzle M G. 2019. Metabolism of phenolic acids in whole wheat and rye malt sourdoughs. Food Microbiology, 77: 43-51

Roberts D, Reyes V, Bonilla F, et al. 2018. Viability of *Lactobacillus plantarum* NCIMB 8826 in fermented apple juice under simulated gastric and intestinal conditions. LWT, 97: 144-150

Santamaría L, Reverón I, López de Felipe F, et al. 2018. Unravelling the reduction pathway as an alternative metabolic route to hydroxycinnamate decarboxylation in Lactobacillus plantarum. Applied and Environmental Microbiology, 84 (15): e01123-18

Schober T J, Bean S R, Boyle D L. 2007. Gluten-free sorghum bread improved by sourdough fermentation: Biochemical, rheological, and microstructural background. Journal of Agricultural and Food Chemistry, 55 (13): 46-5137

Selinheimo E, Kruus K, Buchert J, et al. 2006. Effects of laccase, xylanase and their combination on the rheological properties of wheat doughs. Journal of Cereal Science, 43 (2): 152-159

Serrazanetti D I, Guerzoni M E, Corsetti A, et al. 2009. Metabolic impact and potential exploitation of the stress reactions in lactobacilli. Food Microbiology, 26 (7): 700-711

Sharma A, Sharma A, Singh J, et al. 2020. A biorefinery approach for the production of ferulic acid from agroresidues through ferulic acid esterase of lactic acid bacteria. 3 Biotech, 10: 1-10

Sheikholeslami Z, Mahfouzi M, Karimi M, et al. 2021. Modification of dough characteristics and baking quality based on whole wheat flour by enzymes and emulsifiers supplementation. LWT, 139: 110794

Shewry P R, Tatham A S. 1997. Disulphide bonds in wheat gluten proteins. Journal of Cereal Science, 25 (3): 207-227

Struyf N, Maelen E, Hemdane S, et al. 2017. Bread dough and baker's yeast: An uplifting synergy. Comprehensive Reviews in Food Science and Food Safety, 16 (9): 850-867

Su X, Wu F, Zhang Y, et al. 2019. Effect of organic acids on bread quality improvement. Food Chemistry, 278: 267-275

Sun L, Sun X, Du Y, et al. 2022. Effect of the starch structure fermented by *Lactobacillus plantarum* LB-1 and yeast on rheological and thermomechanical characteristics of dough. Food Chemistry, 369: 130877

Sun X, Wu S, Li W, et al. 2023. The effects of cooperative fermentation by yeast and lactic acid bacteria on the dough rheology, retention and stabilization of gas cells in a whole wheat flour dough system-A review. Food Hydrocolloids, 135: 108212

Tang X, Zhang B, Huang W, et al. 2019. Hydration, water distribution and microstructure of gluten during freeze thaw process: Role of a high molecular weight dextran produced by *Weissella confusa* QS813. Food Hydrocolloids, 90: 377-384

Thiele C, Gänzle M G, Vogel R F. 2002. Contribution of sourdough lactobacilli, yeast, and cereal enzymes to the generation of amino acids in dough relevant for bread flavor. Cereal Chemistry, 79 (1): 45-51

Trevelyan W E, Harrison J S. 1952. Studies on yeast metabolism. 1. Fractionation and microdetermination of cell carbohydrates. Biochemical Journal, 50(3): 298

Verma B, Hucl P, Chibbar R N. 2009. Phenolic acid composition and antioxidant capacity of acid and alkali hydrolysed wheat bran fractions. Food Chemistry, 116(4): 947-954

Vermeulen N, Pavlovic M, Ehrmann M A, et al. 2005. Functional characterization of the proteolytic system of Lactobacillus sanfranciscensis DSM 20451T during growth in sourdough. Applied and Environmental Microbiology, 71(10): 6260-6266

Verstrepen K J, Iserentant D, Malcorps P, et al. 2004. Glucose and sucrose: Hazardous fast-food for industrial yeast?. Trends in Biotechnology, 22(10): 531-537

Villanueva M, Pérez-Quirce S, Collar C, et al. 2018. Impact of acidification and protein fortification on rheological and thermal properties of wheat, corn, potato and tapioca starch-based gluten-free bread doughs. LWT, 96: 446-454

Vogel R F, Knorr R, Müller M R A, et al. 1999. Non-dairy lactic fermentations: The cereal world. Antonie van Leeuwenhoek, 76: 403-411

Wang J, Yue Y, Liu T, et al. 2017a. Change in glutenin macropolymer secondary structure in wheat sourdough fermentation by FTIR. Interdisciplinary Sciences: Computational Life Sciences, 9: 247-253

Wang X, Pei D, Teng Y, et al. 2017b. Effects of enzymes to improve sensory quality of frozen dough bread and analysis on its mechanism. Journal of Food Science & Technology, 55: 389-398

Wang Y, Compaoré-Sérémé D, Sawadogo-Lingani H, et al. 2019. Influence of dextran synthesized in situ on the rheological, technological and nutritional properties of whole grain pearl millet bread. Food Chemistry, 285: 221-230

Wolter A, Hager AS, Zannini E, et al. 2014. Influence of dextran-producing *Weissella cibaria* on baking properties and sensory profile of gluten-free and wheat breads. International Journal of Food Microbiology, 172(172): 83-91

Yang J, Fernández-Galilea M, Martínez-Fernández L, et al. 2019. Oxidative stress and non-alcoholic fatty liver disease: Effects of omega-3 fatty acid supplementation. Nutrients, 11(4): 872

Yang J, Zhang B, Zhang Y, et al. 2021. Effect of freezing rate and frozen storage on the rheological properties and protein structure of nonfermented doughs. Journal of Food Engineering, 293: 110377

Zhang B, Omedi J O, Zheng J, et al. 2021. Exopolysaccharides in sourdough fermented by *Weissella confusa* QS813 protected protein matrix and quality of frozen gluten-red bean dough during freeze-thaw cycles. Food Bioscience, 43: 101180

Zhang Y, Guo L, Xu D, et al. 2018. Effects of dextran with different molecular weights on the quality of wheat sourdough breads. Food Chemistry, 256: 373-379

Zhang Y, Hong T, Yu W, et al. 2020. Structural, thermal and rheological properties of gluten dough: Comparative changes by dextran, weak acidification and their combination. Food Chemistry, 330: 127154

Zhou B, Dai Y, Guo D, et al. 2022. Effect of desalted egg white and gelatin mixture system on frozen dough. Food Hydrocolloids, 132: 107889

Zhou Y, Ouyang B, Duan M, et al. 2022. Biological characteristics of the gluten-free sourdough system fermented by *Lactobacillus plantarum* ST-III and its effect on dough quality and nutritional value during freezing. Food Chemistry: X, 14: 100350

第六章　生物酶技术在面团加工中的应用

　　酶作为一种高效的生物催化剂能够改变食品的组织结构，改善食品的品质和风味，增加食品的营养功能。生物酶可通过改善面粉筋力，来提高面粉品质。酶制剂属于生物制剂，适量使用不存在毒性，其使用安全性比其他改良剂高，因此酶的应用备受面粉企业的青睐。酶本身是活性细胞产生的活性蛋白质，它的催化作用具有高度的专一性，酶的催化效率高，操作条件温和（邱伟芬，2002）。在实际的生产中，根据原料面粉的品质指标和各种酶制剂的特点，常常需要将几种酶复合使用，以增强改良效果。

第一节　生物酶的来源概述

一、生物酶的起源与定义

　　生物酶是一种无毒、对环境友好的生物催化剂，其化学本质为蛋白质。人类利用生物酶的历史已非常悠久，远在6000年前，巴比伦人已用麦芽酿造类似啤酒的饮料。5000年前，巴比伦人已懂得将乙醇转变为醋的方法，阿拉伯人利用羊胃膜凝乳酶制造干酪。我国先民利用酶的历史也非常悠久，秦汉以前人们已掌握制造美味豆酱的方法。酶的概念是在19世纪前后，人们通过对胃肠消化作用、麦芽糖化作用以及酵母乙醇发酵作用的研究而逐渐形成的。1878年德国生理学家库恩（Kühne）提出"酶"的概念，希腊语意为存在于酵母中。20世纪50年代前酶制剂工业没什么惊人发展，但是青霉素的发现和工业化生产促生了现代发酵工业，从而也引发和促进了酶制剂工业和应用产业的发展。六七十年代，酶学研究和酶工程研究急速发展，酶源的开发和产业化成为20世纪中后期的重要研究内容，特别是不同酶源微生物的选育、发酵和分离纯化技术取得巨大发展。限制性内切酶、DNA聚合酶、DNA连接酶、外切酶等工具酶的发现和应用，以及实现产业化，为人们实现基因重组、异源表达的基因工程的发展，以及蛋白质工程和代谢工程的发展奠定了牢固基础。六七十年代运用基因工程手段提高微生物产酶量，已成功地应用于酶制剂的工业生产，现代酶制剂工业和相对应的应用产业逐渐形成。

　　生物酶是由活细胞产生的具有催化作用的有机物，大部分为蛋白质，也有极少部分为 RNA。生物酶能够在生物体内或体外催化特定的化学反应，从而加速反应速率并提高反应效率。生物酶在生命活动中扮演着重要角色，它们参与了生物体内几乎所有的代谢过程，包括消化、吸收、呼吸、排泄等。此外，生物酶也被广泛应用于工业生产、医药、环保等领域。

生物酶作为一种生物催化剂，具有高效性、专一性和温和性等特点。它们能够显著降低化学反应的活化能，从而使反应在常温常压下快速进行。同时，生物酶对底物具有高度的选择性，只催化特定的化学反应，而不影响其他物质的化学性质。此外，生物酶在催化反应过程中不会改变自身的结构和性质，因此可以反复使用。

二、生物酶的来源

生物酶是一种由活细胞产生的具有催化作用的有机物，其主要来源包括微生物、动植物等。微生物是生物酶的重要来源之一，主要包括细菌、真菌和放线菌等。这些微生物在生长和繁殖过程中会产生大量的酶，这些酶参与了微生物的代谢过程。其中，细菌和真菌是最常用的微生物来源。细菌是一类单细胞微生物，其生长速度快，易于培养，因此被广泛用于酶的生产。例如，枯草芽孢杆菌、大肠杆菌等细菌可以产生多种酶，如淀粉酶、蛋白酶、脂肪酶等，这些酶在食品（图 6-1）、纺织、皮革等行业中有着广泛的应用。真菌是另一类重要的微生物来源，包括霉菌和酵母菌等。这些真菌可以产生丰富的酶类，如果胶酶、纤维素酶、木聚糖酶等，这些酶在果汁、饲料、纺织等行业中有着重要的应用。

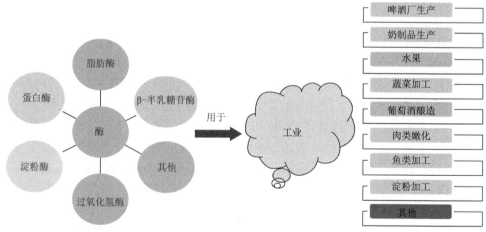

图 6-1　不同微生物酶在食品工业中的应用（Al-Maqtari et al.，2019）

动植物细胞也是生物酶的重要来源之一。在动植物体内，酶参与了各种代谢反应，维持着生命活动的正常进行。与微生物相比，动植物来源的酶具有高度的特异性和催化效率，但提取成本较高。动物来源的酶主要来自动物的消化系统和其他组织器官。例如，胰蛋白酶、胃蛋白酶等消化酶可以分解食物中的蛋白质，使其在肠道中被吸收和利用。此外，还有一些具有特殊功能的酶，如溶菌酶、过氧化氢酶等，它们在医疗和生物工程中有着广泛的应用。植物来源的酶主要来自植物的果实、种子和其他组织器官。例如，菠萝和木瓜中含有丰富的果胶酶和蛋白酶，可以用于食品加工和纺织工业中。此外，还有一些植物来源的酶具有特殊的催化功能，如纤维素酶可以分解纤维素，使其在造纸和纺织行业中得到应用。

三、生物酶的分类

生物酶是一种由活细胞产生的具有催化作用的有机物，它们在生物体内或体外催化特定的化学反应。根据其催化反应的类型和化学结构，生物酶可以有多种类别。

1. 氧化还原酶类

氧化还原酶类指催化氧化还原反应的酶，包括氧化酶和脱氢酶等。它们主要参与生物体内的氧化还原过程，如细胞呼吸和能量代谢。

2. 转移酶类

转移酶类指催化甲基、醛基、酮基、烷基、芳基以及含硒基团和糖基的转移反应的酶。它们参与生物体内各种物质的合成和代谢过程，如氨基酸、核苷酸和糖类的合成。

3. 水解酶类

水解酶类指催化肽键、酯键、醚键、酰胺键、酸酐键、卤键等的断裂以及糖基化反应的酶。它们主要参与生物体内大分子物质的降解过程，如蛋白质、脂肪和多糖的消化与吸收。常见的水解酶有淀粉酶、蛋白酶和脂肪酶等。

4. 裂合酶类

裂合酶类指催化从底物分子中移去一个基团或原子的反应或其逆反应的酶类。这类酶主要参与生物体内小分子物质的合成和分解过程。

5. 异构酶类

异构酶类指催化同分异构体之间相互转化的酶类。这类酶主要参与生物体内分子结构的改变和调整过程，如糖类和氨基酸的异构化反应。

6. 合成酶类

合成酶类指催化两分子底物合成一分子化合物，同时偶联有 ATP 的磷酸键断裂释能的酶类。这类酶主要参与生物体内能量的储存和利用过程，如 ATP 合成酶和丙酮酸脱氢酶复合体等。

除了以上六种基本分类外，还有一些特殊类型的生物酶，如连接酶、脱氨酶、加氧酶等。这些酶在生物体内也发挥着重要的催化作用。

第二节　酶制剂在面团发酵中的应用

一、面团发酵中的酶制剂

酶制剂在面团发酵中的应用主要体现在改善面团性质、提高发酵性能以及优化面包质量等方面。

1. 淀粉酶

面粉中淀粉的含量在 70% 左右，淀粉酶能够水解淀粉，将淀粉分子分解成较小的糊精和糖类。这一过程中，淀粉的长链结构被打断，生成了可溶性的糖类，如麦芽糖和葡萄糖等。这些糖类是酵母发酵所必需的碳源，能够被酵母利用产生二氧化碳和乙醇，从而促进面团的发酵。淀粉转化过程包括三个步骤：糊化、液化和糖化，如图 6-2 所示。在第一步糊化中，淀粉颗粒溶解在水中并形成黏性悬浮液。由于这种溶解，水中含有直链淀粉和支链淀粉。第二步液化过程导致淀粉残渣被 α-淀粉酶部分水解成短链糊精，该步骤降低了淀粉溶液的黏度。在最后一步糖化中，发生进一步水解并导致葡萄糖浆、果葡糖浆和麦芽糖浆的形成，该反应由葡萄糖淀粉酶促进。葡萄糖淀粉酶是外切淀粉酶，催化 α-1,4-糖苷键非还原部分的连接。淀粉酶的水解作用能够降低面团的黏度，改善面团的流动性和加工性能。面团中的淀粉在吸水后会形成高度黏稠的胶体，而淀粉酶的水解作用能够破坏这种胶体结构，使面团变得更加柔软和易于操作。这有助于面团在发酵过程中更好地保持气体，并形成均匀的气孔结构。淀粉酶还能够影响面包的质地和口感。通过水解淀粉产生的糖类在烘烤过程中会发生焦化反应，为面包增添独特的色泽和风味。同时，这些糖类还能够与蛋白质发生美拉德反应，进一步改善面包的香气和口感。淀粉酶的添加量和使用时间需要严格控制。过量的淀粉酶会导致面团过软、过黏，影响面包的成型和质地。而淀粉酶的作用时间也会影响面团的发酵效果和面包的质量。因此，在实际应用中，需要根据面粉的性质、面包的种类和生产工艺等因素来确定淀粉酶的最佳添加量和使用时间。研究发现在馒头制

第六章 生物酶技术在面团加工中的应用 ·379·

作工艺中添加一定量的 α-淀粉酶，可以提高馒头感官评价和物化性质。另外淀粉酶还可以改变淀粉性质，减缓淀粉老化，延长货架期（张首玉等，2014）。

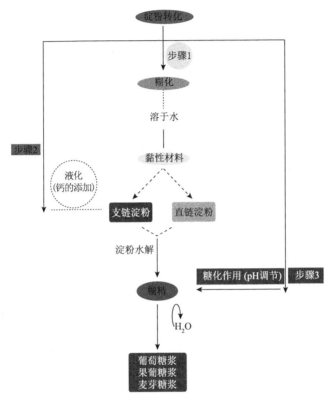

图 6-2 淀粉转化的三个步骤：糊化、液化、糖化（Farooq et al., 2021）

2. 脂肪酶

不饱和脂肪酸可被脂肪酶氧化，产生过氧化物，从而使蛋白质中的巯基被过氧化物氧化成二硫键，引起蛋白质分子发生聚合，增强面团筋力。脂肪酶能够水解面团中的甘油三酯，生成甘油二酯、甘油一酯或甘油，以及脂肪酸。这些水解产物具有乳化作用，能够在面筋网络和淀粉之间起到良好的乳化效果，从而改善面团的结构，增大面包的体积。脂肪酶通过水解脂肪中的酯键，释放出脂肪酸。这些脂肪酸对面团的发酵有积极的影响，能够为酵母提供所需的营养，促进酵母的生长和繁殖，进而加速面团的发酵过程。此外，脂肪酸还能与面团中的钙离子结合，形成不溶性脂肪酸钙，这有助于增强面团的稳定性和持气性，使面包更加松软。脂肪酶的存在还能影响面包的口感和风味。通过水解脂肪，脂肪酶能够增加面包的柔软度，改善口感。而释放出的脂肪酸则能与面团中的其他成分发生反应，生成独特的香味物质，为面包增添风味。脂肪酶还可以提高馒头的耐醒发性，避免出现塌陷等劣质问题。需要注意的是，脂肪酶的添加量和使用条件需要严格控制。过量的脂肪酶可能导致面团过软、过黏，影响面包的成型和质地；而脂肪酶的作用也受到温度、pH 值等因素的影响。

研究发现，脂肪酶作用方式涉及小麦类脂与面筋蛋白质之间相互作用，构筑更好的面筋网络状分子，使面筋具有更好的弹性特征（栾金水和汪莹，2003）。王金水等（2004）对脂肪酶在面制品中的作用进行了更系统的研究，指出脂肪酶在面团内有双重作用，一是氧化面粉中的色素使之褪色，使面制品内部组织洁白；二是氧化不饱和脂肪酸使之形成过氧化物，可氧化蛋白质分子中的巯基基团，形成分子内或分子间二硫键，并能诱导蛋白质分子（主要是麦谷蛋白）聚合，使蛋白质分子变得更大，从而提高了面团筋力，改善了面筋蛋白的流变特性，改善馒头的质构，增加了馒头心的柔软程度。研究发现一定量的脂肪酶能够增大面包的比容，同时改善面包的质构，提高面包松软度，使面包芯孔隙更均匀并有丝样光泽（Park et al.，2005）。脂肪酶在面制品中的添加不当也会带来风味和结构上的负面作用。钱露等（2012）选用三种不同品质的面条专用粉，研究脂肪酶不同添加量与面粉品质及面条品质的关系，发现在面条专用粉中添加一定量的国产脂肪酶对面粉糊化特性及黏度特性具有较好的改良作用，面条面片光滑度和色泽得到一定的改善；同时脂肪酶对面条口感及韧性有很好的改善作用，但添加过多会影响面条的食味；添加脂肪酶后，面条蒸煮损失随之下降。杜洋等（2014）的研究表明适度添加脂肪酶有助于增加面筋网络的抗拉伸性，但过度添加会使面筋网络易断裂，这可能是由于脂肪酶在添加量较低时，面团中脂肪适度氧化，使面团中面筋蛋白分子内二硫键、分子间二硫键比例适中，面团流动性、硬度相对平衡；当脂肪酶添加量较高时，脂肪过度氧化使面筋网络过硬而容易断裂，导致延展性和抗拉伸能力降低。

3. 蛋白酶

蛋白酶主要作用于面团中的蛋白质，特别是面筋蛋白质。它能切断氨基酸之间的肽键，将这些蛋白质降解成为多肽和氨基酸（图 6-3）。这一过程降低了面团的筋力，使得面团更容易被加工和成型。同时，蛋白酶的降解作用也促进了面团的软化，从而增加了面团的黏弹性、流动性和延伸性。这些性质的改善有助于面团在发酵过程中更好地保持气体，形成更大的气孔结构，进而制作出更松软的面包。面团中的蛋白质降解产物，如多肽和氨基酸，为酵母提供了必要的氮源和碳源，促进了酵母的生长和繁殖，从而加速了面团的发酵进程；另外，多肽和氨基酸是人体容易吸收的小分子营养物质，因此还有助于增加面包的营养价值。蛋白酶的使用还能改善面团的发酵效果及面团的风味。蛋白酶降解了部分蛋白质，使得面团的筋力减弱，这有助于改善面团的发酵效果，使面包更加松软可口。同时，降解产生的氨基酸与多肽有助于形成面包特有的香味物质，从而提升了面包的风味品质。需要注意的是，蛋白酶的添加量和使用时间需要严格控制。过量的蛋白酶会使面团变黏，导致面包质量下降。蛋白酶的作用时间也会影响面团的性质和发酵效果。

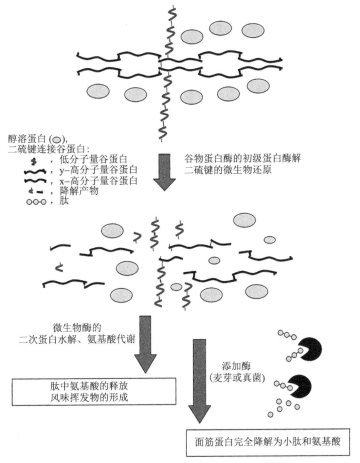

醇溶蛋白 (◯)，
二硫键连接谷蛋白：
　〜　，低分子量谷蛋白
　〜　，y–高分子量谷蛋白
　〜　，x–高分子量谷蛋白
　●—，降解产物
　○○○，肽

谷物蛋白酶的初级蛋白酶解
二硫键的微生物还原

微生物酶的
二次蛋白水解、氨基酸代谢

添加酶
(麦芽或真菌)

肽中氨基酸的释放
风味挥发物的形成

面筋蛋白完全降解为小肽和氨基酸

图 6-3　酸面团发酵过程中的蛋白水解：初级和次级蛋白水解的关键酶和代谢活动(Gänzle et al., 2008)

4. 葡萄糖氧化酶

葡萄糖氧化酶能够氧化面团中的葡萄糖，生成葡萄糖酸内酯和过氧化氢。这一反应过程中，面团中的氧气被消耗，从而创造了一个相对缺氧的环境，这有助于促进酵母的发酵作用。酵母在缺氧条件下会进行厌氧呼吸，产生更多的二氧化碳和乙醇，从而使面团膨胀发酵。葡萄糖氧化酶还能够改善面团的筋力和结构。通过氧化反应，面团中的巯基被氧化形成二硫键，这增强了面筋网络，使面团更加有弹性和韧性。这有助于面团在发酵过程中更好地保持气体，形成更大的气孔结构，从而制作出更松软的面包。葡萄糖氧化酶还能够延长面包的保质期。由于其氧化作用，面团中的部分营养物质被消耗，从而降低了微生物的生长速度，延缓了面包的老化过程。同时，葡萄糖氧化酶还能够与面团中的其他酶类协同作用，进一步改善面包的品质和口感。另外，葡萄糖氧化酶还可以改变馒头色度，面粉中的色素（叶黄素和胡萝卜素）也能被过氧化氢氧化，使面团和馒头的白度增加（张芳芳，2013），进一步的研究也发现，葡萄糖氧化酶氧化葡萄糖产生的过氧化氢在过氧化物酶存在的情况下，产生自由基，从而促进水溶性戊聚糖的阿魏酸活性双键与蛋白质、氨基酸残基上的巯基发生交联，形成蛋白多糖复合大分子，使水溶性部分相对黏度增大，提高面团的持水性及气孔均匀性，从而使馒头具有较好的气孔均匀性。此外，葡萄糖氧化酶能强化发酵面团的面筋网络结构，因此在面团发酵的过程中，内部气泡不容易被气体撑破，面团内部均匀度有所改善。有研究报道葡萄糖氧化酶能延长面团的稳定时间，改善面团的弱化度，能有效地提高面条的咬劲，改善面条耐煮性，提高面条的硬度，使煮后面条表面不塌陷，清爽而不糊汤（杨春玲和杨路加，2013）。还有研究表明葡萄糖氧化酶对多谷物馒头的表皮综合白度和馒头芯硬度改善效果最明显，对多谷物馒头具有较好的抗老化性，然而对于多谷物馒头的比容没有改善作用，甚至会起到负面作用（林金剑和朱克瑞，2011）。需要注意的是，葡萄糖氧化酶的添加量和使用条件需要严格控制。过量的葡萄糖氧化酶可能会使面团过度氧化，导致面团变硬、变色，影响面包的质量。

5. 戊聚糖酶

小麦粉中有少量的戊聚糖存在，含量大概为 2%～3%。戊聚糖是一种以 D-吡喃木糖通过 β-1,4 键连接成主链的非淀粉多糖。戊聚糖被人为地分成两种：一种是水溶性戊聚糖，另一种是水不溶性戊聚糖。水不溶性戊聚糖吸水性较强，能结合 30% 的水分，对面团有消极作用；水溶性戊聚糖持水性较强，对面团有积极作用。

戊聚糖酶对戊聚糖起作用主要是裂解水不溶性戊聚糖中的 β-1,4-木聚糖糖苷键，使被其结合的水释放出来，面团变软，同时水溶性戊聚糖的含量增多，面团的持气能力变强，蒸制的馒头或烘焙的面包体积增大，回生得到延缓（Daugelaite et al.，2016；Ren et al.，2014；马瑞萍，2013）。木聚糖酶能水解面粉中水不溶性阿拉伯木聚糖，生成水溶性木聚糖和少量的寡糖和单糖。这一结果一方面使可供酵母利用的还原糖的量增加，有利于发酵产气，使得馒头体积增大，另一方面增加了水溶性木聚糖含量。水溶性木聚糖吸水性强，糖度高，可增强蛋白质膜的强度和弹性，在蒸制过程中二氧化碳扩散速度更均匀，提高了面团持气性，使气泡的大小和稳定性都得到改善，使馒头内部组织分布更均匀（孔祥珍等，2003）。木聚糖酶可提高面筋网络的弹性，增强面团稳定性，改善加工性能，改进面包瓤的结构，增大面包体积。过量的戊聚糖会通过强大的水合能力影响面筋充分吸水，对面包加工不利。木聚糖酶可水解部分戊聚糖，消除其不良作用，发挥其积极影响。然而过量使用木聚糖酶，会完全破坏面粉中戊聚糖的水合能力，从而增加了面团的黏性（方晓波，2011）。马瑞萍（2013）研究了木聚糖酶对冷冻面团品质的影响，发现木聚糖酶能够保证面团中酵母的存活率，使蒸得的馒头外观评价较高。

6. 漆酶

漆酶是一类多酚氧化酶，漆酶的氧化还原作用将面粉中的一些色素物质进行氧化，使得面制品色泽更白。漆酶的氧化作用能将面粉中的巯基氧化成更为牢固的二硫键，二硫键能显著增加面筋的强度。此外，漆酶与面粉中的阿魏酸交联从而形成凝胶，这使得面团的连接性增加，降低面团中阿拉伯木聚糖的水溶性，从而提高面筋强度；同时，能够保持面制品中的水分，使面制品不易裂，口感更佳，具有更好的品质。漆酶在氧化酚类的过程中产生醌类等有毒物质，这些有毒物质能抑制杂菌的生长（杨林等，2009）。

研究发现在馒头的制作过程中，漆酶能很好地改善馒头的外观和品质，使其更白，结构更为细密均匀，体积变大，富有弹性、不易出现塌陷。在馒头的保存过程中，漆酶能形成凝胶，降低馒头中水分的挥发速度和挥发量，从而更好地保持馒头中的水分。在湿面片的制作过程中加入漆酶，能很好地抑制湿面片中杂菌的生长（李鑫，2013）。有研究者报道漆酶能催化低分子量麦醇溶蛋白形成高分子量的蛋白复合物（Selinheimo et al.，2007）。刘宇峰（2014）发现漆酶处理过的馒头的淀粉颗粒有膨大和聚集的现象。漆酶作用于蛋白网络结构，导致淀粉颗粒从蛋白网络结构中释放出来，在醒发和蒸煮过程中，淀粉颗粒更容易和酶或者蒸汽接触，这可能导致淀粉颗粒膨大和聚集。从营养学的角度来看，镶嵌在蛋白网络结构中的小淀粉颗粒是致密的，不容易被水解，而膨大的淀粉颗粒由于其宽松的结构很容易被人体消化。因此，漆酶处理过的馒头有益于人体的吸收。

二、面粉中的内源酶与面团发酵关系

淀粉是面粉中的主要成分，面团中的 70%～75% 填充在面筋网络中，使面团具有稳定的流变特性，在成品中起到支撑食品体系的作用，形成不同食品的感官特性和不同的保鲜性。在小麦粉中，对于面团发酵品质有重要影响的酶主要是淀粉酶、脂肪酶和木聚糖酶。在面团的醒发过程中，淀粉酶分解淀粉，产生的葡萄糖和其他一些多糖被酵母利用。足够的淀粉酶可使酵母产生更多的二氧化碳气体，使面团的内部颗粒和气孔均匀，呈细腻的海绵结构，弹性增强，体积增大，改善面制品的口味和口感。然而，α-淀粉酶的活性过大，会使淀粉过度糊化，产生过多的糊精，从而使制成的面制品体积小，且瓢发黏。脂肪酶可以增大面团的体积和改善面团的表面结构，使馒头增白、增亮。面粉中因为含有 2%～3% 的戊聚糖，从而具有较高的亲水性，能吸收和保持较高的水分。戊聚糖酶可以水解小麦粉中的水不溶性戊聚糖，提高水溶性戊聚糖的含量，使面筋吸收更多的水分，从而提高馒头的体积，改善组织结构，同时还具有抗老化作用。

三、酶制剂与面团流变学的关系

酶是活细胞产生的具有高效催化功能、高度专一性和高度受控性的一类特殊蛋白质。目前，世界上已知的酶有 2000 多种。从动物、植物或微生物生物体中提取的具有酶活力的酶制品，称为酶制剂。将酶制剂作为品质改良剂应用于面粉工业，可以在一定程度上代替或弥补传统品质改良剂的不足。

正常的面粉中 α-淀粉酶活性极低，β-淀粉酶含量十分丰富。面粉的含糖量极低，将麦芽糖添加到面粉中，可以提高 α-淀粉酶的活性，加快面粉发酵的速度，改善其风味、色泽及柔软性。淀粉酶的作用可以概括为两个方面：一是促进面团的形成，减少调剂时间；二是促进淀粉水解，有利于酵母发酵及烘烤中的上色，并使制品变硬或老化时间延长（张守文和李丹，2002）。脂肪酶在面团中有双重作用（刘长虹等，1999；何承云等，2008），一是氧化面粉的色素使之褪色，二是氧化不饱和脂肪酸使之形成过氧化物，氧化蛋白质中的巯基成二硫键，诱导蛋白质分子聚合，提高面团筋力。

Liu等（2023）研究了木聚糖酶、α-淀粉酶和纤维素酶对富含燕麦麸的面包面团流变特性的影响。其中纤维素酶的添加降低了吸水率、软化度和混合耐受指数，同时增加了燕麦麸面团稳定性（从10.5 min增加到12.1 min）、抗延伸性（从21.55g增加到38.44g）和延伸性（从11.43 mm增加到15.08 mm）。单酶应用对常规面团和加入 15%燕麦麸皮的面团流变特性的影响见表6-1。

表6-1　单酶应用对常规面团和加入 15%燕麦麸皮的面团流变特性的影响

	0		α-淀粉酶		木聚糖酶		纤维素酶	
	常规面团	燕麦麸面团	常规面团	燕麦麸面团	常规面团	燕麦麸面团	常规面团	燕麦麸面团
吸水率（%）	63.86± 0.12^D	67.76± 0.06^A	65.20± 0.10^C	67.63± 0.06^A	63.93± 0.15^D	66.93± 0.51^{AB}	63.20± 0.70^D	66.23± 0.15^B
发酵时间（min）	2.73± 0.06^C	9.47± 0.49^{AB}	8.60± 0.61^B	10.20± 0.35^A	2.80± 0.10^C	9.37± 0.32^{AB}	8.76± 0.45^B	10.20± 0.10^A
稳定性（min）	11.07± 0.55^{CDE}	10.50± 0.36^{DE}	18.03± 0.06^A	11.77± 0.25^{CD}	8.67± 0.51^F	10.17± 0.47^E	16.63± 0.55^B	12.10± 0.60^C
软化度（FU）	43.13± 1.63^{BC}	38.63± 1.66^{CD}	23.40± 1.75^G	36.13± 4.44^{DE}	60.30± 1.48^A	48.86± 1.56^B	31.00± 2.46^{EF}	29.60± 0.95^{FG}

续表

	0		α-淀粉酶		木聚糖酶		纤维素酶	
	常规面团	燕麦麸面团	常规面团	燕麦麸面团	常规面团	燕麦麸面团	常规面团	燕麦麸面团
起始时间（min）	12.67± 0.91^E	16.13± 0.55^{CD}	20.00± 0.01^A	17.77± 0.15^{BC}	10.50± 0.46^E	14.90± 1.65^D	18.56± 0.66^{AB}	17.93± 0.50^{ABC}
混合耐受指数（FU）	10.37± 0.92^E	22.20± 0.92^A	15.73± 1.16^D	19.43± 1.13^B	20.80± 0.20^{AB}	21.70± 0.75^{AB}	16.63± 1.56^{CD}	19.33± 0.25^{BC}
抗延伸性（g）	44.59± 0.68^A	21.55± 0.23^F	25.73± 1.05^E	30.55± 0.33^D	35.37± 0.52^C	38.23± 0.36^B	19.96± 0.22^G	38.44± 0.57^B
延伸性（mm）	31.31± 0.23^D	11.43± 0.11^G	39.88± 0.78^C	13.53± 0.20^F	45.27± 0.53^A	15.18± 0.05^E	43.53± 0.40^B	15.08± 0.02^E
黏性（g）	44.62± 0.36^G	45.73± 0.58^{FG}	66.72± 0.88^A	60.25± 0.11^B	58.43± 0.32^C	52.38± 0.26^E	53.86± 0.32^D	46.42± 0.50^F

注：同一行中不同字母的值差异显著（$P<0.05$）。

1. 面团流变特性

面粉的品质特性是通过小麦本身的蛋白质数量、质量及其结构，即面团的流变特性所体现的，具体表现为面团形成前后的耐揉性、延伸性和韧性。通过对面团流变特性的测定，可以了解面团的耐揉性、面粉吸水性能、面团的强度、耐发酵性能以及对面食制品的适用性，从而方便生产者更好地掌握面粉的品质特性，提高面食食品的质量，并推动面食业的发展。

2. 淀粉酶与面团流变特性

α-淀粉酶是一种内酶，它几乎能随意地分解淀粉分子的 α-1,4-糖苷键，而不能水解支链淀粉分子中的 α-1,6-糖苷键。该酶作用于胶凝淀粉比作用于粒状淀粉要快得多。其中真菌 α-淀粉酶是由曲霉属微生物发酵产生的一种 α-淀粉酶。它能水解直链淀粉和支链淀粉的 α-1,4 糖苷键生成糊精和麦芽糖，产物的末端残基 C1 碳原子为 α-构型，最适 pH 值为 4.0～5.0，最适温度为 50～60℃，超过 60℃开始失活；其水解淀粉的产物主要是高含量的麦芽糖和一些低聚糖及少量的葡萄糖。在面团发酵食品的制作过程中，酵母需要足够的糖源作为营养物质，但在面粉中仅有 1%～2% 的单糖、双糖和少量可溶性糊精可供酵母利用。

面粉中含有足够的 β-淀粉酶，而 α-淀粉酶含量不足。真菌 α-淀粉酶作为一种由生物技术从米曲霉中制得的高纯度真菌类淀粉酶制剂，配以惰性填色剂复配而成干燥、流畅、精细的白色粉末，可一定程度地提高小麦的淀粉酶活性，能使淀粉转化成糊精和糖类，并能促使淀粉和蛋白质之间的结合，使蛋白质的空间结构发生变化，蛋白质分子接近球形，表面是亲水基团，内部是疏水基团。当面粉加水后，水分子渗入蛋白质分子内部，使内部非极性基团外翻，水化了的极性基团内聚，体积膨胀，肽链"松散-扩展"，相互交织在一起，形成面筋网络，增大面团体积，使面团松软。

3. 木聚糖酶与面团流变特性

木聚糖酶是指能专一降解半纤维素木聚糖为低聚木糖和木糖的一组酶的总称，由于多数木聚糖是高度分支的异聚多糖，因此有些酶如 β-L-阿拉伯糖苷酶、β-D-葡萄糖醛酸酶、乙酰木聚糖酶和酚酸酯酶等也是必不可少的。木聚糖的主链是 D-吡喃木糖以 β-1,4 键相结合形成的木聚糖高分子长链。大部分木聚糖是异型多糖，主链含有不同的替代糖残基或者在侧链上有多种替代糖基。木聚糖由于本身的结构特性，使得水不溶性木聚糖具有强吸水性，水溶性木聚糖具有强持水力和氧化形成凝胶的能力等，改变面团的操作性能。在面团形成和发酵过程中，木聚糖和蛋白质、淀粉等高分子物质一起形成包含气泡的稳定面团结构。木聚糖酶能水解高分子木聚糖长链的糖苷键，使其长链变短，其水解率达 65%，从而使水不溶性木聚糖的吸水率下降，改善面团的操作性能。木聚糖酶可提高面筋网络的弹性，增强面团稳定性，改善加工性能，改进面包瓤的结构，增大面包体积。过量的戊聚糖会通过强大的水合能力影响面筋充分吸水，对面包加工不利。木聚糖酶的加入可水解部分戊聚糖，消除其不良作用，并发挥其积极影响。如果过量使用木聚糖酶，会完全破坏面粉中戊聚糖的水合能力，从而增加面团的黏性。

4. 漆酶与面团流变特性

漆酶作为一种由白腐真菌、植物和某些细菌表达的细胞外糖蛋白，是一种含铜的多酚氧化酶，能催化酚类物质、芳香类物质和脂肪族胺等底物的氧化。在面点制作中，面团的流变特性对于最终产品的质量至关重要。漆酶能够增加面团的稳定性，这意味着面团在搅拌、揉捏等加工过程中能够保持其结构不被破坏。同时，漆酶还可以削弱面团的弱化度，使面团更加耐揉，提高面团的加工性能。漆酶还能增加面团的拉伸阻力及拉伸阻力和延伸比值。拉伸阻力是指面团在拉伸过程中所遇到的阻力，而拉伸阻力和延伸比值则反映了面团在拉伸过程中的强度和延展性的平衡。通过增加面团的拉伸阻力，漆酶可以使面团更加有弹性，从而提高最终产品的口感和质地。值得注意的是，漆酶对面团流变特性的影响并非都是积极的。例如，漆酶的添加可能会降低面团的延伸性。延伸性是指面团在拉伸过程中能够延伸的长度，它对于面团的加工性能和最终产品的形状具有重要影响。因此，在使用漆酶时需要根据实际情况进行调整和优化，以达到最佳的效果。具体而言，漆酶主要用于催化小麦面团的阿拉伯木聚糖上阿魏酰酯的氧化交联，同时也促进麦谷蛋白大分子聚合物和戊聚糖组分之间的相互作用。此外，研究发现添加漆酶的芋头面团的黏弹性发生了改变,并且硫醇和总酚含量随之下降,这表明面团中形成了二硫键和硫醇-苯酚缀合物。然而,面筋复杂的空间结构阻碍了其对漆酶活性位点的可及性,从而阻止了底物的广泛交联(Manhivi et al., 2018)。这个限制可以通过添加能够进行自由基转移反应的小分子介体来克服。据报道,反应性醌很容易与蛋白质内的亲核氨基酸残基(甲硫氨酸、赖氨酸、色氨酸和半胱氨酸)相互作用(Quan et al., 2019)。因此,非常有必要通过将漆酶与介体(如酚类)结合来促进交联反应,最终对面团的流变行为和最终产品的质量产生有益的影响。He 等(2023)使用漆酶和阿魏酸来改善冷冻未发酵面团的流变特性和微观结构。添加漆酶改善了 0 d 储存面团的面筋网络,但冷冻储存 21 d 后,面筋基质的破坏仍然存在。此外,添加漆酶和阿魏酸的 0 d 储存面团的网络结构最均匀和连续,淀粉颗粒紧密包裹在交错的面筋网络中,这意味着添加漆酶和阿魏酸的面团网络的完整性增强。此外,添加漆酶和阿魏酸的冷冻面团的面筋网络在储存 21 d 后仍然保持均匀和致密,表明阿魏酸作为小分子介质,与漆酶具有协同作用,促进面筋网络的交联(图 6-4)。

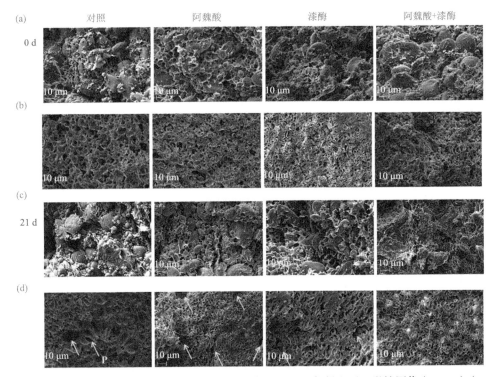

图 6-4　未发酵面团和面筋与漆酶和阿魏酸冷冻保存期间的扫描电子显微镜图像(×1000)(He et al., 2023)

(a, c)未发酵的面团样品;(b, d)面筋样品;LSG(紫色箭头):大淀粉颗粒;SSG(绿色箭头):小淀粉颗粒;G(红色箭头):面筋网络;P(黄色箭头):孔隙

四、酶制剂与面团发酵性能的关系

在馒头工业中研究较多的是通过改变配方和添加改良剂来提高食品的品质，对馒头加工过程如发酵过程的研究还比较少，而面团的发酵过程是影响馒头品质的关键工序之一，其发酵质量的好坏直接影响到最终产品馒头品质的优劣（郑建仙，2003）。

面团的发酵是个复杂的生化反应过程，影响面团发酵的因素很多，如面粉品质、酵母活力和添加量、面团温度、面团含水量、发酵温度和湿度等（刘长虹，2005）。

面团发酵过程 pH 值的变化是反映面团发酵速率和发酵时间的一个重要的化学指标。发酵过程中面团产生和持留二氧化碳气体的能力是反映面团发酵质量及评价最终制品品质优劣的一个重要参数（赵志敏，1999）。面团发酵期间，面粉本身的液化酶 α-淀粉酶将破损淀粉转化成糊精，再由糖化酶 β-淀粉酶转化糊精为麦芽糖，然后由麦芽糖酶把麦芽糖分解为葡萄糖，最后由乙醇转化酶分解葡萄糖为乙醇和二氧化碳。另外，无氧发酵中在乙醛向乙醇转化过程中也可能生成乙酸，其不是主要产物，对 pH 的影响也较小（张华晓等，1997）。由于面粉内存在醋酸菌和乳酸菌，醋酸菌利用酵母发酵的产物乙醇进行发酵，生成乙酸和水。乙酸是较弱的有机酸，对面团的 pH 值影响也不大（尤新，2004）。而乳酸是一种较强的有机酸，且在发酵过程中产量也较多，应该是使面团的 pH 值降低的重要原因（王学东等，2002）。面团在发酵后期 pH 下降的幅度减缓，这主要是酵母发酵产生的乙醇与乳酸菌、醋酸菌等产酸菌发酵产生的酸反应生成乳酸乙酯、乙酸乙酯等酯的缘故。

面团的持气能力保证酵母正常发酵，酵母的产气能力保证面筋充分延伸和面团充分膨胀。影响面团发酵的主要因素实质上就是酵母的产气能力和面团的持气能力两个方面。酵母自身的活性和酵母用量是影响产气量的重要因素之一。气体能保留在发酵面团内部使面团膨胀，是由于构成面团的面筋经发酵后得到充分扩展，整个面筋网络已经成为既有一定韧性又有一定延伸性的均匀细密的薄膜，从而使气体保留在面团内（周云和张守文，2002）。

淀粉酶将淀粉分子的无支链部分分解成更小的单位，它只作用于溶解基质（面团中膨胀的、损伤的淀粉），从而降低面团的黏性，改善加工特性，这一连锁反应增强了发酵能力，增大了制品体积。关于真菌 α-淀粉酶对面团产气力的影响国内研究不多，研究表明，适量添加复合酶对馒头面团的发酵性能有明显改善作用，添加 α-淀粉酶对馒头面团的发酵性能没有明显改善。其他很多研究也只是说明真菌 α-淀粉酶在面粉中的应用及其对面制品品质的影响，而对真菌 α-淀粉酶对发酵面团产气能力的影响的研究较少（凌关庭，1998）。木聚糖酶能水解水不溶性戊聚糖（阿拉伯木聚糖），使其成为水溶性的。面粉中增加水溶性阿拉伯木聚糖，能提高面团的持水性和机械强度，使面团具有更好的持气能力和操作耐力（封雯瑞，2000）。木聚糖酶和脂肪酶对面团发酵特性的研究更是很少涉及，这是由于面粉中木聚糖和脂类含量少。

五、酶制剂与馒头品质的关系

在改善馒头品质中，可选用的酶制剂有葡萄糖氧化酶、真菌-淀粉酶、麦芽糖-淀粉酶、脂肪酶、木聚糖酶等（Schoch and French，1947），但常用的酶制剂一般是淀粉酶和葡萄糖氧化酶，而木聚糖酶和脂肪酶作用的底物含量少造成人们把主要精力放在淀粉和蛋白质上，忽视了一些含量极少的物质，其实它们也对馒头的品质改善起着非常重要的作用。

葡萄糖氧化酶可以提高面团中面筋强度，增加弹性，在面包烘烤中使面团有良好的入炉急胀性，从而增大面包体积，提高面包表观特性及内部结构品质。适量加入真菌 α-淀粉酶后，面粉中的损伤淀粉被其水解成麦芽糖，麦芽糖又在酵母本身分泌的麦芽糖酶的作用下，水解成葡萄糖供酵母利用，从而为酵母的发酵提供了有利的条件。真菌 α-淀粉酶还有防腐和保鲜能力，其机理是此酶能将淀粉分解为低分子量的分支淀粉，而分支淀粉能干涉支链淀粉的重新结晶，也可能是产生的糊精会干涉面包中膨胀淀粉粒与蛋白质网络结构的相互作用。此酶主要用于面包粉的改良，对馒头等发酵食品的专用粉也能起到改善其制品外观及口感的作用，但对面条、蛋糕等专用粉无明显的效果（Slade et al.，1991）。麦芽糖 α-淀粉酶是一种新型的酶制剂，它能改良小麦淀粉，产生良好的保鲜作用，从而延长面包心储存过程中的保鲜期。麦芽糖 α-淀粉酶能水解直链和支链淀粉，主要生成 α-麦芽糖和小部分的糊精，从而保持面包的弹性、松软、新鲜。目前，人们还不能对其保鲜效用的机理进行解释。一种假设认为，麦芽糖 α-淀粉酶在烘焙过程前期作用于面粉中的淀粉部分，使其产生小分子量的糊精，增强淀粉和面筋之间的相互作用，防止面包老化，从而起到保鲜、抗老化的效果（Martin，1991）。

第三节 葡甘聚糖酶在面团加工中的应用

一、葡甘聚糖酶的微生物来源

葡甘聚糖酶是一种外泌酶，它能够分解葡甘聚糖（王强等，2016）。最早研究葡甘聚糖酶的国家是日本（董桂清，2007），Nakajima 和 Matsuura（1997）从布氏梭状芽孢杆菌中分离出一种可以降解葡甘聚糖的酶。Chhabra 等（2002）也发现了一种产葡甘聚糖酶的菌株。红酵母和红冬孢酵母细胞壁的主要成分是葡甘露聚糖（Yang et al.，2011；Murao et al.，1976），早期有报道提出能从 *Penicillium lilacinus* ATCC 36010 中分离出一种对红酵母的细胞壁有良好的溶解活性的蛋白质，后被证实该裂解活性是由 *MAN5C* 基因编码的 β-1,3-葡甘露聚糖酶引起的（Murao et al.，1976；Arai et al.，1976；Arai et al.，1978），它能够特异性地破坏

与葡甘聚糖的 β-1,4-糖苷键相邻的 β-1,3-糖苷键。释放出低聚糖葡甘聚糖酶的微生物来源非常广泛，包括细菌、真菌和放线菌等。其中，真菌是葡甘聚糖酶的主要生产者，如曲霉属、青霉属和木霉属等。这些微生物通过发酵过程产生葡甘聚糖酶，可以在工业上用于生产高活性的酶制剂。葡甘聚糖酶在食品、饲料、造纸和生物能源等领域具有广泛的应用价值。在面团发酵中，葡甘聚糖酶能够降解面粉中的葡甘聚糖，改善面团的加工性能和稳定性，提高面包的质量。此外，葡甘聚糖酶还可以用于制备低聚糖、功能性食品和生物活性物质等。

二、葡甘聚糖酶的酶学特征

1. 葡甘聚糖酶的活力

王强等（2016）筛选出一株产葡甘聚糖酶的菌株枯草芽孢杆菌 Q1，该菌株只在含有葡甘聚糖类物质的培养基中才合成葡甘聚糖酶，且酶活力为 241.61 U/mL；周海燕等（2005）筛选出的产葡甘聚糖酶的菌株也是只有在培养基中含有葡甘聚糖时才可以产生葡甘聚糖酶，酶活力为 3174 U/mg。

2. 葡甘聚糖酶的性质

不同来源的葡甘聚糖酶其酶学性质有所不同。由成团泛菌发酵产生的葡甘聚糖酶最适反应温度和最适作用 pH 分别为 37℃和 6.0；由耐热芽孢杆菌所产生的葡甘聚糖酶最适温度为 50℃（董桂清，2007；周海燕等，2005）。由成团泛菌发酵产生的葡甘聚糖酶在 pH 5.0～9.0 相对稳定，而来源于枯草芽孢杆菌 Q1 的葡甘聚糖酶经 pH 8.0 处理 30 min 后相对酶活仅剩 20%；pH 9.0 处理后相对酶活仅剩 10%（王强等，2016；董桂清，2007）。葡甘聚糖酶在与其他酶类共同作用时，往往能够产生协同效应，提高整体的水解效率。例如，在饲料工业中，葡甘聚糖酶常与木聚糖酶、纤维素酶等其他酶类一起添加，以实现对多种非淀粉多糖的有效降解。

三、葡甘聚糖酶在面团中的作用机制与应用特征

1. 葡甘聚糖酶的应用

基于葡甘聚糖酶的独特性质，研究者们不断探索其在各个领域的新应用。

1）制备葡甘低聚糖

葡甘聚糖酶可应用到魔芋中，降解葡甘聚糖制备葡甘低聚糖。葡甘低聚糖是一种通过 β-1,4-糖苷键将葡萄糖和甘露糖连接起来的功能性低聚糖（Albrecht et al.，2011；Lu et al.，2002）。葡甘低聚糖具有很好的营养保健功能。

（1）促进双歧杆菌等有益菌的生长。

人或动物都无法消化葡甘低聚糖，但有些微生物如双歧杆菌、乳酸杆菌可以

非常有效地利用葡甘低聚糖，从而促进有益菌的生长，抑制致病菌的生长（Connolly et al.，2010；Al-Ghazzewi and Tester，2012；Chen et al.，2005）。葡甘低聚糖是通过增加乳酸杆菌和双歧杆菌的相对丰度，降低大肠杆菌和肠球菌的相对丰度，改善肠道微生物群的结构，促进更有利的肠道微生物菌群生长和营造有益的肠道环境（Zhao et al.，2013；Tester and Al-Ghazzewi，2013）。刘瑞雪等（2017）研究了葡甘低聚糖对结肠炎大鼠肠道菌群的影响，利用 2,4,6-三硝基苯磺酸诱导大鼠患上溃疡性结肠炎，然后分别给大鼠喂食正常饲料、高含量的葡甘低聚糖、低含量的葡甘低聚糖，结果表明，葡甘低聚糖可明显缓解溃疡性结肠炎大鼠的临床症状，推测可能是因为葡甘低聚糖能够提高双歧杆菌、乳酸杆菌等有益菌的数量，使有害菌数量减少，从而调节了肠道菌群的结构与功能。通过给 SD 大鼠进食魔芋葡甘低聚糖，30 d 后测定盲肠内容物各项指标发现：葡甘低聚糖使盲肠内容物中的梭状芽孢杆菌的生长受到抑制，乳酸杆菌等有益菌含量增加（王敏等，2016）。

（2）降血糖。

李春美等（2004）通过水解葡甘聚糖得到三个不同分子质量的葡甘聚糖片段（分子质量分别为<30000 Da、30000~80000 Da、>80000 Da），进一步研究这三种物质和魔芋精粉对糖尿病小鼠血糖含量的影响，研究发现，上述四种物质都可以降低小鼠的血糖含量，相同剂量干预时，<30000 Da、30000~80000 Da、>80000 Da 的葡甘聚糖片段和魔芋精粉的降糖率分别是 55.4%、80.6%、33.4%和40.9%。<30000 Da、30000~80000 Da 的葡甘聚糖片段的降血糖效果均好于魔芋精粉（$P<0.01$）。杨艳燕等（2001a）利用 5%四氧嘧啶诱发小鼠糖尿病，将患病小鼠分为四组，其中三组分别用低剂量的葡甘低聚糖溶液、高剂量的葡甘低聚糖溶液和盐酸双胍药物灌胃，剩余一组为糖尿病模型组，未患病小鼠为对照组。结果显示：糖尿病小鼠的血糖始终是高水平，而服用低聚糖的患病鼠其血糖值明显降低，说明葡甘低聚糖有明显的降血糖功能。

（3）降血脂。

给予高脂血症小鼠一定量的魔芋低聚糖，发现魔芋低聚糖可明显降低血清甘油三酯和总胆固醇水平，提高血清高密度脂蛋白胆固醇水平（杨艳燕和高尚，1999）。陈黎等（2002）分别用高脂溶液和含低聚糖的高脂溶液对小鼠进行灌胃，干预 6 周后收集血液测定各项指标，结果显示：与高脂组相比，低聚糖组的小鼠甘油三酯和总胆固醇含量分别降低了 29%和 32%，高密度脂蛋白胆固醇水平增加了 35%。张娅等（2018）也得到了相同的结果，通过给高脂血症模型大鼠灌胃低聚糖，发现高脂大鼠血液中的甘油三酯和总胆固醇含量降低。这些研究均表明魔芋低聚糖具有降血脂作用。

（4）抗氧化。

杨艳燕等（2001b）对比相同浓度的葡甘低聚糖和葡萄糖对小鼠血糖含量的影

响，发现高剂量的葡萄糖可使小鼠的血糖含量增高，而同等剂量的葡甘低聚糖不仅对血糖含量没有显著性影响，而且还能使超氧化物歧化酶活性提高，过氧化脂质含量降低，这说明葡甘低聚糖有增强机体抗氧化能力的作用。研究魔芋葡甘低聚糖在体外对羟自由基、超氧阴离子自由基和 DNA 的影响，发现葡甘低聚糖能够减少羟自由基和超氧阴离子自由基，保护 DNA 免受羟自由基的攻击；随后进行动物实验，采用不同剂量的魔芋葡甘低聚糖灌胃小鼠，结果显示魔芋葡甘低聚糖能有效地降低丙二醛水平，提高超氧化物歧化酶和谷胱甘肽过氧化物酶的活性（陈建红等，2006）。

另外，葡甘低聚糖可以作为一种糖化材料，改善肌球蛋白的功能特性（Liu et al.，2016）；可以在草鱼的冷冻储存期间保护草鱼的肌原纤维蛋白（Wang et al.，2014；王俊等，2014）；可以作为一种可食性薄膜，具有较好的保水能力（Cheng et al.，2007）；还可以作为脂肪替代品添加到食品加工中，控制食品中脂肪的含量（Lin and Huang，2008）。

2）面团改良和烘焙

在面包、糕点等食品的制作过程中，面团的黏性和弹性对成品的品质有很大影响。葡甘聚糖酶能够水解面粉中的葡甘聚糖，降低面团的黏度，改善面团的流动性和机械加工性能，使面团更加柔软、易于操作，并提高面团的稳定性和出品率。此外，葡甘聚糖酶还可以促进面包中其他成分的混合和分布，改善面包的口感和质地，制作出更加松软、细腻的面包和糕点。

3）饲料工业

在饲料中添加葡甘聚糖酶可以降解饲料中的葡甘聚糖，将其转化为低聚糖和单糖，提高饲料的消化率和营养价值。这有助于减少动物肠道内的黏性物质，促进营养物质的吸收和利用，改善动物的生长性能和健康状况。同时，葡甘聚糖酶还可以与其他酶类协同作用，进一步提高饲料的整体消化性。

4）生物质转化

葡甘聚糖是一种丰富的生物质资源，在生物能源和生物化工领域具有潜在的应用价值。葡甘聚糖酶能够催化葡甘聚糖的水解，将其转化为可发酵性糖，进而用于生物燃料（如生物气、生物柴油）和生物化学品（如有机酸、醇类）的生产。这为生物质的高效利用和转化提供了新的途径。

5）油脂提取

葡甘聚糖酶还可以应用到油脂的提取中，如靳国杰等（2013）研究了在圆红冬孢酵母油脂的提取中利用 β-1,3-葡甘露聚糖酶，油脂的提取率高达 90%。

除了上述应用外，葡甘聚糖酶还可以用于纺织、造纸、环保等领域。在纺织和造纸工业中，葡甘聚糖酶可以作为生物抛光剂，提高织物的光滑度和纸张的质量；在环保领域，葡甘聚糖酶可以用于废水处理和土壤修复等方面。

2. 葡甘聚糖酶在面团中的作用机制

葡甘聚糖酶在面团中的主要作用机制是通过水解面粉中的葡甘聚糖来改善面团的加工性能和稳定性。其作用机制如下。

（1）水解葡甘聚糖。葡甘聚糖是一种由 β-1,4-糖苷键连接而成的多糖，存在于面粉中。葡甘聚糖酶能够催化这些糖苷键水解，将长链的葡甘聚糖降解为低聚糖或单糖。这一过程降低了面粉中葡甘聚糖的含量，从而减少了面团的黏性。

（2）改善面团拉伸性能。随着葡甘聚糖酶添加量的增大，面团的拉伸特性显著下降。这是因为葡甘聚糖的存在会增加面团的黏性和弹性，而葡甘聚糖酶的水解作用减弱了这种效应，使面团更易于拉伸和操作。

（3）提高面团流动性。葡甘聚糖酶的水解作用降低了面团的黏度，从而增强了面团的流动性。这有助于改善面团的机械加工性能，使面团在加工过程中更易于操作和成型。吴丹丹（2019）在馒头制作过程中添加不同浓度（1%、2%、3%）的葡甘聚糖酶，研究了葡甘聚糖酶对面团特性的影响。添加 1%葡甘聚糖酶的面团与空白面团相比，弹性模量和黏性模量降低，面团损耗角正切增大，说明葡甘聚糖酶使面团中的分子聚合度减小，使面团变软、网络结构稳定（图 6-5）。

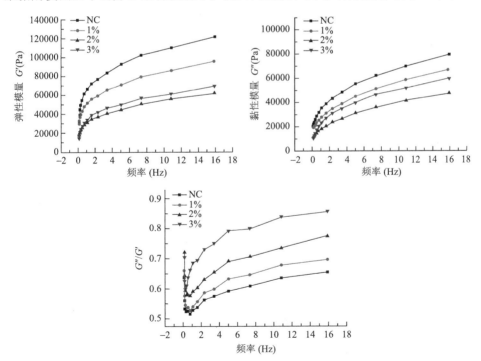

图 6-5　葡甘聚糖酶对面团弹性模量、黏性模量和损耗角正切的影响（吴丹丹，2019）

（4）影响馒头等面制品的质构特性。　对馒头的比容和质构特性进行测定分析，发现葡甘聚糖酶能改善馒头比容，特别是添加 1%葡甘聚糖酶时，馒头比容能增加 19.5%。适量的葡甘聚糖酶能够降低馒头的硬度、咀嚼度和胶着度，提高馒头的弹性、黏聚性和回复性。添加 2%葡甘聚糖酶的馒头的硬度和胶着度最小，弹性最大，回复性和咀嚼性最好，有最好的质地（吴丹丹等，2020）。由此可知，葡甘聚糖酶能够改善馒头的品质（图 6-6）。

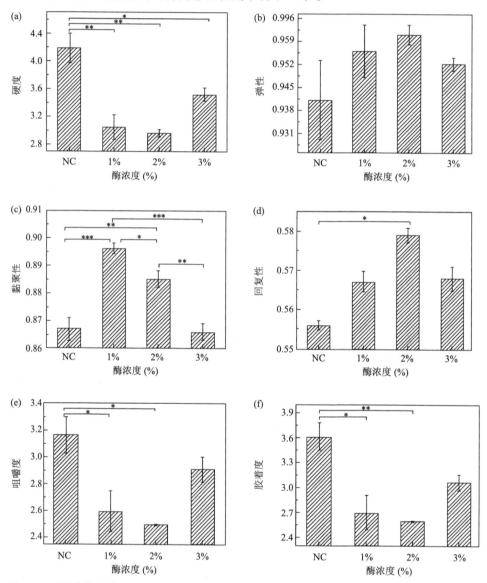

图 6-6　不同葡甘聚糖酶添加量的馒头的硬度（a）、弹性（b）、黏聚性（c）、回复性（d）、
咀嚼度（e）、胶着度（f）（吴丹丹，2019）

*, $P < 0.05$; **, $P < 0.01$; ***, $P < 0.001$

第四节　复合生物酶在面团加工中的应用

酶是一种具有生物催化活性的蛋白质，有高度专一性、催化效率高、操作条件温和及健康等特点。酶制剂作为一类绿色食品添加剂，用于改善食品品质和食品制造工艺，其应用已越来越普遍，品种也不断增多。针对不同食品加工应用领域的特点，现已开发出各种专用复合酶制剂。复合酶制剂是根据产品的需要，把多种酶制剂及原辅料按一定比例混合而成的食品添加剂。把多种酶制剂混合使用，往往有协同增效作用，还可减少单一酶的使用量，复合酶制剂在发酵面食制品加工中已广泛应用。

一、复合生物酶的微生物来源

1. 复合生物酶的定义

复合生物酶是一种富含多种生物酶、腐殖酸、氨基酸、矿物质，具有强大分解能力的高活性复合生物酶溶液。这种产品由多种酶组成，可以加快有机废弃物的降解过程，将其转化为有机肥料，改善土壤生态环境。同时，复合生物酶也可以促进植物生长、增强植物免疫力、提高作物产量。在环保领域，复合生物酶可以广泛应用于 $PM_{2.5}$ 治理、臭氧污染治理、工业/环保恶臭治理等方面，并取得了良好的市场反馈。复合生物酶通常由多种微生物发酵而来，具有丰富的酶系和多种生物活性物质。这些成分能够协同作用，发挥出比单一酶更强的催化效果和更广泛的应用范围。复合生物酶对应的是普通的单体生物酶，二者虽然都是由活细胞产生的具有催化作用的物质，大部分也都是蛋白质，但复合生物酶的成分更加复杂，保持活性的时间也比单体酶更长。

2. 复合生物酶的来源

复合生物酶的微生物来源非常广泛，主要包括细菌、真菌和放线菌等。这些微生物在特定的发酵条件下可以产生具有各种酶活性的复合生物酶。其中，真菌是复合生物酶的主要生产者之一，如曲霉属、青霉属和木霉属等。这些真菌通过发酵过程可以产生丰富的酶系，包括淀粉酶、蛋白酶、脂肪酶、纤维素酶等，这些酶在复合生物酶中发挥着重要的作用。此外，细菌和放线菌也可以产生具有特定酶活性的复合生物酶，如枯草芽孢杆菌、地衣芽孢杆菌等。这些微生物产生的酶可以与其他来源的酶相互协同，共同发挥复合生物酶的催化作用。

二、复合生物酶的组成与特征

复合生物酶是由多种生物酶和其他生物活性成分组成的复合酶制剂。以下是其主要组成和特征。

1. 组成

复合生物酶主要包括多种生物酶，如蛋白酶、淀粉酶、脂肪酶、纤维素酶等，这些酶可以来源于不同的微生物，如细菌、真菌和放线菌等。此外，复合生物酶还可能含有腐殖酸、氨基酸、矿物质、植物提取物等其他生物活性成分，这些成分在复合生物酶中发挥着不同的作用。

2. 特征

1）高效性

复合生物酶中的多种生物酶能够协同作用，实现多种酶的催化保护，从而提高催化效率，加速生物化学反应的速率。

2）稳定性

复合生物酶经过特殊的制备工艺处理，其中的生物酶和其他成分具有良好的稳定性，能够在不同的环境条件下保持活性，确保长期有效的使用效果。

3）环保性

复合生物酶是一种天然、环保的产品，其生产过程中无须添加任何化学合成物质，使用过程中也不会产生有害物质，对环境友好。

4）适用性

复合生物酶具有广泛的应用范围，可以应用于环保、农业、工业、医疗等多个领域，满足不同的需求。

三、复合生物酶在面团中的作用机制与应用特征

1. 复合生物酶制剂对面粉改良作用

复合生物酶制剂的复配技术和配方将是面粉改良剂研究的首要形式。尽管已知的酶有许多作用，但单一的酶往往是特异性的，其产品品质的提高往往是间接的。几种酶制剂混合使用往往有协同增效作用，起到"1+1＞2"的效果，还可减少单一酶的使用量。复合生物酶制剂在面制品中的应用也很广泛。

戊聚糖酶或木聚糖酶与真菌淀粉酶结合使用时，能产生协同作用。一般来说，单独的木聚糖酶用量合适可使面团体积增大，但用量过高，面团就会变得太黏。将木聚糖酶与少量的真菌淀粉酶结合使用时，可采用较少分量的单一淀粉酶和木聚糖酶，制得较大体积和较好总体质量评分的面团，并避免发黏的问题。

脂肪酶不会使面团发黏,而且能够大大地改善面团的稳定性和面包瓤的结构,因此,木聚糖酶或淀粉酶与脂肪酶之间的协同作用,为改进面团质量提供了许多可行性。脂肪酶可以催化油脂水解,使面粉中的天然脂质得到改性,形成脂质、蛋白质、直链淀粉复合物,从而避免直链淀粉在烹煮过程中的渗出现象。

葡萄糖氧化酶虽然使面团强度加大,却会使之干硬,而高剂量的真菌淀粉酶则能赋予面团较好的延伸性,将这两种酶结合使用,就能产生协同作用。此外,当这两种酶与少量的抗坏血酸一起使用时,面团不仅非常稳定,而且能够增加 1%~2% 的吸收水能力,使面包体积有更大的增加,面包皮也更为松脆,提高面包整体的感官品质。

2. 复合生物酶制剂对面团和全麦面包的改良作用

木聚糖酶、葡萄糖氧化酶等酶制剂对面团和面包品质的改良具有局限性,有的还需要相对较大的添加量才能达到预期改良效果。值得注意的是,根据酶的作用机制及效果,不同的酶之间存在着协同效应,将多种酶制剂复配组合,不仅能够获得对全麦面团和面包更加全面的改良效果,还能有效减少酶制剂的添加量并降低成本。除了已分析的几种酶制剂,已经报道的可用于全麦面包制作的酶制剂还有半纤维素酶(Matsushita et al., 2019)、转谷氨酰胺酶(Niu et al., 2018)、纤维素酶(Park et al., 2019)、戊聚糖酶(Liu et al., 2018)、磷脂酶(Altınel and Ünal, 2017)、木瓜蛋白酶(Sundarram and Murthy, 2014)等,其与木聚糖酶、α-淀粉酶、葡萄糖氧化酶等复合使用时,能一定程度上扬长避短,对全麦面包品质起到改良作用。

O'Shea 等(2016)将 α-淀粉酶[5000 FXU[①](W[②])/g]和木聚糖酶[2500 FXU (W)/g]同时加入全麦面团中,其比容(3.05 mL/g)和柔软度(6.94 N)相比于对照组面包比容(2.69 mL/g)和柔软度(11.17 N)显著提高。木聚糖酶将水从戊聚糖相再分配到面筋相中,使得面筋更容易扩展,使得面包体积增大,烘焙得到的全麦面包也更软;α-淀粉酶分解全麦面团中的受损淀粉为低分子量的葡聚糖,提供酵母发酵,产生更多的二氧化碳,进一步增大全麦面包的体积并降低其硬度。木聚糖酶和 α-淀粉酶对于全麦面包的作用方向不同且不冲突,二者结合所得到的全麦面包品质通常更加优异。

Matsushita 等(2017)在研究 0.025% 的 α-淀粉酶(1500 U/g)和 0.05% 的半纤维素酶(14000 U/g)对全麦面团的影响时也得到了相似的结果。结果发现,α-淀粉酶和半纤维素酶的复合使用使得面团中受损淀粉和水不溶性戊聚糖降解成水溶性低分子量糖类,在面团发酵过程中不再影响面筋网络的形成。相比于对照组,

---

① 1 FXU = 1/30 U ≈ 0.0333 U。

② W 表示湿重。

α-淀粉酶或半纤维素酶单独添加使用，均能增加面团的持气性，增大面包的比容，但改良效果都不如 α-淀粉酶和半纤维素酶复合使用。

Yang 等（2014）将木聚糖酶、木瓜蛋白酶和葡萄糖氧化酶结合，研制出了一种新型的酶褐变抑制剂，其通过正交试验设计得到的最佳酶组合为 0.010% 木聚糖酶（30000 U/g）、0.005% 木瓜蛋白酶（100000 U/g）和 0.002% 葡萄糖氧化酶（5000 U/g）。这种复合生物酶使得全麦面团的弹性模量和黏性模量增加，且黏性模量的增加大于弹性模量的增加，有利于消除木聚糖酶和木瓜蛋白酶单独作用所造成的对全麦面团流变特性的负面影响。该复合生物酶除了改善全麦面团的流变特性外，还能通过消耗多酚或酚醛底物来抑制面团的褐变，改善了全麦面包色泽。

Silva 等（2016）报道了木聚糖酶（1404 EDX/g）、葡萄糖氧化酶（331 SRU/g）和抗坏血酸对全麦面包的改良效果，研究发现，一定量的木聚糖酶（33～63 EDX/kg 面粉），与较高浓度的抗坏血酸（63 mg/kg 面粉）和葡萄糖氧化酶（91 SRU/kg 面粉）复合使用，可以使改良效果达到最佳水平。全麦面粉中的阿拉伯木聚糖含量高于精制小麦粉，木聚糖酶对阿拉伯木聚糖的水解作用降低了其分子大小和保水能力，而在较高浓度的葡萄糖氧化酶和抗坏血酸的氧化作用下，水溶性阿拉伯木聚糖之间产生了弹性凝胶作用，极大地提高了阿拉伯木聚糖的保水能力，使面包在储藏过程中具有更高的水分含量，同时更加柔软。

Park 等（2019）将纤维素酶（1～20 U/g 麸皮）与木聚糖酶（7.7～154 U/g 麸皮）复合后于 55℃ 作用于麦麸 90 min 后加入硬麦麸面粉中进而制作出富含麦麸的面包，发现经过酶解作用后的麸皮，可溶性糖及可溶性纤维素含量均显著增加，且所制作的面包比容显著增加，面包芯硬度降低（图 6-7）。这是因为复合的纤维素酶和木聚糖酶共同促进了麸皮中阿拉伯木聚糖、纤维素及 β-葡聚糖的分解，提高了其溶解性，促进了吸水作用，其改良效果要优于单一酶的作用效果。

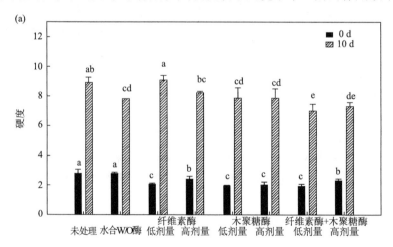

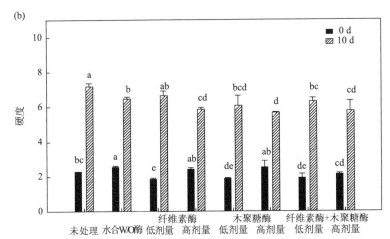

图 6-7　不同酶对（a）硬红小麦粉和（b）硬白小麦粉与麸皮处理的混合物烘焙而成的面包的面包屑硬度的影响（Park et al., 2019）

图中字母 a～d, 同一时间内不同组别之间的字母不一致, 代表具有显著差异

采用麦粒发芽后制备的全麦面粉发酵全麦面包，研究表明这种全麦面包中氨基酸、单糖、双糖、氨基酸衍生物等显著增加，有机酸、糖醇、芳香族化合物等显著减少；同时面包的甜味增加，苦味、颗粒感降低，说明麦粒发芽过程中产生的多种酶（蛋白酶、糖化酶、液化酶等）有利于蛋白质、淀粉分解，其中所含的各种酶及酶解产物的作用仍有待进一步研究（Johnston et al., 2019）。

3. 复合生物酶制剂对冷冻面团性能的影响

复合生物酶制剂能够显著改善冷冻面团的稳定性和加工性。在冷冻面团的生产和储存过程中，由于温度的变化和冰晶的形成，面团容易出现稳定性下降、质地改变等问题。而复合生物酶制剂中的多种酶活性能够作用于面团的蛋白质、淀粉等成分，增强面筋网络结构，提高面团的稳定性和延展性。复合生物酶制剂能够优化冷冻面团的发酵过程。在面团中添加复合生物酶制剂，可以促进酵母的活性，加快面团的发酵速度，从而提高生产效率。同时，酶制剂还可以改善面团的醒发效果，使面团在烘烤过程中膨胀更加均匀，提高面包等烘焙产品的体积和口感。复合生物酶制剂还可以改善冷冻面团的水分保持能力。在冷冻和解冻过程中，面团容易出现水分散失的问题，而复合生物酶制剂中的某些酶类能够促进面团中水分的均匀分布和保持，减少水分的流失，从而保持面团的湿润度和柔软性。复合生物酶制剂还可以提升冷冻面团的风味和营养价值。一些特定的酶类可以促进面团中风味物质和营养物质的释放和合成，增加面包等烘焙产品的香气和口感，提高其营养价值。

目前，商业化酶制剂被广泛应用于面团处理，这些酶来自不同来源，并经常被混合使用。然而，由于不同酶的来源各异，它们的最适温度和 pH 值也会有所不同。虽然这种混合使用在某些方面能够带来改善效果，但在整体性能提升上仍有待完善。相比之下，采用一种微生物来分泌多种酶，由于这些酶的作用条件相对接近，因此当应用于面团处理时，可以在最适条件下显著提升产品的综合性能和品质指标。这一发现可能会为生物修饰面团品质提供一种新的策略。为此，陶玉欣（2024）分别采用源于枯草芽孢杆菌和解淀粉芽孢杆菌的复合生物酶液对面团组分进行结构修饰，从而获得不同品质的冷冻面团，以期在其蒸制品馒头的品质改良上提供新策略。复合生物酶处理前后面团关键组分物化性质的变化表明，经过 42 d 的储藏，未处理对照组冷冻面团中淀粉糊的透明度降低 3/4，而解淀粉芽孢杆菌和枯草芽孢杆菌复合生物酶处理的冷冻面团中淀粉糊的透明度分别降低 1.8 倍和 1.3 倍，这可能是由于复合生物酶的预处理抑制了淀粉分子的回生，在冷冻过程中仍表现出较好的水合性，黏度分析也很好地支撑了这一推论，解淀粉芽孢杆菌和枯草芽孢杆菌复合生物酶处理的冷冻面团中淀粉的黏度分别为 3560 cP（1cP=10^{-3}Pa·s）和 3660 cP，而对照组则仅为 3161 cP，呈显著性变化，进一步表明两种复合生物酶液处理可能是通过增强淀粉与水分子之间的缔合作用，延缓淀粉的老化，吸水膨胀形成更高黏度；蛋白二级结构分析表明，冻藏使 β-转角上升，α-螺旋、β-折叠和无规则卷曲无明显变化，酶液的处理会导致 10～15 kDa 和 25～45 kDa 蛋白条带有一定变浅，但对高分子蛋白影响较小。

　　研究复合生物酶处理前后面团质构与流变特性的变化，结果表明冻藏 42 d 的对照组面团延伸度为 18 mm，解淀粉芽孢杆菌和枯草芽孢杆菌复合生物酶处理的面团的延伸度分别为 26 mm 和 22 mm，提升效果显著；同样，与对照组面团相比，解淀粉芽孢杆菌和枯草芽孢杆菌复合生物酶处理的面团的黏弹性均呈显著性提升。尽管随着冻藏时间的延长，弹性模量和黏性模量均呈下降趋势，但是，添加复合生物酶的面团下降程度低于对照组，并且枯草芽孢杆菌复合生物酶处理的面团的黏弹性下降程度低于解淀粉芽孢杆菌复合生物酶处理的面团，该影响趋势可能与体系中木聚糖酶活力有关，木聚糖酶可改善面团木聚糖与面筋分子缠绕作用，提升面筋网络的持水性，使面团保持较好的弹性。

　　复合生物酶处理前后馒头食用品质的差异性分析表明，复合生物酶液的应用显著降低了馒头的硬度，改善了馒头的弹性，使气孔分布更加均匀。复合生物酶处理的馒头中醛类物质种类增多，存在壬醛和辛醛，尤其是枯草芽孢杆菌复合生物酶处理的馒头产生了癸醛和戊醛，酯类物质含量相对新鲜馒头较多，含量最高的是己酸乙酯，进一步增强了馒头风味物质的丰度与多样性；馒头的感官评分表明，复合生物酶在提升馒头外观、内部组织结构、黏弹性、风味分布等方面显著高于对照组，而解淀粉芽孢杆菌复合生物酶处理的馒头轻微高于枯草芽孢杆菌复合生物酶处理的馒头。此研究可能为提升冷冻面团品质提供了一种新策略。面团在冷冻过程中可能导致其品质劣变机制，以及复合生物酶预处理改善冷冻面团及蒸制品品质调控关系分别见图6-8和图6-9。

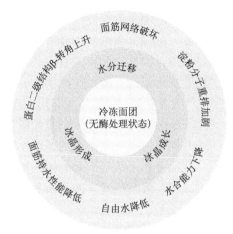

图 6-8　面团在冷冻过程中可能导致其品质劣变机制

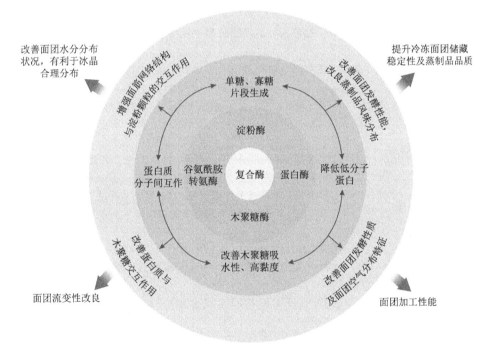

图 6-9　复合生物酶不同作用底物以及改善冷冻面团及蒸制品品质调控关系

4. 酶制剂在面制品中的应用前景

随着生活水平的提高，人们的生活模式已经由"温饱型"逐步向"舒适型"转变。今后，人们不仅要求吃饱，更追求吃好、吃得安全。近年来，人们越来越关心饮食质量，崇尚天然食品已成为一种必然的趋势。酶是一种纯天然生物制品，其本质是蛋白质，在面粉中经食品加工后变性，无毒无害，是标准的绿色食品添加剂。酶制剂的特点在于其专一性强、添加量少且改良效果显著。各种酶在面粉品质改良方面均能发挥重要作用，因此在面粉工业中的应用前景广阔。酶制剂可以提高国内面粉的品质，使其接近或达到国外优质小麦面粉的水平，从而制作出更佳的面制品。作为面粉品质的改良剂，酶制剂拥有化学改良剂无法比拟的优势。因此，我们有必要深入研究酶制剂的作用机理，以及面粉、面制品的特性和适宜用量，以期拓宽其应用领域并提升应用效果。根据各种小麦面粉的不同特点，结合不同酶制剂的特殊效用，并充分利用酶制剂间的协同增效作用，必将为面制品加工业注入新的活力和生机。随着酶制剂开发的不断深入与发展，其将在面制品中得到更广泛的应用。

参 考 文 献

陈建红, 周海燕, 吴永尧. 2006. 魔芋葡甘低聚糖抗氧化性初步研究. 天然产物研究与开发, 18(5): 713-716

陈黎, 杨艳燕, 闫达中. 2002. 魔芋低聚糖降脂作用的初步研究. 中国生化药物杂志, 23(4): 181-182

董桂清. 2007. 产葡甘糖酶菌株的筛选及酶的分离纯化. 南宁: 广西大学硕士学位论文

杜洋, 赵阳, 陈海华, 等. 2014. 脂肪酶对馒头外观品质的影响. 青岛农业大学学报, 31(1): 31-35

方晓波. 2011. 酶制剂对面团特性及馒头品质影响研究. 郑州: 河南工业大学硕士学位论文

封雯瑞. 2000. 葡萄糖氧化酶在面条加工中的应用. 食品工业科技, 21(6): 67-68

何承云, 林向阳, 李光磊, 等. 2008. 馒头面团发酵性能研究. 食品研究与开发, 29(9): 93-95

靳国杰, 杨晓兵, 沈宏伟, 等. 2013. β-1, 3-葡甘露聚糖酶辅助提取圆红冬孢酵母油脂. 生物工程学报, 29(11): 1581-1589

孔祥珍, 周惠明, 吴刚. 2003. 酶在面粉品质改良中的作用. 粮油食品科技, 2(2): 4-6

李春美, 王元元, 何玮, 等. 2004. 不同分子链段的魔芋葡甘露聚糖对实验性糖尿病小鼠血糖含量的影响. 中药材, 27(2): 110-113

李鑫. 2013. 白腐菌发酵产漆酶工艺的研究及其在面制品中的应用初探. 南昌: 南昌大学硕士学位论文

林金剑, 朱克瑞. 2011. 葡萄糖氧化酶对多谷物馒头品质改良的研究. 粮食与食品工业, 18(2): 17-19

凌关庭. 1998. 美国对食品加工用酶制剂的规定. 中国食品添加剂, (1): 51-60

刘长虹. 2005. 蒸制面食生产技术. 北京: 化学工业出版社, 62-71

刘长虹, 董彩文, 李广玉, 等. 1999. 发酵工艺与馒头质量. 粮食与饲料工业, 2: 40-41

刘瑞雪, 李勇超, 张波. 2017. 魔芋低聚糖对结肠炎大鼠肠道菌群的影响. 中国食品学报, 17(6): 53-59

刘宇峰. 2014. 灵芝漆酶发酵参数优化及其在改善馒头品质方面的研究. 新乡: 河南师范大学硕

士学位论文

栾金水, 汪莹. 2003. 酶制剂在面粉改良中应用. 粮食与油脂, (2): 42-43

马瑞萍. 2013. 木聚糖酶对冷冻面团品质改良及作用机理研究. 郑州: 河南工业大学硕士学位论文

钱露, 李庆龙, 王晶. 2012. 国产脂肪酶在面条专用粉中的应用初探. 现代面粉工业, 26(3): 21-25

邱伟芬. 2022. 酶制剂在面粉品质改良中的应用. 食品科技, (3): 28-31

陶玉欣. 2024. 芽孢杆菌复合酶对冷冻面团及其蒸制品的影响. 天津: 天津科技大学硕士学位论文

王金水, 司学艺, 崔剑锋. 2004. 酶制剂抗馒头老化效果研究. 粮油食品科技, 12(1): 4-7

王俊, 汪兰, 程薇, 等. 2014. 魔芋葡甘聚糖降解产物对肌原纤维蛋白的冷冻保护作用. 食品科学技术学报, 32(5): 15-20

王敏, 帅天罡, 秦清娟, 等. 2016. 魔芋葡甘低聚糖对大鼠肠道环境的影响. 食品科学, 37(7): 197-203

王强, 李旭, 窦少华, 等. 2016. 海洋葡甘聚糖酶菌株的分离鉴定及酶学性质研究. 中国酿造, 35(6): 65-69

王学东, 李庆龙, 张声华. 2002. 酶制剂在我国面粉工业中的应用及研究进展. 粮食与饲料工业, (1): 1-4

吴丹丹. 2019. 产葡甘聚糖酶条件优化及其对馒头品质影响的研究. 天津: 天津科技大学硕士学位论文

吴丹丹, 高静, 周中凯. 2020. 葡甘聚糖酶对面团特性及馒头品质的影响. 粮食与油脂, 33(10): 41-45

杨春玲, 杨路加. 2013. 酶制剂在改良面条专用粉中的应用. 粮食科技与经济, 38(2): 52-54

杨林, 王建洲, 刘刚. 2009. 漆酶及其在食品中的应用. 内江科技, 30(2): 39-41

杨艳燕, 高尚. 1999. 魔芋低聚糖对小鼠实验性高脂血症防治作用的研究. 湖北大学学报, (4): 386-388

杨艳燕, 高尚, 王慧平, 等. 2001a. 魔芋低聚糖降低糖尿病小鼠血糖和胆固醇效应的研究. 湖北大学学报(自然科学版), 23(3): 277-279

杨艳燕, 李小明, 李顺意, 等. 2001b. 魔芋低聚糖对小鼠血糖含量和抗氧化能力的影响. 中草药, 32(2): 142-144

尤新. 2004. 功能食品和面食品质改良. 粮食与饲料工业, (9): 1-3

张芳芳. 2013. 酶制剂对发酵面团和馒头色度的影响研究. 郑州: 河南工业大学硕士学位论文

张华晓, 李豫州, 王春. 1997. 发酵过程中小麦面团持气性测定方法的研究. 中国粮油学报, 12(3): 23-26

张守文, 李丹. 2002. 应用混合酶制剂进行面粉品质改良的基础研究. 中国粮油学报, (1): 16-21

张首玉, 曾洁, 孙俊良. 2014. α-淀粉酶对馒头品质的影响及抑制回生的机理研究. 食品工业, 35(3): 31-33

张娅, 项朋志, 何鹏飞, 等. 2018. 魔芋低聚糖对高脂血症大鼠降血脂作用研究. 吉林中医药, 38(6): 683-685

赵志敏. 1999. 对面包制作过程中面团发酵探讨. 广州食品工业科技, 15(4): 68-69

郑建仙. 2003. 现代新型谷物食品开发. 北京: 科学技术文献出版社, 56-160

周海燕, 周大寨, 周毅峰, 等. 2005. 高活性魔芋葡甘聚糖酶产生菌B23的鉴定及培养条件优化.

湖北农业科学, (4): 67-70

周云, 张守文. 2002. 面包中应用的新型酶制剂. 哈尔滨商业大学学报, 18(2): 205-210

Albrecht S, Van Muiswinkel G C J, Xu J, et al. 2011. Enzymatic production and characterization of konjac glucomannan oligosaccharides. Journal of Agricultural and Food Chemistry, 59(23): 12658-12666

Al-Ghazzewi F H, Tester R F. 2012. Efficacy of cellulase and mannanase hydrolysates of konjac glucomannan to promote the growth of lactic acid bacteria. Journal of the Science of Food and Agriculture, 92(11): 2394-2396

Al-Maqtari Q A, Waleed A A, Mahdi A A. 2019. Microbial enzymes produced by fermentation and their applications in the food industry-A review. International Journal of Agriculture Innovations and Research, 8(1): 2319-1473

Altınel B, Ünal S S. 2017. The effects of certain enzymes on the rheology of dough and the quality characteristics of bread prepared from wheat meal. Journal of Food Science and Technology, 54: 1628-1637

Arai M, Lee T H, Murao S. 1978. Substrate specificity of the *Penicillium lilacinum* enzyme lytic to the cell wall of *Rhodotorula glutinis* and the structure of the *Rhodotorula* cell wall glucomannan. Current Microbiology, 1(3): 185-188

Arai M, Yamamoto R, Murao S. 1976. Purification and some properties of red yeast cell wall lytic enzyme. Journal of the Agricultural Chemical Society of Japan, 40(1): 27-32

Chen H L, Fan Y H, Chen M E, et al. 2005. Unhydrolyzed and hydrolyzed konjac glucomannans modulated cecal and fecal microflora in Balb/c mice. Nutrition, 21(10): 1059-1064

Cheng L, Karim A, Seow C C. 2007. Effects of acid modification on physical properties of konjac glucomannan (KGM) films. Food Chemistry, 103(3): 994-1002

Chhabra S, Shockley K, Ward D, et al. 2002. Regulation of endo-acting glycosyl hydrolases in the hyperthermophilic bacterium *Thermotoga maritima* grown on glucan-and mannan-based polysaccharides. Applied and Environmental Microbiology, 68(2): 545-554

Connolly M, Lovegrove J, Tuohy K. 2010. Konjac glucomannan hydrolysate beneficially modulates bacterial composition and activity within the faecal microbiota. Journal of Functional Foods, 2(3): 219-224

Daugelaite D, Strybulevych A, Scanlon M G, et al. 2016. Use of ultrasound to investigate glucose oxidase and storage effects on the rheological properties of cooked Asian noodles. Cereal Chemistry, 93(2): 125-129

Farooq M A, Ali S, Hassan A, et al. 2021. Biosynthesis and industrial applications of α-amylase: A review. Archives of Microbiology, 203: 1281-1292

Gänzle M G, Loponen J, Gobbetti M. 2008. Proteolysis in sourdough fermentations: Mechanisms and potential for improved bread quality. Trends in Food Science and Technology, 19(10): 513-521

He N, Pan Z, Li L, et al. 2023. Improving the microstructural and rheological properties of frozen unfermented wheat dough with laccase and ferulic acid. Foods, 12(14): 2772

Johnston R, Martin J M, Vetch J M, et al. 2019. Controlled sprouting in wheat increases quality and consumer acceptability of whole-wheat bread. Cereal Chemistry, 96(5): 866-877

Lin K, Huang C. 2008. Physicochemical and textural properties of ultrasound-degraded konjac flour and their influences on the quality of low-fat Chinese-style sausage. Meat Science, 79(4): 615-622

Liu J, Xu Q, Zhang J, et al. 2016. Characterization of silver carp (*Hypophthalmichthys molitrix*) myosin protein glycated with konjac oligo-glucomannan. Food Hydrocolloids, 57: 114-121

Liu L, Yang W, Cui S W, et al. 2018. Effects of pentosanase and glucose oxidase on the composition, rheology and microstructure of whole wheat dough. Food Hydrocolloids, 84: 545-551

Liu W, Brennan M, Tu D, et al. 2023. Influence of α-amylase, xylanase and cellulase on the rheological properties of bread dough enriched with oat bran. Scientific Reports, 13(1): 4534

Lu X, Chen X, Fu D, et al. 2002. Effect of amorphophallus konjac oligosaccharides on STZ-induced diabetes model of isolated islets. Life Sciences, 72(6): 711-719

Manhivi V E, Amonsou E O, Kudanga T. 2018. Laccase-mediated crosslinking of gluten-free amadumbe flour improves rheological properties. Food Chemistry, 264: 157-163

Martin M L. 1991. A mechanism of bread firming. 1. Role of starch swelling. Cereal Chemistry, 68: 498-503

Matsushita K, Santiago D M, Noda T, et al. 2017. The bread making qualities of bread dough supplemented with whole wheat flour and treated with enzymes. Food Science and Technology Research, 23(3): 403-410

Matsushita K, Terayama A, Goshima D, et al. 2019. Optimization of enzymes addition to improve whole wheat bread making quality by response surface methodology and optimization technique. Journal of Food Science and Technology, 56(3): 1454-1461

Murao S, Yamamoto R, Arai M. 1976. Isolation and identification of red yeast cell wall lytic enzyme producing microorganism. Journal of the Agricultural Chemical Society of Japan, 40(1): 23-26

Nakajima N, Matsuura Y. 1997. Purification and characterization of konjac glucomannan degrading enzyme from anaerobic human intestinal bacterium, *Clostridium butyricum-Clostridium beijerinckii* group. Journal of the Agricultural Chemical Society of Japan, 61(10): 1739-1742

Niu M, Xiong L C, Zhang B J, et al. 2018. Comparative study on protein polymerization in whole-wheat dough modified by transglutaminase and glucose oxidase. LWT, 90: 323-330

O'Shea N, Kilcawley K N, Gallagher E. 2016. Influence of α-amylase and xylanase on the chemical, physical and volatile compound properties of wheat bread supplemented with wholegrain barley flour. European Food Research and Technology, 242(9): 1503-1514

Park E Y, Fuerst E P, Baik B K. 2019. Effect of bran hydration with enzymes on functional properties of flour-bran blends. Cereal Chemistry, 96(2): 273-282

Park S H, Maeda T, Morita N. 2005. Effect of whole quinoa flours and lipase on the chemical, rheological and bread making characteristics of wheat flour. Journal of Applied Glycoscience, 52(4): 337-343

Quan T H, Benjakul S, Sae-Leaw T, et al. 2019. Protein-polyphenol conjugates: Antioxidant property, functionalities and their applications. Trends in Food Science and Technology, 91: 507-517

Ren X, Li X, Shen Q. 2014. Effect of packaging and storage conditions on quality properties of quick-frozen dumpling skin. Transactions of the Chinese Society of Agricultural Engineering,

30(6): 263-271

Ren Y H, Wu S S, Xia Y, et al. 2021. Probiotic-fermented black tartary buckwheat alleviates hyperlipidemia and gut microbiota dysbiosis in rats fed with a high-fat diet. Food Function, 12(13): 6045-6057

Schoch T J, French D. 1947. Studies on bread staling. 1. The role of starch. Cereal Chemistry, 24: 231-249

Selinheimo E, Autio K, Kruus K, et al. 2007. Elucidating the mechanism of laccase and tyrosinase in wheat bread making. Journal of Agricultural and Food Chemistry, 55(15): 6357-6365

Silva C B D, Almeida E L, Chang Y K. 2016. Interaction between xylanase, glucose oxidase and ascorbic acid on the technological quality of whole wheat bread. Ciência Rural, 46(12): 2249-2256

Slade L, Levine H, Reid D S. 1991. Beyond water activity: Recent advances based on an alternative approach to the assessment of food quality and safety. Critical Reviews in Food Science and Nutrition, 30(2-3): 115-360

Sundarram A, Murthy T P K. 2014. α-Amylase production and applications: A review. Journal of Applied and Environmental Microbiology, 2(4): 166-175

Tester R F, Al-Ghazzewi F H. 2013. Mannans and health, with a special focus on glucomannans. Food Research International, 50(1): 384-391

Wang L, Xiong G, Peng Y, et al. 2014. The cryoprotective effect of different konjac glucomannan (KGM) hydrolysates on the glass carp (*Ctenopharyngodon idella*) myofibrillar during frozen storage. Food and Bioprocess Technology, 7(12): 3398-3406

Yang F, Zhang S, Jin G, et al. 2011. Purification and characterization of a β-1, 3-glucomannanase expressed in *Pichia pastoris*. Enzyme and Microbial Technology, 49(2): 223-228

Yang T Y, Bai Y X, Wu F F, et al. 2014. Combined effects of glucose oxidase, papain and xylanase on browning inhibition and characteristics of fresh whole wheat dough. Journal of Cereal Science, 60(1): 249-254

Zhao H, Huang X, Zuo Z, et al. 2013. Probiotics increase T regulatory cells and reduce severity of experimental colitis in mice. World Journal of Gastroenterology, 19(5): 742-749